国家卫生健康委员会"十四五"规划教材
全国高等学校教材
供研究生护理学专业用

新形态教材

护理教育理论与实践

第 3 版

主 编	孙宏玉 范秀珍
副 主 编	万丽红 蒋文慧 嵇 艳

数字资源主编　孙宏玉
数字资源副主编　嵇 艳 董超群 郑 洁

人民卫生出版社
·北京·

图书在版编目（CIP）数据

护理教育理论与实践 / 孙宏玉, 范秀珍主编.
3版. -- 北京：人民卫生出版社, 2025. 5. --（第四轮全国高等学校新形态研究生护理学专业规划教材）.
ISBN 978-7-117-37867-3

Ⅰ. R47-4

中国国家版本馆 CIP 数据核字第 20256ZB398 号

| 人卫智网 | www.ipmph.com | 医学教育、学术、考试、健康，购书智慧智能综合服务平台 |
| 人卫官网 | www.pmph.com | 人卫官方资讯发布平台 |

护理教育理论与实践
Huli Jiaoyu Lilun yu Shijian
第 3 版

主　　编：孙宏玉　　范秀珍
出版发行：人民卫生出版社（中继线 010-59780011）
地　　址：北京市朝阳区潘家园南里 19 号
邮　　编：100021
E - mail：pmph @ pmph.com
购书热线：010-59787592　010-59787584　010-65264830
印　　刷：人卫印务（北京）有限公司
经　　销：新华书店
开　　本：850×1168　1/16　　印张：27
字　　数：780 千字
版　　次：2012 年 8 月第 1 版　　2025 年 5 月第 3 版
印　　次：2025 年 7 月第 1 次印刷
标准书号：ISBN 978-7-117-37867-3
定　　价：96.00 元
打击盗版举报电话：**010-59787491**　E-mail：**WQ @ pmph.com**
质量问题联系电话：**010-59787234**　E-mail：**zhiliang @ pmph.com**
数字融合服务电话：**4001118166**　E-mail：**zengzhi @ pmph.com**

编 者（以姓氏笔画为序）

万丽红　中山大学护理学院

王桂云　山东协和学院

田　薇　大连医科大学附属第一医院

邬　青　苏州大学护理学院

刘雨佳　中国医科大学护理学院

刘彦慧　天津中医药大学护理学院

孙宏玉　北京大学护理学院

杨　萍　北京大学护理学院

杨　婵　宁夏医科大学护理学院

肖宁宁　哈尔滨医科大学护理学院

陈　红　四川大学华西医院 / 华西护理学院

陈红涛　湖南中医药大学护理学院

范秀珍　山东大学护理与康复学院

郑　洁　山西医科大学护理学院

徐　蓉　中南大学湘雅二医院

郭　红　北京中医药大学护理学院

董超群　温州医科大学护理学院（兼编写秘书）

蒋文慧　西安交通大学医学部

嵇　艳　南京医科大学护理学院

数字资源编者

第四轮修订说明

全国高等学校研究生护理学专业规划教材自 2008 年第一轮教材出版以来，历经三轮修订，教材品种和形式不断丰富、完善，从第一轮的 1 种教材到第四轮的 13 种教材，完成了全国高等学校研究生护理学专业"十一五""十二五""十三五""十四五"规划教材的建设，形成了扎根中国大地、立足中国实践、总结中国经验、彰显中国特色的全国高等学校护理学研究生国家规划教材体系，充分展现了我国护理学科和护理研究生教育的发展历程，对我国护理学专业研究生教育教学发展与改革及高层次护理人才培养起到了重要引领作用。为满足新时代我国医疗卫生事业发展对高级护理人才的需求，服务"健康中国""数字中国"国家战略需求，人民卫生出版社在教育部、国家卫生健康委员会的领导与支持下，在全国高等学校护理学类专业教材评审委员会的有力指导下，在全国高等学校从事护理学研究生教育教师的积极响应和大力支持下，经过对全国护理学专业研究生教育教学情况与需求进行深入调研和充分论证，全面启动了第四轮全国高等学校新形态研究生护理学专业规划教材的修订工作，并确定了第四轮规划教材编写指导思想：强化思想政治引领，落实立德树人根本任务；满足人民需要，服务国家战略需求；紧扣培养目标，培育高层次创新人才；体现护理学科特色，突显科学性与人文性；注重学科交叉融合，打造高质量新形态教材。

第四轮规划教材的修订始终坚持以习近平新时代中国特色社会主义思想为指导，全面贯彻党的教育方针，全面贯彻落实全国教育大会和全国研究生教育会议精神，以及教育部、国家发展改革委、财政部发布的《关于加快新时代研究生教育改革发展的意见》（教研〔2020〕9 号）的要求。认真贯彻执行《普通高等学校教材管理办法》，加强教材建设与管理，推进教育数字化，以提升研究生教育质量为核心，推动全国高等学校护理教育高质量、高素质、创新型、研究型人才的培养。

第四轮规划教材的编写特点如下：

1. **坚持立德树人　课程思政**　坚持以习近平新时代中国特色社会主义思想为指导，落实立德树人根本任务，深入推进习近平新时代中国特色社会主义思想和党的二十大精神进教材进课堂进头脑。树立课程思政理念，发挥研究生教育在培育高层次护理创新人才中的引领作用。牢记"国之大者"，坚持正确的政治方向和价值导向，严守研究生教育意识形态阵地，强化护理学专业研究生职业素养教育，重点培养研究生知识创新、实践创新能力，助力卓越护理人才培养，推动卫生健康事业高质量发展。

2. **坚持学科特色　专业引领**　立足学科前沿和关键领域，积极吸纳国内外的最新研究成果，科学选取、系统梳理具有护理学科特色的知识体系。在精准把握教材研究性与实践性的基础上，注重科学技术与人文精神的融合，展现护理学科丰富的人文内涵和属性，提升护理学专业研究生的科学素养和综合人文素质，满足人民群众全方位全生命周期的健康服务需求。加强老年护理、重症护理、安宁疗护等专科护理人才培养，为积极应对人口老龄化、全面推进健康中国建设提供坚实人才支撑。

3. 坚持交叉融合　守正创新　依据《教育部关于深入推进学术学位与专业学位研究生教育分类发展的意见》《研究生教育学科专业目录（2022年）》，坚持学术学位与专业学位研究生教育两种类型同等地位，紧扣两类人才培养目标，分类加强教材建设。调整优化教材结构与布局，紧盯护理学专业研究生教育多学科交叉融合发展的趋势，新增《老年护理理论与实践》《实验护理学》两本教材，适应护理学科发展趋势及新时代人才培养需求，更好地服务高层次护理创新人才高质量培养。

4. 坚持技术驱动　数智赋能　在教育数字化和数智出版深度推进的背景下，积极构筑新形态护理学专业研究生教材高质量发展的新基石。本套教材同步建设了与纸质教材配套的数字资源。数字资源在延续第三轮教材的教学课件、文本、案例、思考题等内容的基础上，拓展和丰富了资源类型，以满足广大院校师生的教育数字化需求，服务院校教学。读者阅读纸书时可以扫描二维码，获取数字资源。

本套教材通过内容创新、形态升级与质量保障，将为培养具有国际视野、科研能力和人文素养的高层次护理人才提供坚实支撑。也希望全国广大院校在教材使用过程中能够多提宝贵意见，反馈使用信息，以逐步完善和优化教材内容，提高教材质量。

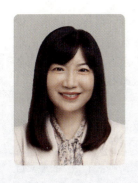

孙宏玉，北京大学护理学院教授，博士研究生导师，博士后导师，教育经济管理学博士，美国护理科学院 Fellow（FAAN）。兼任教育部高等学校护理学类专业教学指导委员会秘书长、教育部虚拟仿真创新联盟护理学类专业委员会副主任委员、中华护理学会高等护理教育专业委员会副主任委员、《中华护理杂志》副主编、全国高等学校护理学类专业教材评审委员会副主任委员兼秘书长、中国生命关怀协会人文护理专业委员会副主任委员。

研究方向：护理教育，慢病风险预警和健康管理。近年来主持国家重点研发计划课题、国家自然科学基金面上项目、北京市自然科学基金面上项目、北京市自然科学基金－海淀原始创新联合基金前沿项目、教育部新文科项目等。以第一作者或通讯作者发表国内外学术论文 100 余篇。主编国家卫生健康委员会"十四五"规划教材《护理教育学》及《人文护理学》等多部教材和专著。

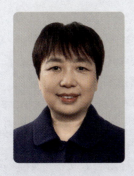

范秀珍，三级教授，博士研究生导师。山东大学护理学院原副院长。兼任山东省护理学会循证护理专业委员会副主任委员，山东省医学伦理学会护理伦理学分会副主任委员、中华护理学会护理教育专家库成员。曾任山东大学护理学院学术委员会主任委员、齐鲁医学部学术委员会委员。

研究方向：护理教育、心血管护理。承担护理学导论、护理教育学等本科课程教学及护理教育理论与实践等研究生课程教学。主持教育部人文社科规划基金、山东省自然科学基金、山东省重点研发计划、中国学位与研究生教育研究课题等项目，以第一作者或通讯作者在国内外高水平学术期刊发表学术论文 130 余篇，其中 SCI、SSCI 收录期刊论文 40 余篇。主编、副主编国家级护理学教材 10 余部，获得学术奖励 10 余项，获评齐鲁医学优秀教师、山东大学教学优秀奖、山东省优秀研究生指导教师等荣誉称号。

副主编简介

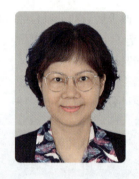

万丽红，博士，教授，博士研究生导师。中山大学护理学院原副院长，现任基础护理学教研室主任。兼任中华护理学会高等教育专业委员会委员、广东省护理学会护理职业规划与创新发展委员会主任委员、广东省康复医学会脑卒中防治与康复分会副会长、广东省精准医学应用学会脑卒中分会副主任委员、国家自然科学基金评审专家。

研究方向：护理教育、脑卒中防治。曾获中山大学教学名师、中山大学青年教师授课决赛二等奖、广东省护理学会科技奖一等奖、中华护理学会科技奖三等奖、中山大学教学成果一等奖、广东省教育教学成果二等奖；主持国家自然科学面上项目、中英国际合作及省部级课题多项；主编、副主编国家规划教材多部；在国内外期刊发表论文百余篇。

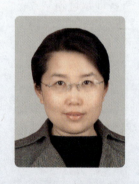

蒋文慧，博士，教授，博士研究生导师。西安交通大学医学部名师，美国护理科学院 Fellow（FAAN），英国剑桥大学访问学者。兼任国家重点研发计划、国家社会科学基金、国家自然科学基金项目评审专家，中华护理学会高等护理教育专业委员会专家库成员，陕西省爱国卫生与健康科普专家。

研究方向：护理教育、慢性病管理、老年健康。主持国家社会科学基金、国家自然科学基金、国家社会科学基金重大项目子课题、陕西省自然科学基金、陕西省重点研发计划、美国中华医学基金等科研项目 15 项。发表学术论文 100 余篇，主编、参编国家级规划教材及专著 10 余部。获陕西省科学技术奖一等奖、陕西高等学校科学技术奖一等奖、西安交通大学教师授课（双语）竞赛一等奖各 1 项。

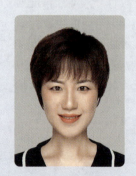

嵇艳，博士，教授，硕士研究生导师。南京医科大学护理学院副院长、附属无锡人民医院护理部副主任（挂职）。兼任中国生命关怀协会人文护理专业委员会常务委员、中华护理学会护理理论研究专业委员会专家库成员、中国医学模拟教学联盟理事会理事、中国民族卫生协会民族医药卫生标准专业委员会委员、江苏省研究型医院学会认知障碍疾病专业委员会委员、江苏省护理学会护理教育专业委员会秘书等。

研究方向：护理教育，认知与心理健康。主持国家自然科学基金青年项目、江苏省社会科学基金项目、江苏省教育科学规划重点课题等。主编、参编教材及译著 10 余部。获中华护理学会科技奖、江苏省教学成果奖、江苏省教育科学研究成果奖、江苏省研究生教育改革成果奖等。

前　言

第四轮全国高等学校新形态研究生护理学专业规划教材在 2023 年 12 月召开了教材主编人会议。《护理教育理论与实践》作为规划教材之一，在第一次教材编委会上，全体编委认真学习主编人会议精神和相关文件，讨论编写大纲和编写计划，明确编写要求，确定编写任务。在第二次编委会会议，全体编委认真审读了全部的初稿，讨论了每一章节的修改意见，明确了编写思路，统一了全书的编写体例。

《护理教育理论与实践》第 3 版的编写指导思想是落实立德树人根本任务，推进习近平新时代中国特色社会主义思想和党的二十大精神进教材。引入教育科学的前沿理论，传播新的教育理念。根据研究生学习的自主性和探索性特征，全书编写充分体现新、精、深、活的特点，内容不仅具有科学性，而且具备创新性、专业性、前沿性和引导性，以达到培养护理学专业研究生教学能力的目标，为研究生毕业后从事护理教学工作奠定基础。

《护理教育理论与实践》第 3 版的编写思路是在第 2 版内容的基础上，进一步突出教材理论结合实践的特色，适当补充新的教学理论，贯彻结果导向的教育理念，设立单独的护理教育目标体系章节，将教育信息化改为智慧护理教育，推进护理教育数字化转型。全书共 13 章。第 1、2 章介绍国内外护理教育、教育心理学理论及其在护理教育实践中的应用；第 3 章新增护理教育目标；第 4 章至第 9 章分别阐述构成护理教育要素的课程理论与实践、教师和学生、教学模式、教学设计与教学方法、教学环境和临床教学；第 10 章至第 13 章分别介绍教育评估与评价、教学管理、护理教育研究和智慧护理教育。

《护理教育理论与实践》第 3 版的编写原则是满足研究生教育的培养目标，各章节与本科教材有层次地衔接，适合研究生层次的需求。结合国内外护理教育发展的最新态势，展现研究生教材的前沿性和时代性。在体例上力求做到全书统一，每一章的编写均按照理论介绍和实践应用的编写顺序，章前设有案例导入和学习目标，章后设有小结和思考题。教材数字资源配有章节 PPT、习题、案例与分析、图片、动画、知识链接或知识拓展的 box 和微课等内容，增加教材形式的多样性。

本教材供全国高等学校护理学专业研究生、教师、临床带教老师及其他相关人员学习参考之用。本教材在编写过程中得到编委所在院校、相关部门以及广大同仁的大力支持和帮助，在此一并表示感谢。鉴于护理教育的快速发展，以及我们的水平、知识面和护理教育实践的区域性所限，本书错误和不当之处在所难免，真诚欢迎广大读者批评指正及提出宝贵意见。

孙宏玉　范秀珍

2024 年 10 月

主编说教材

目　录

第十一章 教学管理 285

第一章

国内外护理教育

ER1-1
本章教学课件

 导入案例

　　某护理学院自 20 世纪 50 年代起，便致力于护理教育教学的改革。初期，学院侧重于基础医学知识与护理技能的传授，注重临床实践。随着时代的进步，学院逐渐引入人文社科课程，强调人文关怀与整体护理理念。近年来，为适应信息化和国际化趋势，学院护理教育的方法和手段逐步向多样化方向发展，并积极开展国际合作与交流，引入国际先进的教育理念和经验。这一系列的改革与创新，顺应了我国不同时期护理教育的发展。

请思考：

1. 我国护理教育经历了哪些发展阶段？
2. 国内外护理教育的现状及特点有哪些？

ER1-2
导入案例解题
思路

 学习目标

通过本章学习，学生能够：

1. 描述国内外护理教育的发展史及现状。
2. 说明国内外护理教育的特点。
3. 分析国内外护理教育的发展趋势。

　　在历史进程中，人类为了解除或减轻自身疾病及痛苦，产生了以"养育、照顾"为主要内容的自发护理，经验传授成为护理活动和护理教育的起源。随着 19 世纪欧美现代医学的迅速发展，出现了以医院为基础的护士学校，护理教育得以发展。20 世纪初以来，美国等国家的护理教育开始逐步由医院办学转向专科学院或综合性大学建立护理系，高等护理教育在全世界范围广泛展开，目前已形成完整的高等护理教育体系。回顾国内外护理教育发展历程，了解国内外护理教育现状及特点，对促进我国护理教育的改革和发展具有重要意义。

第一节　国外护理教育

　　国外护理教育经历了三百多年的发展，其完善的教育体系、灵活的课程设置及教学模式、对学生专业核心能力培养的重视以及近年来护理学科交叉化的发展等，均可为我国护理教育的发展提供借鉴。本节主要介绍国外护理教育的历史与现状、国外护理教育的特点以及国外护理教育的发展趋势。

笔记栏

一、国外护理教育的历史与现状

（一）国外护理教育的发展史

1. 学徒式的职业培训 19 世纪中叶以前，世界各国没有正规的护理专业，医疗和护理没有明确的分工，护理活动多由教会的僧侣、修女承担。随着医学的发展和医院的建立，护理逐步受到重视。1617 年，法国天主教徒圣文森·保罗（St. Vincent de Paul）在巴黎成立了早期的一个护士组织——"慈善姊妹社"，招收具有一定文化的天主教徒进行护理知识培训，培训合格的教徒到医院和母婴室服务，随后，美国、英国也相继成立了类似组织。1798 年，席曼（Seaman）博士在美国纽约医院创办了第一个有组织的护理课程，但没有产生很大影响。1836 年，德国牧师西奥多·弗利德纳（Theodor Fliedner）在凯瑟韦尔斯城为教会女执事设立了护士训练学校，但其实质是护士短期训练班，弗洛伦斯·南丁格尔（Florence Nightingale）最初就是在这里接受护理训练。

19 世纪 50 年代，欧洲和北美地区的医院开始以带徒方式培训年轻的女性从事护理工作，学生在医生指导下做 6 个月不付报酬的护理工作后取得护士资格。这些护士出色的临床工作显著地提高了医疗质量，得到了医生和服务对象的认可。

2. 以医院护校为基础的正规护理教育 1860 年，南丁格尔创办了世界上第一所护士学校——圣托马斯医院护士学校，成为正规护理教育的开端。南丁格尔根据自己担任医院管理工作和战地救护工作的经验，提出了全新的护理教育体制和教育模式，并对学校管理、入学标准、课程安排、课堂教学和实习评估做出了明确的规定。随后，欧洲以及美国、日本等国家以南丁格尔建立的护理教育模式为标准逐步建立了以医院为基础的护士学校。护理教育摆脱了学徒制模式，走向以医院护校为基础的正规护理教育。1872 年，新英格兰妇幼医院开设了美国第一所以医院为基础的护士学校，至 1910 年，各国医院护校发展到 1 300 余所，在校学生达 30 000 余人。直到 20 世纪 50 年代以前，以医院为基础的护士学校是世界各国培养护士的主要途径。

3. 高等护理教育 工业革命结束后，护理教育不断发展，逐渐摆脱了对医院的依赖。1899 年，美国哥伦比亚大学教育学院家政系开设了医院经济学的课程，专门培养为护理教育服务的护士，被称为高等护理教育的先声。1909 年，美国明尼苏达大学开设了 3 年制护理本科教育项目，基本按照医院办护校的模式培养学生。为了弥补这种模式在课程设置上的不足，1917 年美国哥伦比亚大学教育学院开设了 5 年制护理本科教育项目，包括 2 年的大学课程学习、2 年的医院护理实践及 1 年的专科培训（公共卫生领域或教育领域）。1923 年，美国耶鲁大学护理学院成立，开设 4 年制护理本科教育项目，毕业生授予学士学位；1932 年，美国天主教大学首先开始护理硕士研究生教育项目；1933 年，美国哥伦比亚大学教育学院开设第一个培养护理教师的博士教育项目，学生毕业后取得教育学博士学位（doctor of education，EdD）。1934 年，纽约大学开设第一个招收护理学生的哲学博士（doctor of philosophy，PhD）教育项目。1960 年，波士顿大学开设第一个护理学博士（doctor of nursing science，DNSc）教育项目。2001 年，肯塔基大学开设第一个护理学实践博士（doctor of nursing practice，DNP）教育项目。

（二）国外护理教育的现状

护理教育的发展受经济、文化等因素的影响，目前国外护理教育的发展存在不平衡现象，其中美国、英国、澳大利亚等国家已经形成了完整的高等护理教育体系。本部分就美国、英国等国家的护理教育现状进行简单介绍。

1. 美国护理教育现状 美国高等护理教育有 100 多年的历史，构建了从初级水平到高级水平、从应用型人才到研究型人才培养的完整体系。美国护理教育在教育理念上强调哲学概念和职业观念对护理行为的影响，突出职业特征，强调专业核心能力的培养；在课程设置上注重根据专业发展需求改革护理课程。例如：在 20 世纪 60 年代引入了社会科学和人文科学课程，在 20 世纪 70 年代引入了护理信息学课程；在教学中重视对学生评判性思维能力、自学能力的培养，且教学方法灵活多样，逐步由以课堂和教师为中心的教学转向以学生为中心的合作式学习。此外，20 世纪 80 年代开始的远程教育为满足护士更高的教育需求提供了有效途径。

当前美国护理教育主要分为职业护理教育、证书护理教育、大专护理教育、本科护理教育、硕士护理教育、博士护理教育 6 个等级。

（1）职业护理教育（vocational nursing education）：美国职业护理教育以培养护士助理为主要目标，一般在社区学院开设，学制为 12～18 个月，招收对象为高中毕业生。课程设置的主要内容包括护理学基础、急性及慢性疾病护理、预防和康复护理的基本知识。学习结束后，学生参加执照考试，考试合格者成为注册职业护士（licensed vocational nurse，LVN）或注册操作护士（licensed practical nurse，LPN），在注册护士的监督下从事最基本的护理工作。

（2）证书护理教育（diploma nursing education）：美国证书护理教育是早期培养注册护士的主要渠道，最初以医院护校办学为主，后发展为大学内设证书护理教育，招收对象为高中毕业生，学制为 2～3 年。毕业后，学生参加美国注册护士考试，通过者以注册护士（registered nurse，RN）的身份在各健康保健系统从事护理工作。随着医疗护理水平的不断提升，单纯的证书护理教育已不能满足社会需求，因此，证书护理教育规模锐减，特别是只开设证书护理教育的医院办护士学校已基本消失，取而代之的是大专护理教育和本科护理教育。

（3）大专护理教育（associate degree in nursing）：美国大专护理教育类似于证书护理教育，一般在社区学院开设，学制为 2～3 年，招收对象为高中毕业生、注册职业护士及注册操作护士。大专教育的课程分为普通课程和专业课程两部分，根据其招收对象的不同，其课程的侧重有所不同。对于高中毕业生，普通课程与专业课程的比例是 1：1，学制为 3 年；对于注册职业护士和注册操作护士，由于其具有一定的护理知识及护理工作经历，可免修部分专业课程，普通课程与专业课程的比例为 2：1，学制为 2 年。所有学生毕业后，可参加美国注册护士考试，通过者以注册护士的身份在各卫生医疗保健机构从事护理工作。大专护理教育在 20 世纪 60—70 年代发展迅速，进入 20 世纪 80 年代后，虽有所增长，但增长的速度明显减慢，且越来越多的大专教育正在与本科教育进行衔接。

（4）本科护理教育（baccalaureate degree nursing）：美国本科护理教育主要开设在公立或私立大学，招收对象为高中毕业生、接受证书教育及大专教育的注册护士、具有其他专业学士学位的学生。对于高中毕业生，学制为 4 年，一般采用渐进式的课程设置，基础课程和专业课程交叉进行，前两年偏重基础课程，后两年专业课程的比重增加，学生毕业后可参加美国注册护士考试；对于接受证书教育及大专教育的注册护士，其学制为 2 年，课程在原有课程的基础上增设本科层次的基础课程和专业课程。具有护理本科学历的注册护士可在社区为个人、家庭、社区提供健康促进、健康维持和健康恢复等服务，或在医院为病人提供整体护理服务。在 20 世纪 80—90 年代，由于护士的严重短缺，美国部分院校开设了护理速成学士学位教育，拥有其他本科学位的学生可以在经历 11～18 个月学习后参加美国注册护士考试获得执照。

（5）硕士护理教育（master degree education）：美国硕士护理教育一般开设在大学的护理学院，学制一般为两年，招收对象为接受大专教育、本科教育的注册护士或具有其他专业学士学位的学生。硕士教育的课程设置侧重于学生专科护理知识的学习、护理理论及护理问题的研究，专科临床实践能力和护理科研能力的培养。除高级实践和高级全科角色外，护理硕士学位还设有其他角色，包括个案管理、护理行政管理、护理教育者、教师发展 / 病人教育，以及其他领导力角色。目前，美国的护理硕士教育包括两种学位类型：护理学科学硕士（master of science in nursing，MSN）和护理学硕士（master of nursing，MN）。

（6）博士护理教育（doctoral degree education）：美国博士护理教育一般开设在综合性大学的护理学院，招收对象主要为具有护理硕士学位，或具有与护理学有关的硕士学位且在护理领域作出杰出贡献的学生。学制一般为 3～5 年，美国护理博士需通过博士学位资格考试成为博士学位

笔记栏

3

候选人，后通过开题答辩和最终的学位论文答辩才有资格获取博士学位。目前，美国护理博士教育体系的发展已日趋完善，有两种不同的学位类型：一是专业型博士学位——护理学实践博士学位（doctor of nursing practice，DNP），提供护理实践、领导、循证实践、医疗保健策略、跨专业合作、专科领域等高级护理实践方面的科学知识，注重学生临床实践能力和应用型研究能力的培养；二是学术型博士学位——哲学博士（doctor of philosophy，PhD），注重护理科研与理论的研究，主要培养学生的理论研究能力，鼓励学生发展和完善护理理论。

2. 英国护理教育现状　2010年，英国护士与助产士协会（nursing and midwifery Council，NMC）发表声明，2011年9月至2013年初将逐渐淘汰文凭教育，2013年9月以后护理教育将仅保留本科及以上层次的教育，即有学位的护理教育。目前，英国护理教育主要由本科、硕士研究生及博士研究生3个教育层次组成。其中，本科教育属于注册前教育，是英国高等护理教育的主体；研究生（硕士及博士）教育属于注册后教育。

英国本科护理教育学制为3~4年，分为普通学士学位（ordinary bachelor degree）和荣誉学士学位（honors bachelor degree），普通学士学位一般为3年制，荣誉学士学位一般为4年制，荣誉学士学位介于普通学士学位和硕士学位之间，高于普通学士学位。本科护理教育实行专科化教育，包括成人护理、儿童护理、精神健康护理及学习障碍护理等方向。英国本科护理的实践教学和理论教学的比例为1:1，在课程设置和安排上，理论教学和临床实践教学彼此融合、交错穿插在一起。护理硕士教育主要分为课程型和研究型，其中课程型又可分为研究生证书、研究生文凭和护理学硕士三种不同的学位水平；全日制护理硕士教育一般1~1.5年可以完成，包括理论学习和临床实践，其间的培养专科化更为显著，通常涵盖老年、儿童、妇女等人群、家庭与社区、心理精神及临终关怀等健康专业领域，突出了以社会发展需求为导向的设计理念。护理博士教育以培养能够独立进行科学研究的学者为目标，学制为3~4年，学生在导师的指导下独立进行科学研究，研究方向多与导师的专业一致，研究内容通常与学校的护理科研项目紧密相关。

3. 澳大利亚护理教育现状　澳大利亚的护理教育主要分为：初级护理教育（职业教育）、本科护理教育、研究生（硕士及博士）护理教育。初级护理教育主要培养护理助手或录用护士，培训时间为6周至18个月。本科护理教育以培养注册护士为目标，学制3年，包含33周的临床和社区实践，学生毕业后授予学士学位，优秀者可被推荐就读学制为1~2年的荣誉学士学位。硕士研究生护理教育包含三种类别的教育项目：护理学研究生证书（postgraduate certificate in nursing）项目、护理学研究生文凭（postgraduate diploma in nursing）项目以及护理学硕士学位（master of nursing）项目。前两种教育项目的时间一般为1~2年，课程结束后学生可获得硕士研究生学历证书，没有学位证书；第三种教育项目毕业者可被授予护理学硕士研究生毕业证书及硕士学位证书。护理学硕士学位分为专业型硕士学位和学术型硕士学位。专业型硕士教育以培养临床护理专家、临床护理顾问、开业护士为目标，学制为2~3年；学术型硕士教育以培养护理研究者、大学教师及病区管理者为目标，学制为2~4年。澳大利亚大多数的护理学院都设有护理学博士学位授予点，其中以研究型护理学博士教育（doctor of philosophy，PhD）为主，少数院校提供实践型护理学博士教育（professional doctoral degree，DNP）。实践型博士教育以培养临床护理专家、临床护理顾问、开业护士、护理研究者、大学教师为目标；研究型博士教育以培养护理研究者、大学教师及病区管理者为目标。澳大利亚博士学习期限一般为4年，但学生根据个人研究进展，可将学习期限缩短为3年或最多延长到6年。

4. 日本护理教育现状　日本的护理教育主要在专科职业学校、短期大学、大学中进行。专科职业学校和短期大学主要开设职业教育和大专教育，大学开设本科、研究生（硕士及博士）教育。专科职业学校的毕业生不可直接进入大学学习，必须经过国家考试取得执照，积累数年工作经验，方可进入大学学习，就读1年后取得学士学位。本科护理教育为日本培养护士的主要途径之一，招收对象为完成12年义务教育的高中毕业生、其他专业的大学毕业生、大专护士（短期大学毕业的护士），毕业后授予学士学位。硕士教育的目的是培养教师、研究人员和专科护师等高级护理人才，其学制为2年，学习内容主要为专业课程、共同科目以及其他专业领域课程。博士教育的目标为培养具有研究能力和国际视野的护理研究者、教育者及实践者。

二、国外护理教育的特点

国外护理教育具有院校自身独特的护理教育理念、灵活的课程体系及以学生为主体的教学方法与手段。

（一）教育理念

教育理念反映社会对本专业的需求以及教育者对培养对象的期望，同时也是教育者自身价值观的体现。护理教育理念是护理理念、教育理念和学校理念的综合，是有关人、社会、价值、教育、健康、健康照顾系统及护理理念的总和。它源于护理教育实践，但高于实践，是从护理实践中高度概括而具有指导意义的理性观念。发达国家的护理教育理念以科学认识论为哲学基础，注重培养学生认识及获取知识的能力、判断事物的能力、思考能力及奋斗的精神与毅力，并注重完善学生的人格，具有以下特点：

1. **护理服务的对象是全人类** 护理服务的对象包括所有年龄段的健康人及病人，护理服务的场所从医院扩展到了社区、家庭及各种机构。护理包括为病人提供照护和康复，以及开展维持和促进健康、预防疾病的活动。其护理教育关注不同人群（如弱势群体等）的健康以及社会政策等因素对健康的影响。

2. **尊重人的整体性** 护理服务的对象是整体的人，人是由生理、心理、社会、精神组成的统一整体。护理应将人看作是具有生理、心理、社会及精神需求的整体，不仅关注生理问题，而且应尊重人的价值、尊严、人权、个性及隐私等。其护理教育注重学生整体照护意识和能力的培养。

3. **适应公众的健康需求变化** 随着社会经济的发展、社会结构的变化及居民价值观念的改变，广大人民群众对健康、卫生服务的需求越来越高，对护理人才的质量提出了更高的要求。其护理教育灵活应对公众健康需求的不断变化，不断更新教学内容和方法，以培养适应健康挑战的护理人才，为社会健康持续作出贡献。

4. **终身学习** 随着医疗技术和护理学科的发展，"一次性教育"已不能满足护理工作者的需求，终身学习成为每位护理工作者的必修课。其护理教育注重培养学生终身学习的习惯和能力，使其能不断学习新理论、新知识、新技术和新方法以适应护理学科的发展。

5. **循证实践** 循证实践是在一种将科研结论、护士临床经验及病人意愿相结合，获取证据作为临床决策依据的过程，其目的是确保病人安全和医疗质量，优化病人结局并促进临床实践。护理教育中引入循证照护的相关内容，以培养学生科学解决问题和决策的能力。

 知识链接

护理继续教育发展模式

随着医疗技术和护理学科的进步，传统的"一次性教育"模式已经难以适应现代护理工作者在专业素养和职业发展上的持续需求。美国、英国、澳大利亚等国家相继提出了护理职业继续发展（continuing professional development，CPD）模式，该模式面向的人群为毕业后临床护士或者注册护士。CPD模式包含反思、计划、学习、评估、记录5个模块。CPD模式较为灵活，包括半脱产、脱产及网络学习等多种形式，各国要求护士参与CPD的小时数及活动数不一，在国外护士中得到了很好的推广应用。相较于传统的继续教育，CPD

笔记栏

更为完善、系统化及个性化，存在诸多优势，如强调了非正式教育场所的重要性，并且学习内容更加丰富；同时满足护士继续教育和提升专业技能的双重需要；激励护士自主学习，是以护士为中心的学习模式。

来源：

BULLOCK A, KAVADELLA A, COWPE J, et.al. Tackling the challenge of the impact of continuing education: An evidence synthesis charting a global, cross-professional shift away from counting hours. Eur J Dent Educ. 2020; 24(3): 390-397. doi: 10.1111/eje.12514.

（二）课程体系

课程是学校教育的核心，是将教育思想、观念、目的和宗旨等转化为具体教育实践的中介，是实现培养目标而规定的教育内容及进程，是教育理念的载体。不同国家的护理学专业本科教育依据其实际情况具有不同的课程设置，国外护理院校在保证护理学专业本科毕业生能力达到全国护理教育标准委员会规定的最低标准的前提下，有权自行设置专业并独立制订课程。在经济全球化和教育国际化的大背景下，比较分析各国本科护理课程设置的特点及其发展规律，对推动高等护理课程改革具有重要指导意义。

1. 课程类型　国外护理院校的课程类型包括综合课程、活动课程、核心课程及学科课程。

（1）综合课程：指打破学科体系，将多门相关学科课程融合后，以一定的方式组织呈现的课程，是20世纪50年代后在医学教育改革中采用的一种新的课程结构。综合性护理课程一般是按照问题或人体系统进行学科内容组合。例如成人护理学等。

（2）活动课程：指围绕学生的需要和兴趣、经验和能力，通过引导学生自己组织、有目的的活动系列而编制的课程。该类课程是一种"以学生为中心，以活动为形式，学生和老师平等参与"的教学形式，打破了传统学科框架，能尊重学生的主动精神，发挥学生的主体作用。例如服务性学习、创新科研活动等形式的课程。

（3）核心课程：指在综合课程的基础上，以比较重要的学科或内容为核心，将其他学科或内容围绕核心组织起来的主体结构型课程。核心课程通常围绕一些重大的社会问题，以解决实际问题的逻辑为主线。例如护理学导论、内科护理学、传染病护理学等。

（4）学科课程：指根据护理专业的培养目标和学科发展，从相应的学科领域选择知识进行分科编排的课程。学科课程以传授知识为基础，系统完整地展示某一学科领域的知识体系，但由于其分科过细，忽视学科间联系，不利于学生知识的整体掌握。例如内科护理学、外科护理学、护理管理学等。

另外，国外护理教育的交叉课程自20世纪70年代开始逐渐发展，目前包含了护理与信息技术、护理与材料学、护理与经济学、护理与人类学、护理与基因组学等交叉课程。

2. 课程分类结构　课程分类结构是课程内部各要素、各成分的内在联系和相互结合的组织形式，即课程内容有机联系在一起的组织方式。国外课程分类结构包括公共基础课程、专业基础课程和护理专业课程。

（1）公共基础课程：国外较多护理院校的公共基础课程以人文社会课程为主，包括心理学基础、社会学概论、人类的起源、人类的成长发展理论、治疗性关系的发展和建立等。美国护理院校的公共基础课程是由学校规定的所有本科学生必修的公共科目，不因专业而异，主要目的是拓宽学生的知识领域，并为护理专业课程的学习奠定基础，其开设的课程有：心理学、社会学、统计学、化学、药学、艺术（音乐/表演/文学）、多元文化等。美国护理本科课程中公共基础课程分量较重，体现了其注重公共基础知识教育、人文教育的教育思想。

（2）专业基础课程：国外护理院校的专业基础课程有人体构造及功能、疾病形成及健康促

笔记栏

进、社会保障制度与健康等。国外部分护理院校专业基础课程多由护理院校的教师承担教学，内容与护理专业课程紧密结合，突出护理专业的特点。

（3）护理专业课程：国外护理院校的护理专业课程包括专业领域和综合领域的课程。专业领域的课程有基础护理学、成人护理学、老年护理学、儿科护理学和妇产科护理学等，综合领域的课程有护理综合实践等。其中具有特色的成人护理课程包括成人护理的职业交流、成人持久健康的护理与管理、成人护理的安全与舒适、成人护理职业训练、成人护理角色的多样性等；儿科护理课程包括儿童的发育和健康、急症儿童护理、儿童护理学的艺术与科学、儿童护理的挑战与选择、新生儿的复杂性等；精神护理课程包括精神健康护理的艺术与科学导论、精神健康和痛苦的起源与表现、精神健康护理的职业培训与知识、精神健康的当代热点问题、精神健康的扩展知识和技能等。这些课程均突出了护理专业的特色。

3. 课程设置模式　课程设置模式可因护理课程在整体课程中的不同位置而有所差异，下面就国外护理教育常用的两种课程设置模式进行简单介绍。

（1）"渐进式"课程设置模式：该模式的特点是基础学科课程与专业课程同时开设，但两者比重不同。早期基础课比重较大而专业课比重较小，随着课程的进展，专业课程比重增加而其他学科内容比重下降。

（2）"平行式"课程设置模式：该模式的特点是基础学科课程与专业课程按相对稳定的比重同时开设，两者均按由简单到复杂的顺序进行，各课程间无明显的基础与后续关系，但重视同期课程间的联系。

4. 课程内容结构　按课程的内容结构可将护理学课程分为理论课和实践课。

（1）理论课：国外护理院校的理论课一般包括公共基础课、专业基础课及护理专业课。在此基础上，各院校根据护理专业的需要以及社会需求的变化开设了一系列具有专业特色的护理课程，如病人安全、循证护理、跨专业教育、护理信息学、远程教育、家庭护理、跨文化护理和护理学发展史等。教师通常根据教学大纲给学生指定若干参考书，要求学生读原著、查资料，以培养学生把握学术前沿、掌握最新知识、理论和技能的能力。

（2）实践课：国外护理院校的实践课程有以下特点：

1）实践课程开设早：国外部分护理院校从第1学期开始，每周安排1天（8学时）的临床见习，让学生早期接触临床、认识疾病、认识护理、培养护理专业认同感。甚至有部分院校从第1学期即开始每学期安排5~6周的实践训练。

2）实践课程所占比重大：国外大多数护理院校理论学时与实践学时的比例为1∶1，部分院校的实践学时甚至超过理论学时，如美国一些学校的实践课与理论课的比重达3∶1。

3）理论和实践紧密结合：国外护理院校护理学专业学生的临床实践与课程理论学习同步进行，并贯穿于学习的全过程，便于学生将理论知识运用于实践，并在实践中学习、巩固理论知识，掌握扎实的护理技术。

4）重视社区实践：社区实习是国外护理实践教学的重点。学生需在社区完成健康评估、围生期护理等知识与技能的学习，同时，还需帮助社区开展预防保健工作。学生在第4学年时需要到农村社区完成为期1个月的社区实践，在此期间，学生需与社区的家庭成员共同生活，帮助其了解保健知识，改善健康状况。

5）学生可对专业实践进行选择：国外部分护理院校的护理本科学生在毕业前可选择感兴趣的科室进行实习，为将来的就业做准备，在最后一个学期根据学生志愿进行综合实习。

通过实践课程的学习，培养学生掌握健康评估和整体照护、人际沟通与交流、团队协作、独立思考、评判性思维、管理、领导、教育等多个方面的技能与知识。

5. 各国课程体系的特点

（1）美国：美国护理学专业本科教育学制为4年，办学框架参照"美国高等护理教育标准"，

笔记栏

其由美国护理学院学会（American association of colleges of nursing，AACN）修订，该标准定义了护理学专业教育的通识教育、专业价值观、核心能力、核心知识和角色发展5个方面的标准。各护理学院可在该标准的基础上根据自己的办学宗旨、概念框架等自行规定具体的课程教育计划。

美国护理学院的本科教育依据高等护理教育标准分为两部分：文理教育（预修课程）和护理学科教育。入学后前两年为文理教育阶段，课程由文理学院承担，具体学科为：自然科学、人文学科、社会科学、统计学以及选修课。预修课程达到规定学分的学生方可进入护理学科教育阶段，护理学科课程由护理学院承担，具体学科为：基础护理学、成人护理学、家庭护理学等。部分院校一开始便设置临床实践课，理论与实践同时进行，内容包括：社区健康、内外科、心理健康、儿科、妇科、老年科等。此外，美国护理学专业本科课程设置强调学科知识结构的整体性，在加大临床和社区实践教育比例的同时注重加大社会和人文科学教育的比例，以培养学生临床能力及人文素养，帮助其完善知识结构，进而提升其综合素质。

（2）英国：英国护理学专业本科教育学制为3~4年，3年成绩合格者可获得普通学士学位，4年成绩合格者获得荣誉学士学位。课程内容可分为理论和实践两部分，且理论与实践的学时比例为1∶1。理论课程包括公共基础课程、专业基础课程、护理专业课程3部分，实践课程包括实验室的实践操作课和临床实践。课程设置中理论学习采用模块形式，并始终将理论与实践相结合，每学期均设置临床实践的内容，实践基地为医院、社区及其他医疗机构。

（3）澳大利亚：澳大利亚护理学专业本科教育学制为3年，其课程设置和教学计划依据澳大利亚注册护士的行业能力标准进行制订，使学生完成学业学习后即具有从事本专业的能力。课程设置由浅入深，理论与实践紧密结合，并强调在理论学习与实践过程中获得思维技能（评判性思维能力、表达能力、伦理判断能力）、发展个人特征（如成熟、严谨、适应性和积极的心态）、培养合作学习的能力以及将理论运用到实践的能力。课程结构分为人类科学和护理学实践两部分。其中，护理学实践内容涵盖社区护理、急救重症护理、肿瘤护理、整形外科护理、手术期护理等。

（4）日本：日本护理学专业的本科教育学制为4年。在课程设置上重视人文学和社会学的教育，并根据人的生长发育阶段将护理专业课分为母婴护理学、儿童护理学、青少年护理学、成人护理学、老年护理学、社区护理学等。此外，日本护理教育还注重理论教学和实践教学的紧密结合，实践场所包括实验室、医院、地方卫生行政部门及其下属机构、公共场所、社区、农村等。

（三）教学方法与手段

国外护理教学形式灵活多样，充分体现"以教师为主导，以学生为主体"的教学理念。常见的教学方法包括课堂讲授、小组讨论、实践教学、模拟教学、以问题为基础的教学、计算机辅助教学等。

1. 课堂讲授　指教师运用口头语言系统连贯地向学生传授知识进行教育教学的方法，在国外护理院校的教学方法中占据重要的地位。教师在实施课堂讲授时注重课堂气氛的活跃和互动交流，为学生提供表达自己观点的机会，如让学生情景对话或课堂讨论。部分国家在护理教育课程中仍保留以课堂讲授为主的教学方法，但其方法灵活，且逐渐由以课堂和教师为中心的教学转向以学生为中心的合作式学习。

2. 小组讨论　指学生在教师指导下，通过小组的组织形式，围绕某个主题，发表自己的看法，相互启发，从而解决问题的一种教学方法。在小组讨论教学过程中，学生相互合作、共同讨论和分析问题，教师则扮演组织协调者的角色。这种教学方式不仅营造了一种轻松的课堂气氛，还激发学生的思考，培养学生的评判性思维，充分体现了"以教师为主导，以学生为主体"的教育理念。

3. 实践教学　包括实验室的实践操作课和实践场所的临床实践。实践操作课的特点是以学生实践为主，教师的演示与讲解为辅，分组进行，教师一一指导，操作练习用物与临床实践结合紧密。临床实践贯穿于学习的全过程，使学生熟悉护士的工作性质，注重病人身体、心理、社会的整体护理，为将来成为一名合格的护士做准备。实践教学包括：示范教学、开放练习、情景模拟实验、临床实践教学、临床病人访视、跨专业合作实践、任务驱动教学等。同时，国外护理院校常应用标准化病人（standardized patient，SP）进行实践教学，标准化病人又称模拟病人、病人指导者，指经过培训，能够准确复制某种疾病特征，且具有模拟病人、考核者、指导者职能的正常人或病人，包括：职业标准化病人、教师标准化病人、学生标准化病人。标准化病人在实践教学中的应用能有效提升学生的沟通能力、解决问题的能力和爱伤观念，并缓解教学资源紧缺。

4. 模拟教学　指通过设置具体的模拟情景，以激发学生主动学习的兴趣，帮助学生巩固知识，学习特定临床技能的教学方法。目前护理教育中的模拟教学的工具类型包括高仿真模拟人、多种局部功能的低保真模型、标准化病人、计算机互动模型及虚拟技术等模拟设备。现代模拟教学强调以营造更逼真的临床情景和更符合医学伦理要求的方式开展教学。国外的护理院校常建有设施齐全的临床技能实训室、医学模拟中心、模拟医院，并配备高仿真模拟人、多种局部功能模型、计算机互动模型及虚拟技术等模拟设备。教师利用实验设备模拟临床情景，让学生进行相应的护理操作、护理评估和决策等，可使学生提早体验护士的角色和临床工作中的事件，有利于培养学生的专业素养，提升其解决问题的能力。

5. 以问题为基础的教学（problem based learning，PBL）　是一种以临床问题激发学生学习动机并引导学生把握学习内容的教学方法。教师在教学中从主导者转变为催化者、引导者、咨询者，鼓励学生参与讨论，提出启发性的问题来促进小组讨论，协助学生搜索及运用学习资源。教学过程中，学生循环完成五个关键步骤：分析问题、明确学习成果、收集信息、总结和反思，可以在课堂上面对面或在线进行。目前，PBL 教学法在各国护理教育中得到广泛应用。大部分国外护理院校将 PBL 教学法作为临床护理课程教学的主要方法，使学生主动学习，并在课堂上积极发言，以加深对知识的掌握和理解。

6. 计算机辅助教学（computer assisted instruction，CAI）　是指将多媒体的各个要素按教学要求进行有机组合，使用者与计算机之间进行人机交互操作，完成教学或训练过程的一种教学方式。CAI 主要包括多媒体教学、交互式多媒体教学、网络教学、高仿真模拟教学 4 种类型。国外护理教育十分重视利用计算机多媒体资源强化护理教学，如通过网络教学、计算机综合训练系统教学和教师在线互动教学等手段辅助完成理论教学和技能培训。

7. 慕课（massive open online course，MOOC）　即大规模网络开放课程，是一种远程学习的方式。各大高校将课程上传至网络平台，学习者可根据自己的学习目标、兴趣进行课程学习，并完成随堂测验、小组讨论、课后作业、考试及学习认证。慕课具有大规模、在线、开放三大特点。大规模指课程参与人数众多，没有人数限定，且课程活动的覆盖面广；在线是指课程的教与学均在网络平台上进行，不受时间和空间的限制，形式灵活；开放则指学习者可免费注册任意课程进行学习。慕课克服了传统教育在时间、空间的障碍，有助于促进知识的广泛传播和教育的国际化。

8. 翻转课堂（flipped classroom）　是指充分利用课堂上教师与学生之间、学生和学生之间面对面的机会进行积极互动，进行深度学习，培养学生问题解决、创造性思维等的教学方法。教师在课前提供网络视频、微课、教学课件等学习资源让学生完成自主学习，师生在课堂上则进行作业完成、辅导答疑、互动交流等学习活动。翻转课堂可以以信息化技术和协作化学习为支撑，为学生提供个性化的学习环境，学生的个性化学习需求得到最大程度的满足，学生的自主学习能力得到提升。

9. 其他　除上述教学方法外，合同学习、工作坊、概念图、角色体验等也是国外部分护理院校常用的教学方法。例如，合同学习是澳大利亚广泛使用的教学方法，其形式是由学生选择感兴趣的学习课题，与教师协商制订学习目标、学习方法、学习评价的内容与方式等，签订学习合同，然后由学生进行研究学习，必要时向教师请教，课程结束后根据合同来判断学生是否合格。

笔记栏

（四）教学评估与考核

国外护理教学评估偏重于多种能力的综合评估，每门课程的考试都要经过不同种类的评估，不拘泥于某一理论考试的成绩，而是注重综合表现。评估方法包括理论考试、读书报告或论文、临床能力考核、客观结构化临床能力考试、档案袋评价、课堂评价等。

1. 理论考试　在国外教学过程中，理论考试仍是教学评估与考核的重要方式，但考试成绩并非评定学生某门课程学习成绩的唯一标准。国外护理理论考试包括开卷和闭卷两种形式，不同形式各有优缺点，分别适用于不同目标、不同课程内容的考核。

2. 读书报告或论文　在国外的护理教育中，论文、综述或报告是除理论考试之外最主要的教学评估方式。学生需通过检索、阅读大量的文献与书籍，写出合格的论文，以更好地培养其自学、写作、学术研究和探讨的能力。

3. 临床能力考核　国外护理院校在临床实习之后会有临床能力的考核。临床实践课的考核采用连续评价法，不仅要定量测量学生具体的操作技能，还要借助模拟环境与工具、模拟人，定性评价学生的沟通能力、团队精神、创新精神、评判性思维等。不同院校技能考核的侧重点不同，日本部分护理院校技能考核为心肺复苏、基础护理操作、入院评估等。

4. 客观结构化临床考试（objective structure clinical examination，OSCE）　又称多站临床考试，由一系列模拟临床情景的考试站点组成，要求学生在规定的时间内通过各个考站，完成一系列的临床任务。OSCE是一种将定量测量与定性评价有效结合的技能考核方式，定量测量体现在对操作步骤和内容的客观评价；定性评价体现在对学生沟通、人文关怀能力及评判性思维等专业素养的评价。OSCE通过为学生提供陈述角色责任的机会，从而对学生的人际沟通、临床技能和照顾等能力进行评价。

5. 档案袋评价　是以档案袋为依据对学生进行客观、综合的评价。档案袋是学生在教师的指导下搜集起来的，可以反映学生学习情况的一系列作品的汇集。在档案袋评价中，学生是评价的直接参与者，是选择档案袋内容的主要决策者，其可通过档案袋记录的学习过程评价自身学习质量，并不断改进。

6. 课堂评价　是高等院校常用的教学评价方式，最常见的课堂评价是课堂提问和小组讨论。此外，在挑战赛、辩论赛、角色扮演等活动中进行评价也是常见的课堂评价方法。教师可根据自己的教学特点和学生的特点灵活选择与运用课堂评价方法。恰当的课堂评价有助于活跃课堂气氛，使学生在轻松、欢快的氛围中学习，增加学生的学习兴趣，同时也有利于提升学生的表达能力与人际沟通能力。

三、国外护理教育的发展趋势

随着经济全球化进程的不断推进和医学科学的迅速发展，护理专业人才的功能、角色日趋丰富，这既对护理人才培养的质量提出了更高的要求，也为护理教育的发展提供了契机。纵观国外护理教育的发展历程，其发展趋势主要表现在以下几个方面：

（一）护理教育体系日益完善及向高层次化发展

随着人口老龄化、疾病谱的改变、家庭结构的改变及民众对医疗保健需求的增加，社会迫切需要高层次、高质量的护理人员，国外护理教育逐步向高层次、多方位的方向发展，形成以高等护理教育为主流的、日趋完善的教育体系。

目前，美国护理教育的主体部分为本科教育，辅以大专、研究生（硕士及博士）教育，截至2022年，美国71.7%的注册护士获得了学士学位或更高学位。据美国护理学院学会的统计数据：截至2022年，美国开设护理学本科教育的院校已达844所，开设护理学硕士研究生教育的院校有659所，开设护理学哲学博士研究生教育的院校有149所，开设护理学实践博士研究生教育的院校有426所。英国作为正规护理教育的起源地，一直致力于护理教育的发展和完善。目前，英国护理教育分为注册前和注册后教育两个层次。注册前教育即本科教育，注册后教育包括注册后培训和研究生（硕士及博士）教育。澳大利亚构建了从初级护理教育到博士护理教育的教育体系，以实现不同层级护士的培养，保证临床护理质量。同时各国也为提升护士学历提供多种途径，例如：专升本项目、注册护士到护理硕士项目等。此外，部分国家发展了远程教育、流动性教育项目、分轨式、校外学历模式等灵活的教育方式，以满足就业市场对护理人才的需求并为在职护士提供更多受教育的机会。

（二）强调高级护理实践人才培养

20世纪下半叶，美国护理专业化加速发展，高级护理实践活动的兴起是其最鲜明的标志。20世纪80年代美国护理界逐渐出现并使用高级实践护士（advanced practice nurse，APN）的概念。随着APN在临床实践工作中作用的突显，高级护理实践人才的培养逐步受到多国的重视。国际护士理事会（International Council of Nurses，ICN）对其定义如下：一位高级实践护士首先要满足是一名注册护士，其次应具有专家水平的知识广度、复杂的决策能力以及临床扩展实践能力，其角色特点是由其资格认证的国家决定的，建议拥有硕士学位之后再往高级护理实践角色发展。高级护理实践角色的运作方式差异较大，国际上使用不同的头衔对其进行描述，目前已经有8种头衔，包括：临床护理专家（clinical nurse specialist，CNS）、高级执业护士（advanced nurse practitioner，ANP）、执业护士（nurse practitioner，NP）、高水平执业者（higher level practitioner）、护士顾问（nurse consultant，NC）、专科执业护士（specialist practitioner）、护士治疗师（nurse therapist）和医生助理（physician's assistant）。经过几十年的发展，美国的注册护士（registered nurse，RN）已超过300万人，其中约有23.4万名执业护士，其他APN（包括CNS、RNA、注册助产护士）至少有13.3万名。随着临床护理的复杂性增加以及知识、技术的发展，未来的高级实践护士或将以博士学位作为最低学历准备，并需在专科领域进行博士后训练。

 知识链接

参与式、循证、以病人为中心的高级实践护理流程框架

参与式、循证、以病人为中心的高级实践护理流程（participatory, evidenced, patient focused process for advanced practice nursing，PEPPA）框架是由Bryant-Lukosius和DiCenso所开发，用以指导APN角色开发、实施和评估的参与式的、循证的、以病人为中心的框架，能从安全性、有效性、护理质量、满意度、病人接受度及成本效益等方面对APN角色作用进行评价。PEPPA框架结合Dunn和Spitzer框架，提出引入APN角色的几项建议：①根据病人需求，为APN角色提供系统的和以证据为基础的角色发展方法。②结合护理标准和实践范围对APN角色进行划分；③通过符合角色定义的教育支持其角色发展并严格评估APN角色作用。在评估APN角色作用时，需要对其进行全面的结构-过程-结果评估，结构是指影响APN实施的相关因素，比如资源、组织环境等；过程是指APN角色活动的实施情况，如提供的服务类型、服务方式等，在过程评估时应考虑APN在进行护理活动时是如何展现实践能力、教育能力、研究能力、组织能力和专业领导力的；结果是指APN活动后的效果，它是结构和过程共同作用的结果，受众多因素影响。

来源：

[1]姚家菲，麻盛森，许琳，等.基于高级实践护士角色评估框架的角色作用评价研究进展[J].中华护理教育，2023，20（09）：1045-1050.

[2]BRYANT-LUKOSIUS D, DICENSO A. A framework for the introduction and evaluation of advanced practice nursing roles. J Adv Nurs. 2004; 48(5): 530-540.

笔记栏

（三）根据社会发展需求进行课程设置改革

国外护理院校在课程设置上并没有统一的规定，有较大的自主性。各院校通常以护理理论为框架，根据各自的教育理念、学校资源、毕业生特色等设置课程。

国外护理院校非常注重根据社会发展需求相应地调整课程设置。例如，部分国家的护理教育强调课程设置的多样性、公平性与包容性，以促进学生同理心的培养；随着全球化进程的推进，国外护理教育还注重将专业护理同文化价值、家庭观念等相结合，重视社会科学和人文科学的教育，强调多元文化护理，以培养学生的跨文化护理能力；为了适应现代医学模式转变、医疗卫生需求的变化及现代医学技术快速发展的需要，国外护理院校不断优化课程体系，以提高学生的整体科学素养；随着人们生活水平的提高、生活质量的改善、疾病谱的改变、人口老龄化问题的日益突出，国外护理院校重点发展疾病预防、老年护理、社区护理以及临终关怀等课程；随着现代信息技术在护理工作中的广泛应用，以美国为代表的一些国家逐步将计算机科学、信息学等纳入到护理教育的课程中；随着世界各国对病人安全的高度重视，国外护理院校已开设病人安全相关课程，且在未来的护理教育乃至医学教育中，病人安全教育可能将成为热点问题。

护理是一门实践性强的学科，国外大部分国家对护理实践做出了一定的要求，要求实践课时与理论课时的比例至少达到1∶1。国外护理教育注重将实践教学和理论教学相融合，并贯穿于整个教学始终。

（四）注重能力的培养

美国护理联盟（National League for Nursing，NLN）于2004年和2005年呼吁美国护理教育的改革要具有创新性，要进行一场范式的转变，并提出"胜任力本位教育（competence-based education，CBE）"，即根据从事工作所应具备的能力，明确培养目标，开展护理教育。美国护理院校的教学计划都附有本教学计划所要达到的总体目标和学期分层次、分阶段目标，以控制教学计划实施过程的质量。该目标体系强调学生运用护理程序、实施护理干预、有效沟通合作、信息利用、独立决策、跨文化护理、自主学习等多种能力的培养及评判性思维的培养，并提出本科毕业生在毕业时应具备6个维度的核心胜任力，包括健康促进能力、管理能力、人际沟通能力、临床护理能力、计算机使用能力和病例管理能力。"胜任力本位教育"对护理的课程认证、高等教育资助、执照考试准备、跨专业教育（interprofessional education，IPE）和模拟教学等方面均具有指导意义。国外护理教育还通过收集数据来预测职业能力需求，制订学生专业核心能力的培养计划，以培养具有多维职业胜任能力的护理人才。

（五）教学方式多样化

随着教育改革的不断深入，国外护理教育的方法和手段逐步向多样化方向发展，出现了课堂讲授、小组讨论、实践教学、模拟教学、以问题为基础的教学、计算机辅助教学、慕课、翻转课堂等一系列教学方式。国外护理教学强调教师引导学生主动学习，以提高教学效果，充分体现"以教师为主导，学生为主体"的教育理念。同时，现代科学技术的发展为护理教学方式的多样化发展提供了契机。国外护理教学中结合多媒体、高仿真模拟人、虚拟技术等现代科学技术，呈现出更加生动形象的教学情景，不断优化教学效果。近年来，国外护理的在线、远程和混合教育的发展迅速，近几年美国在线课程的入学人数不断增加。国外护理教育正持续扩大在线课程，以吸引更多非传统学生，为所有学生提供灵活方便的学习途径。慕课、微课、翻转课堂等也为存在不同教育需求的护士和学生提供了更经济、便利、有效的学习机会。未来护理教学将重点以现代科技为依托，探索更经济有效、形式多样的教学方式，进一步优化教学效果。

（六）学科交叉发展趋势日益明显

护理学科领域不断发展，学科之间逐渐出现交叉融合的趋势。护理学科的知识领域逐渐呈现横向交叉综合、纵向分化、专门化趋势，构成一个多层次、综合性的知识网络。原有护理学科内容不断更新，新的护理交叉学科、分支学科也不断涌现，跨学科护理人才逐渐受到世界范围内的广泛认可。目前，国外护理跨学科人才培养主要分为以下两种：一是独立模式，即要素本身为跨学科，具体形式包括跨学科课程、跨学科专业和跨学科学位；二是组合方式，即要素本身并非为跨学科，但通过要素的组合构成了跨学科的结果，具体形式包括课程、专业和学位的跨学科组合。国外跨学科的教学方式较为多元化，采用小组互动、跨专业模拟、案例学习、研讨会等方法相结合，在提升学生跨专业知识和能力等方面具有积极的效果。

（七）终身学习

终身学习是为适应社会要求和实现个人发展的需要，贯穿于一生的持续学习过程，有助于护士增强专业实践能力和实现职业目标，其核心是促进护士的持续专业发展（continuing professional development，CPD），保持护士知识和技能与时俱进。终身学习可分为两种类型：①非正式教育，通过经验、社会互动和咨询获得。②正式教育，通过讲座、课程和硕士研究生教育获得。不同国家、不同医疗保健和非医疗保健专业对护士 CPD 的要求存在差异。在英国、比利时、西班牙、澳大利亚和美国等国家，护士 CPD 是强制性的，是护士保持继续执业注册的强制性条件；而在瑞典、荷兰和爱尔兰等国家，护士 CPD 是自愿参与的。美国护士认证中心（American Nurses Credentialing Center，ANCC）对 CPD 的认证有一套相对完整的理论与实践体系，通过认证，以确保教育活动符合教育学标准和成人学习原则，得到有效的规划、实施和评估，并对病人、护士和组织系统产生积极影响。护士持续专业发展的教育内容包括专科临床技能、护理的新技术和新方法、专业的前沿知识及发展方向、护理相关交叉学科知识等内容。随着医疗与技术的快速发展，护士参与持续专业发展的方式正在发生转变。其中，在线护理课程的迅速发展为护士提供了灵活且多样化的学习方式；同时，跨学科教育也成为趋势。终身学习是人类发展的趋势，护理教育中注重学生终身学习的意识和能力的培养，使护理学科不断持续发展。

（陈　红）

第二节　中国护理教育

在我国的古代就已经注意到护理的重要性，"三分治、七分养"，养的实质就是护理。在我国传统医学发展的过程中，"整体护理"的观点始终贯穿在中医的理念之中。随着西方医学的传入，教会医院护理学校的创建，中国的护理教育也步入了正规化的道路。我国护理教育的发展和护理专业的成熟密切相连。随着科学技术的不断进步，护理的知识体系也在不断丰富和完善。护理队伍不断扩大，护理服务范围日益拓宽，护理人员的素质和护理服务质量不断提高。同时，护理教育也在不断发展变化。近 30 年是我国高等护理教育的快速发展期，高等护理教育的恢复、护理本科教育培养规模的扩大、护理硕士和博士教育的建立都标志着我国的护理教育已经具备了一个比较完善的体系。虽然我国的护理教育起步较晚，但是近年来取得了快速进展，目前我国的护理教育已形成专科、本科、硕士（学术硕士、专业硕士）、博士的高等教育层次完整、二级学科专业门类齐全、高校与医院有机结合的护理专业师资团队，我国的高等护理教育体系已成为国际上高等护理教育一个重要的组成部分。

一、中国护理教育的历史与现状

我国早期的医药和护理没有明确分工，早期的医护教育则是通过老一代人将其积累的知识和经验通过口授方式传递给下一代，后来又通过医书传播医护知识。近代，我国护理学的形成和发展，在很大程度上受到西方护理的影响，以教学形式出现的护理教育也带有浓重的西方文化色彩。目前，我国的护理教育呈现多层次、多规格的教育体系，中等职业护理教育、高等职业护理教育、大专教育、本科护理教育、硕士学位护理教育、博士学位护理教育、继续教育、成人教育等不同学制并存共同发展的状况。

笔记栏

（一）中国护理教育的历史沿革

1. 中国古代的护理教育　我国传统医学历史悠久，其特点是医、护、药不分；有其独特的理论体系，按阴阳、五行、四诊、八纲辨证施治；病因方面考虑内伤七情、外感六淫等心理及环境因素；治疗时把病人作为一个"人"来全面考虑。祖国医学发展史和丰富的医学典籍及历代名医传记，有护理技术和理论的记载。从医学的起源看，先护后医、医护合一是我国传统医药的特色之一。中医学强调"三分治，七分养"。其中七分养的实质就是护理。从远古至公元前22世纪，一般认为这是我国医学教育的萌芽期，人类经过漫长而艰苦的斗争，通过劳动创造了语言文字，获得了生产、生活经验，也累积了初步的医药卫生知识。

公元前22世纪至公元前5世纪，是我国医学教育师徒式发展期，这一时期是我国奴隶社会向封建社会转变的巨大变革时期。随着奴隶社会生产力的发展，人类医药卫生知识不断丰富，西汉时期写成的著名中医古籍《黄帝内经》是我国现存最早的医学经典著作。全书强调对人的整体观念和预防思想，记载着疾病与饮食调节、心理因素、自然环境和气候变化的关系，并提出要"扶正祛邪"及加强自身防御和"圣人不治已病治未病"的防御观点。书中包括许多护理基本理论、技术操作及辨证施护原则。如"病热少愈，食肉则复，多食则遗，此其禁也"说明热病的反复与饮食调节有关。张仲景的《伤寒杂病论》《神农本草经》等科学巨著，对我国医学理论的形成和发展，起了十分重要的推动作用。此时期的师承教育的最大特点就是以临床实践贯穿于教学过程始终，将课堂与临床合二为一，理论学习与临床实践融为一体。以实践为主，医护融为一体，既教医疗，又教护理，且护理没有明确的高、中、低级之分，仅凭临床经验来区别水平的高低。随着医药学的发展，有许多行之有效的调养和护理方法散在地记录于中医的著作中，但由于祖国医学的医、护、药不分，护理没有得到独立发展的机会。

公元5世纪至1840年，称为我国传统医学教育的发展期。医学教育从师徒式发展到建立医科学校，从此学校教育与师承家传教育并存的形式，在体制、专业设置及招生考试等方面不断完善，逐步形成了具有我国特色的传统医学教育体系。中医护理理论经历了春秋战国、汉、魏晋、南北朝、唐、宋、元、明、清等时代已趋于完善，近代、现代的中医护理渐见雏形。它的特点是以整体恒动观为护理学科的指导思想，遵循因人、因地、因时制宜的原则，运用辨证施护方法，主要采用中医特有的四诊观察、针灸、推拿等护理技术，同时十分强调情志调节和饮食调养，尤其注重以人为本。强调天人相应、个体差异、整体护理和辨证施护是其基本特点。

2. 中国近代护理教育

（1）早期的护士培训：西方近代护理学诞生于19世纪，随着西医的广泛传播而进入中国。1820年，英国医生在澳门开设诊所。1835年，美国传教士伯驾（Peter Parker）在广州开设了第一所西医院，两年后，这所医院以短训班的形式开始培训护理人员。1884年3月，美国传教士麦克奇尼（Elizabeth Mckechnie）应莱芙辛德（Elizabeth Reifsnyder）医生的邀请来到上海西门妇孺医院（Margaret Williamson Hospital）从事护理工作，成为西方受过训练来华工作的第一位耶稣会护士。中国近代护理事业由此萌起。麦克奇尼克服种种困难努力工作，以自己的实际行动赢得了当地居民的信任。随着就诊病人的增加，麦克奇尼感到力不从心，于是决定招收中国护士学徒，并积极筹备护士培训学校。1887年麦克奇尼在中国率先开办护士培训班，这可以认为是中国近代护理教育的开端。1888年，约翰逊（Ella Johnson）在福州的马戈医院（Magaw Hospital）创立护士学校，训练女护士，标志着中国近代护理教育步入了正规化的道路。1896年，美国传教士特尼尔（Julia M. Turneer）在广东实施了2年制护士教育计划。学校开设的课程有护理伦理学、卫生学、草药学、解剖和生理学、外科学、产科学、妇科学、感染和传染病学、儿科护理和按摩等。最初成立的护士学校，条件较差，水平也不高。教学方式完全是一种学徒式的技能传授，学生需要从工作中去体验护理的知识和技能。早期的护士培训目的主要用于满足教会医院的需要。

（2）教会医院建立的护士学校：随着西方医学在中国的传播，欧美各国专业护士来华者日渐增多，但是由于教会医院的迅速发展，外籍传教士护士远远不能满足需要，传教士医生越发感到需要培养中国本土的护士。美国长老会医生文恒理（Henry W. Boone）强烈呼吁：应该建立培养西医的护士体系，医院、诊所和病房的许多工作需要护士来完成，护士的工作是高尚的，受人尊重的。在这种情况下，上海、北京、武昌、天津、广州、苏州、南京、福州、长沙、德州、汉口、成都、重庆、太原、沈阳、安庆、保定、烟台等地的教会与教会医院组建开展中国护士培训，培训方式主要是在医院设立附属护士学校。

19世纪末至20世纪初是传教士在中国开展护士培训的快速发展期。这一时期开始培训中国护士的学校和医院包括1900年建立的上海同仁医院，1904年的岭南大学附属医学系，1905年在武昌由美以美会开办的护士学校，1906年在北京由英国伦敦会、美国长老会和美以美会三个外国教会联合创办的协和护士训练学校，1906年由中国妇女高氏和美国医生联合创立杭州妇产医院和助产士培训所。1907年，广州的戴维·格雷戈（David Gtregg）在博济医院开办一所护士学校，武昌的伊丽莎白·布恩纪念医院（Elizabeth Bunn Memorial Hospital）以及美国圣公会在安庆建立圣·詹姆斯医院（St. James Hospital）。1908年南京协和护士学校成立（Nanking Union Nursing School）。1909年盖仪贞（Niaa D. Gage）由美国压力会委派来到湖南长沙为在雅礼义学校（1913年改称湘雅医学院）建立护士学校做准备，1910年开始招生。1912年，广东的博济医院开始系统培训护士。1914年，上海哈佛医学校设立女护士培训班，学制3年。1915年北京霍普金斯纪念医院（Hopkins Memory Hospital）设立了男护士培训班。这一时期，中国护士开始逐渐担任培训人员。1907年金韵梅在天津东门建立了一所护士学校。1914年，德州的卫氏博济医院开办了护士学校。全国各地开办的护士培训班和护士学校，为中国早期的西医护理学培养了最初的专业护士。

（3）北京协和医院护士学校：1913年美国成立洛克菲勒基金。为了在中国建立世界一流的医学院，1914年12月8日成立中华医学基金会，制订了建立护士学校的计划。1915年3月22日，中华医学基金开始启动，并选定北京协和医学院作为办学校、建医院和培训护士的基地。霍顿（Houghton）的报告提出应该吸引高素质的中国妇女加入护士职业中，护士应该有丰厚的薪水，得到社会尊重、经济保障和人文关怀。因此高标准、高追求、高质量成为协和护士学校的办学方针。

1919年，来自美国约翰斯·霍普金斯医院的护士沃安娜（Anna Dryden Wolf）来到中国，开始护士学校的筹建。沃安娜参考美国的护理教育，明确了护士、医生和病人的关系，制定了护士工作规则，确定了护士训练课程，并制订了北京协和护士学校的办学方针，即护士培养与医院的经济利益分离，医院不得利用护校学生护理病人。1920年9月28日，北京协和护士学校顺利开学，沃安娜担任校长。学校招收高中毕业生，规定学制为4~5年，课程包括基础理论课和实习课，均由外籍教师授课。学生需经过1~2年燕京大学、南京金陵女子文理学院、苏州东吴大学、广州岭南大学及山东齐鲁大学护理预科学习，再到北京协和护士学校学习3年，获学士学位。学校的课程设置广泛，基础课程包括汉语、英语、生物学、化学、解剖生理学、基础护理学、心理学、社会学、护士伦理学、护病史、药理学、细菌学、病理学、寄生虫学等，临床课程包括内科学、外科学、妇产科学、儿科学、眼耳鼻喉科学、营养学、疾病营养学、神经精神病学、急救学、各科护理学等。

这是当时我国唯一一所培养护士学士学位的学校，由于入学要求较高，第一批学生只招收3名女生，1924年毕业时仅剩曾宪章1人。1925年后，毕业人数渐增，每年约5~10人。从1920—1953年期间，该校为我国培养了27届共237名高等护理人才，在我国的护理学事业中发挥了重要的作用。

（4）中央护士教育委员会的建立：1907年，在福州基督教协和医院从事护理工作的信宝珠（Cora E. Simpson）倡议在中国成立护士会。1909年8月19日在牯岭成立了全国性护理机构"中国中部看护联合会"，同年8月25日第二次会议上改名为"中国看护组织联合会"，其目的是统

笔记栏

一全国护理教育标准，提高护理服务水准。1936 年，更名为"中华护士学会"。1964 年 7 月 24 日，在第十八届全国护士代表大会上，改称"中华护理学会"，此名沿用至今。中华护士学会是我国最早的学术团体之一。

1914 年在第一届全国护士会员代表大会上，中国护士钟茂芳认为将"nurse"译为"看护"不妥，多次请教语言学家，详细审议，广泛参考，根据《康熙字典》将 nurse 译为"护"，而"士"字则是指受过相当教育之人。后经护士会决定，将会名正式定为"中华护士会"。

中华护士会成立后，首先着手护士学校注册制度的建立和完善。1912 年第三次常委会在牯岭举行，会议决定同意中国护士学校课程，规定全国护士统一考试时间并订立章程。1912 年，中华护士会教育委员会成立，讨论并制定了护士教育的规定。1913 年，委员会制定了护士教育课程大纲，同时还制定了全国护士统一考试规则，但由于办学条件不同，只有部分学校能达到课程大纲的要求。1914 年 7 月，第一届全国护士会员代表大会讨论并制定出全国护士学校注册章程。当年，中华护士会开始护士学校的注册工作。当时，福州基督教协和医院护校、上海西门妇孺医院护校、福建龙山妇幼医院护校首批申请注册。1949 年，注册学校已达 183 所。

1928 年，以伍哲英为代表的中国护士精英正式执掌学会。伍哲英等人意识到要想规范化管理护士队伍，需有政府力量介入。伍哲英、聂毓禅、潘景芝等学会领导人就此事与政府要员进行沟通协商，并在 1932 年完成向政府立案注册。政府于 1935 年成立护士教育委员会，颁布《护士教育委员会章程》，开启了政府对全国护士注册的统一管理。1935 年 7 月，教育部函令全国护士学校一律向教育部办理立案手续，同时将护校规章、课程标准、教材大纲以及护校立案须知等小册子分发各校以便执行。1936 年正式开始执行护士登记工作，该年 1 月 8 日，政府颁布了护士注册章程，公布毕业护士向卫生署领照的规则，并刊登《护士暂行条例》。中国护理教育被纳入国家教育行政系统后，直接隶属教育部，与其他各类学科的教育受到同等重视。

抗战期间，许多医护人员奔赴延安，在解放区设立了医院，护理工作受到了党中央的重视。1931 年，中央红色护士学校在江西汀州成立，1940—1946 年期间，在延安举办了 6 期护士训练班。1949 年之前，中国护理教育发展缓慢，截至 1948 年在中华护士会注册的护校只有 183 所。

（二）中国护理教育的现状

1949 年，中华人民共和国成立后，随着国家建设对护理人员的大量需要，国家用大量的经费发展中等护理教育。1950 年，在第一届全国卫生工作会议上，护理教育被列为中等专业教育之一，统一制定教学计划和编写教材，不断扩大招生规模和增加临床教学基地，并且停办了高等护理教育。中等护理教育成为我国护理教育的主体，为我国培养了大批临床护理实用型人才。高等护理教育的取消，当时的主要目的是为更快地培养护理人才，但却导致了护理教师、护理管理人员、护理科研人员出现断层，严重地阻碍了我国护理专业的发展。

1963 年，国家计划委员会和教育部共同组织和修订了全国高等学校专业目录，经国务院批准颁布了《高等学校通用专业目录》。在医学本科专业中，包括护理专业。但是 1966—1976 年，护理教育形成断层，全国几乎所有的护士学校均停办、解散或迁往边远地区，护理教育基本停滞。1977 年高等院校恢复高考招生。1978 年党的十一届三中全会召开，力求迅速弥补十年来教育的损失。各医学院校纷纷创办护理大专教育，恢复高等护理教育被提上了议事日程。卫生部于 1979 年 7 月先后发出了《关于加强护理工作的意见》和《关于加强护理教育工作的意见》的通知，大力扶持护理工作和护理教育。1983 年，教育部与卫生部联合召开会议，决定在全国高等医学院中增设护理专业及专修科，并恢复高等护理教育，将护理专业作为一门新的专业形式开办。同年，天津医学院率先恢复护理本科教育，招收了全国首届护理专业本科生。1984 年 1 月，教育部、卫生部在天津联合召开了"高等护理教育座谈会"，决定在高等医学院校内设置本科护理专业。会议上明确了高等护理本科教育的地位和作用，讨论了高等护理本科教育的层次、规格、学习年限及教学大纲。同时，鼓励与会的医学院校积极创造条件，开办高等护理本科教育，培养高等护理专业人才。这次会议不仅是高等护理教育的促进会，也是我国护理本科教育发展史上的一个重要转折点。护理本科教育从此走上了健康发展的轨道，我国的护理教育体系也开始形成和完善。

会后，各大医学院校积极贯彻会议精神，纷纷向教育部申报开设护理本科专业，成立护理系。首批开办的除天津医学院外，还有当时的北京医科大学、北京协和医科大学、中山医科大学、山东医科大学、西安医科大学、上海医科大学、第二军医大学、上海第二医科大学、中国医科大学共10所高等医学院校。1987年8月，经国家教育委员会审定、批准并颁布的《全国普通高等学校医学本科专业目录》中护理学被正式列入本科专业。从法定程序上正式确立和规范了护理学专业的培养目标、业务培养要求、主干学科、主要课程、修业期限、学位授予和毕业去向。其中明确指出护理本科专业招收对象为高中毕业生，必须参加全国高等教育入学考试，成绩合格者方可被录取。学制4~5年，课程包括公共基础、专业基础及专业课，一般前3~4年在学校学习，最后1年进行临床实习，完成学业后，授予医学学士学位。

与此同时，中医护理教育也得到了发展，党和政府决定恢复高等护理教育后，1984年北京中医学院（现北京中医药大学）是全国率先开办护理学专业高等教育的中医药院校，为中医护理学专业高等教育首开历史先河。1985年开始护理专科招生，2000年开办护理本科教育。之后全国有10所中医学院相继开办了中医护理大专班，如南京中医学院、黑龙江中医学院、湖北中医学院、湖南中医学院、安徽中医学院、河北中医学院、河南中医学院、山西中医学院、浙江中医学院等。这些学院为国家培养了一批具有大学专科水平，既掌握中医学理论、中医护理学理论与中医护理技术，又掌握现代医学基础知识和现代护理学理论与技术的高级护理人才，充实了中医护理人员队伍，提高了中医护理人员的素质和专业技术水平。根据2024年教育部招生目录统计，我国目前开办本科护理教育的院校达300多所。医学院校恢复护理本科教育后，在教学管理、课程设置、护理师资、专业教材及临床实践基地等方面面临多重困难。在教育及卫生主管部门领导的支持下，医学院校及护理专家共同探讨解决这些问题。主要途径包括聘请有高等护理教育或海外留学背景的护理学专家、临床及教学经验丰富的医学专家担任教学、管理工作。在以往课程设置的基础上，与国外知名护理院校合作，制订适应我国护理教育发展的本科课程。由于护理本科专业师资严重缺乏，各医学院校纷纷通过各种渠道进行解决，一是从医院选拔临床实践经验丰富和教学能力较强的中专学历护士，通过开办师资培训班、聘请外籍教师和医学专家为培训班授课，进行集中培训；二是借助基础医学和临床医学的教学师资；三是直接聘请外籍教师为本科生授课；四是选派临床护士去欧美等发达国家进修学习。此外，为了保证护理教学的顺利进行，在卫生部领导下成立了高等医学院校护理专业教材编写委员会，编写了《护理学基础》等首批5种本科护理教材以供师生使用。各大医学院校的附属医院配合建立本科护理学专业学生实习基地。至此，我国高等护理本科教育开始步入正轨。

1990年经国务院学位委员会批准，北京医科大学成为中国第一个护理学专业硕士学位授予单位，并于1992年开始正式招收护理学专业硕士研究生。随后，第二军医大学、中国协和医科大学、上海医科大学、华西医科大学、延边大学等也相继获准招收护理学专业硕士研究生，主要研究方向有社区护理、外科护理、护理教育、创伤护理、重症监护及护理管理等。1994年在美国中华医学基金会的资助下，当时的西安医科大学与北京医科大学、中国协和医科大学、上海医科大学、中国医科大学、华西医科大学、湖南医科大学、中山医科大学及泰国清迈大学联合举办护理研究生班，至今为中国各院校培养多名硕士毕业的护理人才。根据2024年全国硕士研究生招生目录统计，全国目前已有77个护理学学术学位硕士授权点和123个护理硕士专业学位授权点。

按照教育部的有关规定，护理学专业硕士招生采取统一的入学考试制度。其中外语、政治课由教育部考试中心统一命题，专业基础课为《护理学综合》或《西医综合》，专业理论课由各招生院校自行确定。根据《教育部关于2007年改革全国硕士研究生统一入学考试部分学科门类初试科目的通知》，自2007年起，护理学专业取消了专业课考试，专业基础课考试科目统一为《西

笔记栏

医综合》。自 2009 年至今，护理学专业的专业综合考试科目调整为《护理综合》。护理学硕士研究生的培养年限为 3 年，毕业后获医学硕士学位，主要是为各护理院校的师资队伍输送人才。

2010 年国务院学位办颁发《关于印发金融硕士等 19 种专业学位设置方案的通知》（学位〔2010〕15 号），护理硕士专业学位设置方案获得批准。根据国务院学位委员会《2010 年新增硕士专业学位授权点的通知》[学位（2010）32 号文件]，新增药学、护理学、应用心理学、临床医学（中西医结合临床）专业学位。2011 年颁布的《中国护理事业发展规划纲要（2011—2015 年）》为护理硕士专业学位研究生的培养提出了政策支持和培养要求。2011 年 5 月国务院学位委员会正式下发了《护理硕士专业学位设置方案》，从培养目标、课程设置以及培养模式等方面对护理硕士专业学位的设置进行了基本的纲领性规定。2011 年 28 所护理院校首批开始招收护理硕士专业学位研究生，截至 2024 年，全国护理硕士专业学位授权点的院校总计 120 多所。

我国的护理学专业博士研究生教育起步较晚，2004 年第二军医大学首次招收 2 名护理学博士研究生。2011 年 3 月，在我国学科目录调整中，护理学专业已经正式由原来的医学门类下临床医学一级学科下的二级学科调整为医学门类下和临床医学并列的一级学科。目前，国内多所护理院校均直接招收护理学专业博士研究生或在临床医学其他学科专业下（如内科学、肿瘤学、老年医学、中西医结合临床等）招收研究方向为护理相关领域的博士研究生。根据 2024 年全国博士研究生招生目录统计，全国目前已有 33 所大学或学院招收护理学博士研究生，其研究方向既包括老年护理、慢病护理、循证护理、心理护理、康复护理、护理教育等，也包括一些与其他学科联合培养的交叉学科方向。目前，我国已形成了多层次、多渠道的护理学高等教育体系。

二、中国护理教育的特点

随着科学技术的不断进步，护理的知识体系也在不断丰富和完善。护理队伍不断扩大，护理服务范围日益拓宽，护理人员的素质和护理服务质量不断提高。同时，护理教育状况也在不断发展变化。目前，我国的护理教育呈现中等护理教育、护理专科教育、护理本科教育、护理研究生教育的多层次护理教育体系，全日制统招学习及继续教育培训学习共存的状况。

（一）教育的层次

1. 中等护理教育　按照国家培养目标的规定，中专教育是培养"实用型"人才，中等护理教育的任务是为临床第一线培养中级护理人员。招生对象为初中毕业生或具有高中文化程度的应届毕业生。报考学生必须通过国家统一命题的入学考试，由学校根据考生的德、智、体三方面择优录取。学习年限一般为 3 ~ 4 年，依据不同学校而异。通过学习，学生应掌握中等教育所必需的文化基础，本专业必需的医学基础知识，掌握护理理论及实践技能，熟悉病房一般管理，具有对常见病、多发病及急危重病人的观察、应急处理和身心护理能力，具有基本的社会保健知识。学生按教学计划修完全部课程，考试及格，准予毕业，发给毕业证书。通过国家的护士执业考试，并取得执业许可证后，能在各级医院独立从事临床护理、卫生宣教和预防保健工作。1949 年后，国家调整护理教育结构，中等护理教育发展很快。在我国高等护理教育重新恢复以前，中等护理教育一直主导着中国的护理教育，随着科学技术的迅速发展和社会对护理人才需求定位的调整，中等护理教育已经不能满足社会对护理专业的要求，因此，随着高等护理教育的发展和不断扩大，多数护理院校已经在逐步取消中等护理教育。随着高等护理教育的发展和不断扩大，多数护理院校已经逐步取消中等护理教育。截至 2023 年底，我国注册护士总量超过 563 万人，其中很大一部分是通过中等护理教育培养的。虽然近年来护理教育层次逐渐提高，但中等护理教育仍然是护理教育的重要组成部分。

2. 护理专科教育　护理专科教育的任务是培养具有临床实际工作能力的高级护理人才。高等护理专科教育的办学形式多样，可由普通医科大学或学院开办，也可以由专科学校独立设置，还可以由综合大学、函授大学等开办。招生对象一般为高中毕业生或中专毕业以后参加护理工作的护士。学习年限一般为 3 年。大专教育与中专教育不同之处在于大专学生入学文化程度高、知识面广。通过 3 年的学习，使学生在掌握本专业基础理论、基本知识和技能的基础上，提高专科护理理论和技能水平，掌握本专业的新知识、新技术，具备一定的护理理论、预防保健知识及护理教学的能力，掌握基本的科研知识及运用护理科研成果的能力。学生学业期满，考试合格，准予毕业，发给专科毕业证书。根据国家卫生健康委员会及相关统计数据，每年有大量的学生选择进入专科护理专业进行学习，以满足医疗卫生行业对护理人才的需求。

3. 护理本科教育 高等护理本科教育是我国多层次护理教育体系中的一个重要的核心层次，承载着培养高级护理专业人才的重任。目前护理本科教育主要由医学院校或综合性大学的护理学院（系）承办，一般为全日制教育。护理本科教育主要为高中毕业后通过国家高等教育的统一入学考试，进入护理学院（系）学习。20 世纪 90 年代时以五年制本科教育居多，符合学位授予条件者，授予医学学士学位。目前学制为 4 年，护理学专业本科毕业生符合学位授予条件者，授予理学学士学位。护理学专业在大学招生时呈现出文理兼收的特点。虽然护理学专业传统上属于医学门类，与理科关联紧密，且本科阶段主要招收高中理科学生，但随着专业发展的需求和社会对护理人才多样性的认识提升，近年来，已有高校在护理学专业本科层次开始招收文科生。护理学专业可以说是跨越了文理界限，成为了文理兼招的专业之一。

护理学专业专升本教育项目是指已通过各种方式完成了护理大专学历教育，取得高等护理专科文凭的护士或护理学专业学生，具备公共必修课、医学基础课和护理专业课程基础理论、临床实践能力及一定的护理临床工作经验，通过全日制系统教育，或通过电视大学、函授大学、远程教育学习及参加成人自学考试，完成护理本科教学计划，学习年限一般为 2~3 年。课程设计上强调"针对性强化"，意在巩固基础学科知识，丰富人文社科素养，并引入专科护理领域的最新理念和技术进展。专升本教育主要采取在职培养与灵活多样的非全日制学习形式，以适应不同学生的需求。

4. 护理研究生教育 护理研究生教育分为两个层次，即护理硕士研究生教育和护理博士研究生教育。

（1）护理学学术学位硕士研究生教育：护理学学术学位硕士研究生教育的任务是培养具有从事科学研究、教学工作或独立担负专门技术工作能力的高级护理人才。目前我国实施护理硕士研究生教育的机构主要是各医科大学或综合大学的护理学院或护理系，招生对象是高等医学院校或其他高等学校相关专业毕业生或具有同等学力者，经过国家考试，择优录取，学习年限一般为 3 年。学习期间，由研究生的指导教师按照专业培养目标的要求，根据研究生管理部门的相关制度，制订每个研究生的培养计划。该计划对研究生的研究方向、学习课程、时间安排、指导方式、考核要求、学位论文和培养方法等都有具体的规定。研究生在学期间，修满规定学分，各门课程经考试和考查成绩合格，论文通过答辩，并经国家授权的硕士学位评定委员会批准，可授予学术学位硕士（academic degree）及硕士研究生学历毕业证书。

（2）护理硕士专业学位研究生教育：近年来，随着护理专科化的快速发展，对于高层次的临床护理专业人员的需求日益增强。目前教育部专门设立了护理专业硕士学位，主要是为了培养高层次、应用型、专科型护理专门人才，目前已成为提升我国护理教育层次、培养高技能护理实践人才的重要途径。国家颁布的《护理硕士专业学位办学基本条件》（学位〔2010〕20 号）中指出学科条件为具有护理学二级学科硕士学位授权点，具有一定数量的覆盖护理学相关学科的硕士学位授权点，具有 3 个相对稳定的护理学科研究方向和导师队伍。招生对象一般为学士学位获得者或具有同等学力并已通过注册护士资格考试者。培养模式采取以临床实践为主，辅以一定的课程学习和科研训练。注重培养解决临床实际问题的能力，体现专业学位教育特点，保证培养质量。各学校的课程设置要充分反映护理实践领域对专门人才的知识与素质要求，以培养学生的临床护理实践能力为主，同时注重培养研究能力和教学能力。护理硕士专任教师须具有较强的护理专业

笔记栏

实践能力和教育教学水平。学生的学位论文须与培养临床护理决策能力紧密结合，体现学生运用护理及相关学科理论、知识和方法分析、解决护理实际问题的能力。论文类型可以是研究报告、个案研究等多种形式。学生毕业时通过临床实践与课程考试，并通过学位论文答辩者，可授予护理硕士专业学位（master of nursing specialist，MSN）。

（3）护理博士研究生教育：护理博士研究生教育是我国护理人才培养的最高层次，护理博士研究生教育任务是培养具有坚实宽厚的基础理论知识和系统精深的专门学科知识，具备独立从事科学研究和教学工作能力，能够在科学和专门技术领域内做出创造性成果的高级护理人才。博士研究生毕业后一般能成为我国护理学的科研力量和学科带头人。入学对象是已经获得硕士学位或具有相当水平的护理人才。护理博士研究生学习年限一般为 3 ~ 4 年。入学后必须在导师指导下，按照培养计划学习规定的课程，通过考试，并在导师指导下完成科研课题，写出具有一定的创新性和应用价值的论文，通过答辩方能毕业。凡符合《中华人民共和国学位条例》规定要求者，授予博士学位。

（二）教育的规模

我国护理教育有着悠久的历史，正规护理教育开始于 1888 年。早在 1920 年，北京协和医学院就开设了大学本科护理专业教育。由于历史原因，我国高等护理教育在 20 世纪 50 年代初开始停办，至 80 年代初又开始恢复。受我国高等教育大众化趋势的影响，高等护理教育作为高等教育领域的一个组成成分，办学规模也在迅速扩大。中专教育早期实行指令性招生，学校招生数量一直比较稳定。2004 年颁布的《教育部等七部门关于进一步加强职业教育工作的若干意见》（教职成〔2004〕12 号）指出：从现在起到 2007 年，进一步扩大中等职业教育招生规模，使中等职业教育与普通高中教育的比例保持大体相当，在有条件的地方职业教育所占比例应该更高一些。中等职业学校不再升格为高等职业院校或并入高等学校，专科层次的职业院校不再升格为本科院校。高等职业教育基本学制逐步以二年制为主，中等职业教育基本学制以三年制为主。推动产教结合，加强校企合作，积极开展"订单式"培养。在这项政策的支持下，中等职业教育获得了快速发展。自 2005 年起，中等职业学校开始扩招，至 2006 年，近 250 所学校开设了护理高等职业教育，400 余所学校开设了护理中等职业教育。

2014 年 6 月，国务院召开新世纪以来第三次全国职业教育工作会议，印发了《国务院关于加快发展现代职业教育的决定》（国发〔2014〕19 号）《教育部等六部门关于印发〈关于现代职业教育体系建设规划（2014—2020 年）〉》（教发〔2014〕6 号），其中明确了加快发展现代职业教育的指导思想、基本原则、目标任务和政策措施，明确提出到 2020 年，建成适应发展需求、产教深度融合、中职高职衔接、职业教育与普通教育相互沟通，体现终身教育理念，具有中国特色、世界水平的现代职业教育体系。2015 年 6 月，教育部专门印发了《关于做好 2015 年高等职业教育分类考试招生工作的意见》（教学厅〔2015〕6 号），明确三点意见：一是积极推进高等职业教育分类考试招生，要求各省（区、市）要加快推进高职院校考试招生与普通高校相对分开，推行"文化素质 + 职业技能"评价方式，健全面向中等职业学校毕业生单独招生、综合评价招生和技能拔尖人才免试等考试招生办法，适度提高高职院校招收中职毕业生的比例。二是完善中等职业教育和高等职业教育贯通招生，要求各省（区、市）贯彻落实《教育部关于积极推进高等职业教育考试招生制度改革的指导意见》（教学〔2013〕3 号），面向初中应届毕业生的"三二分段制"和"五年一贯制"招生专业应以艺术、体育、护理、健康服务、社区服务、学前教育以及技术技能含量高、培养周期长的专业为主。对于护理专业中等职业教育的毕业生建议坚持就业导向，护理中专毕业生升学的主渠道应是高职，升入应用型本科作为补充。

自 1983 年我国高等教育开始恢复之后，高等护理教育的规模也在不断扩大。据不完全统计，目前我国全日制护理学专业本科招生人数比之前得到了大规模的增长。高等护理教育招生规模的扩大为充实和提高护士队伍素质奠定了基础，但我国高等护理教育的快速发展与广大人民群众日益增长的健康需求相比仍存在一些不平衡、不充分的问题。"十三五"时期我国护理事业发展成效显著。2020 年底，全国注册护士总数 470 万余人，每千人口注册护士数达到 3.34 人，具有大专以上学历的护士超 70%，护士队伍学历素质进一步提高。"十四五"时期全面推进健康中国建设对护理事业发展提出了新要求，积极应对人口老龄化对护理事业发展提出了新任务，推动高质量发展为护理事业发展带来了新机遇，信息化技术的快速发展为护理事业创造了新条件。《全国护理事业发展规划纲要（2021—2025 年）》中指出到 2025 年全国护士总数要达到 550 万人，每千人口注册护士数要达到 3.80 人，医护比为 1∶1.20，其中在基层医疗机构从事护士工作的人数要达到 120 万人。近年来，各级卫生健康行政部门均将发展护理专业人才队伍作为全面推进健康中国建设、积极应对人口老龄化和持续深化医疗改革的重要举措之一。

由于护理专业的快速发展，社会对于高等护理教育人才的需求日益增多，国家为了适应社会发展的快速需求，也设立了不同层次的高等护理学位，并逐渐扩大招生规模。1992 年国内开始设立护理学硕士学位，2008 年开始设立护理学博士学位，目前已有 33 所医学院校开始招收护理学博士学位学生。自 2010 年开始，为适应我国医学事业发展对护理专门人才的迫切需求，完善护理人才培养体系，创新护理人才培养模式，提高护理人才培养质量，我国教育部设置了护理硕士专业学位，目前已有 120 多所医学院校开始招收护理硕士专业学位学生。

尽管近年来护理教育发展迅速，人才培养规模不断扩大，具有高学历的护士比例显著增长，但是与社会对护理人才的需求相比，护士数量仍明显不足。根据国家卫生健康委员会《2022 年中国卫生健康统计年鉴》统计数据，至 2021 年底，全国注册护士共有 501 万人，其中具有大专以上学历的护士占 47.8%，本科及以上护士占比为 28.7%。要解决我国护理队伍的数量和质量问题，在保证教学质量的基础上，还需要进一步合理扩大高等护理教育的规模。

2017 年 7 月，《国务院办公厅关于深化医教协同进一步推进医学教育改革与发展的意见》（国办发〔2017〕63 号），明确要求"公共卫生、药学、护理、康复、医学技术等人才培养协调发展"，提出要"统筹卫生与健康事业各类医学人才需求，制定卫生与健康人才培养规划，加强全科、儿科、妇产科、精神科、病理、老年医学、公共卫生、护理、助产、康复、心理健康等紧缺人才培养"。2020 年 9 月，印发《国务院办公厅关于加快医学教育创新发展的指导意见》（国办发〔2020〕34 号），强调要"大力发展高职护理专业教育，加大护理专业人才供给"。2022 年新修订的《中华人民共和国职业教育法》第 21 条第 3 款规定，"国家采取措施，加快培养托育、护理、康养、家政等方面技术技能人才"。2023 年 6 月，教育部等八部门联合印发《职业教育产教融合赋能提升行动实施方案（2023—2025 年）》（发改社会〔2023〕699 号），重点要求"在养老、托育、家政等生活服务业等行业，深入推进产教融合，培养服务支撑产业重大需求的技能技术人才"。2024 年 3 月 19 日，教育部发布最新版《普通高等学校本科专业目录（2024 年）》，其中结合经济社会发展需求变化和专业布局情况，对国家控制布点专业范围进行了动态调整，将护理学、助产学调整为国家控制布点专业。

除学校教育以外，全国各地还开办了各种形式的成人在职高等护理教育，如自学考试学历教育、函授学历教育等，加上毕业后教育和继续教育等形式，基本形成了在校教育 – 毕业后教育 – 继续教育的完整教育体系，培养了大批优秀的护理人才。

（三）教育的培养目标及要求

2000 年之前，护理学同内科学、外科学等临床学科一样，属于临床医学下的二级学科。2011 年，教育部印发《学位授予和人才培养学科目录（2011 年）》，将护理学从二级学科调整为一级学科，学科代码为 1011。2023 年教育部公布了截至 2023 年 6 月 30 日完成备案的学位授予单位自设二级学科和交叉学科名单，其中较多的二级学科包括临床护理学、基础护理学、社区护理学、中西医结合护理学、（急危）重症护理学，也出现了一些体现护理专业特色和专业交叉培养的二级学科比如创伤与创口护理学、医学交叉护理学、健康护理与管理等。至此，护理学已经形成了相对独立、自成体系的理论知识基础和研究方法，社会对护理人才需求较为稳定，护理学学科社

笔记栏

会认可度提高，这些都为护理学专业的快速发展提供了机遇和挑战，各层次护理教育的培养类型、培养目标和专业设置也需要进一步调整和完善。

1. 中等护理教育　中等专业学校招收初中和高中毕业生，对初中毕业生除专业教育外，兼施高中教育，学制为 3~4 年。1996 年 9 月 1 日起实行的《中华人民共和国职业教育法》中规定：职业学校教育分为初等、中等、高等职业学校教育。初等、中等职业学校教育分别由初等、中等职业学校实施；并规定职业学校、职业培训机构实施职业教育应当实行产教结合，为本地区经济建设服务，与企业密切联系，培养实用人才和熟练劳动者。随着我国经济的持续发展和教育体系、结构的重大调整，职业教育办学指导思想、培养目标发生了重大变化。自 2002 年以来，国务院连续召开了三次全国职业教育工作会议，颁布了《关于大力推进职业教育改革与发展的决定》（国发〔2002〕16 号）、《国务院关于大力发展职业教育的决定》（国发〔2005〕35 号）等重要文件，强调中等职业教育的培养目标是在九年义务教育的基础上培养数以亿计的高素质劳动者，具体为：培养与我国社会主义现代化建设要求相适应，德、智、体、美全面发展，具有综合职业能力，在生产、服务一线工作的高素质劳动者和技能型人才。他们应当热爱社会主义祖国，能够将实现自身价值与服务祖国人民结合起来；具有基本的科学文化素养、继续学习的能力和创新精神；具有良好的职业道德，掌握必要的文化基础知识、专业知识和比较熟练的职业技能，具有较强的就业能力和一定的创业能力；具有健康的身体和心理；具有基本的欣赏美和创造美的能力。护理中等职业教育的培养目标是在此基础上根据专业特点而确立的。

2. 护理专科教育　护理专科教育培养具有坚定正确的政治方向，热爱社会主义祖国，拥护中国共产党的领导，努力学习马克思主义理论，掌握护理岗位所需要的基本理论、基本知识和基本技能，能够运用护理程序对护理对象实施整体护理，具有良好护理职业道德、团队协作精神、创新意识和可持续发展能力，能够从事临床护理和社区护理，为社会主义建设服务的高素质技能型护理人才。

护理专科教育是根据社会对护理人才的需要，将先进的护理理念与职业岗位的实际需要相结合，注重培养学生的良好思想道德素质、身心素质、科学文化素质以及专业技能，科学构建学生的职业修养、人文科学和专业知识等知识结构，目的是培养大批基础扎实、知识面较宽、动手能力强、职业素质高的实用型护理人才。我国护理专科教育以护理应用技术能力培养为中心，瞄准基层医疗卫生岗位或岗位群，培养具备护理综合职业能力和素质，适应医疗、预防、保健、社区卫生服务等基层需要的高等技术应用型人才。护理专科教育的培养目标体现了两个方面的特点：高层次的职业技术特征及人才的综合素质特征。

3. 护理本科教育　护理学专业本科教育的培养目标是培养适应我国社会主义现代化建设和卫生保健事业发展需要，德、智、体、美全面发展，比较系统地掌握护理学的基础理论、基本知识和基本技能，具有基本的临床护理工作能力，初步的教学能力、管理能力、科研能力及创新能力，能在各类医疗卫生、保健机构从事护理和预防保健工作的专业人才。这是教育部 2018 年颁布的《护理学类教学质量国家标准》中对护理专业培养目标的明确描述。具体的培养目标包括思想道德与职业态度目标、知识目标、技能目标。文件中还补充了中医药院校护理学专业本科教育的培养目标，即以遵循《护理学类教学质量国家标准》中本科毕业生培养目标为前提，培养具有一定的中医学基础理论知识，初步掌握中医护理的基础理论、基本知识和基本技能，具备一定的中医辨证思维和基本的中医护理能力，能够在各类医疗卫生、保健机构从事中医护理以及预防保健和康复护理的专业人才。

4. 护理研究生教育　护理学硕士研究生的培养目标是指护理院校培养高级护理人才的具体质量规格与培养要求，是护理学研究生教育活动的基本出发点和最终目的。培养目标一经确定，教育教学全部活动都要紧紧围绕这一目标来进行。1980 年 2 月 12 日第五届全国人民代表大会常务委员会第十三次会议通过颁布了《中华人民共和国学位条例》，2004 年 8 月 28 日第十届全国人

笔记栏

民代表大会常务委员会第十一次会议对该条例进行了修正。条例明确了硕士学位研究生的学术水平应达到"在本门学科上掌握坚实的基础理论和系统的专门知识；具有从事科学研究工作或独立担负专门技术工作的能力。"此条例为我国硕士研究生的培养目标的制定明确了方向，具有普遍的适用性。护理硕士研究生教育是培养护理管理、教育、科研以及临床高级人才。由于专业的特殊性，护理学硕士研究生教育的培养目标必须在具体专业培养目标上有所界定。尽管国内没有统一制定的护理学硕士教育的培养目标，各院校对硕士研究生培养自成体系。各护理院校一方面借鉴国外护理硕士研究生的培养目标，一方面尝试适合本院系特点的培养目标，从而形成各具特色的培养目标。但总体上，目前我国的护理学硕士研究生的培养目标正在日趋规范和统一。

2010 年，护理硕士专业学位开始正式招生，教育部对于护理硕士专业学位培养目标是：培养具备良好的政治思想素质和职业道德素养，具有本学科坚实的基础理论和系统的专业知识、较强的临床分析和思维能力，能独立解决本学科领域内的常见护理问题，并具有较强的研究、教学能力的高层次、应用型、专科型护理专门人才。

博士学位研究生教育是我国教育结构中的最高层次，主要是面向高等学校及科研机构培养本学科的学术骨干或学科带头人。因此，博士学位研究生需要具有通过专业领域的原创性研究创造新知识的能力。以科学研究为中心的学术学位博士研究生（PhD）代表学术研究正规教育的最高水平。护理学博士研究生肩负着推动护理学专业发展、传承学科知识体系、保持护理学专业独特性和完整性的使命，是具有独立发展能力的护理科学家。护理学博士研究生不仅要掌握深厚、系统的专业理论知识，还应具备学术传播、创新实践和多学科合作的能力，从而对医疗保健事业的发展产生影响。目前，我国护理学博士没有统一的培养目标，各院校的培养目标是参考《中华人民共和国学位条例》中的有关规定自行制订。因此，各个院校的专业、课程设置以及培养要求各有特点。

按照 2024 年 4 月通过的《中华人民共和国学位法》，我国实行学位制度，学位分为学士、硕士、博士，包括学术学位、专业学位等类型，按照学科门类、专业学位类别等授予。其中要求博士学位申请人达到在本学科或者专业领域掌握坚实全面的基础理论和系统深入的专门知识；学术学位申请人应当具有独立从事学术研究工作的能力，专业学位申请人应当具有独立承担专业实践工作的能力；学术学位申请人应当在学术研究领域做出创新性成果，专业学位申请人应当在专业实践领域做出创新性成果。我国的护理博士教育仍以培养学术学位博士（doctor of philosophy，PhD）为主，护理博士专业学位还处于探索阶段。

（四）教育的评价

教育评价是"对教育活动满足社会与个体需要的程度作出判断的活动，是对教育活动现实的（已经取得的）或潜在的（还未取得，但有可能取得的）价值作出判断，以期达到教育价值增值的过程"。教育评价作为教育过程的一个重要环节，是提高教育质量的重要手段。因此，关注和重视护理高等教育评价已势在必行。美国自 1983 年展开护理高等教育评价以来，至今已形成较为成熟的评价体系。美国的高等教育评价工作主要由高等教育机构授权美国高等教育认证委员会（Council for Higher Education Accreditation，CHEA）或美国国会授权美国教育部（United States Department of Education，UE）对院校或专业评价机构进行认可，再由经认可的院校或专业评价机构对各级各类的院校或专业进行评价。其中，院校评价主要是针对整个学校的评价，是对学校的整体评估；而专业评价是针对某一专业展开的评价，是由该专业领域的教育工作者、专业代表、社会代表等一起进行，为学生进入专门职业界工作之前的预备教育提供质量保证。目前，针对美国护理高等教育专业评价的权威机构包括美国护理教育认证委员会（Accreditation Commission for Education in Nursing，ACEN）、美国大学护理教育委员会（Commission on Collegiate Nursing Education，CCNE）和美国护理联盟护理教育认证委员会（National League for Nursing Commission for Nursing Education Accreditation，NLNCNEA）。参与认证的委员会成员主要是护理教育专家、临床护理专家、用人单位代表和公众代表等。我国护理高等教育评价必须牢牢把握高等教育的目标，围绕这

笔记栏

23

个目标建立适合本专业的评价机制、评价标准，教育评价建立的意义也正是促进高等教育目标的顺利实施，用技术的手段客观、动态地评价高等教育的成果。高等教育的目标应该成为教育评价的航向标，具有标杆作用。

我国高等教育评价工作是在国务院和省（自治区、直辖市）人民政府领导下，国家教育委员会、国务院有关部门教育行政部门和省（自治区、直辖市）高校工委、教育行政部门建立普通高等学校教育评估领导小组，并确定有关具体机构负责教育评估的日常工作。医药卫生高等教育评价机构为各级教育卫生行政主管部门，对于护理高等教育尚无独立于医学专业的评价机构。因此我国高等教育评价是政府控制下的行政行为。目前评估的类型包括水平评估、审核评估以及专业认证。2004 年教育部办公厅颁布了《普通高等学校本科教学工作水平评估方案（试行）》，其中，一级指标 7 条，包括办学指导思想、师资队伍、教学条件与利用、专业建设与教学改革、教学管理、学风、教学效果，另还设有一个特色项目；二级指标 19 条，其中重要指标 7 项；主要观测点 44 个，且每个主要观测点都赋有相应的参考权重以及等级标准。2007 年 12 月，按照《教育部财政部关于实施高等学校本科教学质量与教学改革工程的意见》中"积极探索专业评估制度改革，重点推进工程技术、医学等领域的专业认证试点工作，逐步建立适应职业制度需要的专业认证体系"的指示精神，教育部高等学校护理学专业教学指导委员会（以下简称教指委）受教育部委托着手开展护理学专业认证试点工作，2010 年认证试点开始。目前评价程序为：自评自建、教育部专家组进校考察评估和学校整改提高三个阶段。2007 年起教指委组织专家研制了《本科医学教育标准——护理学专业》初稿，包括毕业生基本要求与办学标准两部分，其中毕业生基本要求包括思想道德与职业态度目标、知识目标及技能目标 3 项 32 个条目；办学标准包括宗旨目标、教育计划、学生成绩评定、学生、教师、教育资源、教育评价、教学研究、管理行政、改革发展 10 项 39 个条目，对于护理学专业培养目标与办学过程的各个环节均作出了明确的要求。2015 年 7 月，根据教育部要求，教指委各位委员及专家在《护理学类教学质量国家标准》中补充对了创新创业教育的要求。2018 年 1 月，教育部颁布了 92 个专业的教学质量国家标准，其中包括《护理学类教学质量国家标准》（以下简称《国标》）。《国标》作为我国护理学本科专业建设的纲领性文件，其正式颁布对护理学本科教育有着重要意义，标志着中国高等护理本科教育进入了新的时代，为护理学专业发展带来新的契机和转变。

开展高等护理教育是培养高素质护理人才，适应社会发展需求的必然要求。世界上许多发达国家和发展中国家都大力开展高等护理教育。我国高等护理教育从 20 世纪 80 年代恢复和发展以来，为社会培养了大批高素质的护理人才。教育部高等教育司在《教育部高等教育司 2019 年工作要点》中着重指出要积极建设一流护理学本科教育、做强一流护理学专业、培养一流护理本科人才。随着社会的不断发展和科学的不断进步，高等护理教育对护理学科的发展作出了重要贡献，在护理教育领域中的重要地位也越来越突出。

三、中国护理教育的发展趋势

随着健康中国战略的推进，高等护理教育将更加注重教育质量和内涵发展，强调护理人才培养的标准化、规范化，通过优化课程体系、提升师资力量、改进教学方法和评价体系，提高教育质量和专业水平。各类现代信息技术，如云计算、大数据、虚拟现实、人工智能的应用对于改革教学模式带来了很大的机遇和挑战，此外远程教育、智慧课堂的发展，也大大提高了护理教育的教学效率和学生的学习体验。我国高等护理教育正朝着更加专业化、国际化、实用化和创新化的方向发展，旨在培养出更多高质量、高素质、适应未来健康服务需求的护理专业人才。

（一）护理学人才培养教育理念的变化

从国外护理教育的现状看出，从事护理实践的护士以学士学位为主，从事临床专科护理实践则需要具有护理专业硕士学位，从事护理教育、护理管理、护理研究等的护理人员则需要有护理学硕士学位、博士学位。目前，我国高等护理教育规模迅速扩大，近年来培养了大批高等护理专业人才，对于改善护理人才队伍的构成情况，提高临床护理质量发挥了明显的效果。为了不断完善护理知识体系，提升护理专业地位，进一步扩大护理硕士专业学位教育和开展护理博士专业学位教育是必然发展趋势。高等护理教育是培养高素质护理人才的重要途径，对提高护理服务质量、促进医疗卫生事业的发展具有重要意义。随着我国社会经济的快速发展和医疗卫生事业的不断进步，高等护理教育理念也在不断演变和发展。

1. 人文关怀理念的强化 随着生物－心理－社会医学模式的逐步深入人心，护理工作不再仅仅局限于生物医学范畴，而是更加关注病人的心理、社会等方面。因此，高等护理教育越来越注重培养具有人文关怀素养的护理人才，使护理学专业学生学会从整体角度关注病人，提供全面、细致的护理服务。

2. 专业素质与实践能力的重视 高等护理教育强调培养学生扎实的护理理论基础和丰富的实践经验，以适应临床护理工作的需求。随着护理学科的不断分化与拓展，高等护理教育将更加注重专业素质的培养，例如专科护理、急危重症护理、老年护理等领域。同时，实践教学环节也将得到加强，如临床实习、模拟训练等，以提高学生的实践能力。

3. 创新与科研能力的培养 高等护理教育逐渐重视培养学生的创新思维和科研能力。在教学过程中，教师会引导学生关注护理领域的热点问题和前沿动态，培养学生的评判性思维和解决问题的能力。此外，高等护理教育还会为学生提供参与科研项目的机会，培养其科研素养和开展科研工作能力。

4. 与交叉学科联合培养 随着医学模式的转变和健康需求的多样化，护理教育不再局限于传统的护理知识和技能传授，而是逐渐向多学科交叉融合的方向发展。护理高等教育开始注重与其他学科的交叉融合，如心理学、营养学、信息技术、社会学等。这种融合不仅丰富了护理教育的内涵，也提升了护理人才的综合素质。跨学科合作对于打破学科壁垒和门类界限，推动护理学科与其他学科的深度融合，解决护理学科面临的复杂问题，促进护理学科的高质量发展有着重要意义。

5. 国际化与开放式的教育体系 随着全球化的推进，高等护理教育呈现国际化的趋势。我国高等护理教育逐步与国外优秀护理教育接轨，引进国际先进的教学理念、课程体系和教学方法。同时，高等护理院校也鼓励学生出国交流学习，拓展国际视野。此外，高等护理教育还注重培养具有跨文化沟通能力的人才，以适应全球化背景下护理工作的需求。

6. 终身教育与持续发展 高等护理教育越来越强调终身学习和持续发展。随着护理学科的不断进步和变化，护理人员需要不断更新知识和技能，适应临床工作的需求。因此，高等护理教育会注重培养学生的自主学习能力和终身学习意识，为学生提供持续学习和发展的平台。

我国高等护理教育理念正朝着全面、创新、国际化及终身教育的方向发展。这些发展趋势将为护理学科的繁荣和发展，以及护理人才的培养提供有力支持。

（二）护理学课程体系、教学方式和课程内容的变化

我国高等护理教育的课程体系和教学方式在近年来经历了快速发展与巨大变革，以适应医疗保健行业的发展需求和教育现代化的趋势。我国高等护理教育正朝着更加科学化、现代化、个性化和国际化的方向发展，旨在培养能够应对未来健康挑战、具备国际视野和创新能力的高素质护理人才。

1. 课程体系 目前的课程体系体现了综合化与系统性、分层次与模块化、以胜任力培养为导向、融合人文社会科学课程特点。目前护理专业的课程体系覆盖基础医学、临床医学、护理学基础理论以及护理实践技能等多个维度，旨在为学生打下坚实的医学与护理学基础，同时提供全面的护理知识结构。根据教育层次（本科、硕士、博士）的不同，设置相应的课程模块，既保证了专业知识的连续性，又便于学生根据自身兴趣和职业规划进行选课，实现个性化发

笔记栏

展。强化临床实践教学，设置充足的实践课程、临床见习和实习，确保学生能将理论知识应用于实际护理场景中，提升解决临床问题的能力。在护理专业课程之外，重视人文社会科学课程的融入，如心理学、伦理学、沟通技巧等，以培养学生的同情心、人文关怀能力和良好的医患沟通能力。

2. 教学方式　为适应不同学生的学习需求，高等护理教育将采用更加多样的教学方式，如混合式教学、翻转课堂等，提高教学质量。目前护理专业教学中体现了多种教学方法与新技术的融合与应用。小班授课与互动式教学促进了师生间的互动交流，提高学生的主动学习和评判性思维能力；翻转课堂与混合式学习实现学习效果的最大化。随着信息技术的发展，数字化教学资源、智能教学平台和大数据分析工具将被更广泛地应用，以个性化学习路径、智能评估反馈等促进高效学习。护理实践教学中广泛应用护理模拟人、虚拟现实（VR）和仿真技术等现代教学手段，模拟真实临床环境，让学生在安全的环境下进行技能练习和临床决策训练。

3. 课程内容　随着健康中国战略的深入实施，护理教育将更加关注生命全程的健康管理，培养能够在预防、治疗、康复等各个阶段提供综合护理服务的人才。护理教育更加注重与其他学科如信息技术、公共卫生、生物医学工程等的交叉融合，培养具有跨界能力的复合型护理人才。近年来，许多高等医学院校在护理专业的课程设置中增加了跨学科课程，如"医学心理学""临床营养学""护理信息技术"等。这些课程旨在拓宽学生的知识面，提高他们解决实际问题的能力。

（三）我国高等护理教育国际化趋势

我国高等护理教育的国际化趋势不仅体现在硬件设施和教学内容的国际化上，更重要的是在教育理念、师资力量、学生培养、科研合作等多维度的深度融合与提升，旨在培养具有国际竞争力的护理专业人才，满足全球护理行业的需求。随着护理教育的全球化，我国高等护理教育逐渐向国际护理教育理念和标准看齐，比如引入国际护理教育联盟（INEC）等国际组织的标准，推动课程设置、教学方法、评估体系与国际接轨。许多高校在课程设置中融入国际护理学的新理论、新技术和跨文化护理等内容，同时增设外语课程，特别是医学英语，提升学生的国际交流能力。同时通过引进海外高水平护理教育专家，派遣国内教师赴海外研修，参与国际学术交流，以此提升教师队伍的国际视野和教学科研能力，促进教学方法的国际化转型。增加与海外护理院校的合作，设立学生交换项目、短期海外实习、双学位项目等，为学生提供更多国际学习和实践机会，拓宽国际视野，增强国际竞争力。加强与国际护理界的科研合作，参与国际护理研究项目，举办或参与国际护理学术会议，提升我国护理教育和研究的国际影响力。

（杨　萍）

ER1-3
本章思维导图

小　结

　　本章介绍了国外护理教育发展的起源和历史，并对以美国、澳大利亚、日本等国家的护理教育现状进行了描述，其次对国外护理教育特点进行了介绍，包括国外护理教育的教育理念、课程体系和教学手段与方法。最后对国外护理的发展趋势进行了阐述，目前国外护理教育具有向高层次化发展、专业持续化发展（终身学习）、学科交叉化发展等趋势。同时，本章在回顾国内护理教育发展史的基础上，阐述了国内护理教育历史、现状以及发展趋势。国内护理教育历经职业培训、以医院护校为基础的正规教育、高等护理教育的形成和发展三时期，已形成以高等护理教育为主体，多层次、多形式护理教育共同发展的较为完整的教育体系。随着健康中国战略的推进，高等护理教育将更加注重教育质量和内涵发

笔记栏

展，各类现代信息技术的应用对于改革教学模式带来了很大的机遇和挑战。我国高等护理教育正朝着更加专业化、国际化、实用化和创新化的方向发展，旨在培养出更多高质量、高素质、适应未来健康需求的护理专业人才。

•••• 思考题 ••••

1. 简述护理教育的发展趋势。
2. 国外护理教育的发展经验对我国护理教育有何启示？

ER1-4
思考题解题
思路

笔记栏

ER2-1
本章教学课件

第二章

教育心理学理论与实践

ER2-2
导入案例解题
思路

📄 导入案例

　　小张是某医院的实习生，刚来神经外科 2 周时间。她沟通能力还不错，但明显感觉自己理论和操作有点吃力，虽然她在学校时成绩还不错。比如，在理论方面，总是感觉自己没有办法将学到的理论知识应用到自己的临床护理工作中。小张曾经遇到一位休克的病人，病人发病时她很难识别出病人休克的症状，不能迅速地将休克与体温下降、脉率增快、血压下降、皮肤湿冷等这些具体症状结合起来考虑。在技能方面，小张在操作时经常手抖，很害怕当众操作，尤其害怕穿刺类的操作。带教老师王老师跟她沟通，她说："我也不知道咋回事，练习还好好的，怎么到了考试，或病人面前，就紧张得不得了……"

　　请思考：

　　1. 从教育心理学角度，如何解释小张出现的问题？

　　2. 作为临床带教老师，应该如何帮助小张提高其操作技能呢？

　　3. 作为学校理论授课教师，通过该实习生的表现反思应该如何改进教学方法？

📋 学习目标

　　通过本章学习，学生能够：

　　1. 描述行为主义、认知主义、人本主义、社会学习、建构主义等相关学习理论主要代表人物及其主要观点。

　　2. 比较桑代克试误学习理论、巴甫洛夫与华生经典条件反射学习理论、斯金纳操作性条件反射学习理论的区别。

　　3. 比较布鲁纳的结构教学法、奥苏贝尔的认知结构同化理论、加涅的认知累积学说的区别。

　　4. 运用行为主义、认知主义、人本主义、社会学习、建构主义等学习理论指导护理教育实践各项工作。

　　教育心理学是教育学与心理学交叉所形成的一门应用学科，其首要任务是研究教与学过程中的各种心理现象及其变化规律，包括学生学习的性质、特点、类型、过程及条件，以及教师如何运用学生的学习规律去设计、改革、优化教学。其研究范畴围绕教与学的过程，包括由学生、教师、教学内容、教学媒体和教学环境等要素形成的学习过程、教学过程和评价过程三方面。

　　教育心理学的发展历史可追溯到 19 世纪末，当时心理学刚刚成为独立的学科。德国心理学家提出了"儿童心理学"的概念，并开始研究儿童的认知和学习过程。20 世纪 20—40 年代，教育心理学进入了实证研究阶段，行为主义心理学理论初步形成。心理学家开始运用实验方法和统计分析来研究教学过程。20 世纪 50—70 年代，认知心理学的兴起也为教育心理学带来了新的研

笔记栏

28

究视角。教育心理学家开始关注个体差异如智力、人格和学习风格等因素给学习带来的影响。20世纪80年代至今，教育心理学进入了应用阶段，即将研究成果应用于实际教育场景，为教育实践提供科学依据，强调每个人具有多种智能类型，并提倡因材施教。此外，情绪和社会因素对学习的影响也成为教育心理学的研究热点。

本章将重点阐述教育心理学理论中与护理教育密切相关的学习理论及其在护理教育中的应用，旨在帮助护理教师和学生理解什么是学习，解释和说明在教与学相互作用后个体行为的变化或经验获得的心理过程，只有充分认识学习过程，才能更好地运用理论指导教与学，提高护理教学效果。

第一节　行为主义的学习理论

行为主义心理学（behavioral psychology）于20世纪初产生于美国。行为主义学习理论（behavioral learning theory）又称为联结派学习理论，是运用行为主义理论和方法研究学习的一种心理学流派。该流派在对动物和人类进行一系列实验的基础上，发现并提出一系列有关学习的规律，其核心观点是：学习是个体在一定条件下建立刺激与反应联结的过程，把环境看成是刺激，把伴随的个体行为看作是反应，认为所有行为都是习得的。行为主义学习理论应用在护理教育实践上，要求教师掌握塑造和矫正学生行为的方法，为学生创设一定的环境，尽可能在最大程度上强化学生的良好行为，消除不良行为。本节主要介绍桑代克、巴甫洛夫与华生、斯金纳的学习理论。

一、桑代克的试误学习理论

桑代克（Thorndike E. L.，1874—1949）是美国著名的教育心理学家。他较早地对动物及人类的学习进行深入的研究，在动物实验的基础上提出了试误学习规律，是现代教育心理学联结派学习理论的奠基人。

（一）桑代克及其研究

桑代克1874年出生于美国马萨诸塞州，在韦斯里杨大学攻读文学学士学位时，研读了美国著名心理学先驱詹姆斯的《心理学原理》（The Principles of Psychology）（1890）后开始对心理学感兴趣，接着进入哈佛大学成为詹姆斯的学生，并从1896年开始从事动物学习的实验研究，成为心理学史上第一位通过实验研究动物学习行为的人。他后来去了哥伦比亚大学，在美国著名心理学家卡特尔（Cattell J. M.，1860—1944）的指导下，继续从事动物学习的研究。1898年，他获得博士学位并成为哥伦比亚大学师范学院心理学讲师，1903年升任教授，1912年任美国心理学会主席。

桑代克通过观察迷箱内动物（鱼、鸡、猫、狗、猴等）的学习行为来推断人的学习行为。后来，他根据卡特尔的建议，开始以人为研究对象，总结出人类学习的过程及规律，并于1903年出版了第一本名为《教育心理学》的论著。这本书的出版标志着教育心理学成为一门独立的学科。

在桑代克大量的动物实验中，最著名的就是以猫为实验对象、观察猫开门取食的研究。他设计了一种"迷箱"（图2-1），该迷箱是一种栅栏状的木笼，箱门关闭着，里面有一个系着绳子的踏板，只要踩到踏板，踏板就会拉动拴在门上的绳子把门打开。实验时，桑代克把一只出生8个月、非常饥饿的小猫关在迷箱里，在迷箱外面放着鲜美的食物，然后观察小猫的反应，并记录其需花费多长时间逃出迷箱取食。结果发现，小猫被关进迷箱后，看到想吃的东西，极力想逃出迷箱，但箱门关闭无法逃出，又无法从栅栏中挤出来，只好到处乱跳、乱抓、乱咬或乱撞栅栏，但都无济于事，直到碰巧踩到了踏板，门被打开后，才能逃出迷箱得到食物。桑代克对这只小猫进行了反复实验，每次都等它非常饥饿时放入迷箱，并在箱外放上美食。他发现，随着实验次数的增加，小猫乱跳、乱抓、乱咬、乱撞这些盲目的行为逐渐减少，每次从放入迷箱至打开箱门所需要的时间也逐渐缩短，以致最后一把小猫关进迷箱，它就能立即用前爪踩踏板、打开箱门并逃出箱子取食。

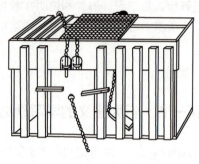

图 2-1　桑代克迷箱

（二）桑代克试误学习理论的主要观点

在这个迷箱实验中，桑代克把"箱门关闭得不到食物"解释为刺激情景，把"猫用前爪踩踏板"解释为猫要学习的反应，把"猫为了达到出箱取食的目的在此刺激情景中摸索学到用前爪踩踏板的反应"解释为"刺激与反应的联结"，因此，"猫逃出迷箱的时间"就是"刺激与反应的间隔时间"，刺激与反应联结的形成就是学习。桑代克通过动物研究及后来的人类研究推论人类学习的过程及规律，其基本理论观点包括：

1. 学习的实质是经过试误建立刺激与反应联结的过程　根据上述实验，桑代克得出结论，学习就是建立某种刺激情景与某种反应之间的联结，在这过程中寻找能解决问题并达到目的的正确反应，这种联结的形成是渐进的、反复尝试的过程。随着实验次数的增多，错误反应逐渐减少，正确反应逐渐增加，最终形成固定的刺激与反应的联结。桑代克把这种经过反复尝试选择其中一种特定的刺激与反应联结的过程称为试误学习（trial-and-error learning）。

2. 试误学习的规律　在试误学习的过程中，刺激与反应联结的建立有 3 大规律。

（1）准备律（law of readiness）：指学生学习启动的规律，即某种刺激与反应的联结能否产生，随个体的身心准备状态而异，是学习者在学习前的预备定势。包括 3 种情况：①当个体做好对某个刺激做出反应的身心准备时，任其做出反应，就会产生满足感，有过满足感的经验以后，在同样的刺激情景下，就愿意做出同样的反应，从而形成某种刺激与反应的联结，即学到某种行为。②当准备对某个刺激做出反应，由于外界因素阻挠而不能产生反应时，个体会感到苦恼。③当不准备对某个刺激做出反应，强迫其做出反应，个体也会产生苦恼。

（2）练习律（law of exercise）：指刺激与反应联结的强度取决于练习的频次，包括应用律（law of use）和失用律（law of disuse）。

1）应用律：指一个已形成的刺激与反应联结，如果加以应用，应用越多，间隔时间越短，则该刺激与反应的联结力就越强；

2）失用律：指一个已形成的刺激与反应联结，如果不加以应用，失用时间越长，则该刺激与反应的联结力就会减弱甚至消失。

（3）效果律（law of effect）：效果律是最重要的形成刺激与反应联结的规律，指刺激与反应的联结增强或减弱受反应结果的影响。如果反应结果是满意的、奖赏性的，联结力就会增强；如果反应结果是不满意的、惩罚性的，联结力就会减弱。一个得到奖赏结果的行为比没有得到奖赏甚至得到惩罚的行为更可能被重复。

3. 试误学习的5条从属学习律 桑代克根据动物实验，还发现并总结了5条从属的学习律。

（1）多重反应律（law of multiple response）：指在任何刺激情景中，如果某反应不能解决问题，个体将不断尝试其他反应，直至找到一个能有效解决该问题的反应为止。桑代克认为，要找到有效解决问题的方法，个体会通过主动尝试错误的多重反应过程。

（2）定向律或态度律（law of set or attitude）：指个体学习时的某种状态，不但包括身心状态，还包括社会、文化背景对学习效果的影响。

（3）优势元素律（law of prepotency of elements）：指某个问题情景中，个体会选择性地对某个有意义的即优势元素产生反应而不受该情景中的无关因素的影响，即个体能对某个问题情景中的众多要素进行过滤，找出该情景中的重要元素并做出反应。桑代克认为，判断元素的优势是高等动物特有的能力，使得分析性和领悟性的学习成为可能。

（4）联结转移律（law of associative shifting）：如果一个情景经过了渐进的变化后仍能保持不变，那么这个反应最后可以对一个全新的情景起作用。桑代克用"教会猫站立"来说明该原则，起初，在猫面前悬挂一条鱼并说"起立"，经过足够多次的尝试后，省去"鱼"这个刺激，只说"起立"也会引起猫同样的反应。

（5）同化或类推律（law of response by analogy）：指对新情景的反应是以新情景先前的类似情景为基础，并依据这两种情景的相似性做出反应，即对于新的问题情景，个体会按照从前对类似情景曾发生的反应进行反应。这里桑代克所提的相似性是指两个情景中的共同元素，他认为，由一个情景到另一个情景的迁移之所以会发生，取决于两个情景有共同元素的程度，这与桑代克相同要素迁移论有关。

4. 学习的迁移与相同要素说 学习的迁移（transfer of learning）是指个体在某种情景中学习到的"刺激与反应联结"，将有助于在其他类似情景中学习新的刺激与新的反应联结。1901年，桑代克与伍德沃斯（Woodworth R. S., 1869—1962）做了一项关于"形状知觉"的实验，以了解大学生判断面积的能力。首先让大学生估计127张长方形、三角形、圆形和不规则图形的面积作为基线能力，然后让每个学生估计90个 $10\sim100cm^2$ 不等的平行四边形的面积。接着，对学生进行2组测试，第1组测试13个类似于前面训练过的平行四边形与长方形的面积，第2组测试27个三角形、圆形和不规则图形的面积。结果发现，平行四边形面积的训练有助于判断长方形的面积，但对三角形、圆形和不规则图形的面积估计没有帮助。于是桑代克提出，迁移只有在两种学习情景有相似的特征或内容时才会出现。1924年，桑代克对8 500名中学生的学业成绩与智商分数之间的关系进行了深入的调查，3年后又对5 000名学生重复了这项实验，然后提出了有关学习迁移的相同要素说（theory of identical element）：只有在原先的情景与新情景有相同要素时，原先的学习才有可能迁移到新的学习中；而且，迁移的程度取决于相同要素的数量，相同要素越多，迁移的程度越高，反之亦然。因此，相同要素说推翻了过去无限迁移的形式训练说，只有当两种情景有足够多的相同要素，才具备迁移的客观条件，然后，只要学生本人具有迁移的倾向与善于总结规律的良好学习方法，迁移就必然产生。

（三）桑代克后期对试误学习理论的修正

因学术界的批评及自己补充了新的实验结果，桑代克在1930年后对试误学习的规律进行了修正，使其更切合实际。

桑代克对练习律进行了较大的修正，提出重复练习是必要的，但还需要获得反馈。他做了个"蒙眼画线"实验，让一批大学生蒙住眼睛画一条7.6cm（3英寸）长的线条，允许尝试无数次。原练习律认为，练习次数越多，练习间隔时间越短，则越画越直，长度越来越准确，结果显示并非如此。可见，不是仅仅增加练习次数就能提高学习效果，没有反馈的练习不可能有助于学习。只有当学生发现重复练习能获得满意的效果时，学生才愿意重复练习，从而提高学习效果。

　　桑代克对效果律也进行了修正，提出奖赏比惩罚更有效。他做了个"鸡跑迷津"的实验，小鸡若选择了正确的路线就可得到食物，选择了错误的路线则被罚禁闭30秒。结果，得到奖赏后的小鸡有重复选择正确路线的倾向，但被惩罚后的小鸡却没有避免选择错误路线的倾向。因此桑代克认为，在某些条件下，奖赏与惩罚的效果不是相等或相反的，奖赏比惩罚更有效，惩罚确实影响学习，但仅是间接的影响，即惩罚导致学生产生烦恼，从而致使其不大可能重复原来的行为。

（四）桑代克试误学习理论的贡献及局限性

　　桑代克试误学习理论的贡献体现在：①该学习理论是第一个系统的教育心理学理论，其试误学习理论奠定了联结派学习理论的基础，对心理学的贡献是巨大的。②试误学习规律一直是教育心理学研究的主要课题，尤其是效果律，被广泛运用于教学实践并产生了巨大的影响。

　　桑代克试误学习理论的局限性体现在：①混淆了人类与动物学习的本质区别，把学习看成是盲目的、被动的试误过程。②忽视了人类学习的认知特性。

（五）桑代克试误学习理论在护理教育中的应用

　　在护理教育过程中应用桑代克的试误学习理论时，教师应允许学生犯错误，并鼓励学生从错误中学习有关概念、原理、技能和策略。

　　1. 准备律及态度律的应用　护理教学课堂里不时会出现"特困（困乏）生"，这势必影响学生的听课效果。根据桑代克的准备律和态度律，要学生专心听课，教师首先要对学生的身心准备状态和学生的社会、文化背景有充分了解。学生产生困乏可能因为身体疲乏或心理疲乏。要避免身体疲乏，学生首先要注意劳逸结合，确保身体健康、精力充沛。心理疲乏的产生往往与学生对上课内容不感兴趣有关。如《基础护理学》学习中，部分学生不重视生活护理技能的学习，觉得这些内容学了没用或自己现在不想学、将来也不想做，或认为学习内容简单，自己已经懂了或自学也能懂等。此外，如果护理教师缺乏授课技巧，对学生没有吸引力，也容易导致学生心理疲乏。临床实习前，学生要做好知识、技能和态度的准备，临床教师也要做好带教准备，帮助学生了解实习要求、熟悉病区环境等，使学生尽快适应临床实习。因此，无论课堂教学还是临床教学，护理教师都应精心做好教学准备，采用多种方法激发学生的学习动机，提高学生的学习兴趣。

　　2. 练习律的应用　护理学是一门实践性很强的应用学科，学生需要学习许多基础护理和专科护理操作并要求达到熟练的程度，以满足临床护理的需要。根据桑代克的练习律，练习次数增多将有助于提高学生操作的熟练度。因此，在护理教育过程中，学生在学习操作时应加强合理的练习，教师应鼓励学生课后多练习，各院校可通过课后开放实训室以满足学生练习的需要，有的院校还提供了网上预约系统并在实训室安装了中央监控装置，以便科学管理和监督学生的课后练习。桑代克还强调，没有反馈的练习不可能有助于学习。因此，在强调练习次数的同时，教师要引导学生充分利用自我反馈及他人反馈，采用结伴练习法，不断纠正操作中的错误手法，在正确手法的基础上反复练习，提高练习效果。

　　3. 效果律的应用　效果律告诉我们，在护理教育过程中，教师应努力使学生在学习过程中得到自我满意的积极效果，防止一无所获或得到消极后果；同时，教师的赞赏能有效提高学生的学习效果。因为教师的赞赏既是对学生成绩的肯定，也是学生自信心的重要源泉。因此，对于那些有资格获得而又需要获得鼓励的学生，护理教师不要吝啬对学生的赞赏，而应为学生创造更多展示自我的机会，并及时给予点头、微笑或赞许的眼神。尤其对那些起初并不喜欢护理学专业的学生，其大学一、二年级处于迷茫中，导致前期课程基础欠扎实而感到自卑，护理教师应接纳这些学生，并给予更多的支持。

二、巴甫洛夫与华生的经典条件反射学习理论

巴甫洛夫（Pavlov I. P.，1849—1936）是俄国著名生理学家，他继桑代克的动物学习实验研究之后，通过对狗的条件反射研究，创立了经典条件反射理论（classical conditioned reflex，CCR）。华生（Waston J. B.，1878—1958）是美国著名心理学家，于1913年创立了行为主义心理学派，他将巴甫洛夫的经典条件反射理论用来解释个体的学习，形成了经典条件反射学习理论。

（一）巴甫洛夫、华生及其实验研究

1. 巴甫洛夫及其研究　巴甫洛夫1849年出生于一个牧师家庭，1860年进入神学院，1870年进入圣彼得堡大学学习动物生理学，1875年转入军事医学院学习，1883年获医学博士学位，1884年任军事医学院副教授，1890年成为军事医学院药理学教授，1895年成为生理学教授，1904年因消化腺生理学研究荣获诺贝尔生理学奖。

巴甫洛夫最著名的是对狗唾液分泌的条件反射研究。他的实验方法是用外科手术把实验狗的唾液腺开孔，将狗的消化腺分泌物用一根导管引流到体外一个既可测量总量也可记录分泌滴数的装置。其实验过程是：①先给狗呈现食物，狗见到食物就有唾液分泌。②给狗听铃声但不呈现食物，这时狗没有唾液分泌。③先给狗听铃声紧接着呈现食物，狗分泌唾液是因为见到食物。④按上述结合法重复若干次后，撤去食物，只给狗听铃声，狗也有唾液分泌。

巴甫洛夫把由先天遗传因素决定，能自然引发反射的刺激（如食物）称为非条件刺激（unconditioned stimulus，UCS），由非条件刺激引发的反射（如食物刺激唾液分泌）称为非条件反射（unconditioned reflex，UCR）；巴甫洛夫还把伴随非条件刺激出现若干次后，撤去非条件刺激也能单独引发反射的刺激（如铃声）称为条件刺激（conditioned stimulus，CS），把由条件刺激引发的暂时性反射（如铃声与食物结合若干次后，单独给铃声就可刺激唾液分泌）称为条件反射（conditioned reflex，CR）。值得注意的是：①条件刺激本身并不能直接引发特定的反射，要单独引发反射必须先与非条件刺激反复结合达到一定程度，而且是在非条件反射的基础上经过学习而获得。②在这过程中，条件刺激必须先于非条件刺激出现，其最佳间隔时间依据不同动物和不同种类的条件反射而不同。③条件反射的建立与动物的机体状态有关，如果处于饱腹或困倦状态则难以建立起条件反射。④条件刺激不限于听觉刺激，只要跟非条件刺激在一定时间内结合，都可以成为条件刺激，形成条件反射。⑤条件反射不仅能直接在非条件反射基础上形成，而且该条件反射巩固后，再用另一个新的条件刺激与该条件反射结合，还可形成下一级条件反射，依此类推可建立多级条件反射，如狗对铃声建立了条件反射后，再把铃声和灯光一起配对呈现，经过若干次实验，单独出现灯光，也会引起狗分泌唾液。

2. 华生及其研究　华生1878年出生于美国南卡罗来纳州的格林维尔，1894年进入伏尔曼大学，取得硕士学位后进入芝加哥大学学习生物学和生理学，1903年取得哲学博士学位并在芝加哥大学任教，1908年成为芝加哥大学助理教授，后来转到约翰·霍普金斯大学担任教授，1916年被选为美国心理学会主席，1919年出版了《在行为主义者看来的心理学》，该专著全面系统地阐述了他的行为主义观点。

华生根据经典条件反射原理进行了著名的"恐惧形成"实验。其实验对象是出生11个月的男孩艾伯特（Albert）。一般情况下，突然发生的巨响会引起人的非条件反射，如成人表现为震惊，婴幼儿则表现为啼哭等。其实验过程是：①让艾伯特接触一个小白鼠，他显得毫不害怕，还用手去触摸它。②当艾伯特触摸小白鼠时，紧接着出现铁锤敲击的巨响（非条件刺激），艾伯特被吓哭（非条件反射）。③后来，只要他看到小白鼠（条件刺激），就出现铁锤敲击的巨响，艾伯特也被吓哭。④单独出现小白鼠，艾伯特还是被吓哭（条件反射）。⑤最后，艾伯特对任何有毛的东西都感到害怕，即其反应随后泛化到相似的刺激。华生认为，人类出生时只有几个反射（如打喷嚏、膝腱反射）和情绪反应（如爱、怒等），所有其他行为都是通过条件反射建立的新的刺

激与反应联结而形成的。

（二）巴甫洛夫与华生经典条件反射学习理论的主要观点

1. 巴甫洛夫经典条件反射理论的主要观点　尽管巴甫洛夫本人没有概括学习的规律，但他的经典条件反射原理实际上包含了许多重要的学习规律。

（1）习得律（law of acquisition）：指条件反射必须是条件刺激先与非条件刺激反复结合达到一定程度，而且是在非条件反射的基础上经过学习而获得的。

（2）消退律（law of extinction）：指条件刺激多次出现而没有伴随非条件刺激，则已经建立的条件反射将逐渐减弱以至消失。这是暂时的现象，一种情况是，条件反射消失后不久就可自行恢复；另一种情况是，必须再次将条件刺激与非条件刺激配对出现，条件反射才能达到恢复的目的。不同条件反射的消退速度不同。只有当多次自发恢复都得不到非条件刺激的强化，条件反射才会真正消退。

（3）泛化律（law of generalization）：指一种条件反射一旦建立，其他相似的条件刺激也能引发该条件反射。一般来说，新的条件刺激与原条件刺激越相似，引发条件反射的可能性越大。

（4）分化律（law of discrimination）：在实际学习过程中，为了避免个体的条件反射泛化，需要在条件反射建立过程或建立之后进行分化活动，即在条件刺激出现时呈现非条件刺激，在相似条件刺激出现时不呈现非条件刺激。经过多次的重复，就可使个体只对条件刺激做出条件反射，而不对相似的条件刺激做出条件反射。

（5）高级条件作用律（law of higher-order conditioning）：巴甫洛夫实验中发现，可以用其他条件刺激替代原有的条件刺激，以唤起已建立的条件反射，即原来的条件刺激可以在后来的尝试中起非条件刺激的作用，从而促进二级条件反射的建立。例如，当铃声能使狗形成唾液分泌反射后，把铃声与灯光配对，也能使狗产生唾液分泌反射。最终，狗对灯光形成条件反射的过程，也就是高级条件作用的过程。

2. 华生经典条件反射学习理论的主要观点　根据"恐惧形成"实验，华生提出了经典条件反射学习理论。

（1）学习是通过经典条件反射建立刺激与反应联结的过程，其含义包括：①学习就是形成刺激与反应之间的联结。②联结的实现是通过条件刺激与非条件刺激反复结合，产生替代作用，使条件刺激与原来只能由非条件刺激才能引发的反应建立起了联系，该理论因此也被称为"替代 – 联结"学说。华生主张用刺激与反应联结来分析学习行为。他认为，个体的行为大多是后天经过经典条件反射而习得的，也可以通过学习来更改、增强或消除已习得的行为。明确了环境刺激与行为反应之间的规律性，就能根据刺激预知反应，或根据反应推测刺激，达到预测或控制行为的目的。

（2）刺激与反应联结的形成遵循频因律和近因律：华生主张用频因律和近因律来解释学习。①频因律（law of frequency）：指在其他条件相等的情况下，某种行为练习得越多，习惯形成得就越快，练习的次数在习惯形成中起着重要作用。②近因律（law of recency）：指当反应频繁发生时，如果某一刺激与所引发的各种反应存在时间的差异，那么再遇到该刺激时，最近的反应比较早的反应发生的可能性更大，也就是说，有效的反应总是最后一个反应。因此，他把反应距离刺激的远近，作为解释一些行为被保留、另一些行为被淘汰的原因。

（三）巴甫洛夫与华生经典条件反射学习理论的贡献及局限性

巴甫洛夫与华生经典条件反射学习理论的贡献体现在：①揭示了学习活动最基本的生理机制。②巴甫洛夫提出的泛化律与分化律，以及华生主张的频因律和近因律，对我们认识个体经验获得的规律具有重要的启示。

巴甫洛夫与华生经典条件反射学习理论的局限性体现在：只可解释部分较简单、低级的学习，难以解释复杂、高级认识过程的学习。

笔记栏

（四）巴甫洛夫与华生经典条件反射学习理论在护理教育中的应用

在实际护理教育中，许多学生的态度是通过经典条件反射学到的。巴甫洛夫与华生经典条件反射学习理论所揭示的学习规律在护理教育过程中，教师在讲授新概念、新知识时，要尽量借助直观手段，帮助学生形成尽量多的理性观念和感性经验、新知识与旧知识等多方面联系，有助于学生对学过知识的重视。

1. 巴甫洛夫经典条件反射学习理论的应用 护理教学中我们发现，有些学生不喜欢学习某些科目，有些学生害怕护理操作考试，有些学生害怕到临床实习。教师可运用巴甫洛夫"爱屋及乌"的泛化作用，提高学生的学习兴趣；同时要注意预防消极情绪的产生，以避免"一朝被蛇咬，十年怕井绳"的不良泛化作用。①对于不喜欢学习某些课程的学生，如果护理教师上课能创造一个轻松和谐的氛围，能用贴近生活、贴近临床的例子吸引学生的注意力，让学生体会到这些知识对日常生活、对学生自身有帮助，学生就会因为喜欢听该教师讲课而喜欢上这门课程。②对于有些学生护理操作时总是紧张手抖，护理教师可和学生共同分析紧张的原因，若因害怕做不好遭教师批评，则应多发现其优点并给予鼓励，使学生的护理操作与积极情绪产生联结。③对于有些学生临床实习前很焦虑、担心临床教师或病人不接纳自己，临床教师应想办法为学生创造愉快的实习氛围，如热情给学生介绍实习病区环境、实习要求、实习计划，初期安排病情较轻、合作较好的病人给学生实习，以增加学生对临床实习的安全感，使学生逐渐适应临床并解除对临床实习的焦虑。

2. 华生经典条件反射学习理论的应用 护理教学中我们还发现，有时学生课堂知识及技能的学习效果欠理想。根据华生的"恐惧形成"实验，我们可充分利用学生积极的情绪反应作为学习的非条件刺激，通过教师的亲和力、生动的生活及临床案例、明确的教学目标、清晰且循序渐进的学习任务，提高学生的学习兴趣，消除畏难情绪；还要善于应用"频因律"和"近因律"，课堂教学中重复强调重点、讲清难点、课堂结束前梳理知识、归纳总结，帮助学生加深印象，更好地理解记忆知识，课后鼓励学生加强理论复习和技能练习，以提高学习效果。

三、斯金纳的操作性条件反射学习理论

斯金纳（Skinner B. F., 1904—1990）是美国著名心理学家、新行为主义心理学的主要代表人物之一。他参照了桑代克的试误学习理论，根据自己大量的动物实验，提出了独特的操作性条件反射学习理论。

（一）斯金纳及其研究

斯金纳1904年出生于美国宾夕法尼亚州的萨斯奎汉纳镇，1922年进入汉密尔顿学院专修英文，毕业两年后转读生物学。在读了巴甫洛夫和华生的著作后开始对人和动物的学习感兴趣，就进入哈佛大学攻读心理学，1930年获心理学硕士学位，1931年获哲学博士学位，接着留校从事研究工作。1936—1944年在明尼苏达大学担任讲师和副教授，1945年任印第安纳大学心理系教授和系主任，1948年返回哈佛大学任心理学教授。

斯金纳继承了华生所强调的客观研究方法，参照了桑代克的试误学习理论，以白鼠和鸽子等作为实验对象，对动物学习进行了大量的实验研究。在斯金纳的实验中，最著名的是以白鼠为实验对象、观察白鼠按压踏板的研究。他设计了一个"斯金纳箱"（图2-2），这是一种隔音的密闭箱子，箱内有一个可供动物按压的活动踏板，踏板上有灯光照明，其下是个食盘，箱外有一个装食丸的食盒和一个转动的记录仪，只要一按压踏板，食盒里的食丸就会掉进箱内的食盘，同时箱外的记录仪便记下踏板被按压的次数和间隔时间。实验时，斯金纳把一只非常饥饿的白鼠放入箱内，白鼠在箱内闲逛，偶然按压到踏板，于是得到食盘上自动落下的一粒食丸，白鼠经过几次尝试，会不断按压踏板，直到吃饱为止。反复多次实验后，斯金纳发现，白鼠按压踏板后得到食物的强化，食物的强化使白鼠重复按压踏板，从而使白鼠学会了按压踏板的动作。斯金纳把这种现象称为"操作性行为"。

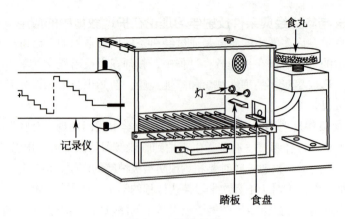

图 2-2 斯金纳箱

（二）斯金纳操作性条件反射学习理论的主要观点

根据以上实验，斯金纳提出了独特的操作性条件反射学习理论。其理论观点为：

1. 学习是由于自发反应而建立的一种刺激与反应联结的过程 斯金纳的操作性条件反射学习理论与桑代克的试误学习理论、巴甫洛夫与华生的经典条件反射学习理论有着显著的区别。桑代克认为，先有刺激，后有反应。华生认为，没有刺激，就没有反应。而斯金纳认为，操作性条件反射学习是个体在各种情景活动中，由自发性的反应而建立的刺激与反应联结的过程，主张行为的改变是操作性条件反射的结果，并将个体的学习分为两类：

（1）应答性行为（respondent behavior）：指由已知的、特定的、可观察的刺激所引发的行为，具有不随意性和被动性，由刺激控制。如桑代克迷箱中的小猫学会用前爪踩踏板的行为，其已知刺激是因为饥饿时看到箱外食物但箱门关闭；巴甫洛夫经典条件反射中狗看到食物分泌唾液的非条件反射是有食物的刺激，狗听到铃声也分泌唾液的条件反射是有铃声的刺激。因此，这是刺激与反应联结的过程。

（2）操作性行为（operant behavior）：指没有已知刺激的自发行为，是个体主动适应环境而习得的行为。如斯金纳箱中的白鼠，其按压踏板并没有事先得到食物等的刺激，而是无意中按压到的，因而又称为"自发性行为"。该行为使个体能更有效地适应环境。因此，这是"反应 – 刺激"联结的过程。

斯金纳认为，学习有两种形式，一种是经典条件反射式学习，用以塑造个体的应答性行为；另一种是操作性条件反射式学习，用以塑造个体的操作性行为。人类的大多数行为属于操作性行为，少数属于应答性行为。

2. 强化是增强反应概率的手段 在斯金纳的操作性条件反射中，强化是伴随于自发行为之后的有助于该行为重复出现的一切手段。产生强化作用的刺激称为强化物（reinforcer）。按照强化物的性质分为原强化物（primary reinforcer）与次强化物（secondary reinforcer）。原强化物也叫一级强化物，是能直接满足个体物质需求的，如食物等维持基本生理需要的物质。次强化物也叫二级强化物，是需经学习而间接满足个体需求的，即任何一个与一级强化物反复结合，就能获得强化的强化物，可以是物质的（如奖金等），更多是精神上的（如微笑、点头、表扬、加分等）。人类的大部分行为不是通过原强化物而是通过次强化物进行强化的。由不同强化物的安排使个体行为发生改变的过程称为强化原则（principle of reinforcement）。包括以下内容：

（1）正性强化（positive reinforcement）：指某种行为发生后，给予积极的或奖赏性的刺激，就能增进该行为重现的概率。这种积极的或奖赏性的刺激就是正性强化物，包括奖金、奖品、荣誉、关注、赞同等。如学生上课表现良好，教师报予微笑、点头或口头表扬，学生得到教师的肯定与鼓励，就愿意继续保持良好的课堂表现。

（2）负性强化（negative reinforcement）：指某种行为发生后，如果可以避免与其相反的行为所带来的不愉快后果，就能增加该行为重现的概率。如试卷上印有"考试作弊不授予学士学位"，监考教师也给予如此的口头警示，学生因此努力学习，考试时独立答卷，这样就可以避免"因作弊拿不到学位"的不愉快后果。这里书面及口头警示就是负性强化物，以避免不良行为的发生而增进良好行为的重现。

（3）惩罚（punishment）：指某种行为发生后，给予消极的或不愉快的刺激，就能减少该行为重现的概率。如某学生无视"考试作弊不授予学士学位"的警示，抱着侥幸心理，一意孤行夹带作弊，结果被取消了学士学位。惩罚不同于负性强化及正性强化，其不愉快的刺激是发生在不良行为之后，即当违反要求的行为出现后，则给予不愉快的刺激；负性强化是，当符合要求的行为出现后，则可以避免不愉快的刺激；正性强化则是，当符合要求的行为出现后，则给予积极的或奖赏性的刺激。

（4）强化消退（omission of reinforcement）：指某种行为发生后，如果不给予强化，该行为就会逐渐消失。如某大学生课后作业完成得很认真，参考了很多文献，却没有不够认真的学生得分高，即其认真完成作业的行为没有得到强化，于是积极性大受挫伤，以后做作业就干脆应付了事，这就是强化消退的结果。

3. 通过强化程序可以促进学习　强化程序（schedules of reinforcement）是指采用强化原则，在提供强化物的时间上做不同的安排，从而观察强化实施与个体正确反应的出现概率之间的关系。斯金纳认为，不同的强化程序会导致不同的反应效果。根据其实验研究，斯金纳总结出一整套强化程序，强化的实施方法主要有两大类：

（1）按照提供强化物的时间不同，可分为立即强化（immediate reinforcement）和延迟强化（delayed reinforcement）。立即强化是指个体表现出反应后立即提供强化物进行强化。延迟强化是指个体表现出反应后，过一段时间才提供强化物进行强化。研究发现，立即强化的效果优于延迟强化。

（2）按照提供强化物的频率不同，可分为持续强化（continuous reinforcement）和间断强化（partial reinforcement）。持续强化指每次正确反应后都提供强化物。间断强化又称为部分强化，指强化物不是持续性给予的，而是选择一部分正确反应后提供，另一部分则不提供强化物。研究表明，间断强化的效果优于持续强化。间断强化又可分为比例强化和时距强化。①比例强化：指提供强化物前个体做出的正确反应必须达到一定的次数。可分为固定比例强化和变化比例强化。例如，每3次正确反应即提供强化物为固定比例强化；有时3次、有时4次或5次正确反应才提供强化物，则为变化比例强化。研究表明，变化比例强化的效果优于固定比例强化。②时距强化：指需要强化的行为在前次强化后，经过一段的时间间隔后，再次正确反应而得到的强化，这个时间间隔可以是固定的，也可以是变化的。可分为固定时距强化和变化时距强化。例如，前次强化后每2周有正确反应即提供一次强化物为固定时距强化；前次强化后有时1周、有时2周或4周有正确反应才提供一次强化物为变化时距强化。在实际生活中，更多采用时距强化而较少采用比例强化，时距强化的新行为建立虽然缓慢，但消退也缓慢。在固定时距强化中，强化之间的时间间隔越短，对学习行为的保持越有效；研究表明，变化时距强化比固定时距强化更有效。

4. 教育就是塑造行为　塑造（shaping）是斯金纳创立的另一概念，就是通过小步反馈帮助学生达到目标，即用分解动作的方式，逐步练习，最后将多个反应连贯在一起而形成复杂行为的方法，即新行为的塑造。例如，要训练白鼠按压头上方的踏板，一开始可对它的任何抬高前爪的动作进行强化，然后必须抬高1cm才强化，然后2cm……直到碰到踏板。小步反馈的核心思想就是用较小的力量，循序渐进地强化，使之坚持到底，最终完成艰巨的任务。斯金纳认为，教育就是通过小步反馈塑造行为，可通过强化原则来完成，其中正性强化效果最好，负性强化居中，对于不适当的行为或不良习惯，可采用惩罚和强化消退进行行为矫正（behavior modification）。当

笔记栏

然，要对人的行为进行塑造时，不能简单局限地依赖某种强化原则，而应根据环境及人的个性特征等对 4 种强化原则及强化的步骤进行灵活、综合地运用，才能达到满意的教育效果。

5. 程序教学　斯金纳于 20 世纪 50 年代完成了程序教学的一系列研究。他担心教师不能在课堂提供适当而有系统的强化，以致不足以获得理想的教学效果。事实上，教师也不可能在课堂上对每一位学生的每个问题都给予及时的反馈。于是，斯金纳通过使用机器装置、利用操作性条件反射的理论安排程序教学，希望机器能做某些胜过普通教师所做的事情。这种机器的早期形式是用来教加法的，儿童在键盘上输入自己的答案，如果答案正确，机器就呈现下一个问题。下一个问题的呈现也就成为正确答案的正性强化信号，相当于教师对学生的回答给予肯定。程序教学的基本思想是：对学生的正确反应必须及时给予强化，以鼓励学生继续学习。斯金纳为机器编制的是"直线性程序"，该程序将教学内容分解成一个个小的内容单元，依次呈现给学生。每个单元学完后，呈现一些测试题，以检测学习效果。如果学生做对了，机器主动呈现下一单元的教学内容；如果做错了，则要返回重新学习。因此，斯金纳的装置被称为"自我教学装置"。该装置具有以下优点：①避免了做错题挨批评的恐惧心理。②得到了及时的强化，且每个问题都有反馈。③照顾了个体差异，给学生提供个体化的学习。④机器可记录学生的学习情况，以便教师发现学生的学习问题并进行有针对性的指导，还可为教师修改程序提供有效信息。因此，程序教学的 5 大原则包括：①积极反应原则：即以问题形式向学生呈现知识，学生在学习过程中做出积极反应，从而提高学习效率。②小步子原则：即知识逐步呈现，使学生容易理解并对学习始终充满信心。③即时反馈原则：即在教学过程中对学生的每个反应立即做出反馈。④自定步调原则：即以学生为中心，鼓励学生按最适宜于自己的速度学习并通过不断强化获得稳步前进的动力。⑤最低错误率原则：即程序编制者根据学生实际水平修改程序，使之更适合学生，并把错误率降到最低限度。斯金纳认为，机器教学可采用程序教学法，但程序教学不一定要用机器，利用这种思想所进行的教学也可称为程序教学。

（三）斯金纳操作性条件反射学习理论的贡献及局限性

斯金纳操作性条件反射学习理论的贡献体现在：①打破了传统的"没有刺激，就没有反应"的观点。②提出的强化原则及强化程序对学生良好行为的塑造具有重要指导意义。③提出的程序教学强调了学习的程序和反馈，符合学生学习的一般规律和要求，推动了个体化教学的深入研究。

斯金纳操作性条件反射学习理论的局限性体现在：①忽略了人类与动物学习的本质区别。②只注重描述行为，而不注重解释行为，只注重外部行为结果，而不探讨内部心理机制。③计算机辅助教学着重于灌输知识，缺乏师生及学生间的交流与探讨，不利于学生评判性思维能力的培养，因此只能作为教学的一种辅助手段。

（四）斯金纳操作性条件反射学习理论在护理教育中的应用

根据斯金纳操作性条件反射学习理论，在护理教育过程中，教师应多用正性强化的手段来塑造学生的良好行为，可适当用惩罚的方式来消除不良行为。

1. 行为塑造与行为矫正的应用　在护理教学中，教师应灵活运用斯金纳的操作性条件反射学习理论：①对学生的良好行为，如专心听课、积极发言、认真完成作业、团结互助、积极参与课外科研活动等，教师应以点头、微笑或表扬等给予及时的正性强化，从而促进学生保持良好的学习行为。②当学生出现一些小错误，如上课看课外书、课后遗留垃圾在课桌里、临床实习时工作不主动等，教师应采用学生可以接受的方法给予指正，并对其进步给予及时的鼓励，以帮助学生改正缺点，而避免采用公开点名批评的惩罚方式。③要促进学生理论学习成绩的提高，可采用不定期的课堂提问、小测验等方式促进学生不断学习。④要促进学生护理操作技能的提高，可采用小步反馈法，即对整个护理操作进行分步骤演示，并在分解演示操作的重点难点后，由学生分步骤学习操作，在此过程中，教师应根据学生的情况给予不同的强化，对于动手能力较差、缺乏自信心的学生，应多给予及时的鼓励，采用小步反馈及间断强化法，从小进步就给予表扬逐步过渡到符合要求才给予表扬，以提高学生操作的自信心，但对于学生某些原则性的操作错误，应及时给予纠正，以免错误的操作得到强化。⑤必要时采用负性强化的方法避免学生出错，如通过"查对不严格导致差错事故"的实例说明查对的重要性，学生为避免这些严重后果的发生，会在护理操作中处处留心，以避免发生类似的不愉快后果。

2. 程序教学的应用　斯金纳的程序教学强调学生自学和对学生每一步学习行为给予及时强化，主张采用 CAI 的方式进行。其基本过程是：①确定学生的起点行为和终点行为。②将教材中的教学单元细分为多个小单元，按逻辑顺序原则排序。③每个小单元后呈现一些测验题，按照由易到难的原则排序，每题立即可得到答案（也就是"及时的反馈，及时的强化"），答对一题就呈现下一题，如果该单元的测验题都做对了，即该单元达标了，机器就主动呈现下一单元的教学内容；如果某测验题做错了，就无法呈现下一题，要返回重新学习，直至每单元达标，最终达到终点行为目标。护理教师在编辑程序教学时，应根据各课程的特点，既要注意教学内容的逻辑顺序，又要注意设计好试题的难易度，尽量降低学生答题的错误率，以免挫败学生学习的积极性，还要鼓励学生主动学习，并自定步调，为勤奋和学习效率高的学生提供更大的学习空间，提高学生学习的积极性。

（万丽红）

第二节　认知主义的学习理论

认知主义学习理论（cognitive learning theory）是通过研究人的认知过程来探索学习规律的学习理论，包括早期的认知理论和现代认知理论。早期的认知理论以格式塔心理学为主要代表，是强调心理活动整体性和认知性的心理学派。现代认知心理学（cognitive psychology）盛行于 20 世纪 50 年代末，其核心观点是：学习在于内部认知的变化过程，即人是学习的主体；人类获取信息的过程是感知、注意、记忆、理解、问题解决的信息交换过程；人们对外界信息的感知、注意、理解是有选择性的；学习的质量取决于信息交换的效果。本节主要介绍格式塔学派、布鲁纳、奥苏贝尔和加涅的学习理论。

一、格式塔学派的顿悟学习理论

格式塔心理学 1912 年创立于德国柏林大学，故称"柏林学派"，主要创始人有韦特海墨（Wetheimer M., 1880—1943）、科夫卡（Koffka K., 1886—1941）和苛勒（Kohler W., 1887—1967）。格式塔心理学家基于自己的实验研究提出自己的学习理论。鉴于苛勒的实验研究与学习问题有直接的联系，其他实验较为基础，这里主要介绍苛勒的实验研究及其主要理论观点。

（一）苛勒及其研究

苛勒是德裔美国人，著名的心理学家，1887 年出生于波罗的海的雷维尔，5 岁时全家搬到德国北部，1909 年在柏林大学获得博士学位，1910 年在法兰克福大学任职，1922 年任柏林大学心理学研究所主任，1935 年移居美国，任职于宾夕法尼亚州斯瓦特莫学院，1913—1917 年接受普鲁士科学院的任命，到大西洋加纳利群岛的西班牙属地特纳利夫岛上进行类人猿的心理研究，1917 年出版了《人猿的智慧》，首次提出学习顿悟说。

苛勒的研究主要是给大猩猩设置各种各样的问题，并观察其解决这些问题的过程及表现，其中最著名的是"接竿问题"和"叠箱问题"实验。

在"接竿问题"实验中，他将大猩猩苏丹关在一个笼子里，笼子里有一根较短、较细的竹竿，笼子外有一根较长、较粗的竹竿，笼子外（由 2 根竹竿连接能够得着的地方）还放着大猩猩喜欢吃的香蕉。为了得到香蕉，苏丹先用手去够香蕉，够不着；就用笼子里的竹竿去够香蕉，也够不着；于是苏丹停了下来，看看笼子外，然后用笼子里的竹竿拨到了笼子外那根竹竿，将2根竹竿拿在手里不停摆弄，想了又想，突然明白点道理了，就将较细的竹竿插入较粗的竹竿，然后用这根接起来的竹竿够着了香蕉。

另一个是"叠箱问题"实验，包括"单箱问题"和"3箱问题"实验。苛勒先将大猩猩苏丹关在一个棚子里，在棚顶挂上香蕉，棚内有1只木箱。苏丹想要香蕉够不着，于是想了想，就把箱子搬到香蕉下面，爬上箱子，跳一下，够着了香蕉。接着，苛勒把香蕉挂到更高处，苏丹起初站在一只木箱上，够不着，只好跳下木箱，对周围的木箱和高处的香蕉看了又看，突然，灵机一动，迅速将3只木箱叠在一起，爬到叠起的箱顶上，取下了香蕉。

（二）顿悟学习理论的主要观点

通过"接竿问题"和"叠箱问题"2个实验，苛勒认为，高级动物并不像桑代克所描述的那样愚蠢，而是具有一定智慧的，只是它们在努力水平方面有很大的个体差异。当大猩猩被引入一个实验情景时，它并未表现出任何偶然性的、盲目的动作来寻找一种偶然性解决问题的动作，而是不断思索，寻求解决问题的方法，在安静或窘困时，它要不搔搔脑袋，要不轻轻移动它的眼睛和头，仔细观察整个情景，除此之外，它不去移动任何其他东西。可见，动物对问题的解决并不是出于盲目试误，而是出于对问题的顿悟。因此，苛勒提出其顿悟学习（insight learning）理论的两大观点。

1. 学习是通过顿悟实现的　苛勒认为，学习是一个顿悟的过程，而不是试误的过程。顿悟指个体突然觉察到正确的解决问题的方法。顿悟的产生是由于个体重新组织或重新建构有关事物的形式而实现的，如苏丹将较细的竹竿插入较粗的竹竿，用连接起来的竹竿够着香蕉。这种顿悟学习具有三大优点：①顿悟学习可避免多余的试误行为，还有助于学习的迁移。因为，个体注重从整体观察问题情景，即通过对事物逻辑关系的理解及对解决问题的目的和手段之间关系的察觉，寻求解决问题的方法，这种做法不但可以避免多余的、与问题情景不相干的、盲目的试误行为，也有助于把顿悟的经验迁移到新的问题情景中，从而学会顿悟式解决问题的方法。②顿悟学习本身就具有奖赏性，因为解决问题的方法是自己顿悟所得的，说明自己弄清了事物的真相，理解了事物的内在联系，这必然带来一种兴奋感和成功感。③顿悟学习的结果是不容易遗忘的，苛勒认为，人类所学习的内容都是有意义的，个体通过顿悟习得的内容一旦被掌握后，在正常情况下终生都不会遗忘，而通过死记硬背的内容则遵循艾宾浩斯遗忘曲线的"先快后慢"遗忘规律。

2. 学习即知觉重组或认知重组　德文"gestalt"的音译为"格式塔"，在德文中具有"形""式""完整"等意思，一般翻译为"完形"，因此格式塔心理学也称为"完形心理学"。格式塔心理学认为，行为在一个整体当中，其各部分是动态的、互相联系的，整体不等于各部分之和，而是大于各部分之和。此外，学习意味着要察觉特定情景中的关键要素，了解并识别这些要素的内在联系。通过学习，会在头脑中留下记忆痕迹，这些痕迹不是孤立的要素，而是有组织的整体，即完形。一个人学到什么，直接取决于他如何感知问题情景。苛勒认为，学习过程中问题的解决，都是由于对情景中事物关系的理解而构成一种完形来实现的。因此，顿悟过程是一个知觉的重新组织过程，从模糊的、无组织的状态到有意义、有结构、有组织的状态，这就是知觉的重组，也是顿悟产生的基础。

（三）顿悟学习理论的贡献及局限性

顿悟学习理论的贡献体现在：①否定了学习的盲目性和机械性，揭示了学习过程的目的性和认知性。②发现了顿悟现象，这是直接经验学习中的另一种重要心理活动过程。

顿悟学习理论的局限性体现在：①过分强调顿悟，而否定了试误，事实上试误往往是顿悟的前提，顿悟则是试误的最终结果。②顿悟不易观察和测量，理论不如行为主义学习理论完整而具体。③顿悟是个神秘的概念，其心理活动机制没有被描述，教师无法依此教会学生如何发现学习的缺口和怎样"完形"。

笔记栏

（四）顿悟学习理论在护理教育中的应用

大家可能听过这样一个例子，病房一位值夜班的护士在深夜把病人叫醒说："先生，您该吃安眠药了"。这是盲目执行医嘱的一个典型事例，它告诉我们，死记硬背和机械练习的人不可能成为合格的护士。护理教育的目的是要学生把课堂习得的知识灵活运用到临床实际，以更好地为病人提供优质护理，满足病人的需要。因此，护理教师应思考如何创设问题情景，如何促进学生知识的迁移，如何启发学生捕捉灵感从而促进顿悟学习。

顿悟学习理论提示护理教师应做到如下：①精心创设问题情景，为学生的顿悟创造条件，如在"给药"的教学中，学生不单要熟记查对原则，还要运用查对原则。只有通过多种情景设置，才能为学生提供运用查对原则的机会。②辅助学生积累必要的知识，实现高效的顿悟学习，即护理教学要善于结合临床实际，指导学生融会贯通地运用学过的知识，如药物治疗过程中，不但要了解药物的药理作用、病人用药的目的，还要了解病人目前的状况，以确定病人目前是否适合用药、怎样用药、用药时应注意什么等。③启发学生多角度思考，学会捕捉灵感，促发顿悟学习，即通过锻炼学生的自学能力，引导学生积累丰富的知识和经验，促进其在理解、领会问题的前提下产生顿悟，最终做到触类旁通、举一反三，有助于知识记忆及知识的迁移。

二、布鲁纳的认知发现学习理论

布鲁纳（Bruner J. S.，1915—2016）是当代美国著名的教育心理学家。他在儿童智力发展研究方面深受皮亚杰认知发展阶段论的影响，并通过对儿童智力的观察研究提出了认知发现学习理论。

（一）布鲁纳及其研究

布鲁纳 1915 年出生于美国纽约，1937 年在杜克大学获文学学士学位，并成为杜克大学心理学研究生，1938 年转学到哈佛大学心理学系，1941 年获博士学位，1945 年任哈佛大学心理学讲师，1948 年任副教授，1952 年任教授，1959 年任美国科学院科学教育委员会主席，1960 年与米勒（Miller G.）一起创办了"哈佛认知研究中心"并任该中心主任，1965 年当选为美国心理学会主席，1972—1980 年在英国牛津大学任实验心理学教授，1980 年返回美国任纽约大学的人文学科新学院院长。

布鲁纳在众多领域进行了富有成效的研究，主要从事儿童认知和发展心理学的研究。在任美国科学院科学教育委员会主席期间，他主持了著名的伍兹霍尔中小学课程改革会议，1960 年出版的《教育过程》（*The Process of Education*）就是他对大会讨论所作的总结报告。该书是布鲁纳解释其学习理论最有影响力的教育学著作之一。其主要著作还有《教学论探讨》（1966）、《教育的适合性》（1971）及《意义的行动》（1990）等。

（二）布鲁纳认知发现学习理论的主要观点

在《教育过程》一书中，布鲁纳用结构主义的观点阐述了他的理论观点，强调学科结构、认知表征及发现学习法在学生认知结构形成中的重要作用。认知结构是指学生已经具备的知识及其组织结构。他认为，教学的实质就是采用各种方法（如发现学习法）将学科的基本结构转化成学生的认知结构的过程。因此，他的学习理论常被称为"认知 – 发现说"或"认知 – 结构说"，其主要理论观点包括结构教学法、认知表征教学法和发现学习法。

1. 结构教学法　布鲁纳认为，学习的过程是运用编码系统学习学科的基本结构，学习的结果是形成和发展认知结构。学科的基本结构包括：①该学科的基本知识结构，即基本原理和概念，以及它们之间的关系。②学习该学科的主要方法和态度。

（1）强调对学科基本结构的学习：布鲁纳认为，学习过程是一种积极的认知过程；学习就是掌握事物的结构，学习事物是怎样相互联系的。学校的课程设置应注重将学科内容结构化，在教学中务必使学生了解各门学科的基本结构，掌握其基本的原理、概念和学习方法。学习学科基本结构的必要性体现在：①懂得基本原理和概念有助于学生理解学科知识。②理解基本原理和概念

笔记栏

41

有助于学生记忆知识。③记忆基本原理和概念有助于学生知识迁移并应用知识，以解决新情景中的新问题。④掌握基本原理和概念有助于学生深化学科的学习。

（2）运用编码系统促进学科基本结构的学习：布鲁纳认为，对纷繁复杂的事物进行分类是人类思维的基本任务，只有经过分类，人们才能对世界有明确的、有条理的认识。学习的实质在于个体主动对知识进行加工，形成有条理的、良好的认知结构。布鲁纳把这种有条理的认知结构即对复杂信息的条理化看作编码系统（coding system）。编码系统就是人们对环境中的信息加以分组和组合的方式，它由一系列类别组成，按等级排列，上一级的类别要比下一级类别更具有普遍性，最特定的类别位于最低级别，从而由上至下引出所有编码系统的概念。在这种等级排列的系统中，最上面的几级类别包含了学科内容的基本原理和概念。学生在学习中，可以运用已掌握的基本原理和概念，不断加入新的内容，也就是不断在下一级别中加入新的特定类别，以便于记忆编码系统中的事物。运用编码系统学习学科的基本结构具有以下优点：①使学生理解学科内容中的基本原理：因为只有理解和掌握了学科的基本原理，才可以推断所要学习的个别事物的属性。②有助于灵活地应用及掌握知识：因为学生理解了知识结构，就能促进知识和技能的应用及迁移，达到举一反三的效果。③有助于记忆知识：因为零散、无关联的知识是很容易遗忘的，只有运用学科的基本结构，使学生有结构、系统地贮存知识，才能使知识不断地被提取及应用。因此，运用编码系统学习学科的基本结构，才能更好地形成和发展良好的认知结构，使学科的基本结构转化为学生自己的知识，更好地在新的情景中灵活运用。

2. 认知表征法　布鲁纳认为，运用认知表征能促进学生的认知发展。认知表征（cognitive representation）是人们知觉和认识事物的一套规则，也是人们成功地理解知识的手段。新知识的学习必须基于学生已有的知识、经验与认知结构。因此，要使学生顺利地学习新知识，必须选择与学生当前的智力水平相适应的新知识呈现方式。所谓新知识的呈现方式，是指提供知识的技术或方法，即运用不同的认知表征的方法。布鲁纳在对儿童认知发展的研究中发现，人类的认知表征包括3种方式：①动作表征（enactive representation）：就是借助动作即通过对事物的直接感知来认识事物，动作表征是人类求知的基础，最早出现在幼儿期，但沿用终身。比如，幼儿通过吃饭认识了碗，通过玩球认识了球；成人学习技能是通过教师的示范再亲身实践的。②映像表征（iconic representation）：就是借助图像或表象等感知材料进行学习。这种求知方式是人类从具体思维向抽象思维转化的过程。③符号表征（symbolic representation）：就是借助符号、语言文字来认识事物，其中最重要的是语言，此阶段认知发展已趋向成熟，可直接从事抽象思维。任何知识结构都可以通过以上3种表征形式进行教学呈现。布鲁纳认为，对于不同年龄、不同知识背景的学生和不同性质的学科知识，知识呈现形式也应该是不同的。教师应根据学生的认知水平和学科知识的特点，灵活运用不同的认知表征法，以促进学生的认知发展。

3. 发现学习法　布鲁纳相信，一切知识都是按编码系统排列和组织起来的。学习在于形成编码系统，学习的过程实际就是分类或类别化的过程。为了促进学生有效进行类别化以形成编码系统，应该向他们提供较低层次的类别，让学生自己去发现高层次的类别，这就是布鲁纳提倡发现学习法的缘由。

布鲁纳认为，学习包括3个几乎同时发生的过程：①新知识的获得（acquisition）：通常基于对某事物的了解，这种新知识可能是对已有知识的重新精炼，或者和已有的知识相违背，无论如何，通过新知识的获得都会使已有的知识进一步提高。②知识的转化（transformation）：指新知识被分析和处理，以便在新的情景中使用。③知识的评价（evaluation）：是对知识转化的一种查核，检验知识处理过程中的每个环节是否正确，包括对知识合理性进行判断。任何一门学科的学习都由一系列类别组成，每一个类别的学习都涉及知识的获得、转化和评价3个过程。由此可见，学生不应是被动的知识接受者，而应是主动的信息加工者。布鲁纳提出，学习的实质是主动形成认知结构，学习的最佳方式就是发现学习。

（1）发现学习的概念：发现学习（discovery learning）是以培养探究性思维为目标，以教材为基本内容，使学生通过再发现的步骤进行学习，即学生通过积极参与教学过程，发现所学内容的结构及规律，是学生用自己的头脑亲自获得知识的一切形式。布鲁纳认为：发现并不限于人类探究尚未知晓的事物的行为，它包括用自己的头脑亲自获得知识的一切形式。学生所需学习的知识，尽管都属于人类已知晓的事物，但如果这些知识是经由学生自己探索和寻找获得的，对于学生而言，就是一种"发现"，准确地说是一种"再发现"。

（2）发现学习的条件：①要求学生具备一定的知识和能力：即要求学生具有相当的知识与经验的储备，最重要的是具备善于发现学习和训练有素的认知能力。②要求教师具备较好的教学方式：布鲁纳认为，发现学习法偏爱有良好训练的头脑，这种头脑是在一定环境作用和教育影响下形成的，有利于培养学生能力的教学方式是非常重要的，探究式教学比讲授式教学更有利于培养学生发现学习的能力。

（3）发现学习的过程：①学生根据所获得的感性知识与过去的经验相结合，借助推理和直觉引起思维的飞跃，提出探究性假设。②学生用更多的感性知识对探究性假设做出检验，假设证实后就可得以维持。

（4）发现学习的特征：①强调学习过程的探究性：教学的主要目的不是让学生仅仅记忆课堂或教材中的内容，更重要的是让学生积极探索、主动寻求解决问题的答案，也就是教会学生学习。②强调直觉思维：直觉思维的本质是映像性的，布鲁纳认为，敢于直觉思维者，其心智运作一定比较活跃。主张学生根据自己的知识和经验，对问题情景先进行一番直觉思维，一旦发现解决问题的线索，直觉思维就变成了发现学习的前奏。③强调内部动机的重要性：布鲁纳在《教育过程》中指出，学习的最好动机，是对学习材料本身的兴趣，发现学习法是激发学生内部动机的有效途径。④强调发现错误与发现正确答案同等重要：布鲁纳认为，学生探究问题答案时，从错误调整到正确的认知历程才是最重要的。学生自己发现自己的错误，而后自行改正，所产生的效果远比外在的奖励更有价值。对有效学习而言，"发现自己的错误"与"发现正确的答案"同等重要。

（5）发现学习的作用：①有利于提高学生的智慧潜能：学生运用发现学习法，自己发现事物的规律和内在联系，提出解决问题的答案，发挥智慧潜能。②有利于激发学生学习的内部动机：因为自己发现知识比教师灌输知识更能获得学习的成功感、增强自信心，从而更能激发学生的学习动机。③有助于学生学会发现探究法，即让学生独立思考，自行发现知识的内在联系及寻找问题解决的最优方法的一种学习方法。④有助于记忆知识：记忆的目的不仅是贮存，更重要的是检索，自己发现并组织的知识有利于检索。布鲁纳认为，按一个人的兴趣和认知结构组织起来的知识，才是最有希望在记忆库中自由出入的知识。

由此可见，布鲁纳的认知发现学习理论强调学科的基本结构，强调学生已有的认知结构，强调运用编码系统和认知表征进行学习，提倡发现学习法，以促进学生主动形成认知结构并促进学生的认知发展。

（三）布鲁纳认知发现学习理论的贡献及局限性

布鲁纳认知发现学习理论的贡献体现在：①克服了行为主义学习理论的缺陷，将研究的重点放在学习的内部认知过程。②提出了编码系统的概念，促进学生更好地接受信息和组织信息。③提出了认知表征的概念，指导教师灵活运用不同的认知表征法，以促进学生的认知发展。④提倡发现学习，强调学生的主体性和学习的主动性，培养学生独立思考能力和创造性思维能力。

布鲁纳认知发现学习理论的局限性体现在：①发现学习法较费时费力，受到课时的限制。②完全独立地发现学习不现实。尤其对于高度抽象、难以理解的知识，采用发现学习法不合适，对于自学能力较差的学生也不合适。③过于夸大发现学习法的作用，忽视了接受学习法的积极作用。

（四）布鲁纳认知发现学习理论在护理教育中的应用

根据布鲁纳认知发现学习理论，在护理教育过程中，教师应认识到学习过程是一种积极的认知过程，应重视学生的主动性和已有经验的作用，重视学习的内在动机与发展学生的思维。

1. 结构教学法的应用 教师应用直观的形式向学生展示学科内容结构，让学生了解教学内容中涉及的各知识间的相互关系。学习材料的呈现应适合于学生的认知发展水平，按照由简到繁的原则来组织教学内容。如果学生听完老师讲课后感觉信息量很大，但就是理不清思路，问题可能在于老师对内容的讲述条理不清。有些学生抱怨"自己学习很刻苦但成绩就是不理想，而有些学生轻轻松松也能取得好成绩"，原因之一就是后者善于采用结构教学法，运用编码系统促进学生对学科基本结构的学习。因此，教师课前应认真研究教学内容的基本原理、基本概念以及它们之间的关系，还要注意新旧知识的内在联系。这样，才能更好地促使学科的基本结构转化为学生的认知结构，使学科的基本知识转化为学生自己的知识，从而使学生更容易理解和运用知识。

2. 认知表征法的应用 教师适当地使用认知表征对避免授课内容的过分抽象而致学生难以理解具有一定的作用。护理学是一门应用学科，通过直观、生动、形象的教学，能使学生更好地掌握临床护理知识和技能，如采用图片展示压力性损伤的临床表现，采用录像或演示法展示现场急救的各种止血方法等。

3. 发现学习法的应用 许多护理学专业本科一年级学生抱怨"医学基础课程课时紧、内容多、记忆难"。因为刚经过高考，许多学生习惯了中学的认真听课、死记硬背、题海战术，以为这是获得高分的捷径，但大学情况并非如此。要高效地学习护理学知识，学生应运用发现学习法，尤其是在"互联网+"时代，应充分运用各种新技术、新工具、新媒体，使自己的学习更加多元化，主动发现护理相关学科知识的基本结构，掌握学科的基本概念及其内在联系，主动发现与学科相关的临床问题，积极探索并寻求答案。教师也应更新教学理念，深化信息化教学改革，积极开展慕课、微课等，为学生提供丰富多彩的信息资源，鼓励学生发现学习，培养学生获取知识的能力，促进学生的成长与发展。

三、奥苏贝尔的意义同化学习理论

奥苏贝尔（Ausubel D. P.，1918—2008）是当代美国著名的教育心理学家。他主要关注学校课堂教学环境中学生知识学习过程的研究。他提出的意义同化学习理论对我国的教育心理学和教学都产生了重要的影响。

（一）奥苏贝尔及其研究

奥苏贝尔 1918 年出生于美国纽约布鲁克林，1939 年在宾夕法尼亚大学获学士学位，1940 年在哥伦比亚大学获心理学硕士学位，1943 年获布兰迪斯大学医学博士学位，1950 年获哥伦比亚大学哲学博士学位，1950 年后先后在美国伊里诺斯大学教育研究部、加拿大多伦多大学教育学院和安大略教育研究院应用心理学系任教，1968 年后在美国纽约市立大学任教。

奥苏贝尔自 20 世纪 50 年代中期起，致力于有意义的言语材料的学习与保持的研究，特别重视对学生课堂学习的性质、条件、过程和机制的探讨。他认为，学生的学习主要是通过对语言文字所表述的概念、原理和事实信息的意义理解来获得知识的；知识学习的真正目的在于理解语言文字或符号所代表的知识的实质性内容，包括具体的事实、概念和原理。

（二）奥苏贝尔意义同化学习理论的主要观点

奥苏贝尔的意义同化学习理论的核心观点包括有意义学习和认知结构同化理论，即新知识的学习必须以已有的认知结构为基础。学习者学习新知识的过程，就是其积极主动地从自己已有的认知结构中，提取与新知识最有联系的旧知识，并且加以"固定"或"归属"的一种动态过程。过程的结果导致原有的认知结构不断地分化和整合，从而使学习者能够获得新知识或者清晰稳定的意识经验，原有的知识也在这个同化过程中发生了意义的变化。

1. 有意义学习

（1）学习的分类及概念：奥苏贝尔把学习的类型分为 2 个维度（图 2-3）。一是依据学生的

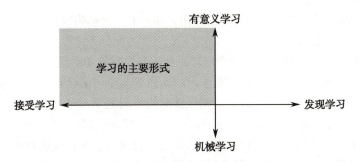

图2-3　奥苏贝尔的学习类型

学习方式划分为接受学习和发现学习；二是依据学习过程的性质即学习材料意义发生的程度划分为机械学习和有意义学习。接受学习（reception learning）指教师将学习的主要内容以定论的形式传授给学生，学生只需对所学内容加以内化，以便将来再现和应用。发现学习（discovery learning）指学习的主要内容不是现成地提供给学生，而是由学生自己去发现，然后把这些知识内化和运用。机械学习（rote learning）指学习材料无逻辑意义，无适当的认知结构或无进行有意义学习的心向，只能获得人为的、逐字逐句联想的学习。有意义学习（meaningful learning）指学生能够把新知识和学生认知结构中已有的知识建立起实质性联系的过程。

（2）有意义学习的条件：分为客观条件和主观条件。

1）客观条件：学习材料必须有逻辑意义。这是唯一客观条件，指学生所学习的材料与其他知识及与客观事物之间有内在的、必然的联系；再者，该学习材料应在学生学习能力范围之内并符合其心理年龄和知识水平，学生可理解所获得知识的内在意义。

2）主观条件：①学生的认知结构必须具备适当的知识基础。这是第一主观条件，指学生的认知结构应已具备与新知识相关或相应的知识，这是学生理解新知识，使新旧知识相互联系的重要基础。否则学生想掌握新知识是不容易的。②学生要有有意义学习的心向。这是第二主观条件，指学生面对有意义的学习材料时，必须有进行有意义学习的倾向性，也就是想通过理解的方法学习新知识，而非只想死记硬背，否则，即使面对有意义的学习材料，也不可能发生有意义学习。③学生必须主动把新的知识与自己认知结构中原有的知识加以联系。这是第三主观条件，指学生必须主动使有意义的新知识联系自己认知结构中的相关旧知识，以使旧知识得到改造，新知识获得心理意义，最终把外在的知识变成自己的知识。

（3）有意义接受学习是学生学习的主要形式：在现实教学过程中，完全的机械学习或完全的有意义学习都很少见，人们常将接受学习与机械学习等同，将发现学习和有意义学习等同，这些都是不恰当的。奥苏贝尔认为，接受学习未必是机械的，只要教师讲授得法，学生及教材符合有意义学习的条件，也可以是有意义的；发现学习有助于获得解决问题的技巧，有利于检查接受学习所获得的知识是否有意义。但是，发现学习未必都是有意义的，要使其有意义也必须符合有意义学习的条件，一切真知未必都必须自我发现，因此发现学习并非传授学科内容的首要方法。事实上，从学生学习的实际情况及其学习特点来看，接受学习应该是课堂学习的主要形式。如果学生在课堂上接受的知识是用语言文字符号表示的，在不良教学方法下，学生可能并不理解这些知识，仅仅是死记硬背，那就属于机械学习；而在良好教学方法下，学生能理解这些知识，并能融会贯通，从而发展智力，这种接受学习同样是有意义的。因此，有意义接受学习应是学生学习的主要形式。

2. 认知结构同化理论

（1）认知结构与同化的概念：认知结构指学生现有知识的数量、清晰度和组织方式，它由学生当前能回想出来的事实、概念、命题、理论等构成，既是学生进行学习的基础，又是学生学习的结果。同化（assimilation）指学生利用认知结构中原有的有关知识（概念、命题）理解新知识，

笔记栏

即所学的新知识与学生原有的认知结构相互作用，原有的认知结构吸纳了新知识，扩展形成更高层次分化的认知结构的过程。

（2）同化模式：同化的过程不是新知识与原有认知结构简单地结合，而是既要改变新知识，也要改变原有认知结构的过程。根据将要学习的新内容与学习者已经知道的相关内容之间的关系即新旧知识的相互作用，奥苏贝尔依据同化性质的不同把学习分为下位学习、上位学习和并列结合学习三类。①下位学习（subordinate learning）：又称类属学习，即当所学的新知识相对于原有认知结构为下位关系时，新旧知识的同化作用就表现为新知识被吸收到原有的认知结构中去，充实了原有认知结构。下位学习其实就是演绎学习，又可分为派生类属学习和相关类属学习。②上位学习（superordinate learning）：又称总括学习，即当所学的新知识相对于原有认知结构为上位关系时，新知识就要将原有的认知结构组织起来，其实质是归纳学习。③并列结合学习（combinatorial learning）：当所学的新知识相对于原有认知结构既不存在上位关系，又不存在下位关系，只是和认知结构中的某些知识具有一般的吻合性时，新知识则可用原有的知识进行外推获得，并与原有的认知结构形成一种并列的关系，其实质是类比学习。

（3）学习的过程是认知结构的同化过程：认知结构同化理论的核心观点是：认知结构同化过程是有意义学习的心理机制，即学生能否习得新知识，主要取决于其认知结构中已有的有关知识，有意义学习是通过新知识与学生认知结构中已有的知识相互作用而发生，这种相互作用的结果导致了新旧知识意义的同化。奥苏贝尔有句经典名言：如果我不得不把全部教育心理学还原为一条原理的话，我将会说，影响学习的唯一最重要的因素是学生已经知道了什么，并且根据学生原有的知识进行教学。这句名言高度概括了以上核心观点。

（4）学习的结果是形成良好的认知结构：学习过程中新旧知识同化，其最佳的结果就是形成良好的认知结构，良好的认知结构又可成为进行下一个新知识学习的基础，从而形成良性循环。原有的认知结构对新知识的获得和保持的影响因素包括3个方面：①要有可利用性：奥苏贝尔认为，如果学生原有的认知结构中能找到适当的可用于同化新知识的概念、命题等，那么该学生原有的认知结构对于新知识而言就具有可利用性，这是影响新知识的获得及迁移的最重要的因素。②要有可辨别性：利用旧知识同化新知识时，学生能分辨新旧知识的异同点，可辨别性是建立在旧知识的巩固性基础之上的。③要有稳定性和清晰性：如果起固定作用的旧知识很不稳定或模糊不清，它就不能成为新知识学习的有效固定点，而且也会使新旧知识之间的可辨别性下降，从而影响新知识的学习效果。

（5）先行组织者可促进认知结构的改善：先行组织者（advance organizer）是先于学习任务呈现的一种引导性学习材料，它比学习任务本身有更高的抽象、概括和综合水平，并且能清晰地将学生认知结构中原有的知识与新的学习任务结合起来，其目的是为新的学习任务提供知识的固定点，为新旧知识架起桥梁，促进有意义的学习。

（三）奥苏贝尔意义同化学习理论的贡献及局限性

奥苏贝尔意义同化学习理论的贡献体现在：①提出有意义接受学习是学生学习的主要形式，这不但符合实际，而且是目前最经济、快捷、高效的学习方式。②对有意义学习的条件阐述得严谨并有说服力。③提出学习的过程是认知结构的同化过程，强调采用不同的同化模式，达到新旧知识相互作用的目的。④创立并提倡先行组织者教学模式，可促进学生认知结构的改善。

奥苏贝尔意义同化学习理论的局限性体现在：①适用于陈述性知识的学习，不全适用于解释言语技能、操作技能的学习过程。②过度强调接受学习，使学生的自主能力和创新思维的培养受到限制。

（四）奥苏贝尔意义同化学习理论在护理教育中的应用

依据奥苏贝尔意义同化学习理论，教师在学生学习过程中，应为其创造有意义学习的条件，同时精心设计以帮助学生构建知识结构。

笔记栏

1. 有意义学习的应用　有意义学习的条件提示我们，对于学生没有学习渴求但却是专业必备的知识如生活护理技能等，护理教师应采用灵活多样的教学方法激发学生的学习动机、赋予知识临床意义，促进学生的有意义学习。

2. 认知结构同化理论的应用　认知结构同化理论提示我们，要提高学生的学习效果，护理教师务必以学生已有的知识结构和生活经验为基础，精心准备先行组织者，精心设计问题情景，启发学生比较新旧知识的异同，以建立有条理的知识层次结构，以使学生更好地掌握基本概念和基本原则，从而提高有意义接受学习的效果。

四、加涅的学习信息加工模式

加涅（Gagne R. M.，1916—2002）是美国著名的教育心理学家。他主要通过客观评价各家学说、合理采纳有价值的研究成果，将认知主义学习理论和行为主义学习理论相结合，应用现代信息论的观点和方法，通过大量的研究建立起他的认知学习理论，从而成为认知学习理论流派中强调信息加工模型的代表人物。

（一）加涅及其研究

加涅 1916 年出生在美国麻省的北安多弗，1937 年获得耶鲁大学心理学学士学位，1939 年和1940 年分别获布朗大学实验心理学硕士学位和博士学位，随即在康涅狄克学院任教，1959 年在普林斯顿大学任教，1962—1965 年出任美国科研工作协会研究主任，1966 年在加利福尼亚大学伯克利分校任教，1969 年以后一直在佛罗里达州立大学任教。1965 年出版的《学习的条件》（*The Conditions of Learning*）被认为是"关于教与学的最重要的著作之一"。

加涅通过大量的实验，研究人类的行为、知识的获得、教育的目标、课程及教学程序的设计和评定等问题，侧重研究人类学习中加工知识的过程和规律。他曾经过严格的行为主义心理学训练，然后吸收了认知心理学信息加工理论的观点，形成了有理论支持也有技术支持的认知学习理论，解释了大部分课堂教学，并提出了切实可行的教学操作步骤。

（二）加涅学习信息加工模式的主要观点

1. 学习信息加工模式　加涅的学习信息加工模式（图 2-4）由信息的 3 级加工系统、预期事项系统和执行控制系统构成，用以解释学习的结构和过程。

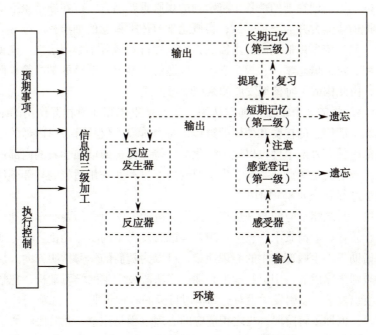

图 2-4　加涅的学习信息加工模式

（1）信息的 3 级加工系统：来自环境的各种刺激或输入信息首先被感受器接收，输入的信息在感觉登记器（第一级）中保留非常短暂的时间，进行最初和最简单的加工，没有被记录的信息可能遗忘，被注意或知觉选择的信息就经过加工或贮存进入短期记忆（第二级），最长大约可持续 30 秒，但短期记忆的容量有限，有新信息进入就会挤走原有的信息，要想某信息得以保持，可采用复习的方法，复习能把信息在此保持稍长时间，然后把信息以各种方式加以编码，以便贮存并转移到长期记忆。长期记忆（第三级）被认为是一个永久性的信息贮存库，其信息的容量也非常大。贮存信息的目的是运用信息去解决各种问题，因此信息经过检索后得以提取，然后被转移到短期记忆，反应发生器对该信息解决问题的适用性进行分析，如果不适用则进一步检索直到适用，最后信息经过加工转化为行为（反应器）。

（2）预期事项和执行控制：预期事项是指对信息加工所期望达到的目标，即动机，只有学生对学习抱有某种期望，才可能对信息进行深入加工，来自外界的各种反馈才能起到强化作用，从而进一步肯定和增强学生的期望。执行控制是指已有经验对当前学习过程的影响，即在信息加工过程中决定哪些信息从瞬时记忆进入短期记忆，如何复习使信息进入长期记忆，如何对信息进行编码，采用何种信息检索的认知策略等。预期事项和执行控制是信息加工过程的另两个重要系统，主要说明人除了对接收的信息进行各种内部加工外，预期和对加工过程的控制都会影响到信息加工的过程和结果，对信息加工过程进行自我调整和监控。

2. 认知累积学说　加涅认为，心智的发展是累积学习的结果。他根据产生学习的情景，把学习由低而高顺次排列为 8 个层次。①信号学习：指学生对某种信号刺激所做出的情绪反应，如学生因考试成绩优良而感到喜悦。②刺激反应联结学习：指一定的情景刺激与相应的反应相联结的学习，如学生操作认真受到鼓励而加倍努力练习。③动作连锁学习：指将一个已有的反应和新的刺激或信号联结起来的学习，即分解的动作按一定的顺序或序列经过练习联结成为一种动作的序列或行为，如肌内注射是定位、局部消毒、进针、推注药液、拔针、按压等动作的连锁行为。④言语联想学习：指词语的连锁行为，即将单个的词语按照语法规则组成一种句子，使词语之间形成一种联结。⑤辨别学习：对某一综合概念中的不同成分进行识别和区分并做出不同的反应。⑥概念学习：是对事物所具有的共同特征进行高度概括，抽象出一类事物的本质特征，直至给出定义。⑦规则学习：也称原理学习，即认识或了解概念之间的关系，实现概念的联合。⑧问题解决（高级规则）的学习：即在新的情景中将学到的规则重新组合，以在新情景下应用规则去解决问题。加涅后来把前 4 类合并为连锁学习，将概念学习依据概念的抽象程度细分为具体概念学习和定义概念学习，然后依据由低到高、由简到繁的顺序排列成 6 个学习层次：连锁学习、辨别学习、具体概念学习、定义概念学习、规则学习、问题解决学习。低级的学习简单而具体，高级的学习复杂而抽象，由此构成了阶梯形发展的累积学习模式。

3. 学习与教学过程的 8 个阶段　加涅认为，学习是主体和环境相互作用的结果，学习的过程就是一个信息加工即信息的接受和使用的过程，每个阶段不仅具有各自内部的心理过程，而且还有影响它的外部事件。外部事件可以使用激化、维持、促进或增强学习的内部过程的各种方式加以计划和执行。教学就是遵循及影响学生学习的内部过程并安排适当的外部事件。加涅把与学习过程有关的教学过程划分为 8 个阶段：

（1）动机阶段：与之相适应的心理过程是预期。有效的学习必须要有学习动机，这是整个学习的开始阶段。在教育教学情景中，教师首先要考虑激发学生的学习动机。学习动机是学生力图达到某种目的的借助于学生内部产生的心理期望，可以为随后的学习指明方向。加涅认为，学习的准备工作是由教师来完成的，用引起学生兴趣的方法激发学生的学习动机，把学生的兴趣和学习目标联系起来组织教学，以引发学生对达到学习目标的心理预期。

（2）领会阶段：也称了解阶段，与之相适应的心理过程是注意。此阶段的教学措施主要是引起学生的注意，通过提供刺激引导学生注意，使刺激情景的具体特点能被学生有选择地感知。

（3）习得阶段：与之相适应的心理过程是编码。此阶段对所选择的信息进行编码并加工，将短期记忆转化为长期记忆。教师需引导学生对新知识进行编码，并激发学生运用编码策略学习。

（4）保持阶段：与之相适应的心理过程是记忆贮存。此阶段采用复习等各种强化手段，将所选择的信息永久地贮存在长期记忆里。教师须对学习外部事件进行适当安排，以减少对学生记忆的干扰，使学生能完整高效地贮存信息。

（5）回忆阶段：与之相适应的心理过程是提取。此阶段利用检索过程，寻找与新知识有关的已贮存的知识，并使其复活。教师须提供线索及采用间隔复习的方法，以帮助信息恢复。

（6）概括阶段：与之相适应的心理过程是迁移。学生把已掌握的知识和技能迁移到各种类似的新情景中去。教师的作用是提供情景，使学生将学到的知识推广到其他情景。

（7）作业阶段：与之相适应的心理过程是反应。学生已形成解决问题的初步能力，并将学习到的知识应用到实际。教师须为学生提供应用知识的时机。

（8）反馈阶段：与之相适应的心理过程是强化。此阶段学生关心的是他的作业是否达到了预期的学习目标。如果达到了，就能使学习动机得到强化。

4. 学习结果分类理论 加涅认为，学习的结果是学生心理状态、能力和倾向的改变。他依据学生的学习结果或所形成能力的不同，把学习结果分为 5 类 3 个领域，前 3 类属于认知领域，第 4 类属于动作技能领域，第 5 类属于情感领域。

（1）言语信息（verbal information）：学生学习时获得大量的信息，包括事物的名称、时间、地点、事实等。言语信息是学习获得的结果，学生能够用言语把获得的知识表达出来，主要回答"是什么"的问题。

（2）心智技能（intellectual skills）：指学生通过学习获得了运用符号与环境相互作用即应用符号办事的能力。心智技能与言语信息不同，言语信息与知道"是什么"有关，心智技能则与知道"怎样做"有关。心智技能的学习不但需要把以前学过的言语信息组织起来，还要注意与言语信息的关系。因此，学习心智技能时，有关言语信息也需要经常学习。

（3）认知策略（cognitive strategies）：指学生借以调节自己的注意、感知、记忆和思维的学习内部过程的技能，也就是加涅的学习信息加工模式中的执行控制系统。前述的心智技能是运用符号处理问题的能力，即处理外部事件的能力，认知策略则是自我控制和调节的能力，即处理学习的内部过程的能力。

（4）动作技能（motor skills）：指学生通过练习所习得的、按一定规则协调自己身体活动的能力。只有经过不断练习，才能平稳、精确、连贯并在限定时间内完成完整的操作动作。

（5）态度（attitudes）：指习得的、决定个体行为选择的内部状态。它影响着学生对自己、对他人、对学科知识、对不同事物的选择倾向。

（三）加涅学习信息加工模式的贡献及局限性

加涅的学习信息加工模式的贡献体现在：①对学习和教学心理方面的论述比较全面。②采用当代认知心理学信息加工理论的观点，将学习的过程解释为信息加工的过程，有助于促进学习过程的心理研究与人工智能、计算机模拟研究相结合。③把学习按由低到高、由简到繁的顺序进行分层，受到大多数教育心理学家的认同。④提出了学习与教学过程的 8 阶段理论，揭示了教与学过程的一般特点和规律。⑤对学习结果不仅注意到学习所导致的行为变化，还关注到学习者的能力变化和态度的变化，能力和态度的变化是其他学习理论较少涉及的。

加涅的学习信息加工模式的局限性体现在：①加涅的学习层次说只是把已经被他人揭示的学习类型按一定顺序排列，没有可靠的科学实验为依据，而且没有实质性的创新内容。②加涅的学习理论是个综合的理论，缺少核心内容，而且是借用别人的研究结果来建构自己的理论框架。

（四）加涅学习信息加工模式在护理教育中的应用

1. 加涅学习信息加工模式的应用 学习信息加工模式要求教师合理安排教学活动，在信息

笔记栏

49

的 3 级加工系统方面，教师应做到：①合理把握教学进度，在单位时间内提供新知识点的数量要根据知识的难易度进行调节，注意控制每节课的信息量，以防信息量过大影响记忆效果。②合理安排课程及教学内容，减少知识间的相互干扰。③创造条件促进学生记忆知识，教师呈现给学生的材料要针对记忆的编码、贮存、提取 3 个基本过程，讲解要生动、有条理性、深入浅出，以便学生理解，同时采用各种复习方法促进学生记忆。在预期事项系统和执行控制系统方面，教师应做到：①了解学生的心理预期。②采用多种技巧唤起学生对新知识学习的注意。③鼓励学生自己通过各种方式提高注意力。

2. 加涅的认知累积学说的应用　加涅的认知累积学说强调复杂学习必须建立在简单学习的基础上。因此，教师应：①分析学生前一层次学习的结果，以确定学生是否已做好下一层次学习的准备。②既要重视简单的学习，也要重视高层次的学习。③要重视对规则的学习，因为规则表达了事物间各种复杂的关系，揭示了事物的内在规律，既是知识的核心内容，也是学生学习的核心内容。如在"常用注射法"的教学中，应重视查对制度、无菌技术、安全注射和标准预防操作原则的学习。

3. 加涅的学习与教学过程 8 个阶段的应用　在护理教学中，针对每个阶段学生不同的心理活动，可提出以下对应的教学策略：①动机阶段，明确教学目标以激发学习动机。在有些教学场合下，学生对学习没有产生兴趣，这时需要帮助学生确立学习动机，形成学习期望。理想的期望需要通过学生自己体会才能形成，而不是仅仅通过教师告诉学生学习的结果来形成。因此，为使学生形成理想的期望，在学生实际获得某种知识或技能前，应先明确教学目标，使学生感受到新知识的学习对日后护理工作及学习的重要性和意义。②领会阶段，提供各种刺激以集中学生注意力。当学生把所注意的刺激从其他刺激中分化出来时，这些刺激就被进行知觉编码并储存在短时记忆中即选择性知觉。为使学生有效进行选择性知觉，教师应采用各种手段来引起学生的注意，如对疾病护理的重点难点讲解采用举例法、演示法等，授课中注意语调语速的变化，运用不同的表情及肢体语言引起学生注意。③习得阶段，授课条理清晰以促进学生记忆。此阶段涉及的是对新获得的刺激进行知觉编码后储存在短期记忆里，然后再进一步编码加工后转入长期记忆中。如果用某种方式把刺激组织起来，或根据已经习得的概念对刺激进行分类，或把刺激简化成一些基本原理，这些都会有助于信息的保存。因此，要提高教学效果，教师应引导学生采用编码的方法，注重知识间的区别及内在联系，以帮助记忆。④保持阶段，采用复习策略以巩固学生记忆。学生习得的信息经过复述或强化后，以语义编码的形式进入长期记忆储存阶段，但有些信息因长期不用会逐渐消退，或新旧信息的混淆往往会使信息难以提取。因此，教师应对学习条件进行适当安排，如采用复述、提问、习题检测等方法加深学生的记忆，从而提高信息保持的程度。⑤回忆阶段，采用间隔复习法帮助信息恢复。学生习得的信息要通过作业形式表现出来，信息的提取是完成作业必需的一个环节，教师可采用各种方式如进行阶段测验以鞭策学生定期复习，从而增加学生的信息回忆量。⑥概括阶段，提供学习情景以促进知识迁移。学生提取信息的过程并非始终在最初学习信息时相同的情景中进行。要学生能把学到的知识运用到各种类似的情景中，必然需要一个概括的阶段，即学习迁移。为促进学习迁移，教师应给学生提供在不同情景中提取信息的机会，引导学生概括和掌握其中的原理和原则，可采用护理个案分析、角色扮演等方法，以及加强课后练习、课间见习并组织病例讨论，使学生的理论知识、操作技能与临床护理实际相结合。⑦作业阶段，提供机会促进知识的应用。作业能反映学生是否已掌握所学的知识。同时，学生通过作业看到自己学习的结果，可以获得满足感。教师可通过布置课后作业或提供护理实践的机会，促进学生将学习到的知识应用到临床实际。⑧反馈阶段，及时提供反馈以强化学习动机。强化在学习过程中起作用是因为学生在动机阶段形成的期望在反馈阶段得到了肯定。因此，教师应对学生的课堂表现、课后作业及阶段测验给予及时的反馈，并对良好的学习行为给予强化，激励学生努力学习。除了来自教师的外部反馈，还可以从学生内部获得反馈即进行自我强化。

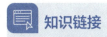 知识链接

大学生的动机与行为的关系

心理学家费约在一次实验中，要求大学生用右手示指拉起测力计上悬挂的重达 3~4kg 的砝码。他把大学生随机分为三组。第一组：不说明任何理由；第二组：要求他们表现自己的最大能力；第三组：告诉他们拉砝码的动作是为了把电输送到工厂或住宅，完成这项任务有重要的意义。三组大学生在相同时间内、不同的活动动机下完成操作的平均次数见表 2-1。

表 2-1 三组大学生在相同时间内、不同的活动动机下完成操作的平均次数

第一组：无特定动机组	第二组：为表现自己最大能力组	第三组：为达成社会重大任务组
100 次	150 次	200 次

研究结果表明：具有较强的社会性动机的大学生的操作次数最多。

来源：

樊豫陇，张艺. 心理学［M］. 郑州：河南科学技术出版社，2007.

4. 学习结果分类理论的应用 加涅把 5 类学习结果分为认知、动作技能和情感 3 个领域，提示我们在护理教学的过程中，不但要重视护理学专业学生知识和技能的掌握，还要关注学生的情感教育，培养学生积极、正面的人生观和职业观。①言语信息类：关于"是什么"的陈述性知识，教学中可以通过检查学生是否能够复述这些知识来确认其是否掌握。②心智技能类：是关于"怎样做"的程序性知识，教学中可以让学生应用一些原理和法则解答相关临床问题。③认知策略类：是学生通过自主调节和控制自身内部的认知过程而获得知识的方法，教学中可通过提供临床案例和临床问题，让学生通过自主调节和控制过程学习采取有效的步骤解决临床问题等。④动作技能类：是通过有组织的、协调统一的肌肉动作构成的技能学习，如教学中教师示教"常用注射法"等护理学基本技能，学生经过不断练习得以掌握并在临床应用技能。⑤态度类：态度的学习是习得一种影响个人对其行动进行选择的内在心理状态的过程，个人可以通过某种特殊事件、模仿或亲身经历来形成态度。因此，无论在学校还是在临床教学，教师的一言一行都直接影响着学生，对学生的发展有着潜移默化的作用，教学除了传授知识和技能，还要进行情感教育，引导正确的专业价值观。

（万丽红）

第三节 人本主义的学习理论

人本主义心理学（humanistic psychology）创立于 20 世纪 50 年代，20 世纪 60 年代风行于世，以研究人的本性、潜能、价值和自我实现为主题。人本主义学习理论（humanistic learning theory）主要以潜能的实现来说明学习机制，其核心观点是：人具有决定自己行为的力量，教育的目标是为学生创造一个良好的环境，以帮助其达到自我实现。主要代表人物有马斯洛、康布斯和罗杰斯。

笔记栏

一、马斯洛的人类基本需要层次理论

马斯洛（Maslow A. H., 1908—1970）是美国著名的心理学家，人本主义心理学的主要发起者。他创立了人类基本需要层次理论（hierarchy of basic human needs theory），为动机理论的发展做出了有意义的贡献。

（一）马斯洛及其研究

马斯洛父亲是移居到美国的犹太人，出生在俄国的基辅城。马斯洛1908年出生于纽约市布鲁克林区，1926年进入康奈尔大学，3年后转至威斯康星大学攻读心理学，1934年获得博士学位，先后在威斯康星大学、哥伦比亚大学和布鲁克林学院任教。1951年被聘为布兰代斯大学心理学教授兼系主任，开始对健康人格或自我实现者的心理特征进行研究。1967—1968年曾任美国人格与社会心理学会主席和美国心理学会主席。

马斯洛在威斯康星大学读书期间，曾为发现了行为主义而欣喜若狂，不久即研究动物学习行为。然而，随着对格式塔心理学和弗洛伊德心理学的深入研读，他对行为主义的热情渐退，尤其是在有了自己的家庭及孩子后，他提到"我的第一个婴孩改变了我的心理学生涯，他使我从前为之如痴如醉的行为主义显得十分愚蠢"。从此，他极端反对行为主义的条件作用学习理论。他认为，学习不能由外铄，只能靠内发。接着，他在1943年出版的《人类动机理论》和1954年出版的《动机与人格》中提出了人类的基本需要层次论。

（二）马斯洛人类基本需要层次理论的主要观点

马斯洛认为，个体成长发展的内在力量是动机。动机由多种不同性质的需要组成。人的基本需要从低到高分为5个等级：①生理的需要（physiological needs）。②安全的需要（safety needs）。③爱与归属的需要（love and belongingness needs）。④尊重的需要（esteem needs）。⑤自我实现的需要（needs of self-actualization）。这些需要按一定的顺序出现，只有当低一层次的需要基本得到满足后，高一层次的需要才会产生，其中自我实现是最高层次的需要。

自我实现（self-actualization）是实现个人理想、抱负，最大限度地发挥个人的潜能。自我实现的需要就是最大限度发挥个人潜能的需要。马斯洛指出，自我实现教育最重要的是创造人格的教育。他认为，人类具有真、善、美、正义、欢乐等内在本性，具有共同的价值观，达到自我实现关键在于使人认识到自我的内在潜能或价值，人本主义心理学就是促进人的自我实现。马斯洛自我实现理论的观点包括：①学习不能靠外铄，只能由内发，即不能由外在的力量如环境、学校的教育及训练等决定，学习活动应由学生自己选择和决定。②教师的任务是引导，因为学生本身就有学习的潜能。③教师应为学生创设良好的学习环境。

高峰体验（peak experience）是马斯洛自我实现理论中的一个重要概念，是指个人处于自我实现状态时感受或体验到的最完美的心理境界，通常表现为一种短暂的狂喜、入迷、出神、极大的幸福感和愉快感。这种体验不仅能给个体带来喜悦和快乐，还能促使个体趋向成熟。马斯洛认为，高峰体验具有以下特征：①人的释放性：高峰体验时，个体一般都处在自己能力的顶峰并能全部释放。②人的创造性：高峰体验时，个体更自信、主动、负责，因此更具有创造性。③人的审美性：高峰体验时，个体活动变得平稳、容易、不费力，因此感觉优美并显得优美，表现在做事进展顺利、得心应手。④人的独特性：高峰体验时，个体认为自身是独特的，其知觉也是独特的。马斯洛还认为，高峰体验在个人成长中具有不可替代的效果，包括：①帮助消除不良心理。②使人们对自己的看法更积极乐观。③感到世界变得更加美好。④消除个体的压抑，释放潜能，增强表现欲和创造力。⑤通过努力，期望高峰体验的再现。

（三）马斯洛人类基本需要层次理论的贡献及局限性

马斯洛人类基本需要层次理论的贡献体现在：①提出基本需要层次论，对教学过程中教师如何关注学生的基本需要具有重要的指导意义。②提出自我实现理论，使学生以最有效的方式表现自己的潜能，以此得到高峰体验。

马斯洛人类基本需要层次理论的局限性体现在：①高峰体验对人的身心、个性等确实有积极的作用，但身心健康、个性完善受许多因素制约；马斯洛没有看到其他因素的作用以及这些因素与高峰体验的相互关系，夸大了其价值。②马斯洛脱离现实的社会关系和社会生活而片面强调人的尊严和价值，主张完美人性的可以实现性，具有抽象性、片面性。③过分强调遗传在人的发展中的作用，认为自我实现就是先天潜能的自然成熟过程，忽视了社会条件的制约作用，忽视了通过教育可以改变需要层次的主次关系。

（四）马斯洛人类基本需要层次理论在护理教育中的应用

1. 基本需要层次论的应用　基本需要层次论要求护理教学过程中教师必须顾及学生各个方面的需要：①生理需要方面，护理教师应顾及学生的饮食、睡眠、身体状况对学习的影响，保证课间休息，上课不拖堂。②安全需要方面，除了注意教学的物理环境安全外，要引导学生树立学习护理学专业知识的信心。③爱与归属需要方面，应关心爱护学生，尊重学生，建立民主型的师生关系。④自尊需要方面，注重维护护理学专业学生的自尊。⑤自我实现方面，创造机会让学生体验成功感。

2. 自我实现理论和高峰体验理论的应用　根据马斯洛自我实现和高峰体验的概念，教师应为学生创设良好的学习环境，包括：①教学目标应注重学生潜能的开发。②在可能的情况下，学习活动应由学生自己选择和决定，教师的任务只是引导。③避免枯燥无味、紧张戒备的教学气氛，努力创设一个轻松愉快的教学氛围，以唤起学生的高峰体验。④相信每个学生都是独特的，相信每个学生都有自我实现的愿望。⑤创造机会让学生体验学习的快乐。

二、康布斯的人本主义学习理论

康布斯（Combs A. W., 1912—1999）是人本主义心理学的代表人物之一，他提出了全人教育思想。他认为教育的目的不仅仅局限于教授学生知识和技能，更重要的是关注学生的情绪、情操、态度、道德以及价值判断等多方面的情意需求，旨在培养学生健全的人格。因此，康布斯的教育思想也被称为全人教育思想。

（一）康布斯及其研究

康布斯在与他人合著的《教师的专业教育》一书中写道：要想了解人的行为，必得先了解行为者如何从他的观点去觉知他所处的世界。康布斯的人本主义理论认为，个体对自身和外部世界的知觉为主观的和自主的判断，是个体对其知觉的对象产生的感受。知觉属于感性的范畴，是对事件认知的基础，决定个体行为的取向，这一点是人本主义学习理论区别于其他理论最突出之处。人本主义重视人的价值和尊严，强调促进个性化发展和发挥人的潜能。

（二）康布斯人本主义学习理论的主要观点

1. 知觉、信念与行为　知觉是构成信念的基础，信念是行为的基础。不同的知觉产生不同的信念，不同的信念产生不同的行为。因此，要想改变一个人的行为，不能只从行为表现上加以矫正，而必须从设法改变他的知觉或信念着手。"人是先有了不同的信念才有不同的行为"的观点，被心理学家视为人本主义心理学的基本信条之一，在教育上也深具意义。教师要想了解学生在某种情景下表现的某种行为，必须先了解学生如何觉知该情景。教师认为某学生的行为怪异且不能理解，而学生却认为是正常或应该的。学校的要求不易获得学生的认同，所制定的行为规范学生未必遵守，其主要原因是由于学生对此要求或规范所产生的知觉和信念未能与学校一致。这些现象说明，教育应从了解学生如何觉知他所处的世界开始入手。

2. 全人教育思想　康布斯人本主义学习理论提出教育的目的绝不限于教给学生知识和谋生的技能，更重要的是根据学生的"情意需求"，促进学生能在知（知识）、情（情感）、意（意志或动机）三方面均衡发展，从而培养其健全人格。情感需求，指学生在情感、情操、态度、道德、价值观念等方面的需求。这些需求跟人与人的关系息息相关，是人在社会生活方面不可或缺的能力需求。康布斯认为，通过教育，希望达到以下七项目标：①从学生经验出发，针对其各方面（指知、情、意）需求，设计教学，充分发挥学生的各种潜力。②在教育环境中，不仅使每个学生均能在智育方面得以自我实现，而且能在情感意志方面获得自立的观念和能力。③针对未来社会的发展，使每个学生不仅学习到必要的知识和技能，而且学习到处理人际关系和职业生活的能力，以满足未来生活的需求。④遵循因材施教原则，力求对每个学生产生个性化教育的效果。⑤将知、情、意三者贯穿于所有的教育活动当中，发挥全人教育的功能。⑥营造学校的教育气氛，使整个校园呈现出既富有挑战，又不失自由、活泼、关怀和支持且不惧威胁的学习情景。⑦培养学生纯真开放的气质和认识自我的能力，学会既能在集体生活中尊重别人，也能在个人生活中解决自己心理上的问题。人本主义心理学所追求的，正是以上所阐述的全人教育思想。

（三）康布斯人本主义学习理论的贡献及局限性

康布斯人本主义学习理论的贡献体现在：康布斯人本主义学习理论提出的个人的学习行为与其知觉之间有着密切的关系。这一点对于学生的学习来说，存在两种意义：其一是学到了新知识，其二是该知识对个人产生了新意义；对教师来说，也带来一些启发：多数教师在教学时认为只要将组织好的内容以恰当的方式呈现给学生，学生就会自然而然地接受。

康布斯人本主义学习理论的局限性体现在："意义"并非存在于教材表面，而是蕴含在教材之内。"意义"很难在传统的教学活动中体现和发挥。只有学生将心智投注其中，才会反映出其意义所在。有效的教学不在于教师提供给学生多少知识，而是使知识对学生自身产生意义。

（四）康布斯人本主义学习理论在护理教育中的应用

临床护理教学作为护理教育的重要组成部分，要求学生不但要有扎实的理论基础和过硬的临床实践能力，而且要有健全的人格。康布斯说："教学的基本目的就是帮助每个学生发展一种积极的自我观念，不仅让学生知道'我做什么'，而且让学生知道'我是谁'。这不仅影响到他们的才能、理想和情感，而且常常决定他做什么。"康布斯提出，培养学生纯真开放的气质和认识自我的能力，学会在集体生活中尊重别人，也能在个人生活中解决自己心理上的问题。

1. 启发式教学，培养学生创新意识　康布斯认为，每个学生不仅要学习到必要的知识和技能，而且要学习到处理人际关系和职业生活的能力，以满足目前和未来生活的需要。在临床护理教学如床旁教学、晨会提问时，采用启发式教学，鼓励学生积极发言，充分发挥其想象力和创造力。例如：神经内科病人病变发生的部位、会出现的临床表现、重点观察的内容、如何护理、药物应用的注意事项等。鼓励学生积极发言、各抒己见，然后由教师予以补充。这样既能充分展现学生的聪明才智，又能通过大家的群策群力把问题考虑全面。通过此类教学活动，学生不仅学习到知识和技能，自我价值得以实现，而且还能体会到团队合作的意义和价值，在情意方面获得自立的观念和能力。

2. 自由式教学，充分发挥学生潜能　康布斯相信，从学生经验出发，针对其各方面需求进行教育设计，能使学生潜能得到充分发挥。在临床护理实践教学中，学生应是学习的主体。临床教师把护理工作中存在的问题和学习内容形成列表，学生可以自由地选择自己感兴趣的题目，经准备后给其他学生讲授。如此学习，学生既有学习的压力，又有学习的动力。他们会为展示自己的能力和维护自尊而认真学习，积极备课，在学习知识的同时又对知识加以巩固，自觉地去发挥自己的潜能，求得自身更充分的发展。同时，学生会因知识和能力的提高受到其他学生的尊重、病人的信任、教师的赏识，这样既锻炼了学生获取知识的能力，又提高了学生的自信心和工作积极性。

3. 开展技术竞赛，培养学生进取精神和竞争意识　康布斯提倡，营造教育气氛，使学习情景在挑战中充满自由、活泼、关怀、支持而不具有威胁性。护理工作者不仅需要具备丰富的专业知识，还需要掌握熟练的操作技能，既善于动脑，又善于动手，才能适应临床护理工作的需求。

因此，护理技术和技能也是评价学生临床实践能力的标准之一。在临床护理教学中，组织进行不同形式的护理技术和技能比赛，鼓励学生积极参加比赛，根据比赛成绩给予奖励，以培养学生积极进取、善于接受挑战的工作品质，更好地适应未来充满竞争的社会生活。

三、罗杰斯的人本主义学习理论

罗杰斯（Rogers C. R.，1902—1987）是美国著名的心理学家，当代人本主义心理学的主要代表人物之一，也是人本心理治疗派的创始人。他通过从事心理咨询和治疗工作，提出"以病人为中心"的心理治疗原则并运用于教学领域，从而提出了"以学生为中心"的教育理念。

（一）罗杰斯及其研究

罗杰斯于1902年出生在美国伊利诺伊州的奥克派克。1920年考入威斯康星大学，先学农学，后转学历史。1924年攻读研究生之后开始对心理学感兴趣，进入哥伦比亚大学师范学院选修心理学课程，1928年获硕士学位，受聘于纽约罗切斯特儿童研究室。1931年获哥伦比亚大学心理学博士学位，1940年任俄亥俄州立大学心理学教授，1945年任芝加哥大学心理学教授并创建了芝加哥大学心理咨询中心，1946年当选为美国心理学会主席，1957年回母校威斯康星大学担任教授。

罗杰斯在芝加哥大学心理咨询中心工作期间发现，病人具有自己解决问题的能力，心理治疗师并不需要指导或劝告病人做什么，而需创造一个非评论性的气氛，帮助、促进其发展自我意识，使病人加深对自己的了解，引导及促进病人克服暂时的情绪障碍，集中精力解决自己所面临的问题。他通过心理治疗发展了"以病人为中心"的心理治疗原则。他认为，治疗师与病人之间的这种关系也同样可以用于教师和学生之间，提出了"以学生为中心"的教育理念。1969年，他把自己长期从事心理治疗的工作经验和研究结果推广到教学中，并出版了阐述其人本主义学习观和教学观的《自由学习》（*Freedom to Learn*）一书。

（二）罗杰斯人本主义学习理论的主要观点

罗杰斯指出，当今教育制度和教育模式限制和扭曲了人的健全发展，使学生没有学习的自由，没有充分发展的自由，教育只知道发展学生的智力，学习科学技术，不能改善人际关系，不能促进学生全面、自由地发展。因此，他极力提倡以学生为中心的教学观和以自由为基础的学习观。

1. 以学生为中心的教学观　罗杰斯认为，学生是教育的中心，学校为学生而设立，教师为学生而教学。学生是学习活动的主体，教师必须尊重学生，重视学生的意愿、情感和价值观，相信每个学生都能指导自己，并具有自我实现的潜能。教育的根本目的在于调动学生的主观能动性，充分挖掘并发展其潜能。教师的任务不是教给学生知识，而是为学生提供一种促进学习的氛围，让学生自己决定学什么、如何学。教师的角色不应当是"教师"，而是学生学习的促进者，以及引导者、合作者、帮助者、鼓励者、倾听者。促进学生学习的关键不在于教师的教学技巧、专业知识、课程计划等，而在于特定的心理环境。这种心理环境和心理治疗师对病人的心理环境是一致的，包括3个基本条件：①真诚：指学习的促进者必须表里如一，表现真我，使学生感觉自然、诚恳、有人情味。②无条件积极关注：指学习的促进者必须无条件地尊重学生的情感和意见，关心学生的方方面面，接纳学生的价值观。③同理心：指学习的促进者能了解学生的内在反应，而且要设身处地了解学生的心境。在这种心理气氛下，学生积极向上的潜能能够得到发挥，能够学到想学的知识。

2. 以自由为基础的学习观　罗杰斯在《自由学习》中提出了自由学习的10大原则。

（1）发挥学习潜能：教学应以学生为中心，建立良好的师生关系，促进学生内在潜能的发挥。罗杰斯认为，人生来就有良好的学习潜能，只要条件允许，人人都可发展成为实现自我价值的人。教师应由衷地信任学生能够发展自己的潜能，只要建立起良好的师生关系，形成和谐的学习氛围，就能促进学生潜能的释放和发挥。

笔记栏

55

（2）发觉学习意义：学习内容应有意义且符合学生学习目的和发展需求，使学生产生有意义的学习。罗杰斯认为，最重要的学习内容是对人有价值、有益的技能，以及对人的发展有用的知识。而且，学习内容是否有意义，不在于学习内容本身，而在于学生对学习内容的看法。只有当学生认识到学习内容有意义且与自己的人生追求和发展有关，能满足他的好奇心，才能对学习感兴趣且容易记忆，也才有利于知识的迁移和应用。因此，教师应考虑并尊重学生的兴趣和需求，适当调整教学内容，以提高教学效果。

（3）维护自我概念：自我概念是指一个人的信念、价值观和基本态度。罗杰斯指出，当学生的自我概念在学习中遭到威胁时，常会采用防御的态势，因为这种痛苦的、威胁到自己价值观的学习，与自己的心理产生了冲突。因此，涉及改变自我的学习具有威胁性，容易受到抵制。教学中应注重维护学生的自我概念。

（4）减轻学习压力：罗杰斯认为，学习氛围对学生的学习有很大的影响，在压力较小的情况下学习效果最佳。教师应充分了解学生的具体情况，根据其具体情况给予支持和鼓励，并将外部威胁降到最低限度；当学习内容与学生的自我概念出现冲突时，应采用引导和协商的方法，使学生处于一种相互理解、相互支持、相互尊重、没有压力和威胁的环境中，从而更好地理解和接受学习内容，提高学习效果。

（5）减少自我威胁：学生在学习过程中，会承受许多心理压力，如担心教师提问、担心答题不正确遭到嘲笑、担心不能在指定的时间内完成学习任务等。教师应指导学生正确认识自己，正确评价学习压力，不过分苛求自己及别人，加强自我肯定并多给学生肯定与支持；当学生处于有安全感的环境中，自我威胁也将下降，学生就能较放松地用一种辨别的方式去学习，发现事物间的差异性，以获得良好的学习效果。

（6）从做中学：罗杰斯认为，大多数有意义的学习是从做中学，这是促进学习的最有效方式之一。因此，应创造机会让学生直面和体验各种实际问题。课堂教学可通过建构真实的问题情景，让学生扮演各种角色去体验情景。此外，还可增加社会实践，让学生亲身体验将来工作的真实情景，从而促进理论联系实际，提高学习效果。

（7）参与学习：罗杰斯认为，当学生负责任地参与学习过程时，就会促进学习。这种参与学习是自主自发、负责任的，也就是学生自己选择学习方向，主动寻求学习资源，自己决定行动路线，自己承担选择的结果，这样才能最大限度地进行有意义的学习。

（8）全身心学习：罗杰斯强调，学习不应只发生在"颈部以上"，而应全身心地投入（包括情感和理智）。因为，只有学生自我发起并全身心投入学习，才会产生创造性的学习和持久性的学习，才会产生最深刻的学习效果。教师要使学生全身心地投入学习，就必须让学生面临有意义的且符合他们需求的问题。

（9）自我评价学习：自己评价学习效果可以培养学生独立思维能力和创造能力。通过自我评价，学生能清楚其学习是否满足自己的需要，分析学习的方法是否正确，判断学习的效果是否达到目的，以决定适合他们自己的准则，而不是始终依赖他人评价。教师想让学生成为独立自主的人，就应为学生提供更多自我判断、自我评价的机会，让他们得出自己的结论并提出调整学习的方法。

（10）重视能力培养：学习的目的是为适应社会。教师应根据社会的变化调整教学，培养学生的综合能力。学生也应采用更富有挑战性的学习方法，对经验始终保持开放的态度，充分认识自己，了解社会，发展全面的兴趣和能力，以适应社会的需要。

（三）罗杰斯人本主义学习理论的贡献及局限性

罗杰斯人本主义学习理论的贡献体现在：①强调对学生的信任和尊重，强调师生的情感与和谐学习氛围的建构，克服了行为主义和认知心理学理论所忽略的人类学习情感方面的缺陷。②关注学生学习的潜能和兴趣，重视学生学习的主动性和价值观，提倡负责任、全身心地参与学习并从做中学，鼓励自我评价及适应社会能力的培养等。③尊重学生的个性，给学生的学习提供自由，鼓励学生表现自己的才干、充分发挥潜能等，对当前素质教育目标的制订，具有积极的借鉴作用。

罗杰斯人本主义学习理论的局限性体现在：①片面强调学生的潜能作用，忽视社会和文化环境的决定作用，容易导致放任自流式的"自由学习"。②过度强调学习的绝对自由，即学习的动机是内在的，学习的内容是自选的，学习的过程是自主的，学习的结果是自评的。事实上，这样的学习是不存在的；既然人是社会的人，人的学习就不可能不受社会的制约和影响。社会的要求不可能不反映在学习的目标和学习的内容中，学习的过程不可能是完全自主的，学习的效果不可能不受到学校和社会的评价。③过度强调无压力的学习环境，这在现实社会中是不存在的；事实上，适度的压力有助于学习效率的提高。④过度强调教师的促进者作用，而忽视了教学内容的系统逻辑性和教师在学科教学中的主导作用，当教学内容难度较大或较抽象，学生对此毫不知晓或知之甚少时，一味追求学生自主学习，不但费时费力，而且影响教学效率和效果。

（四）罗杰斯人本主义学习理论在护理教育中的应用

1. 以学生为中心教学观的应用　护理教育从根本上说是做人的工作，必须围绕学生、关照学生、服务学生。坚持以学生为中心，为学生健康成长提供一流平台、通道、资源和环境，这是世界一流大学应遵循的基本教育规律。根据以学生为中心的教学观，教师在课堂教学中应：①将教师知识传播者的角色转换为学生学习促进者的角色，树立以学生为主体的教学意识。②重视营造平等民主的课堂气氛，重视师生互动，引导学生质疑，引导学生寻找答案，促进其潜能的发挥。③尊重学生，接受学生的个体差异。

2. 以自由为基础学习观的应用　罗杰斯认为，教师应最大限度地给予学生学习的自由以发挥其潜能。护理教师应：①重视培养学生健全的人格：运用情感教学，使学生在一种真诚、接受、理解的情感氛围中，培养自信、自强的品格，了解并接纳自己，了解社会规范，养成良好的社会道德和护理道德观念。②尊重学生自我实现的需要，促使学生发觉学习的意义：罗杰斯主张绝对的学习自由，但有些对护理工作十分重要的知识，如基础护理学基本技能，尤其是生活护理技能，教师不能因学生目前没有意识到其意义而不教，而应在培养学生兴趣的基础上教学。③创设安全的学习氛围：注重维护学生的自我概念，减轻学生的学习压力，教师应接纳学生、尊重学生、理解学生；课堂教学可通过情景教学使学生意识到学习护理学专业知识的意义，鼓励学生从做中学、全身心地参与学习并进行自我评价；临床教学中更应创设宽容、接纳的学习氛围，如热情接待与鼓励，病人的宽容与理解，都是护理学专业学生从事护理工作的动力源。④使用学习合同，为学生提供对自己学习负责任的机会。

（郭　红）

第四节　其他学派的学习理论

随着学习理论的发展，涌现了许多行为主义和认知主义学派的分支，其综合了多位学者的观点而形成新的理论体系，且针对人类的学习行为做出了更多创新的诠释。诸如社会学习理论、建构主义学习理论、合作学习理论和转化学习理论等，下面分别对上述理论学派进行介绍。

一、社会学习理论

社会学习理论（social learning theory）是一种新行为主义理论，是在行为主义学习理论及认知主义学习理论基础上发展起来的理论，即通过观察环境中他人的行为及其行为结果来进行学习的学习理论。其核心观点是：人的思想、情感和行为，不仅受直接经验影响，而且还通过观察别

笔记栏

人的行为表现及其后果进行学习。社会学习理论主要代表人物有班杜拉、米勒、多拉德。本节主要阐述班杜拉的社会学习理论。

（一）班杜拉的实验研究

班杜拉（Bandura A., 1925—2021）是美国著名的教育心理学家，社会学习理论的创立者。他认为，人类的学习大多发生在社会情景中。因此，他通过一系列对儿童的社会行为和学习活动的观察研究，提出其社会学习理论。

班杜拉认为，以往的学习理论常用白鼠等作为实验对象，以此推断人的学习行为，这忽略了人和动物的区别。他提出，人类的语言、态度和情感等难以用动物的试误学习来解释，应在自然的社会情景中研究人的行为。

班杜拉进行了一系列实验研究，其中最经典的是"玩偶"实验。首先，他将66名幼儿随机分成3组，让他们分别观看一个成年女子（榜样）对一个充气玩偶做出各种攻击行为（如大声吼叫、拳打脚踢等）但得到不同结果的电影。第1组为奖赏组，即榜样采取攻击行为后得到的是口头表扬和食物奖励；第2组为惩罚组，即榜样采取攻击行为后遭到的是训斥或殴打；第3组为空白对照组，即榜样采取攻击行为后，既没有得到奖赏，也没有得到惩罚。然后，把这些幼儿一个一个带到与电影里相同的实验情景中，让每人玩10分钟，通过单向观察并记录他们的行为。结果显示，3组幼儿都表现出攻击行为，奖赏组和空白对照组的攻击行为发生率较高，惩罚组的攻击行为发生率显著减少。班杜拉用替代强化来解释这一现象：学习者因看到榜样的行为受到奖赏，间接引起他本人相应行为的增强；反之，学习者因看到榜样的行为受到惩罚，间接引起替代性惩罚作用，其相应行为受到抑制。但是，班杜拉进一步对这3组幼儿进行实验，告诉幼儿，凡是能模仿观察到的行为就可以得到奖赏，结果3组攻击行为发生率均得以提高却没有差异，说明空白对照组及惩罚组之前虽然没有得到奖赏的强化，也可以通过模仿学会相关的行为。

根据这些实验结果，班杜拉特别关注3个最基本的相互联系的机制，即替代过程、认知过程和自我调节过程。

1. 替代过程（vicarious process）　学习者可以通过观察而不必亲自体验他人的行为以及他人行为的结果而得到学习，无论该行为的结果是受到奖励还是惩罚。在班杜拉看来，建立在替代过程上的学习模式，是人类学习的一个重要形式，因为这种模式是学习各种复杂技能的一种不可缺少的方式。例如，人们不可能通过试误来掌握开车、做手术等技能。通过社会榜样的作用，人们可以吸取他人显示出来和创造出来的信息源，以此扩充自己的知识和技能。

2. 认知过程（cognitive process）　班杜拉所说的认知，主要是指使用符号和预见结果的能力。首先，使用符号的能力，为人类提供了一种创造和调整各种环境事件的有力工具。通过符号，人们可以把稍纵即逝的经验加以处理并转化成内在的模式，从而作为未来行动的指南。通过符号的媒介，人们可以不受时间和空间的限制，与他人交流信息。其次，人们并不是简单地对环境做出反应，或被环境事件所左右。人们的行为大多数具有目的性和预见性。人们可以预见到各种行动可能导致的后果，并以此制订行动方针，激发自己的动机，并有预见性地引导自身的行动。

3. 自我调节过程（self-regulatory process）　班杜拉认为，个体可以通过观察到自己行为的后果来调节自己的行为。人们的行为，大部分根据自己的内部准则和对自己行为的自我评价来调节，并不只是为了迎合他人的喜爱。例如，人们可能因为自己所做的某件错事而自责，因为这种行为违反了他们自己的行为准则。一般而言，自我调节过程包括自我观察、自我判断和自我反应3个阶段。自我观察指人们根据不同的活动中存在的不同衡量标准，对行为表现进行观察的过程。自我判断指人们为自己的行为确立某个目标，以此来判断自己的行为与标准间差距并引起肯定的或否定的自我评价的过程。自我反应指个人评价自我行为后产生的自我满足、自豪、自怨或自我批评等内心体验。

（二）班杜拉社会学习理论的主要观点

根据诸多实验的研究结果，班杜拉总结出了社会学习理论，其核心内容包括三元交互决定论、观察学习理论和自我效能理论。

1. 三元交互决定论　心理学家对人类行为的起因观点不同。行为主义学派主张外因决定论，认知主义学派主张内因决定论，其共同特点都是单向决定论，即将外部环境刺激或个体内部因素看成单向地引发个体行为。班杜拉认为，人的行为既不单由个体内部因素决定，也不单由外部环境控制，而是在社会环境中由个体内部因素和外部环境共同作用的结果，同时也反作用于个体内部因素和外部环境。也就是说，行为、个体和环境是相互影响地联结在一起的一个系统，3个因素都是相互作用的决定因素，而且都是双向地相互影响的，因此这个理论被称为三元交互决定论（triadic reciprocal determinism）（图2-5）。具体而言：①个体与其行为之间的相互决定关系：指个体的期待、信念、目标、情绪等内部因素影响或决定其行为方式，且行为的内部反馈和外部结果反过来又决定其思想、信念和情感反应。②行为与环境之间的相互决定关系：指环境作为行为的对象或现实条件决定着行为的方向和强度，但行为也改变着环境以适应人的需要。③个体与环境之间的相互决定关系：指个体的人格特征、认知功能等虽然是环境作用的产物并受到环境条件的制约，但环境的存在及其作用并不是绝对的，而是潜在的，环境取决于个体的认知，只有被个体控制时才能对个体产生影响。总之，三元交互决定论是一种复杂的、综合的人类行为理论，它注意到了行为与各种内部因素和外部环境的相互关系。

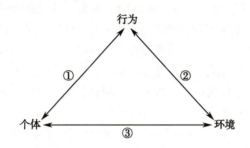

图2-5　班杜拉的三元交互决定论

2. 观察学习理论　班杜拉提出，观察学习（observational learning）就是在社会情景中，通过观察他人的行为及其结果，就可以学会某种行为，也被称为替代学习。观察学习的对象即榜样或示范者。班杜拉认为，人类大多数行为通过观察榜样的示范而习得。

（1）观察学习的特点：班杜拉总结出观察学习有4个特点。①观察学习不一定具有外显的行为反应：学习者可通过观察他人的示范行为学会该行为，但不一定表现出来。②观察学习不依赖直接强化：在没有强化作用的情况下，学习者仍可通过观察他人的示范行为学会该行为。③认知在观察学习中具有重要作用：个体从观察示范行为到能表现出该行为，必然经历注意、记忆、表征等认知过程。④观察学习不同于模仿：模仿是学习者对示范行为的简单复制，观察学习则是从示范行为中获得信息后，经过自我调整，从而创造出基于示范行为的新行为。

（2）观察学习的过程：观察学习包括注意、保持、动作再现以及动机4个心理过程。

1）注意阶段：是对榜样的知觉过程，即对榜样的特征进行有选择性的观察。注意过程是观察学习的起始步骤，它决定着观察学习的方向及所需筛选和吸收的信息。影响观察学习注意阶段的因素包括：①榜样的特点：榜样具有激励与引导行为的作用，主要体现在榜样与学习者的相似性、榜样的地位和声誉、榜样的能力水平及榜样的人格魅力。一般来说，榜样的年龄、性别、兴趣爱好、价值观和社会背景与学习者相同或相似，较易引起学习者的认同感而触发效仿的动机；榜样的地位越高、声誉越好，越容易引起学习者的注意和模仿；榜样的能力水平越接近学习者，越易被效仿，能力水平太低对学习者没有吸引力，太高可能使学习者望而却步；具备吸引人的特

笔记栏

性的榜样更易引起学习者的注意。②学习者的特点：包括学习者的感知能力、觉醒水平、知觉定势及以往的强化经验等。观察学习具有认知性，因此，榜样的信息与学习者的认知水平相匹配时，较易引起学习者的注意。③榜样的展示方式：包括真实的示范、符号性示范、内隐的示范和创造性示范。真实榜样的行为示范更生动形象，尤其是通过难点分解及重点重复的示范，更能吸引学习者的注意力；符号性示范是通过图片、录像等展示榜样行为，可供反复观察使用，但没有真实示范直观、真实、生动；内隐的示范要求学习者想象某种榜样行为并进行观察学习；创造性示范指学习者把不同的榜样的各个特征组合成一个新的示范榜样。

2）保持阶段：是对示范信息的贮存过程，即把观察到的榜样行为转换成符号表征或映像表征并编码后保存在记忆里备用。要提高保持的效果，除了对示范行为进行记忆编码，还要对示范行为进行复述，包括心理复述和动作复述两种形式。心理复述是在心理上反复回忆、想象示范行为，起到增强记忆、促进保持的效果；动作复述是对示范行为进行重复练习以巩固习得的行为。最好是先通过心理复述对示范行为进行组织，再通过动作复述把它付诸外部行动表达出来。

3）动作复现阶段：是把表征化的示范信息转化成自己行为的过程。这首先需要在认知水平上对示范信息进行选择和组织，在此基础上还要具备再现行为的技能即动手能力，然后对此进行回忆和练习，最后通过多次自我观察、自我矫正及他人的反馈，达到熟练掌握示范行为的目的。

4）动机阶段：该阶段决定了哪一种由观察而习得的行为得以表现。示范行为是否被学习者表现出来，主要取决于3种强化：①外部强化：指直接对学习者的行为结果产生强化作用的外界因素，如学生根据教师的表扬、加分、奖励或批评、扣分、重做作业等奖罚情况，来增加或消除某种行为。②替代性强化：指学生根据他人行为所得到的奖惩情况相应地调整自己行为的过程；该行为不是直接强化的结果，而是体验到榜样行为后获得的结果；如教师当众表扬某学生会起到激励其他学生的作用，某学生考试作弊被处分，对其他学生则起到警示作用。③自我强化：指学生根据自己设立的标准，通过自我评价、自我调节和自我奖励等形式来调节自己的行为，属于内部强化；如考到理想的成绩则奖励自己做喜欢的事情等。

3. 自我效能理论 自我效能（self-efficacy）是班杜拉1977年首次提出的概念。班杜拉认为，个体的行为不仅受行为结果的影响，而且受其相关行为技能的预期和信念（行为的先行因素）的影响。这种信念就是自我效能，即个体对自己能否成功地完成某项任务的主观判断、评价和信念，它包含两层意思：一是个体对自己能否胜任某项工作的评估；二是个体对自己胜任某项工作的体验。如果个体相信自己能成功完成某项任务，说明其自我效能较高，反之则低。自我效能强调的是个体认为自己能做什么，而不是实际能做什么，也不是知道该做什么。这种评价可能与其实际能力水平相符，也可能不符。

（1）自我效能的作用：自我效能的作用表现在以下4个方面：

1）自我效能影响目标设定和行为选择：一般来说，自我效能高的学生倾向于选择富于挑战性的学习目标，而且主动参与，并能有效控制学习行为；相反，如果学生认为自己不能胜任某项学习任务，就会刻意回避该学习任务。

2）自我效能影响兴趣的形成和行为的坚持：具有高自我效能的学生，容易形成稳定的兴趣，学习热情高，能持之以恒；而低自我效能的学生较易沮丧，在困难面前容易放弃。

3）自我效能影响能力的发挥：能力与自我效能呈正相关。自我效能高者对自己的能力充满信心，更能有效运用自己的能力，甚至能超常发挥自己的水平，高效地实现自己的目标。

4）自我效能影响情绪反应模式：自我效能决定着个体的应激状态。低自我效能的学生常常过于低估自己的能力，感到自己难以胜任所承担的任务，因此容易产生紧张、焦虑、恐惧的情绪，从而影响自己能力的有效发挥，最终难以实现学习目标。

（2）影响自我效能的因素：班杜拉认为，影响自我效能的因素主要有：①个体的成败经验：是个体成败的一种亲身体验或直接经验，是影响自我效能的最主要因素；一般来说，成功的经验可提高自我效能，不断成功可培养学生稳定的较高的自我效能，即使学习中遇到困难，也不会轻易放弃。②个体的替代性经验：是个体成败的一种替代性经验，是通过观察他人的行为而获得的间接经验，也是影响自我效能的主要因素。当看到与自己能力水平相当的人获得成功，就会增强自我效能，反之则降低自我效能。③他人的言语劝导：当接受他人认为自己具有执行某项任务的能力的言语鼓励而相信自己的能力时，自我效能提高；有效的言语劝导应切合个体实际，而不是空洞的说教；过高要求的劝导会挫败学生的自我效能，消极的劝导也会削弱学生的自我效能；言语劝导的效果还依赖于劝说者的声望及地位，权威人物劝导的激励作用会更加有效。④个体的身心状态：即个体面临某项任务时的身心反应，平静、自信、积极面对时自我效能高，就能很快很好地完成任务；相反，焦虑、疲劳、消极面对时自我效能低，就会感到难以胜任所承担的任务。⑤个体的成败归因：归因是个体对自己、他人的社会事件的原因的理解和解释，不同归因会影响自我效能：如果将成功归因于内部的或可以控制的因素，如能力或努力，将有助于提高自我效能；如果将成功归因于外部因素，不一定能提高自我效能；如果将失败归因于内部因素，如能力不足，则会降低个体的自我效能；如果将失败归因于外部因素，则不一定会削弱个体的自我效能。自我效能也影响归因：自我效能高的人会认为通过努力可以改变或控制自己，而自我效能低的人则会认为行为结果完全由环境控制，自己无能为力。

（三）班杜拉社会学习理论的贡献及局限性

班杜拉社会学习理论的贡献体现在：①注重社会因素对人的行为的影响，提出了三元交互决定论。②提出观察学习是人类间接经验学习的一种重要形式，并揭示了观察学习的一般过程和规律；观察学习可广泛应用于人们的生活经验、书本知识和运动技能的学习中，而行为主义学习理论和格式塔顿悟学习理论重点研究直接经验的学习，认知学习理论主要探讨书本知识学习的心理活动及其规律。③进一步发展了传统的强化理论，强调替代性强化和自我强化在人类学习中的重要作用。④重视自我效能在人类动机中的核心地位，为研究学习的内部动机、提高学习效果提供了新的途径。

班杜拉社会学习理论的局限性体现在：①强调认知过程和动机只是经验范畴内的概念，不适用于解释和说明陈述性知识和复杂、高难度的技能训练。②过分夸大了榜样的作用，没有把学生的学习和发展的内在心理机制进行深入研究。

（四）班杜拉社会学习理论在护理教育中的应用

1. 三元交互决定论的应用 三元交互决定论强调行为、个体和环境的相互影响。个体在社会情景中受他人行为的影响，护理教师的一言一行、一举一动直接影响着学生的价值取向、职业认同感及专业技术的规范性，护理教师应规范自己的言行，为学生起到引导和示范作用，潜移默化培养学生的自律行为。同时，学生在临床环境中，应善于评判性分析问题，学习护士良好的行为规范，摒弃不规范行为及不良风气。除了临床环境外，培养学生的职业道德也需要到社会情景中去感受，教师可以鼓励学生作为志愿者去养老院等参加服务活动，培养良好的道德情操，进一步笃定职业信念，践履职业风范。

2. 观察学习理论的应用 无论在学校教育、课堂教学，还是在临床见习、临床实习中，学生每时每刻都在观察学习，护理教师应为学生创设良好的观察学习环境：①注重发挥护理教师的角色榜样作用，展现良好的师德师风、护士职业道德及规范娴熟的操作技术，并合理运用外部强化和替代性强化，促进学生良好行为的形成。②善于挖掘正面榜样，发挥学生同伴的榜样示范作用。③引导学生善于观察他人的优点，通过观察学习提升自我。④指导学生设立合适的行为或学习目标，教会学生自我强化，促进学生自主学习。

3. 自我效能理论的应用 学生在护理学专业学习中必然遇到许多困难和挫折，教师应：①帮助学生获得学习的成功体验，增强学生的自我效能。②帮助学生充分认识护理工作的社会价值，克服自卑心理，正确认识自我，正确对待挫折，以积极、平和、宽容的心态投入护理学专业的学习。③引导学生正确归因，理性面对成功与失败，善于从失败中吸取教训，保持良好的心态及较高的自我效能水平。

知识链接

BOPPPS 教学模式在本科护理教学中的应用

　　BOPPPS 是以模块化为单位的一种教学模式，包括有效导入（bridge-in，B）、明确目标（objective/outcome，O）、前测（pre-assessment，P）、参与式学习（participatory learning，P）、后测（post-assessment，P）、总结（summary，S）等环节。此教学模式是基于人本主义学习理论和社会学习理论而设计。其特点是综合考虑学习者特点、学习内容和教学目标，并优化教学元素，以提高教学质量。教师根据课前学情制定课堂导学问题，利于引导学生培养自主学习及探索式学习能力；由传统笔试发展为多维度考核，教师指导学生按照标准进行互评，并对学生表现予以总结评价，提高学生学习积极性的同时，也促进了其学习行为的完善。BOPPPS 教学模式在教学环节设计、资源配备、多元化考核等方面满足了现代学生学习需求，有利于提高学生自主学习能力，增强学习自我效能感。

　　来源：

　　李芳，王婷婷，王丽，等. 基于 BOPPPS 教学模式的混合式教学在本科护理教学中的应用［J］. 护理研究，2023，37（22）：4126-4128.

二、建构主义学习理论

　　在学习心理学研究中，建构主义学习理论（constructive learning theory）是认知学习理论的一个重要分支，目前正处在发展过程。其核心观点是：学习是学习者主动建构内部心理表征的过程，即学习者以自己的方式建构对事物的理解。本节主要阐述各代表人物的综合观点。

（一）建构主义学习理论的发展

　　最早提出建构主义思想的是美国教育学家杜威（Dewey J.，1859—1952），他提出了经验性学习理论，强调经验的生成与改造。对建构主义学习理论影响最大的是瑞士心理学家皮亚杰（Piaget J.，1896—1980），他于 20 世纪 60 年代提出儿童认知发展理论，即学习是一种"自我建构"，个体思维的发展过程就是儿童在不断成熟的基础上，在主客体相互作用的过程中获得个体经验和社会经验，从而不断地协调、建构的过程。此外，科恩伯格（Kernberg O.）对认知结构的性质与发展条件等做了进一步研究。斯滕伯格（Sernberg R. J.）和卡茨（Katz D.）强调个体的主动性在建构认知结构过程中的关键作用，并对认知过程中如何发挥个体的主动性做了探索。苏联的维果茨基（Vogotsgy L.，1896—1934）提出的"文化历史发展理论"，强调认知过程中学习者的社会文化历史背景的作用。20 世纪 70 年代末，布鲁纳等将维果茨基的建构主义思想引入美国并进一步研究。20 世纪 90 年代以来，随着心理学家对人类认知规律研究的日益深入，以及世界各国对创新学习及学生主体性的日益重视，建构主义学习理论在西方教育界广为流行。

（二）建构主义学习理论的主要观点

　　建构主义学习理论的内容很丰富，其核心观点主要包括建构主义的学习观、建构主义的教学观和建构主义的师生关系。

　　1. 建构主义的学习观　　建构主义学者认为，既然世界是客观存在的，学生对知识的接受是基于自己的经验背景来建构完成的。学习不是由教师简单地把知识传递给学生的过程，而是学生自己建构知识的过程；学生不是简单被动地接受知识，而是主动建构知识的意义，这种建构是他人所不能替代的。建构主义学习理论认为：①学习是学生主动建构内部心理表征的过程，它不仅包括结构性的知识，也包括非结构性的经验背景。②学习的过程包含对新知识的意义建构和对原有经验的改造与重组。知识的意义不是简单地由外部信息决定的，而是学生通过新旧知识经验间反复、双向地相互作用而建构起来的。③每个学生的过去经验不同，即使对同样的信息也会有不同的理解，不存在唯一的、标准的理解。因此，合作学习可丰富学生的视角，使其对事物的理解更加丰富和全面。④知识不是通过教师传授得到，而是学生在一定的社会文化背景下，借助他人（包括教师和学习伙伴）的帮助，利用必要的学习资料，通过意义建构的方式而获得。⑤学生是意义的主动建构者，教师是意义建构的帮助者、促进者、协作者。

（1）建构主义学习的核心特征：①积极学习：因为要用有意义的方式进行学习，所以必须主动参与，积极思考。②建构性学习：要建构性地学习，学生必须对新信息进行加工并与其他信息关联，以理解复杂信息。③累积性学习：新的学习是建立在先前学习的基础上，对原有知识的深化、突破、超越，而非知识简单地叠加。④目标指引性学习：只有学生清晰认识到自己的学习目标并获得所预期结果时，学习才可能成功。而真正的学习目标产生于学生与教师、教学内容、学习环境的相互作用中。⑤诊断性学习和反思学习：学生必须自我监控、自我测试，判断自己所追求的是否是自己设置的目标，以更好地根据需要和变化修改学习策略，从而提高学习效果。

（2）建构主义的学习环境：由于学习是在一定的情景即社会文化背景下，借助他人的帮助即通过协作活动而实现意义建构的过程，因此，德里斯克（Dyiscoll）认为，建构主义理想的学习环境应包括以下4个方面：①提供进入真实活动的复杂学习环境：学习情景必须有利于学生对所学内容的意义建构，这是学生建构意义的最重要环节；教师应为学生创设尽可能接近真实的情景，以帮助学生提高真实环境中解决实际问题的能力。此外，还可以提供各种工具和信息资源（如音像、多媒体课件、专题学习网站、网络探究数字化学习平台等）促进学生完成学习目标。②提供社会协商作为学习不可分割的组成部分：协作包括师生之间、生生之间的协作，是学习中的合作与协商，而不是竞争；协商又包括自我协商和相互协商，前者指自己和自己反复商量比较以选择最佳答案，后者指小组内部的商榷和讨论；小组相互协商有助于学生从多方位看待问题，促进对事物更全面、更准确的理解，其中交流会话是协商过程中最基本的交换看法的方式；协商应贯穿于整个学习活动的始终。③并置教学内容，使学生多角度探究学习：这需要教师为学生创设具有丰富信息和多重观点的学习环境，给学生留出广阔的建构空间，促使学生从多角度探究学习。④强调以学生为中心的教学：意义建构是教学的最终目标，在学习过程中要帮助学生建构意义，学生是意义的主动建构者，教学应以学生为中心，让学生积极参与教学的全过程，教师则是意义建构的帮助者、促进者、协商者。

2. 建构主义的教学观　建构主义学者指出，既然学生对世界的理解和赋予的意义是以自己的经验或认知结构为基础建构起来的，教学就不能无视学生已有的知识和经验，简单而强硬地对学生"填灌"知识，而应引导学生从原有的知识经验中，生长新的知识和经验。同时，学生的经验背景不可避免存在差异，学生对问题的看法和理解也必然存在差异，教师在重视学生自我发展的同时，也要促进学生之间的合作，使学生看到其他不同的观点，以更好地达到教学目标。因此，建构主义的教学观包括：

（1）倡导生成教学（generative instruction）：传统教学已形成了"预成"教学观，即教学内容是预先设计的，课堂教学是执行教案的过程，课堂教学的结果是预计的，课堂提问的答案是确定的，教师对学生的启发不过是为了达到所预想的结果。因此，教师的责任主要是传递知识，学生的任务主要是接受知识。建构主义认为，学习的本质是教师和学生对意义进行合作性建构的过程，教学不仅是预成性的，更应是生成性的。所谓生成教学，就是在弹性预设的前提下，在教学开展的过程中，由教师和学生根据不同的教学情景自主建构教学活动的过程。通过学习过程的多样性和动态性，导致学习结果的丰富性，包括生成新的学习目标、学习内容、教学方法和教学情景，尤其是要让学生在课堂上解决问题的同时还要生成新的问题。只有不断发现新问题，学生才

笔记栏

会去思考，才会去探索，才会主动参与学习，才能更好地进行师生互动，才能在掌握基本知识和技能的同时，提高运用知识的能力。

（2）提倡情景教学（situational teaching, contextual learning）：建构主义要求教师在教学过程中，创设与教学内容相关的、尽可能接近真实的情景，引导学生对知识进行自我探索，从而帮助学生加深对知识的理解。实践证明，情景教学能有效提高学生的学习兴趣，有利于促进理论到实践的过渡，从而提高教学效果。

（3）提倡合作学习（cooperative learning）：建构主义学者认为，每个人都以自己的经验为背景建构对事物的理解，对于个人来说，只能理解到事物的不同方面。因此，教学应重视师生以及生生之间的相互合作的意义和价值。通过合作与交流，分享他人的见解，超越自己的认识，使对事物的理解更丰富、更全面。教学过程应成为教师和学生对知识进行合作性建构的过程，而不仅是知识的传递过程。

（4）提倡随机进入教学（random access instruction）：指学习者可以随意通过不同的途径、不同的方式进入同样的教学内容的学习，从而获得对同一事物或同一问题的多方面的认识与理解，最终获得对意义的更为完整的建构。

（5）提倡支架式教学（scaffolding instruction）：根据欧洲共同体《远距离教育与训练项目》的有关文件，将其定义为"为学习者建构对知识的理解提供一种概念框架，这种概念框架是学习者对问题的进一步理解所需要的，为此需要把复杂的学习任务加以分解，以便于把学习者的理解逐步引向深入"。

（6）提倡抛锚式教学（anchored instruction）：即以问题为中心，将知识抛锚在确定的问题情景中，然后围绕该问题，充分展开自主学习和协作学习，实现对知识的意义建构。这种教学要求建立在有感染力的真实事件或真实问题的基础上。确定这类真实事件或问题被形象地比喻为"抛锚"，因为一旦这类事件或问题被确定了，整个教学内容和教学进程也就被确定了（就像轮船被锚所固定一样）。由于抛锚式教学要以真实事例或问题为基础（作为"锚"），所以有时也被称为"实例式教学"或"基于问题的教学"。

3. 建构主义学习的师生关系　建构主义提倡在教师指导下的、以学生为中心的学习，也就是说，既强调学习者的认知主体作用，又不忽视教师的指导作用。

（1）学生的主体作用：学生要成为意义上的主体建构者，就要在以下几个方面发挥主体作用：①要用探索法、发现法去构建知识的意义。②在意义建构的过程中主动去搜索并分析有关的信息和资料，对所学习的问题要提出各种假设并努力加以验证。③要把当前学习内容所反映的事物尽量与自己已经知道的事物相联系，并对这种联系加以认真思考。"联系"和"思考"是意义构建的关键。如果能把联系与思考的过程与协作学习中的协商过程（即交流、讨论的过程）结合起来，则学生意义建构的效率会更高、质量会更好。

（2）教师的指导作用：要使学生牢固掌握专业知识和临床技能，提高护理教学效果，教师应：①以学生为主体，灵活运用多种教学模式，引导学生自主学习。在护理教学过程中，学生应成为意义的主动建构者，即主动搜集并分析资料，注重新旧知识的内在联系，用探索、发现法去建构知识的意义；护理教师应成为学生建构意义的帮助者，即注重激发学生的学习兴趣，促进学生建构当前所学知识的意义。②精心设计临床案例，创设问题情景，促进学生建构知识；护理学作为临床学科，临床案例能为学生提供临床真实的学习任务，有效提高学生的学习兴趣，有利于促进理论到实践的过渡。③注重课堂师生互动，创造学生合作学习机会，以促进学生对护理相关知识的意义建构；在师生互动及合作学习的过程中，要不断引导学生对知识进行探索，要让学生在解决问题的同时还要生成新的问题，以提高学生的评判性临床思维及创新能力。

（三）建构主义学习理论的贡献及局限性

建构主义学习理论的贡献体现在：①强调学习过程中学生的积极主动性和对新知识的意义建

构。②强调学习的社会性。③重视师生、生生间的相互作用对学习的影响。

建构主义学习理论的局限性体现在：①一方面承认世界是客观存在的，另一方面又认为对于世界的理解是基于个人经验的，这种观念从根本上否认了客观现实的存在。②适用范围有限，因为由学生进行意义建构的学习耗时多，而教学时数有限；有些知识难度大难以建构，有些学生能力低难以建构，有些学生自控力差难以合作等使理论的应用受到限制。

（四）建构主义学习理论在护理教育中的应用

1. 护理课程结构的整合　建构主义理论提示护理课程结构要体现多样性、实用性、创新性和探究性。学校不仅要在课堂上传授特定的护理知识和技能，更要让学生在真实的医疗环境中运用和验证所学到的护理知识。按知识的层次性、连贯性、难易性科学地设置课程内容和编排方式，把护理学专业知识、技能、职业素质和创新精神的培养贯穿于教学的全过程。整合专业课程结构，增加学科间横向联系，打破临床分科造成的知识割裂弊端，淡化学科界限，构建结构合理、功能互补、注重素质与能力教育的护理课程体系，侧重于解决临床实际的护理问题，充分体现课程内容的实用性、多样性、趣味性和探究性。

2. 实践为主体的教学模式的运用　教学模式要体现交叉建构性、生动性、情景性和个性化。建构主义认为，知识在其结构上是一种网络结构而不是层级结构，学习者对于知识的储存是网状的。理论与实践交替，构建密实知识网，增强知识凝聚力；体现"以实践为主体，以理论为辅助"的护理学专业教学理念，增加教学实践比重，调整理论与实践学时比例，并在实习前增加护理技能训练和模拟、仿真考试，让学生早期过渡到准护士的角色；提供真实工作情景体验，加强情景化教学，重视由课堂向自然情景学习的回归，致力营造有利于情景性学习的环境。一个优化的、充满情感和智慧的教学情景，是激励学生自主建构学习的根本保证。

3. "教"与"学"过程的实施　教师的作用将不再是讲授事实，而是帮助和指导学生在特定领域建构自己的经验。建构主义学习理论将教学实施的重心由教师"教"转移为学生"学"。通过提供案例和组织讨论的方式，不断促进学生信息加工和知识建构，教师应注意不要限制学生对各种可能的未知领域的探索，而是精心地把学生引导到问题空间的关键侧面，从而更好地利用所设计的问题给学生提供学习机会。教师在教学中利用情景、协作、对话、意义建构教学方式授课。可按如下几个步骤进行教学：①分析教学目标，确定学习主题，围绕主题展开意义构建。②创设与主题相关的、尽可能真实的情景，激发学生的联想，唤醒长期记忆中有关的知识、经验或表象，对原有认知结构进行改造与重组。③利用各种信息资源支持"学"，教师指导学生通过查阅书籍、期刊或网络等其他途径查找和学习相关信息资源。④学生进行自主学习并分小组进行合作学习。⑤进行学习效果评价。⑥强化练习，为学生设计出一套可供选择并有一定针对性的补充学习材料和强化练习方案。

4. 教学结果的评价　教学评价体系要体现客观性、真实性、有效性。建构主义理论主张客观真实地评价教学结果。教师应当在知识和技能实施的现实情景中评价学生对知识和技能的掌握情况，使学生熟知未来工作环境的应用方式。客观结构化临床考试（objective structured clinical examination，OSCE）恰恰能体现这些教学评价的优势。OSCE是近20多年来在全球医学教育领域兴起，由英国Dundee大学Harden等于1975年提出，作为临床能力客观评价的方法，它以独特的优势相继在多个国家多个学科中得到了应用。

三、合作学习理论

合作学习（cooperative learning）是以现代社会心理学、教育社会学、认知心理学、现代教育技术学等为理论基础，以开发和利用课堂中的人的关系为基点，以目标设计为先导，以全员互动合作为基本动力，以班级授课为前导结构，以小组活动为基本教学形式，以团体成绩为评价标准，以标准参照评价为基本手段，以全面提高学生的学业成绩和改善班级内的社会心理气氛、形

笔记栏

成学生良好的心理品质和社会技能为根本目标，以短时、高效、低耗、愉快学习为基本特征的一系列教学活动的统一。本节主要阐述各代表人物的综合观点。

（一）合作学习理论的代表人物及其研究

以色列特拉维夫大学沙伦（Sharan R.）博士是合作学习理论的主要代表人物之一，他认为：合作学习是组织和促进课堂教学的一系列方法的总称。学生之间在学习过程中的合作则是所有这些方法的基本特征。在课堂上，同伴之间的合作是通过组织学生在小组活动中实现的。小组充当社会组织单位，学生们在这里通过同伴之间的相互作用和交流展开学习，同样也通过个人研究进行学习。美国明尼苏达大学合作学习中心约翰逊兄弟（Johnson D. W. & Johnson R. T.）提出了合作学习的"五因素论"，即为：一是积极地相互依赖，使小组成员确信他们"同舟共济"；二是面对面地交互作用，确保小组成员能直接交流；三是个体责任，即个体在合作学习中承担的权责和任务；四是合作技能，即与他人在小组中协同学习所需的组织能力、交流能力、协同能力、相互尊重的态度等；五是集体自加工，小组成员采取自我检查或反馈的方式考查集体学习效果并提出改进措施。

（二）合作学习理论的主要观点

合作学习的理论基础包括群体动力理论、选择理论、动机理论、社会凝聚力理论、社会互赖理论、教学工学理论、发展理论、认知精制理论、接触理论等。下面重点介绍群体动力学理论、选择理论、动机理论、社会凝聚力理论4个基础理论。

1. 群体动力学理论

（1）概述：群体动力学理论（group dynamics theory）是探讨群体气氛、群体成员间的关系、领导者对群体生活学习方面动力的影响的社会心理学理论。约翰逊兄弟明确地指出课堂中存在合作、竞争与个人单干3种目标结构。在合作的目标结构下，个人目标的实现与群体的合作相联系；在竞争的目标结构下，个人目标的实现与群体目标的实现是一种负相关；在个人单干的目标结构下，个人的利益与他人没有关系，个人目标的实现不影响他人目标的实现。合作学习理论的研究者认为，在上述3种结构类型的课堂情景中，合作学习是最重要的，但现在却很少运用。

（2）主要观点：我国教育学者认为，所谓群体动力，是指来自集体内部的一种能源。首先，具有不同智慧水平、知识结构、思维方式、认知风格的成员可以互补。其次，合作的集体学习有利于学生自尊自重情感的产生。

从群体动力的角度来看，合作教学的理论核心可以用很简单的语言来表述：当所有的人聚集在一起为了一个共同的目标而工作时，靠的是相互团结的力量。相互依靠为个人提供了动力，使他们：①互勉，愿意做任何促进小组成功的事。②互助，互相帮助以促使小组成功。③互爱，人都喜欢别人帮助自己达到目的，而合作最能增加组员之间的情感。

2. 选择理论

（1）概述：选择理论（choice theory）是美国加利福尼亚哥拉斯学院的创建者和校长哥拉斯博士于1996年提出的。哥拉斯指出："我们都被潜伏于基因中的4种心理需要所驱动，它们是：归属的需要、力量的需要、自由的需要和快乐的需要。与我们必须靠食物和住所来生存一样，我们也不能忽视这些需要。"哥拉斯相信，学校的成败不在学术成绩方面，而在培养温暖、建设性的关系方面，这些关系对于成功是绝对必要的。

（2）主要观点：选择理论是一种需要满足理论，它认为，学校是满足学生需要的重要场所。学生到学校学习和生活，主要的需要就是自尊和归属等。按照选择理论，不爱学习的学生，绝大多数不是"脑子笨"，而是他"不愿学习"。只有创造条件满足学生对归属感和自尊感的需要，他们才会感到学习是有意义的，才会愿意学习，才有可能取得学业成功。许多学生正是因为在课堂上得不到认可、接纳，才转向课堂外活动、校外小团队等寻求满足自己需要的机会。可以说，"只有愿意学，才能学得好"就是选择理论最为通俗的一种表述。

3. 动机理论

（1）概述：动机理论（motivational theory）主要研究学生活动的奖励或目标结构。道奇（Deutsch M.）曾界定了 3 种目标结构：合作性结构、竞争性结构和个体性结构。约翰逊等人认为，学习动机是借助于人际交往过程产生的，其本质体现了一种人际相互作用建立起的积极的彼此依赖的关系。激发动机的最有效手段就是在课堂教学中建立起一种"利益共同体"的关系。这种共同体可以通过共同的学习目标、学习任务分工、学习资源共享、角色分配与扮演、团体奖励和认可来建立。小组成员之间形成"休戚相关""荣辱与共""人人为我，我为人人"的关系是动机激发的一个重要标志。

（2）主要观点：从动机主义者的观点来看，合作性目标结构（与竞争性相反）创设了一种只有通过小组成功，小组成员才能达到个人目标的情景。因此，要达到他们个人的目标，小组成员必须帮助他们的成员做任何有助于小组成功的事，或鼓励同伴们去尽最大的努力。动机主义者在批评传统课堂组织形式时指出，课堂中的竞争性评分和非正式奖励制度导致了与学业努力相对立的同伴规范。由于一个学生的成功会削弱其他学生成功的可能性，学生们就可能形成这样一种规范，竞争性的计分标准造成了一种同伴常模，这种常模不利于调动学生努力学习的动机。

4. 社会凝聚力理论

（1）概述：社会凝聚力理论（social cohesion theory）观点的一个重要标志就是突出前期准备的合作学习小组的组建活动，以及小组活动过程之中和之后的小组自加工或小组自评活动。社会凝聚力理论家倾向于不接受动机理论家视为根本的小组奖励和个体责任。他们认为，如果学习任务是具有挑战性和趣味性的，如果学生具备充分的小组讨论技能，那么学生们就会在集体工作过程中，体验到高度的奖赏性，永远不要对小组成果中的个人贡献进行评分或评价。

（2）主要观点：建立在社会凝聚力理论基础上的小组合作学习方式使学习任务专门化。这样做的目的，就是要在小组中创造一种相互依赖的氛围。在约翰逊兄弟的方法中，这种相互依存性是通过让学生们担任"检查员""记录员""观察员"等角色来体现的。约翰逊兄弟似乎对动机主义和社会凝聚力的观点都持赞成态度。他们的模式运用了小组奖励的激励方式，同时也强调小组建设的重要性，采用小组自我评议和其他一些更能体现凝聚力的特色方式，以此来发展社会凝聚力。

（三）合作学习理论的贡献及局限性

合作学习理论的贡献体现在：①合作学习理论有助于教师实施自主、合作、探究的新课程理念。②合作学习理论有利于教师遵循以教师为主导、学生为主体的教学原则。③合作学习能够促进学生之间的相互参与，培养学生的合作意识和集体观念。④合作学习能够培养学生的创新能力以及多渠道获取信息的能力。

合作学习理论的局限性体现在：①理论观点与教育实践存在不一致，日常教学中合作学习的效果远低于实验室教学效果。②合作学习的使用条件没有得到清晰的界定，合作学习的多元评价体系还没有建立。③国内教师缺乏合作学习必备的技能，合作学习的理论基础未得到广泛印证和推广。

（四）合作学习理论在护理教育中的应用

合作学习提倡全体参与，加上小组讨论和活动的形式，都为学校进行创新教学创造了良好的条件，体现了人在学习活动中的主体性，显示了人的自主性、主动性和创造性，使学生的创新精神得到激发和培养。小组讨论形式的民主、宽松的氛围，会触发学生的创新思维，进而逐步形成创新意识。形式多样的小组活动，诸如观察、操作、试验或语言交际等，不仅使学生学到了文化知识，还学会了学习，学会了创造，培养了创新能力。

合作学习在强调学生主体地位的同时，也极其重视教师的主导作用，即激励学生的认知、情感和动机，为学生的参与创设一个充满民主、和谐、愉悦和思维智慧的教学氛围，从而产生师

笔记栏

生合作参与、和谐共处的激励场面，最大限度地激发学生的主体性，促进学生主动参与、主动发展。

当前，在护理教育活动中普遍采用了以下几种合作学习的方式。

1. 问题式合作学习　指教师和学生互相提问、互为解答、互作教师、既答疑解惑又能激发学生的学习兴趣的一种合作学习形式。这种合作学习模式又可分为学生问学生答、学生问教师答、教师问学生答、抢答式知识竞赛等形式。在实施教学时，应根据学生的学习心理特征设置问题。目前，在护理教学中采用的方式主要有以问题为导向的学习（problem based learning，PBL），根据学生的学习特点，设计好合作学习的情景。教师在教学中，应挖掘教材中需要探究、深入思考和发散思维的内容，进行少而精的讲解。在讲授重点、难点时应把引导学生发现问题和解决问题、激发学生自主学习作为讲课方向。

2. 情景式合作学习　即通过模拟真实情景的形式，让学生进入模拟的情景或角色中表演或实践，从中激发学生的学习兴趣，培养学生自主探究的学习品质，同时检验学生对所学知识的理解。在护理教学中，目前多采用情景模拟教学或角色扮演等形式。

3. 讨论式合作学习　即让学生针对某一内容进行讨论，在讨论的过程中实施自我教育，以达到完成教学任务的目的。教师在讲课时或课后留出时间让学生独立思考，然后进行小组讨论，教师要监督各小组活动并及时介入，穿插性讲授小组合作技巧，必要时提供帮助，讨论结束后让每组派代表汇报讨论结果，对学生精彩的发言，给予实质性肯定和褒奖，保护思维能力和学习成绩水平低的学生的自尊，提高其信心，使其找到进一步提高学习水平的目标。

4. 小组式合作学习　此类合作学习方式通常用于实验教学考核。在实验教学中以合作小组为单位，教师进行示教、指导，纠正不准确的操作程序和操作方法。充分利用开放实验时间，重点强化实验操作练习中的合作。鼓励小组间竞争，采用捆绑式考核方式，进行组间竞赛，即每小组随机抽取一名学生代表本小组进行考核，所得成绩代表本小组集体成绩，也代表每个人成绩。通过捆绑式考核和小组间竞赛，使得小组成员之间加强了组内协作。学习小组组员共同练习操作技能，共同探讨操作步骤和创造最佳操作程序和练习方案，提高了小组整体的水平，增加小组成员的凝聚力，形成了"组内成员合作""组间成员竞争"的新格局，教学重心由鼓励个人竞争达标转变为组内合作、全员达标。

5. 论文式合作学习　是指导教师带领学生开展社会调查实践，并指导学生以论文的形式汇报社会实践的结果。此类活动一般每学期举行 2~3 次，重点放在寒暑假。

6. 学科式合作学习　指将几门学科联合起来开展合作学习。如外科护理课程结合基础护理学课程，可让学生总结各学科知识的关联性，有效地达成知识的迁移，牢固地掌握各学科知识点，最后完成学习总结报告。

四、转化学习理论

转化学习是一种深度学习（deep learning），它不是单纯的知识或技能的学习，而是涉及对自我及世界认识方式的根本性改变，是一种改变世界观、人生观、价值观的学习。转化学习理论是教育学领域一个重要的理论框架，它充分考虑了成人学习的主动性、经验和社交互动等因素，为教育实践提供了一种新的视角和思路。

（一）转化学习理论的发展及代表人物

转化学习理论（transformative learning theory）早在 20 世纪 60 年代就开始萌芽，并且在建构主义、认知心理学理论及批判理论等影响下，于 20 世纪 80 年代兴起并获得发展。至今，仍有很多学者对转化学习理论进行深入研究，不断地发展与传播，代表人物有梅兹罗（Mezirow）、弗莱雷（Freire）、达罗茨（Daloz）、德克斯（Dirkx）和希利（Healy）等。下面介绍梅兹罗转化学习理论的主要观点。

（二）梅兹罗转化学习理论的主要观点

梅兹罗的转化学习理论主要受到了建构主义理论、弗莱雷的解放教育思想以及哈贝马斯的社会学理论的影响。在此基础上，梅兹罗的转化学习也从另外的一些理论中获得启发，如批判理论和认知心理学等。综合这些理论中的部分观点，梅兹罗经过批判性反思，将其转化成了该理论中的重要概念，有力地支撑了转化学习理论的发展。

梅兹罗认为：转化学习是一个自我反思和做出解释的过程。需要个体对自己原有的（默认的）假设、期待等相关方面进行批判性的自我反思，并对如何评估其适当性形成自己的解释。可见，梅兹罗的转化学习理论是从理性认知的角度出发而构建。他非常强调学习者在学习过程中对于知识的主动认知，相当于一个不断将知识内化的过程。因为他认为"知识不会摆在你面前等着你发现，而是要由学习者根据新的体验不断地阐释再阐释从而创造出来的"。在梅兹罗所设想的转化学习中，学习者具有认知自己原有假设或期待等的能力，在此基础上他强调要通过批判性反思，产生出对于这种假设或期待的新的认知。梅兹罗所描述的转化学习大致包含以下几个基本过程：触发事件、反思、理性交谈、重新整合。

1. 触发事件（trigger events） 就转化学习理论而言，触发事件是让人感到困惑并能够引发批判性反思的意外事件。它可能是受到一本书、与朋友的一场讨论、一件意外事件、工作环境的改变，或者一个突然的顿悟所刺激。这些触发事件中有些是正面的，如阅读书籍、职位晋升、初为人母等；而有些则是负面的，如失业、亲人离世、罹患重病等。而梅兹罗所说的经历的两难困境（dilemma）就是触发事件。触发事件是引发转化学习的一个契机，它促使学习者质疑自己原有的意义观点，并进一步进行批判性反思。一个学习者可能在发生一个触发事件后，开始发现自己原有的观点与现实存在差距，进而可能会对自己原先不合理的意义观点质疑，这也是转化学习的起点。但是并不是每件触发事件都会引起每个人对自己原有不合理的意义观点质疑。如果学习者只是机械性地经历这个触发事件，而不对其进行反思与理解，那他原有的意义观点也不会遭到质疑，转化学习也就不可能发生。

2. 反思（reflective thinking） 反思是对于我们努力诠释的及赋予意义的某一经验的内容、过程、前提予以批判性评估的过程。从梅兹罗对于"反思"概念的解释中可以看出，他将反思分为3种类型：内容反思（content reflection）、过程反思（process reflection）和前提反思（premise reflection）。内容反思是学习者对于问题内容进行检验的过程，想知道问题是什么；过程反思是学习者对于解决问题的策略进行检验的过程，想知道如何解决这个问题；前提反思是学习者对于问题本身质疑的过程，想知道为何提出潜藏在所提问题背后的基本假设。然而，每一种反思都可发生在转化学习的过程中，但是在梅兹罗看来，内容反思和过程反思可能促成意义体系的转化，只有前提反思才有可能促成意义点的转化。所以，反思过程中的前提反思是进行转化学习的关键环节。

3. 理性交谈（rational discourse） 理性交谈是转化学习发生的一个支持性环节，它能够赋予学习者一种能力来进行转化学习。而理性交谈可作为一种他人的支持来帮助学习者完成转化学习。梅兹罗在有关转化学习过程的论述中，特别提到"将自己的不满与有类似经验的他人或议题发生关联"，这也充分肯定了理性交谈在转化学习过程中的重要性。由于受到弗莱雷以"对话"为基础的提问式教育方式以及哈贝马斯的沟通行动理论的启发，梅兹罗也认识到了转化学习具有社会性和互动性，在学习过程中需要与他人不断进行平等对话与交流。有时个人独自学习会造成学习者"坐井观天"，对于自己的不合理假设极易产生片面的理解，然而在与他人理性交谈的过程中，可以产生思维的碰撞，从而使自己获得启发与提升。

4. 重新整合（re-integration） 重新整合可以是修正原有意义结构中的旧假设，或者是构建新假设。正如梅兹罗所论述的"探索可能的选择""获取技能及知识""努力尝试新角色并反馈""根据新观点的条件重新融入社会"等，这些都是将原有假设重新整合的过程。另外，梅兹罗还提到在重新整合的过程中要关注行动的促进作用。学习者经过重新整合原有假设的环节，完

笔记栏

成转化学习过程，可见此环节是转化学习的关键环节。正是在学习者进行批判性反思并伴随理性交谈的结果，导致学习者对原有假设进行修正或重构，从而更好地适应新环境、学习新经验。

总之，转化学习大致要经历以上所述的 4 个环节，而这 4 个环节也是对于梅兹罗理论的提炼。但需要特别说明的是，转化学习的过程并不是直线式的，它也许要经过一个循环往复的过程，不排除会产生倒退现象，但总的来说是渐进式前进的。

（三）转化学习理论的贡献及局限性

转化学习理论的贡献体现在：①强调学习者的主动性：该理论将学习的主动权交给学习者，鼓励学习者通过自我导向和自我管理来实现学习目标。这种主动性不仅提高了学习者的积极性，还有利于培养学习者的自我学习和解决问题的能力。②重视学习者的经验：转化学习理论认为学习者的个体经验对学习起着重要的作用。学习者可以通过将自己的经验与新学习的知识相结合，使学习更加丰富和实际。③促进社交互动：转化学习理论强调与他人的交流和合作对学习的促进作用。学习者可以通过与他人的互动来分享经验、交流观点和解决问题，从而更好地实现学习目标。

转化学习理论的局限性体现在：①忽略了教师的作用：转化学习理论强调了学习者的主动性和自我导向性，但相对忽视了教师在教学过程中的作用。在教育实践中，教师仍然发挥着重要的指导和促进作用，教师应注重引导学习者的学习兴趣和激发其学习热情。②忽视了知识结构的重要性：转化学习理论强调了学习者的经验和个体差异，但相对忽视了知识结构的重要性。学习者在学习过程中需要逐步建立起系统和结构化的知识体系，以便更好地理解和应用所学知识。③缺乏具体操作指南：虽然转化学习理论提供了一种理论框架和思维方式，但缺乏具体的操作指南。教师在实践中需要结合具体教学目标和学生特点来制订相应的教学策略和评价方法。

（四）转化学习理论在护理教育中的应用

转化学习理论对于护理教师和学生角色定位、教学目标设定以及在教学方法的探索方面，具有重要的指导意义。

1. 教师角色的重新定位 在传统的护理教学活动中，教师在学生面前是权威的代表，教师所持有的价值观、世界观不容置疑。教师是知识的拥有者，教师与学生之间是一种自上而下的关系。而转化学习对这种传统的教育教学理念提出了挑战，要求教师为学生提供安全、信赖、尊重、开放、平等的教学环境。教师可以成为学习的参与者和学生的学习同伴，要充分信任学生，并善于引导学生对自身和学习内容重新思考，而不是向其灌输某种知识和思想，更不能将自己的价值或信念标准强加给学生。比如，目前护理教学中采用的翻转课堂模式，教师在课堂中主要是帮助学生发现触发事件，引发反思，互动交流并帮助学生重新建构新知识。而在知识建构之前也要求教师对学生原有的经验有所了解并尽可能地充分利用，因材施教，这些也正是转化学习的思路与意义。

2. 学生角色的重新思考 转化学习理论要求学生成为自主的思考者。而现实情况则是，学生被教化为驯顺的、被动的服从者，成为他人思想的客体，甚至处于"只会接受"的状态。转化学习理论则要求学生能够主动地对自己的经验进行精细加工，并常将过去或现在的事实以及对未来的看法联系起来；能够把当前意识到和曾经意识到的经验联系起来，加以比较，发现其思维过程中不合理之处，进而加以改变；主动从自己原有的不够合理或兼容度较低、渗透性较差的认知框架中摆脱出来，"拆除"不合理部分，换上合理部分，或添加新的组件，使新框架结构更合理、空间更宽阔、具有更大的容量；主动挖掘自身潜能，展现出更大的创新性和挑战性。在护理教学中，教师应引导学生自己去发现问题，去思考解决，并且能够内化为自己的知识。

3. 教学目标的重新审视 护理教育教学活动是围绕教学目标而展开。转化学习是一种深度学习，相应地，转化教育也应是一种深度教育。护理教育目标考虑学生的知识和技能层面，并兼顾社会层面，甚或深入到精神层面，它直接关系到教育教学实践，关系到学生的成长品质，甚至关系到组织、社区及社会的精神状态。大量研究证实，转化学习的结果是积极的，主要表现为在新的角色及关系中学生的自信心增强，具有更强烈的自我效能感和精神层面的成长，对他人更加

笔记栏

热情，创造力提高等。因此，在制订护理课程的教学目标时，要多考虑学生除知识技能层面之外的其他各种能力的提升，如批判性反思能力、沟通能力、共情能力、团队合作能力等。

4. 教学方法的重视整合　护理学是实践性很强的学科，教学方法也应更多考虑理论如何与实践结合，以及如何培养学生的临床思维能力，同时转化学习理论也主张学生应具备反思与创新能力。因此，有必要开发并整合多种创新的教育教学方法，以培养护理学生活跃的临床思维与创新意识，满足日益发展的学习需求。为了实现这一目标，需整理并提炼以往的教育教学方法，整合出新型的符合教学目标的教学模式和策略。例如，为了让学生能理解并灵活运用休克的相关知识，可整合信息化教学、情景模拟教学、床旁教学、小组讨论等多种教学手段。

ER2-3
转化学习理论

 知识链接

教育心理学理论在护理教育中的综合应用

　　网络探究式学习（WebQuest）是美国圣地亚哥州立大学的 Dodge 等于 1995 年开发的一种基于网络、以探究为导向的学习活动。该学习模式综合运用建构主义学习理论、布鲁纳的认知发现学习理论、罗杰斯的人本主义学习理论、桑代克与斯金纳的行为主义学习理论进行教学。一项研究将此教学方法用于《基础护理学》的"常用注射法"进行教学改革。

　　（1）网络学习课程的建立：包括引言、任务、资源、过程、评价、总结等 6 大模块。此过程应用了建构主义学习理论，通过网络完成特定的学习任务，有利于提高学生的认知能力及解决问题的能力。

　　（2）学习任务的设计：为学生布置 3 种类型共 8 个探究式学习任务：①总结汇编型，包括皮内、皮下、肌内注射法等 3 个任务。②分析型，包括注射并发症（局部硬结）、注射疼痛、针刺伤的临床病例及问题，共 3 个任务。③科学活动型，包括青霉素皮试液的配制、胰岛素注射相关问题的探讨等 2 个任务。此步骤应用了布鲁纳认知发现学习理论，旨在培养学生的主动学习及自学能力。

　　（3）教学方法及安排：此部分反映了罗杰斯人本主义学习理论的应用。该课程同时辅以桑代克的试误学习理论、斯金纳的强化理论等提高教学效果。

来源：

万丽红，黄海，赵洁，等. 网络探究式学习在基础护理学教学中的应用效果［J］. 中华护理杂志，2011，46（5）：488-491.

（郭　红）

ER2-4
教育心理学
理论与实践

小　结

　　综上所述，教育心理学主要研究教与学过程中的各种心理现象及其发生发展的规律，指导教师和学生如何将心理学的基本原理应用于实践，减少教学活动和学习过程的盲目性。护理教育受许多复杂心理因素的影响，只有把护理教育建立在对学生学习特点和心理活动规律正确把握的基础上，才能确保护理教育工作的实用性和高效性。本章重点阐述了与护理教育密切相关的教育心理学理论如行为主义、认知主义、人本主义、社会学习、建构主义、合作学习以及转化学习理论的主要观点，并结合实际对每个理论在护理教育中的应用进行了归纳总结，也客观分析了每个理论对教育的贡献及局限性，以期护理学专业教师和学生根据各自教学及学习的实际需要，汲取各理论之所长并综合应用，从而提高护理教学效果。

ER2-5
本章思维导图

笔记栏

ER2-6
思考题解题
思路

•••• 思考题 ••••

1. "认知－结构说"即认知发现学习理论是哪位心理学家提出的？ 其结构教学法的核心观点是什么？ 人类的认知表征有哪些方式？ 什么是发现学习法？

2. 部分护理学专业本科生不够重视生活护理技能的学习。作为《基础护理学》教师，应如何应用桑代克学习理论提高学生的学习效果？

3. 有些学生害怕到临床实习、担心临床教师或病人不接纳自己。作为临床护理教师，请运用巴甫洛夫的经典条件反射学习理论帮助学生减轻实习焦虑。

4. 建构主义的师生地位发生了哪些改变？ 作为大学教师，为了让护理学专业学生更好地将理论联系实际，应该做哪些准备？

5. 请简述合作学习理论的主要观点。合作学习的"五因素论"包括哪五个因素？

6. 在实际的护理教学活动中，我们会采用小组式合作学习的教学方法，请阐述其优势和弊端，并阐述如何修正其弊端和局限性。

第三章

护理教育目标

ER3-1
本章教学课件

 导入案例

　　研究生小艾是某医科大学护理学院的一年级硕士研究生，本学期她承担了研究生课程《高级健康评估》的助教工作，近期，课程组需要完成该课程的学习大纲修订。课程负责教师李老师邀请小艾一起参与课程建设，李老师给小艾布置的任务是：查阅相关资料，协助课程组老师编制《高级健康评估》的课程目标。

　　请思考：

　　1. 请依据护理教育目标的编制步骤编制该课程的课程目标。

　　2. 编制课程目标过程中，需要哪些相关利益方的共同参与？

ER3-2
导入案例解题
思路

学习目标

通过本章学习，学生应该能够：

1. 陈述教育目的的概念、制订原理。

2. 简述护理教育培养目标的制订原则。

3. 区分教育目的、培养目标、课程目标和教学目标。

4. 比较布鲁姆教育目标分类体系和结果导向教育目标体系的异同点。

5. 举例说明教学目标编制的要求。

6. 应用教学目标编制标准和步骤正确编制护理教学目标。

　　教育目标是教育者在教育活动开始之前就已经设定的教育结果。教育目标必须通过教育过程实现，教育者和受教育者在教育过程中要达成共识并共同参与，最终在受教育者身上实现教育目标。护理教育目标是护理教育理论和实践中的重要问题，是护理教育工作的出发点和归宿。正确认识、理解和把握护理教育目标在护理教育工作中的作用具有极其重要的指导意义。根据覆盖范围和涉及领域，教育目标可分为教育目的、培养目标、课程目标和教学目标四个层次。

第一节　教育目标的层次

一、教育目的

　　教育目的是所有教育工作的总纲领和出发点，制约教育体制和教育过程的方向，体现对新一代人才素质的总体要求，对所有学校都具有普遍的指导意义。教育目的是院校制定培养目标、构建课程体系、选择课程内容和教学方法、评价教育效果的根本依据。护理教育是培养护理学专业

笔记栏

人才的教育，首先需符合国家对受教育者提出的总要求。因此，我们要明确教育目的的概念、确定教育目的的主要依据和我国的教育目的及基本精神。

（一）教育目的的概念与特点

教育目的（aims of education）是指一定社会对教育所要造就的社会个体的质量规格的总的设想或规定。教育目的是把受教育者培养成为一定社会所需要的人的总要求，是一个国家为实现其社会治理目标而提出的教育服务面向和人才培养的质量规格总要求。受社会的政治、经济、文化、科学技术发展的要求和受教育者身心发展的状况所制约。

广义的教育目的是指对受教育者的期望；狭义的教育目的是指各级各类教育所培养的人才的总体要求。学校是专门的教育机构，承担着为党和国家培养人才的重要任务，教育目的直接决定学校的发展走向，以及人才培养的质量和规格。

教育目的是教育的总体方向，反映了普适的、总体的、终极的教育价值。具体体现在国家、地方、学校的教育哲学中，体现在宪法、教育基本法、教育方针中。因此，教育目的往往是抽象的、概括的，而非具体的、特殊的；其次，教育目的的表达总渗透着人们对美好生活的向往与追求，反映人们对理想人生、理想社会的看法与理解，带有很强的超越现实生活的性质，具有理想性特征；再次，教育目的带有很强的国家色彩，有强烈的时代特点，具有一定的社会性与历史性。

（二）教育目的的制订依据

1. 社会发展的客观需要　教育是发展人的一种特殊活动，但个体的生存、发展离不开社会，无论是教育者还是受教育者，都是在现实社会生活条件下获得发展。受教育者的发展是以社会的发展为基础，受社会发展的制约，并服从社会发展的需要。教育目的受社会现实、文化背景等多种因素的影响，在不同的历史阶段各具特点，代表了人类追求进步的历程、记载着教育历史前行的足迹。

（1）生产力发展水平：生产力是人类征服和改造自然，获取物质资料的能力。生产力发展水平体现人类已有的发展程度，又对人的进一步发展提供可能。科学技术的发展以及产业结构的变化成为制订学校教育目的的重要依据。

（2）生产关系：生产力发展水平是制定教育目的的重要依据，但直接决定教育目的的是生产关系。生产力的要求只能通过生产关系的中介作用，从而在教育目的上反映出来。我国的教育目的要依据社会主义现代化建设与发展的需要，依据社会主义物质文明和精神文明，以及社会主义民主建设的需要。

2. 人的身心发展规律　教育目的的制定，还要受到受教育者身心发展水平的制约，要适应个体身心发展的规律与特点。教育目的反映了人们对教育价值的追求。人的发展是教育的直接目的，是教育的社会价值和人的价值实现的着眼点。在我国教育发展的历史演进中，不同时代、不同阶层、不同人物对人的生存与发展有不同的认识，对人的价值亦有不同的理解，随着社会对个体自主性的日益重视，教育要在注重个人自身价值的实现的同时，促进社会发展进步。

（1）教育的对象：教育目的直接指向的对象是受教育者。人们提出教育目的是期望引起受教育者的身心发生预期的变化，在承认受教育者有接受教育、获得发展的潜能的前提之上，使之成长为具有一定价值和创造性的社会个体。

（2）教育的主体：受教育者在教育活动中不仅是教育的对象，也是教育活动的主体，这是教育活动对象区别于其他活动对象的显著特点。教育目的要考虑受教育者的生理、心理和认识发展的规律和进程，要为受教育者能动性的发挥与发展留下空间。

（三）教育目的的基本主张

1. 个人本位论（theory of individual as standard）　主张教育目的应根据人的发展需要来制定。持这种教育目的理论的教育家与哲学家有法国的卢梭（Rousseau J. J.）、德国的福禄贝尔

（Froebel F.）、瑞士的裴斯泰洛齐（Pestalozii J. H.）和瑞典的爱伦·凯（Kay E.）。

个人本位论主张教育目的应以个人价值为中心，应主要根据个人自身完善和发展的精神性需要来制定教育目的和实施教育活动。主张教育的首要目的不在于谋求国家利益和社会发展，而在于发展人的理性和个性，使人真正成其为人。从该教育目的论看来，教育目的应当根据个人自身完善和发展的天然需要来制定，从而使人的本性得到完善和最理想的发展，因为个人的价值高于社会价值。

个人本位论把人的需要作为制定教育目的的理论依据，重视教育对象的自然素质和自身的需要、兴趣等积极因素与发展状况，强调教育个性化，是有积极意义的。但是，个人本位论认为教育目的取决于人的天性的观点是片面的，没有把人看成现实的社会中的人，没有看到人的社会制约性，没有认识到个人的个性化过程同时也是个人的社会化过程，因而不可能科学地阐明人的本质和教育的价值。

2. 社会本位论（theory of society as standard）　主张教育目的应根据社会需要来确定。代表人物有法国社会学家孔德（Comte A.）、迪尔凯姆（Durkheirm E.）以及德国的凯兴斯泰纳（Kerschensteiner G.）和纳托尔谱（Natorp P.）。

社会本位论主张教育目的应以社会价值为中心，应主要根据社会发展需要来制定教育目的和实施教育活动。它主张，个人的发展依赖于社会，受制于社会，人的身心发展的各个方面都靠社会提供营养；教育的首要目的就是使个体社会化，使个人适应社会生活，成为对社会有用的公民；教育过程就是把社会的价值观念或集体意识强加于个人，把不具有任何社会特征的人改造成为社会的人，保证社会生活的稳定与延续。

社会本位论强调社会的价值，重视社会的稳定性和个体的社会化，强调人的发展和教育对社会的依赖性，主张教育应使个人认同社会，与社会合作，为社会服务。但社会本位论忽视了个人发展的需要，把个人与社会完全等同一致，无视个人的价值，看不到社会本身的局限性和对人的束缚，看不到个人能动性在社会变革和发展中的巨大作用。

3. 个人本位论与社会本位论的关系　个人本位论强调个体的需要、兴趣，主张教育应促进人的个性化；社会本位论强调社会的需要、规范，主张教育应促进人的社会化。两种观点都有其合理的一面，但也都有其局限的一面。同一社会的人都有需要共同遵循的社会生活规范，但不同个体又有独特的主客体关系、社会生活境遇和生活经历。教育面临人的发展与社会发展的基本矛盾，长期以来就存在着个人价值与社会价值的抉择问题。

因此，教育目的的价值取向一直处在个人本位论和社会本位论的钟摆状态中，个人价值与社会价值没有孰重孰轻的问题，个人本位论与社会本位论也没有谁对谁错的问题，很难找到两者的平衡点。理应把两者放在特定的历史条件下去考察才能得出相对的结论，这是在具体的历史条件下的价值取向和价值选择的问题。教育目的中个人价值与社会价值的权衡与选择，受具体的社会历史条件的制约，随社会历史条件的变化而有所变化与侧重。

4. 马克思主义关于个人全面发展的学说　马克思在对个人发展与社会发展及其关系进行了哲学、经济学、社会学考察后，提出关于个人全面发展的学说，为社会主义教育目的的确立奠定了科学的理论基础和方法论指导。其基本观点包括以下几个方面：

（1）人的全面发展的含义：马克思主义认为，人是一切社会关系的总和，个人需要与社会需要是辩证统一的。个人全面发展的学说关注现实中的人，关注人的平等、自由、能力和需要的全面发展。马克思主义认为人的全面发展包括两个方面的有机联系，即体力和智力、道德和审美的高度统一的发展。人的体力和智力是构成人的劳动能力的两个对立统一的因素。人的体力指的是"人体所有的自然力"，人的智力指的是"精神方面的生产能力"，包括科学文化知识、劳动能力和生产经验。人的道德和审美能力是个人全面发展不可或缺的条件，人是一定道德和美感的主体。人不仅是物质财富和精神财富的创造者，同时也是物质财富与精神财富的享受者。人的个性

笔记栏

得到充分、自由的发展，他们的道德和审美的情趣、审美能力也必然得到高度发展。马克思主义个人全面发展学说指导教育目的发展的科学方向，是对人的尊重、对培养人综合素质的肯定。

（2）马克思主义关于人的全面发展学说的基本理论观点：马克思主义关于人的全面发展学说是马克思、恩格斯在考察社会物质生产与人的全面发展关系时所提出的关于人的发展问题的基本原理，是马克思主义教育思想的重要组成部分。其基本思想包括，人的发展是与社会生产发展相一致的；旧式劳动分工造成人的片面发展，而大工业机器生产要求人的全面发展，并为人的全面发展提供了物质基础；实现人的全面发展的根本途径是教育同生产劳动相结合。

教育与生产劳动相结合是造就全面发展的人的唯一方法，人不仅凭借劳动满足最基本的生存需要，实现社会财富的创造和积累，而且人最终也要通过劳动来实现人之为人的自由本质。教育与生产劳动相结合是大工业生产发展提出的客观要求，是教育与生产劳动从分离走向结合的必然趋势，是不以人的意志为转移的客观规律。社会主义社会最终实现全体社会成员的普遍教育与普遍生产劳动相结合，从而造就一代全面发展的新型劳动者。

（四）我国的教育目的及基本精神

1. 我国现行的教育目的 我国的教育目的是在马克思主义关于个人全面发展理论指导下，党和国家根据我国社会主义的政治、经济、文化、科学技术和生产力发展的需要而制定的。1949年新中国成立以来，各个历史节点的教育文件对教育目的都做出了必要的说明。2012年党的十八大报告提出，"把立德树人作为教育的根本任务。"首次提出"立德树人"，并强调"立德树人"是学校教育的根本任务。2016年12月8日召开的全国高校思想政治工作会议指出，"高校立身之本在于立德树人""要坚持把立德树人作为中心环节"，从而廓清了一个时期以来人们对教育目的的一些模糊认识，明确了学校教育的根本任务就是"立德树人"。2017年党的十九大报告再一次强调"落实立德树人根本任务"。

在2018年9月10日召开的全国教育大会提出"培养德智体美劳全面发展的社会主义建设者和接班人"的教育目的，把劳动教育作为"五育"之一，确立了德智体美劳"五育"全面发展的教育目的，教育进入了"立德树人""五育并举"的新历史阶段。2019年6月23日发布的《关于深化教育教学改革 全面提高义务教育质量的意见》重申"培养德智体美劳全面发展的社会主义建设者和接班人"。2021年十三届全国人大四次会议批准的《中华人民共和国国民经济和社会发展第十四个五年规划和2035年远景目标纲要》中提出，"全面贯彻党的教育方针，坚持优先发展教育事业，坚持立德树人，增强学生文明素养、社会责任意识、实践本领，培养德智体美劳全面发展的社会主义建设者和接班人"。在2024年9月9日召开的全国教育大会上，再次强调了"要紧紧围绕立德树人这个根本任务，着眼于培养德智体美劳全面发展的社会主义建设者和接班人"。

2. 我国教育目的的基本精神 随着时代的发展，从古代培养忠君之仕、近现代培养国民，到新中国成立后人的价值不断被发现、肯定，教育目的越来越聚焦于对人主体性的觉醒、对人自身的认识，旨在培养自由的人、健全的人。新中国成立以来，我国的教育目的几经修订，不断完善。伴随着社会主义经济建设不断成熟和社会的持续进步，教育目的从指向培养促进社会发展的劳动者，到培养德智体美劳等全面发展的人才，重在培育具备较高道德素养和一定知识储备的现代社会公民。

（1）我国的教育目的是培养劳动者和社会主义建设者：我国的教育目的明确了教育的社会主义方向，也指出了我国教育培养出来的人的社会地位和社会价值。在社会主义国家，劳动是每一个有劳动能力的公民的光荣职责，用辛勤劳动建设一个富强、民主、文明的社会主义现代化国家，是每一个公民肩负的历史使命，应立志做社会主义的自觉的劳动者。同时，我们的教育要培养社会主义事业的建设者，不仅要培养科技人才，还包括经济、文化、教育、政治等各类人才；不仅要培养高级人才，还需要中级、初级人才。

（2）我国的教育是以人的素质发展为核心的教育：素质是对人自身的生理心理、学识才智、

笔记栏

道德品行、审美情趣、个性能力等方面的发展质量或品质的总称，也可以是对人的某方面发展质量或品质的指称，如心理素质、思想素质、公民素质等。以素质为核心的教育关注的是人发展的质量，是以注重人各方面发展的实际程度和水平为主要特征，包含人的发展的全面性与和谐性、人的发展的差异性和多样性。

（3）我国的教育是全面发展的教育：教育目的的实现，不仅需要关注人发展的实际程度和水平的素质教育，也需要关注人发展的内容的全面发展教育。全面发展教育（all-round developmental education）主要由 5 个部分组成。

1）德育（moral education）：是全面发展教育的方向和立德树人的首要问题。主要培养受教育者正确的世界观、人生观和价值观，使之具有良好的道德品质，正确的政治观念和规范的职业精神，形成为民族振兴、国家富强和人民富裕的献身精神。

2）智育（intellectual education）：是全面发展教育的核心，是向学生传授知识、培养能力、培养科学精神和创新思维习惯的教育，是使受教育者掌握建设社会主义具体本领的教育。

3）体育（physical education）：是全面发展教育的重要组成部分，通过体育培养受教育者良好的健康意识、锻炼习惯和卫生习惯，授予受教育者体育运动、卫生保健的基本知识和技能，增强体质，提高运动能力的教育。

4）美育（aesthetic education）：是全面发展教育的重要组成部分，培养受教育者正确的审美观点，发展感受美、鉴赏美、表现美及创造美的能力，并丰富受教育者的精神生活，陶冶高尚情操，养成文明行为，丰富想象力，发展形象思维能力，培养激励学生热爱生活，追求美好事物的思想感情。

5）劳育（labour education）：2020 年 3 月，中共中央、国务院印发《关于全面加强新时代大中小学劳动教育的意见》，对新时代劳动教育作出顶层设计和全面部署。劳动教育纳入人才培养全过程，贯通大中小学各学段，与德育、智育、体育、美育相融合，促进学生全面发展。劳育帮助受教育者理解劳动本质、认识劳动意义，培养劳动情感、劳动能力和劳动品质。

（五）我国护理教育的教育目的

我国护理教育对学生全面发展教育方面的基本要求体现在：

1. 德育方面　确立马克思主义的基本观点和历史唯物主义与辩证唯物主义的基本立场，逐步形成热爱祖国、热爱护理事业、尊重生命、关爱病人、体现慎独修养和人道主义精神，逐步树立诚信、法治、自由、民主和平等等社会主义核心价值观，树立为提高国民健康质量和人类健康水平服务的职业道德和崇高志向。

2. 智育方面　不仅要掌握护理学专业的基础知识和基本技能，而且要了解人文社会科学的有关知识及本学科的新成就与发展趋势，具有良好的人文素养和科学素质，逐步发展胜任未来岗位要求的自学能力、思维能力、创新能力、表达能力、人际沟通与交往能力、组织管理能力、科学研究能力和社会活动能力，形成热爱科学、团结协作、勇于探索和创新的优良品质。

3. 体育方面　拥有健康的体魄、充沛的精力、顽强的意志和敏锐的反应能力，具有灵巧轻捷的动作能力和连续工作的耐力，培养意志、毅力、坚持与团队合作精神以及勇敢顽强的优秀品质和革命乐观主义精神，以适应未来护理工作的身体素质需要。

4. 美育方面　树立正确的审美观念，提高审美修养，培养鉴别美丑的能力和美的表现力、创造力，形成美的语言、美的仪表、美的风度、美的形体动作、美的情操及美的心灵，具有为护理对象创造美的环境，激励护理对象产生热爱生命、热爱生活的美好情操的能力。

5. 劳育方面　学会崇尚劳动、尊重劳动，懂得"劳动最光荣、最崇高、最伟大、最美丽"的道理，树立劳动光荣、劳动致富的观点，培养热爱劳动的良好习惯，锻炼吃苦耐劳的精神，培养精益求精、爱岗敬业的品质。能够辛勤劳动、诚实劳动、创造性劳动，为人生发展奠定坚实的基础。

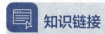

知识链接

从"五育并举"到"五育融合"：内涵、合理性与实现路径

"五育并举""五育融合"作为新时代我国教育教学改革和发展的重要政策概念，既是不同的，又是相互关联的。"五育并举"主要针对"全面发展教育体系问题"，强调全面性、完整性，而"五育融合"主要针对"全面发展教育机制与方法问题"，强调融通性、有机性。从政策逻辑、学术逻辑、实践逻辑三个方面来看，从"五育并举"到"五育融合"是贯彻落实新时代党的教育方针和有关重大政策的需要，是遵循青少年身心发展规律和教育规律、促进青少年学生全面发展的客观要求，也是解决学校"教育拥挤""课程拥挤"现实问题的紧迫需要。在实现"五育并举"的基础上深入推进"五育融合"，要采用系统性思维，转变教育观念，加强顶层设计；提升教师"五育融合"的意识与能力，强化"教育者"与"人生导师"的身份认同；构建引导和指向"五育融合"的学校评价体系；将人格教育和社会主义核心价值观教育作为"五育融合"的桥梁和纽带，提升"五育融合"育人实效。

来源：

石中英，董玉雪，仇梦真. 从"五育并举"到"五育融合"：内涵、合理性与实现路径[J]. 中国教育学刊，2024，2：65-69.

二、培养目标

护理教育的培养目标是开展护理教育教学工作的必要前提。护理教育培养目标的制定必须全面贯彻国家的教育方针，有明确的专业定向和人才层次规定，符合人才培养的规格。我国现行两个等级、四个层次护理教育的培养目标的内涵各不相同。

（一）培养目标的概述

目标是对活动预期结果的主要设想，是在头脑中形成的一种主观意识形态，也是活动的预期目的，为活动指明方向。培养目标（training objectives）是各级各类学校、各专业根据国家教育目的分别设定的培养人才的具体质量规格与培养要求。教育目的是各级各类学校培养学生的共同准则。培养目标则是根据特定的社会领域和特定的人才层次的需要制定的，是针对特定对象提出的，并随受教育者所处学校的类别和层次而变化。培养目标与教育目的之间的关系是特殊与普遍的关系。没有总的教育目的，制定具体的培养目标就会失去方向。没有具体的培养目标，总的教育目的也无法在各级各类学校中落实。

此外，培养目标又可细化为一系列更为具体的课程目标和教学目标。课程目标与培养目标间的关系是具体与抽象的关系，培养目标是制定课程目标的依据准则并寓于课程目标之中。课程目标是贯通培养目标和教学目标的中介，发挥承上启下的作用，是培养目标设计的依据并寄寓教学目标之中。教学目标是对课程目标进一步可操作化的表述，教学目标是最基础的层级目标，内涵最为丰富，培养目标、课程目标都必须在这里得到具体的实施。无论课程目标还是教学目标，最终都是为培养目标服务，体现教育教学的出发点和归宿。

（二）护理教育培养目标的概念

护理教育的培养目标是各级各类的护理院校根据国家教育目的分别设定的培养护理人才的具体质量规格与培养要求。根据实际需要，制定科学、合理的护理教育培养目标是开展护理教育教学工作的必要前提。护理教育的培养目标一经确定，院校的各项教育教学工作就要紧紧围绕这一目标而展开。例如要确定与培养目标相适应的合理的培养方案，精心设计和安排课程体系，精选教学内容，改进教学方法和评价方法等。

（三）护理教育培养目标的内涵

我国现行的护理教育大致可分为两个等级四个层次。两个等级是指高等护理教育和中等护理教育。四个层次是指护理学研究生教育、护理学本科教育、护理学专科教育和护理学中专教育。各层次培养目标都是根据国家的教育方针和卫生工作方针制定的，并从德、智、体、美、劳五个方面提出了具体要求。

1. 护理学研究生教育的培养目标　教育部依据《中华人民共和国教育法》《中华人民共和国高等教育法》和《中华人民共和国学位条例》制定的《全国招收攻读博士学位研究生工作管理办法》和《全国硕士研究生招生工作管理规定》明确规定了高等学校和科研机构招收博士研究生的培养目标是"培养德智体全面发展，在本门学科上掌握坚实宽广的基础理论和系统深入的专门知识，具有独立从事科学研究工作的能力，在科学或专门技术上做出创造性成果的高级专门人才"；硕士研究生的培养目标是"培养热爱祖国，拥护中国共产党的领导，拥护社会主义制度，遵纪守法，品德良好，具有服务国家服务人民的社会责任感，掌握本学科坚实的基础理论和系统的专业知识，具有创新精神、创新能力和从事科学研究、教学、管理等工作能力的高层次学术型专门人才以及具有较强解决实际问题的能力、能够承担专业技术或管理工作、具有良好职业素养的高层次应用型专门人才"。这两个培养目标是全国各专业，包括护理学博士和硕士研究生培养目标制定的依据。

护理学研究生教育的培养目标包括护理学硕士研究生和博士研究生两个层次。2010年国务院学位办公室批准了护理学硕士专业学位设置方案。至此，我国护理学硕士研究生教育包含学术学位和专业学位两个培养类型。2024年1月，中国学位与研究生教育学会受国务院学位委员会办公室委托，发布《研究生教育学科专业简介及其学位基本要求（试行版）》。其中，对护理学博士学位、硕士学位、硕士专业学位的培养目标进行了详细说明。

（1）博士学位：培养扎根中国大地、有志于从事护理学学术研究、愿意为我国护理学科发展贡献力量的高层次护理学科人才。遵循学术规范，具有独立开展科学研究和学术交流的能力，并针对解决护理学及其相关领域的重要问题开展原创性研究。

（2）硕士学位：以党的教育方针和政策为遵循，以宪法、教育法为依据，培养适应卫生保健事业发展，满足现代护理发展需要，具备良好专业价值观、职业道德和团队合作精神，政治合格，护理学理论、知识和技能扎实，能从事护理实践、护理教育、护理管理以及护理研究的专门人才。

（3）硕士专业学位：面向国家护理行业对高层次护理专业人才需求，以高级护理实践能力培养为主线，培养具备良好的政治思想素质和职业道德素养，具有本学科坚实的基础理论和系统的专业知识、较强的临床分析和思维能力，能独立解决本学科领域内的常见护理问题，并具有较强的研究、教学能力的高层次、应用型、专科型护理专门人才。

2. 护理学本科教育的培养目标　2012年，教育部颁布的最新版《普通高等学校本科专业目录和专业介绍》中规定：护理学专业本科生的培养目标是"培养具备较系统的护理学及相关医学和人文社会科学知识，具有基本的临床护理能力、初步的教学能力、管理能力、科研能力以及终身学习能力和良好的职业素养，能在各类医疗卫生保健机构从事护理工作的应用型专业人才"。

2018年，教育部颁布的《护理学类教学质量国家标准》提出护理学专业本科教育的培养目标是："培养适应我国社会主义现代化建设和卫生保健事业发展需要，德、智、体、美全面发展，比较系统地掌握护理学的基础理论、基本知识和基本技能，具有基本的临床护理工作能力，初步的教学能力、管理能力、科研能力及创新能力，能在各类医疗卫生、保健机构从事护理和预防保健工作的专业人才。"并在总的培养目标下，设立思想道德与职业态度、知识、技能三类具体目标。

3. 护理学专科教育的培养目标　2015年，教育部颁发的《普通高等学校高等职业教育（专科）专业目录及专业简介》中明确提出护理学专科生培养目标是：培养德、智、体、美全面发

笔记栏

展，具有良好职业道德和人文素养，掌握护理专业基础理论、基本知识和基本技能，具备现代护理理念和自我发展潜力，能在各级医疗、预防、保健机构从事临床护理、社区护理和健康保健等工作的高素质实用型护理专门人才。

2019年7月，《高等职业学校护理专业教学标准》正式颁布，明确提出护理学专业培养信念坚定，德、智、体、美、劳全面发展，具有一定的科学文化水平，良好的人文素养、职业道德和创新意识，精益求精的工匠精神，较强的就业能力和可持续发展的能力，掌握本专业知识和技术技能，面向医院及其他医疗卫生机构的护理岗位，能够从事临床护理、社区护理、健康保健等工作的高素质技术技能人才。

（四）护理教育培养目标的制定原则

1. 必须贯彻国家的教育方针和教育目的　党的教育方针是根据社会政治、经济发展的要求，为实现教育目的所规定的教育工作总方向，是国家教育政策的总概括，包括教育的指导思想、培养人才的基本规格及实现教育目的的基本途径。因此，全面贯彻、落实国家的教育方针和教育目的是保证培养目标方向性的关键。

2. 必须有明确的专业定向和人才培养要求　培养目标均有明确的专业定向，应反映不同层次护理人才的具体培养规格和要求。这样有利于院校有针对性地实施教育培养计划，有利于教师按目标明确地组织教学，有利于学生确定努力方向，有利于监控护理教育质量，也有利于用人单位合理选用人才。

3. 必须符合护理人才培养的层次与规格　在制定护理培养目标时，要正确评估不同层次学生入校时的知识水平，实事求是地衡量学生在校期间教与学所能达到的最大限度，充分考虑学生毕业时应具备的基础理论和基本技能。培养目标制定得过高或过低，都会给实施培养计划带来困难，达不到预期效果。

三、课程目标

（一）课程目标的概念

课程目标（curriculum objective）是指课程实施应达到的学生发展的预期结果。它规定了处于某一教育阶段的学生，通过课程学习以后，在发展品德、智力、体质等方面期望实现的程度，是确定课程内容、教学目标和教学方法的基础。

课程目标、课程内容及其实施，以及课程评价，是前后一贯、三位一体的关系。课程目标是构成课程内涵的第一要素。课程内容的设计和课程实施的进行，基本是以人们对课程目标的学习、认识以及变通把握为重要前提的；即使是课程评价，它的实行也是以课程目标的实现程度和水平为重要依据和准绳。可以说，课程目标的研制与实现贯穿课程运行的全程。只有充分认识课程目标，科学地研制、纵横错落有致地设计课程目标，才能较理想地实现课程目标。因此，从本质上讲，课程目标是整个课程运行过程要面对和解决的根本性的问题。

（二）课程目标的制定原则

课程目标是一定教育价值观在课程领域的具体化，主要描述某一学科在某一具体学段课程设置所要达到的目标，或称学科课程目标。课程目标不仅仅是从观念层面发生作用，而更多的是从实际操作层面产生影响，因此，课程目标的制定，要真正落在实处，要与宏观和中观目标一脉相承。

课程目标具有5个方面的规定性：①时限性：课程目标必须与特定的教育阶段相联系，而不是对所有教育阶段预期结果的笼统规定。②具体性：需详细描述学生身心发展的预期结果，明确学生要达到的发展水平。③预测性：所描述的结果是预期性的，是学生学习结果和发展状态的理想性规划。④操作性：需明确且可实现。⑤指导性：课程是教育培养规格的具体化，对教学有较强的实用价值和指导作用。

笔记栏

80

（三）护理课程目标的制定依据

课程目标建立在学生、社会、知识三因素整合的基础上。在确立、研制课程目标时，应当以经济和社会发展的实际需要与可能为出发点，以受教育者的全面发展为落脚点和最终归宿，对人类最新最优秀最先进的科学知识加以精选设计。

1. 满足学生发展的需求 课程目标是指通过课程学习，在发展学生品德、智力、体力等方面的愿望实现，是确定课程内容、教学方法的基础。"立德树人"是大学的根本任务，课程目标要围绕这一根本目的、根本任务来设计。教师应根据各自课程的实际，设计课程目标，并通过多种途径了解学生的学习现状和需求。

2. 适应人民健康的需求 护理学专业学生毕业后担负着促进社会医疗卫生保健事业的发展、维护和促进人民健康水平的神圣职责。因此，护理学课程目标应及时反映社会健康需求和发展变化的趋势，以保证所培养的各级护理人才能够适应社会发展和人民健康的需求。

3. 考虑护理学科的发展 护理学科的知识体系及其发展也是确定护理学课程目标的重要依据。学科知识具有自身的逻辑体系，包含着学科的基本概念、原理、方法和发展方向等。由于护理学科专家熟悉其所在专业领域的理论体系和发展趋势，因此应认真听取课程专家的建议来确定课程目标。

4. 围绕培养目标的要求 教师在确定课程目标时，必须紧紧围绕专业的人才培养目标。每个专业都有其培养目标，并通过系列课程来实现，每门课程都有其独特的功能。教师应将各自的课程放到专业课程体系中加以考察，明确本门课程在专业课程体系中的地位、作用，以及与前后课程之间的关系。

四、教学目标

护理教学目标是教育目的和护理教育培养目标在护理教学活动中的具体落实。理想的护理教学目标，应该是护理教师的教授目标和护理学专业学生的学习目标的统一体。教学目标有不同的分类和功能，但都有其局限性。护理教学目标的编制，有其特定的基本要求和标准与步骤。

（一）教学目标的概念

教学目标（objective of teaching）是指教学中师生预期达到的学习结果和标准，是师生在教与学的双边活动中合作完成的目标，包括课程教育目标和单元教育目标。教学目标是课程目标在学科领域的分解、细化与落实，是对学科或课程的具体内容进行教学所要达成的目标的描述，或称课堂教学目标。教育目的和培养目标是通过一系列课程目标和每门课程具体的教学目标落实到教学活动中去的。

教学目标总是以一定的课程内容为媒介，它的确定与学生的需求、课程内容的选择和组织紧密联系，并与具体的教学内容一起呈现给教师和学生。理想的教学目标应是教授目标和学习目标的统一体。对教师而言，它是教授的目标；对学生而言，它是学习的目标。但由于教学目标主要是由一线教师设计并具体实施的，更多地体现了教师的想法。对学生来说，要使教学目标成为自己的学习行为，则需要一个内化的过程。内化得好，就可以使它成为学生个人内心的要求，否则就成了教师强加于他们的外在物，因此教学目标需要教与学双方都应努力去实现。教学目标的功能主要是对落实课程标准、制定教学设计、组织教学内容、明确教学方向、确定教学重点、选择教学方法、安排教学过程等起着重要的导向作用。

（二）护理教学目标的制定要求

1. 护理教学目标应是教师教和学生学的统一体 教学目标是教学的灵魂，支配着护理教学的全过程，规定了教与学的方向，直接决定教学成败。教学目标是教师把课程目标转化为具体的和可操作的教学行为或结果的表达方式，主要体现在具体的、情景化的、可操作的教师课堂教学设计中。规范教学目标有利于明确教学要求、确定教学内容，是有效教学的根本保障。

笔记栏

81

教学系统是一种教师行为与学生行为协同发生的交互系统，教学目标是教学行为的起点，也是教学行为的归宿。护理教学目标应当是基于教师教和学生学的行为的表述，教学目标的描述可以有角度的转向：变"教学目标"为"学习目标"。

2. 护理教学目标应反映学生的预期学习结果 从事教学设计之初，就需要关注"学生学完这些能够做什么"，这就是教学目标。护理教学目标是设计者希望受教育者通过护理教学活动达到的理想状态，是教学活动的预期结果，更是教学设计的起点。教学目标往往需要以具体的行为来体现，其陈述内容大多是教师讲授或学生学习的具体技能、任务、内容和态度。

教学目标是学生通过教学活动后要达到的预期学习结果。所以，学生成为教学目标能否达成的关键。学生的生活经验、知识背景以及他们的智力与非智力因素都是护理教师设计教学目标时应关注的核心。

3. 护理教学目标应表述为可观测的学习结果 护理教学目标是指教学活动实施的方向和预期达成的结果，是一切教学活动的出发点和归宿，是护理教学领域里为实现课程目标而提出的一种概括性的教学要求。它必须以课程目标与学科课程内容所应达到的深度为依据。

护理教学目标既是实施教学活动的前提和基础，也是教学活动的出发点和归宿，是检验教学活动有效性的依据，这必然对教学目标的设计提出了明确的要求：教学目标要明确、可达成、可检测。因此，教学目标在表述方式上用可观测的动词准确描述学生的学习结果。

（嵇　艳）

第二节　教育目标理论

教育目标理论（educational objective theory）是关于确认、制定和达成教育目标的理论体系，是教育学中的一个重要分支，旨在研究和制定教育活动的目标，使其更为明确、具体，并能够指导教育者的教学和评估实践。教育目标理论涵盖领域，包括教育心理学、教育评估和教育管理等，其目的是通过明确、具体的目标来引导教学实践，优化学习过程，支持教育评估，促进个性化学习，推动教育改革，助力教育管理，以促进学生的全面发展。

教育目标理论研究从强调行为到强调认知再到注重社会文化，经历定性目标到定量目标再到个性化目标的发展过程，这一发展历程反映了教育领域对学习本质和有效教学方法的不断深化理解。主要研究阶段有：

1. 行为主义时期（20世纪初—50年代） 在这个时期，行为主义在心理学和教育领域占据主导地位。教育者强调通过观察和测量学生的可见行为来制定明确的教育目标。这一时期的代表性人物是斯金纳（Skinner B. F.）。教学目标主要关注于预定的、可测量的学习结果，如技能和知识。

2. 认知主义时期（20世纪50—70年代） 随着对认知过程的研究和理解的深化，认知主义逐渐替代了行为主义。教育者开始强调学习过程中的思考、理解和意义构建。布鲁纳（Bruner J. S.）的"构建主义"理论以及布鲁姆（Bloom, B.）的认知领域目标（cognitive domain）等贡献了对认知方面的理论。

3. 社会文化时期（20世纪60—80年代） 社会文化理论强调社会环境和文化因素对学习的影响。列维·维果斯基（Lev Vygotsky）提出的文化历史理论成为社会文化理论的代表。这一时期的目标教育理论更关注学生在社会实践中的参与，强调社会互动对学习的重要性。

4. 结果导向教育时期（20世纪80—90年代） 结果导向教育理论强调制定明确、可测量的学习目标，以便更好地评估学生的学习成果。这一时期提倡使用SMART（specific、measurable、achievable、relevant、time-bound）原则来确保目标的清晰度和可行性。

5. 个性化和灵活性时期（21世纪初至今） 随着对学生差异性的关注增加，教育目标理论逐

笔记栏

渐演变为更加个性化和灵活的方向。教育者意识到每个学生都有独特的学习需求和风格，因此教育目标应该更加贴近个体。

在教育实践中，这些理论被广泛应用于制定教学计划、设计评估工具和指导教育政策，为教育者提供了不同的视角和方法，帮助其更好地理解、设计和实施教育目标。教育者根据不同的教学场景和学科特点选择适用的理论，以更有效地促进学生的学习和发展，并积极适应不断变化的教育需求和社会环境。

一、布鲁姆教育目标分类体系

布鲁姆教育目标分类体系（Bloom's taxonomy）由美国心理学家本杰明·布鲁姆于1956年首次提出，并在其著作《认知领域的教育目标》（*Taxonomy of Educational Objectives: The Cognitive Domain*）中详细阐述，是教育领域中的经典理论之一。布鲁姆教育目标理论为教育者提供了系统化的理论框架，帮助教育者制定和组织教育目标，以指导教学活动、评估学生成绩，并促进学生的全面发展，对于提高教育质量和引导学生全面发展产生了深远的影响。

（一）布鲁姆教育目标分类体系概述

布鲁姆教育目标理论的核心思想是将教育目标按照认知、情感和动作技能等方面进行分类，以便更好地指导教学实践。主要分为三个领域：认知（cognitive）、情感（affective）、动作技能（psychomotor）。其中，最为著名的是认知领域，包括记忆、理解、应用、分析、综合和评价。在情感领域，包括接受、反应、评价、组织和特化。在动作技能领域，包括知觉、设置、指导、反应和调整等。

1. 认知领域　布鲁姆的认知领域目标从简单到复杂分为6个层次，每个层次都代表着不同层次的认知能力和复杂性。

（1）记忆（knowledge）：是指认识并记忆。这一层次所涉及的是具体知识或抽象知识的辨认，学生用最容易的形式回想观念或现象。该层次知识通常为特定知识，如术语和事实；处理特殊问题的方法或途径的知识，如序列、分类、标准、方法等；一般或抽象的知识，如原理、理论、知识框架等。

关键词：回忆，记忆，识别，列表，定义，陈述，呈现等。

学习目标：学生能够记住并重现信息，包括事实、概念、原理和基本规则，并列举、描述、标识、记忆和重复学习的材料。

（2）理解（comprehension）：是指对事物的领会，但不要求深刻领会，是初步的，可能是肤浅的。包括：①转换，用自己的话或用与原先的表达方式不同的方式表达自己的思想。②解释，对一项信息加以说明或概述。③推断，估计将来的趋势或后果。

关键词：概括，说明，识别，描述，解释，区别，重述，归纳，比较等。

学习目标：学生能够解释、概括、总结、描述并理解所学的概念，不仅仅能够记住信息，还能够理解并解释这些信息。

（3）应用（application）：是指对所学习的概念、法则、原理的运用。要求在没有说明问题解决模式的情况下，学会将抽象概念正确运用于适当情况。这里所说的应用是初步的直接应用，而不是全面地、通过分析综合地运用知识。

关键词：应用，论证，操作，实践，分类，举例说明，解决等。

学习目标：学生能够使用所学的概念来解决实际问题，将知识应用到新的情景。达到解决问题，使用概念进行分析、开展实际应用的目标。

（4）分析（analysis）：是指把材料分解成它的组成要素部分，从而使各概念间的相互关系更加明确，材料的组织结构更为清晰，详细地阐明基础理论和基本原理。

关键词：分析，检查，实验，组织，对比，比较，辨别，区别等。

学习目标：学生能够分解和分析信息，理解其组成部分，并能够分析、分类、比较、对比和识别关键元素，以及识别它们之间的关系。

（5）综合（synthesis）：是以分析为基础，全面加工已分解的各要素，并按要求重新组合成整体，以便综合地创造性地解决问题。它涉及具有特色的表达，制定合理的计划和可实施的步骤，根据基本材料推出某种规律等活动。该层次强调特性与首创性，是高层次的要求。

关键词：组成，建立，设计，开发，计划，支持，系统化等。

学习目标：学生能够组织、设计、创造、组合和整合信息，形成新的整体，创造新的思想、观点或产品。

（6）评价（evaluation）：认知领域的最高层次。这个层次的要求不是凭借直观的感受或观察的现象作出评判，而是理性、深刻地对事物本质的价值作出有说服力的判断，它综合内在与外在的资料、信息，作出符合客观事实的推断。

关键词：评估，论证，批判，评估，判断，审查，整合，证明等。

学习目标：学生能够评价、判断、辨别信息的价值，并提出有理论支持的论点和论据。

这6个层次构成了认知领域目标的核心，并形成了有序的框架，教育者确定学生在认知方面的学习目标，并设计相应的教学策略和评估工具。值得注意的是，该领域的目标达成并不是线性的，学生在学习过程中可能会在不同层次间来回移动，而不一定是按照顺序依次达到每个层次的目标。

2. 情感领域　布鲁姆在他的教育目标分类体系中不仅关注认知领域，还考虑了情感领域。在该领域，他提出了情感目标的分类，这有助于教育者更全面地考虑学生的发展。该领域包括：

（1）接受（receiving）：指学习者愿意注意某特定的现象或刺激（选择性注意）。分为三个亚类：①觉察（awareness）：学习者意识到某一情景、现象、对象或事态。②愿意接受（willingness to receive）：指学习者愿意承受某种特定刺激而不是去回避。③有控制的或有选择的注意（controlled or selected attention）：指自觉地或半自觉地从给定的各种刺激中选择一种作为注意的对象而排除其他的无关的刺激。

关键词：觉察，注意，接受等。

学习目标：学生能够展示对学科知识和情感信息的接受，表明他们对学习内容有兴趣和愿望。

（2）反应（responding）：指学习者主动参与，积极反应，表现出较高的兴趣。包括三个亚类：①默认的反应（acquiescence in responding）：学习者对某种外在要求、刺激作出反应，但是还存在一定的被动性。②愿意的反应（willingness to respond）：指学习者对于某项行为有了相当充分的责任感并自愿去做。③满意的反应（satisfaction in response）：指学习者不仅自愿做某件事，而且在做了之后产生一种满意感。

关键词：满足，欢迎，遵守，承担等。

学习目标：学生能够表达对所学知识和情感信息的态度，展示对他人观点的理解和回应。

（3）价值评价（valuing）：指学习者确认某种事物、现象或行为是有价值的，学习者将外在价值变为其自身的价值标准，形成了某种价值观、信念，并以此来指引他的行为。包括三个亚类：①价值的接受（acceptance of a value）：即接受某种价值。②对某一价值的偏好（preference for a value）：不仅学习者接受某种价值，而且这种价值驱使并指引着学习者的行为，同时，这种价值被学习者所追求，被学习者作为奋斗目标。③信奉（commitment）：个体坚定不移地相信某种观念或事业，自己全力以赴地去实现这种他自认为有价值的观念或事业，并且还力图使别人信服这种观念、参与这项事业。

关键词：认同，偏好，信奉，追求等。

学习目标：学生能够评价学科知识和情感信息，形成对这些信息的价值观，并能够表达他们的评价。

（4）组织（organizing）：指学习者在遇到多种价值观念呈现的复杂情景时，将价值观组织成一个体系，对各种价值观加以比较，确定其相互关系及相对重要性，接受自己认为重要的价值观，形成个人价值观体系。包括两个亚类：①价值的概念化（conceptualization of a value）：即通过使价值特征化，使各种价值能够联系在一起。②价值体系的组织（organization of a value system）：指学习者把各种价值（可能是毫无联系的价值）组成一个价值复合体，并使这些价值形成有序的关系。

关键词：识别，调节，价值取向等。

学习目标：学生能够组织和整合个人的价值观和情感反应，形成一个内部一致的、具有逻辑性的体系。

（5）特质化（characterization by a value or value complex）：指学习者通过对价值观体系的组织，逐渐形成个人的品性。各种价值被置于一个内在和谐的构架之中，并形成一定的体系。个人言行受该价值体系的支配，观念、信仰和态度等融为一体，最终表现为个人世界观的形成。达到这一阶段以后，行为是一致的和可以预测的。包括两个亚类：①泛化心向（internally consistent）：指在任何特定的时候都对态度和价值体系有一种内在一致的倾向性。②性格化（characterization）：指外在价值已经内化为学习者的最深层的、整体的性格，包括他的世界观、人生观等。这一层次是情感领域的最高层次，学生的行为和决策都将受到稳定价值观体系的引导。

关键词：信仰，价值观，世界观，人生观，一致性等。

学习目标：学生能够形成并内化一个深度和稳定的价值观体系，该体系影响他们的决策、行为和个性。

情感目标强调了学生在情感领域的发展，包括对信息的接受、对信息的反应、价值观的形成和内化。该领域有助于教育者更全面地关注学生的情感发展，培养积极的态度、价值观和道德判断力。

3. 动作技能领域　布鲁姆的教育目标分类体系不仅涵盖认知领域和情感领域，还包括了动作技能领域。该领域包括以下层次：

（1）知觉（perception）：学生能够通过感觉器官接收信息，例如观察、听觉、触觉等。

关键词：视，触，嗅，听等（自然形成）。

学习目标：学生能够识别、观察和感知外部信息，如认识颜色、形状、声音等。

（2）准备（set）：学生能够表现出学习兴趣、积极性，以及学习动机。

关键词：主动，积极，乐于等。

学习目标：学生建立对动作技能学习的兴趣和动机，形成积极的学习态度。

（3）指导下反应（guided response）：学生能够在指导和示范下表现出一定的模仿能力和执行能力。

关键词：模拟，模仿，完成等。

学习目标：学生能够根据示范或指导执行基本的动作，如模仿动作或执行简单的任务。

（4）机械动作（mechanism）：学生能够执行一系列动作，形成相对固定的动作模式，但仍在相对低层次的反应和机械性动作中。

关键词：重复，复制，反复等。

学习目标：学生能够执行较为复杂的、机械性的动作，如掌握基本技能或运用基本规则。

（5）复杂外显反应（complex overt response）：学生能够进行复杂的、协调的有组织的动作，包括一系列有组织的动作。

关键词：综合，复杂，协调等。

学习目标：学生能够展示协调的动作能力，执行更复杂、有序的任务。

笔记栏

（6）适应（adaptation）：学生能够调整和适应动作，以适应不同的情景和要求。

关键词：调整，适应，应对等。

学习目标：学生能够适应和调整动作，应对不同的环境和情景要求。

（7）创新（innovation）：这是动作技能领域的最高层次，学生能够创造新的动作模式，展示出创造性和原创性的能力。

关键词：创新，创意，创造等。

学习目标：学生能够展示创造性和创新性的动作能力，发展独立思考和行动的能力。

动作技能目标强调了学生在技能和动作层面的发展，从最基本的知觉到最高层次的创造能力。这一领域有助于教育者设计具体的技能学习目标，并评估学生在技能和动作方面的发展水平。

（二）布鲁姆教育目标分类体系的应用原则

布鲁姆的教育目标理论提供了一套有序的框架，帮助教育者设计明确、有层次的学习目标。在应用这一理论时，可以遵循一些原则，以确保目标的有效性和实用性。

1. 层次性原则　布鲁姆教育目标分类体系的层次性原则要求学习目标按照认知层次的复杂性和深度从低到高进行目标分层。层次性结构有助于教师明确学习目标，并指导教学和评估活动，以确保制定的目标能够反映出学生在认知能力上的逐渐提升，从简单的记忆和理解到更复杂的应用、分析、综合和评价，提升学生评判性思维能力和问题解决能力，促进学习者的全面发展。

2. 清晰性原则　清晰性原则强调教育目标在教学中有明确的定义，目标制定时使用具体的动词来指导教学与评估，目标描述清晰、明确，避免模糊或抽象的表达，以便教师和学生都能理解和追踪学习的方向。清晰的教学目标要求明确定义学习目标、使用清晰的语言和术语、确保学生理解期望的学习结果等。

3. 可测量性原则　可测量性原则强调明确的、可观测和可衡量的学习目标，使用量化的标准，例如数量、时间、准确性等，以便进行客观的评估，为评估学生的学习成果、指导教学和教育研究提供反馈，促使教师更有效地规划和实施教学活动，并确保对学生的学习进行客观的评估，提高教学的质量。

4. 一致性原则　目标应该与课程内容、学科标准以及学生的实际需求和背景相关。一致性原则的核心思想是确保目标对学生有实际意义，与课程整体结构和教学活动相一致，通过将学习目标与学生的生活、经验和兴趣相联系，以提高学习的吸引力和实用性，激发学生的学习动力，促进更深层次的学习。

5. 可操作性原则　可操作性原则一是强调明确性和具体性，教师能够在实际教学中明白如何将这些目标转化为具体的教学活动，设计的学习目标应该具有实际可行性，并能够在教育实践中具有可操作性。二是强调实用性和适用性，即学习目标应考虑到不同学生的需求和背景，以便教师能够根据学生的差异进行调整和个性化教学，同时，在实际教学中能够适用于不同的学科、年级和教学环境。

6. 个性化原则　目标应该具有一定的灵活性，考虑学生的个体差异，以适应不同的教学环境和学生需求，满足不同学生水平和学习风格。个性化的目标可以更好地激发学生的兴趣和参与度，根据教学情景和学生反馈，灵活地调整和修改目标，使其更符合实际需求。在实际教学中，教师通过灵活运用教育目标、适应性教学策略和差异化教学方法，为学生提供更具个性化的学习体验。

7. 挑战性原则　目标应具有一定的挑战性，促使学生努力提高自己的认知水平。同时，确保目标的挑战性与学生的能力水平相匹配，以避免过于困难或过于简单。布鲁姆教育目标分类体系中，最高的认知层次是评价（evaluating）。这一层次涉及对信息进行深刻的评估和批判性思考，教师通过设置挑战性的评估任务来促使学生运用高级认知技能，学生则需要在实际情景中应用知识，并对信息进行深入的分析，培养学生的评判性思维和解决问题能力。

（三）布鲁姆教育目标分类体系在护理教育中的应用

布鲁姆教育目标理论广泛应用于教育各领域、各环节，成为制定、实施和评估教育目标的基础框架之一。在护理教育中，该理论主要应用在以下领域：

1. 课程设计与教学　采用布鲁姆教育目标分类体系，通过系统地设定认知、情感和动作技能 3 个领域的教学目标，帮助教师设计全面的课程内容和教学策略。例如，在认知领域，课程涵盖基础护理知识、健康评估和护理诊断分析；在情感领域，通过角色扮演和反思日志，培养学生的职业道德和同情心；在动作技能领域，通过示范教学和实习训练，提升学生的护理操作技能。通过全面提升学生的理论知识、实践技能和职业素养，培养出高素质的护理专业人才。

2. 教育评估与测量　在教育评估和测量中，教师通过明确定义的教学目标，有效地设计评估工具及评估标准，全面评估学生的学习成果。例如，在认知领域，通过笔试和案例分析评估学生的知识理解和应用能力；在情感领域，通过观察、互动和教师评价来评估学生的职业素养和职业信念；在动作技能领域，通过实操考试和临床表现评估学生的护理操作技能。全面反映学生的综合素质，确保其达到预期的学习目标。

3. 学科标准的开发　学科标准是对一个学科领域所要求的知识体系、能力和素养的明确描述，为教育学发展提供指导，促进学科研究的规范和发展。布鲁姆教育目标分类体系应用于护理学科标准的开发中，规定了学生应该学到什么知识、掌握什么技能以及发展什么样的情感和价值观。在认知领域、情感领域、动作技能领域，学科标准规定了全面的护理专业学习目标，确保学生在各方面都达到预期的专业水平。

4. 个性化教育教学　在个性化教育教学中，根据学生的个体差异和学习风格，调整教学方法和内容，以更好地满足其学习需求，提供定制化的学习体验。例如，对于认知能力较强但操作技能需要提升的学生，教师可以增加实践操作训练，如模拟实验和临床实习；对于情感反应薄弱的学生，教师可以通过角色扮演和反思日志，强化其职业素养和职业精神。通过这种个性化的教学方法，护理教育能够因材施教，帮助每个学生在各自的弱项上取得进步，全面提升其综合素质。

5. 教育教学研究　布鲁姆教育目标分类体系应用于护理教育教学研究中，通过系统地设定认知、情感和动作技能 3 个领域的护理教育教学目标，为护理教育研究者提供了教学创新与改革的研究框架。例如，研究者可以通过测评学生在临床见习过程中的学习效果，研究某种教学实施方法的有效性。布鲁姆分类体系能够指导教学研究，帮助改进教学策略，提高护理教育质量。

布鲁姆的教育目标理论为护理教育研究和应用提供了系统性的方法。为教育者提供了清晰的层次性框架，通过设定明确具体的教育目标，为教学设计提供指导，设计多样化的评估工具，关注个体差异和个性化教育，注重创造性思维和问题解决能力的培养，促进学生在认知、情感和技能方面的全面发展。

二、结果导向教育目标体系

结果导向教育（outcome-based education，OBE）亦称能力导向教育、目标导向教育或需求导向教育。其理论研究起源可以追溯到 20 世纪 60 年代，当时教育领域对传统教育模式的效果提出了质疑，学者开始关注学习结果，强调培养学生实际应用的能力。作为一种先进的教育理念，OBE 于 1981 年由 Spady 等人提出后，很快得到了人们的重视与认可，首先由美国工程教育认证协会全面接受，并将其贯穿于工程教育认证标准的始终。2013 年 6 月，我国成为《华盛顿协议》签约成员，采用成果导向教育理念引导工程教育改革。此后 OBE 理论在教育研究中被广泛探讨，特别是在教学目标制定和教学效果评估方面，教育者致力于根据学生的需求和能力，制定个性化的学习计划，以确保每个学生都能够实现预定的学习目标。

笔记栏

（一）OBE目标体系概述

OBE目标体系，是指所有教学设计、教学环节和教学实施的目标都是围绕学生完成教育过程后所取得的学习成果（learning outcomes），强调培养学生在学科知识、实际应用和综合素养方面的能力，促进学生更好地适应未来的职业和社会需求。

1. OBE目标体系的核心　OBE强调以学生的学习成果为目标，所有的教学环节均建立在明确的学习目标和结果基础之上，OBE的核心理念是明确定义预期的学习成果，并通过教育活动和评估来确保学生达到这些成果，即学生通过某一阶段学习后所能达到的最大能力。

在OBE理论中，学习目标贯穿整个课程，并与评估方法紧密相连，以确保学生在完成学业时真正培养了所需的能力。在帮助学生制定学习目标时，需明确4个问题：①学生应取得的学习成果是什么？②为什么要让学生取得这样的学习成果？③如何有效地帮助学生取得这些学习成果？④如何知道学生已经取得了这些学习成果？课程或学科的学习目标和预期结果应该明确、具体、可测量，只有当清晰地定义学生应该达到的知识、技能和态度时，OBE才能得以有效实施。

2. OBE目标体系的条件　OBE强调的是学生能做什么，而不是学生知道什么。传统教育衡量学生的常用方法是，从几个给定答案中选择一个正确答案，这种方法往往只能测试学生的记忆力，而不能展示学生学会了什么。与传统教育不同，OBE目标体系有两个重要先决条件，一是描绘成果蓝图，包括明确的学习目标、关联的学科标准、期望的学习成果、评估方法和教学活动、反馈和改进等，确定学生在学习结束时应该达到的能力结构；二是创设教学场域，使学习者参与多个正式、非正式学习活动，从信息到教学内容，从技能评估到支持工具，从训练到协作环境，为学生达成预期成果提供适宜的条件和机会。

3. OBE目标体系的实施要点　在OBE目标体系实施中，关注学生掌握内容的方式，即从解决有固定答案问题的能力拓展到解决开放问题的能力。具体要点如下：

（1）确定学习成果：最终学习成果（顶峰成果）既是OBE的终点，也是其起点，学习成果应该可清楚表述和直接或间接测评，因此往往要将其转换为学习成果指标。确定学习成果要充分考虑教育利益相关者的要求与期望，这些利益相关者既包括学校、医院和其他用人单位，也包括学生、教师和学生家长等。

（2）构建课程体系：学习成果代表一种能力结构，这种能力主要通过课程教学来实现。因此，课程体系构建对达成学习成果尤为重要。能力结构与课程体系结构应有一种清晰的映射关系，能力结构中的每一种能力要有明确的课程来支撑，换句话说，课程体系的每门课程要对实现能力结构有确定的贡献。课程体系与能力结构的这种映射关系，要求学生完成课程体系的学习后就能具备预期的能力结构（学习成果）。

（3）确定教学策略：OBE特别强调学生学到了什么而不是老师教了什么，特别强调教学过程的输出而不是其输入，强调研究型教学模式而不是灌输型教学模式，强调个性化教学而不是"车厢"式教学。有效的教学策略要求老师准确把握每名学生的学习轨迹、学习目标、基础和进程，并按照不同的要求，制定不同的教学方案，提供不同的学习机会。

（4）自我参照评价：OBE的教学评价聚焦在学习成果上，而不是在教学内容以及学习时间、学习方式上。采用多元和梯次的评价标准，强调达成学习成果的内涵和个人的学习进步，不强调学生之间的比较。根据每个学生能达到教育要求的程度，赋予从不熟练到优秀的评定等级，进行针对性评价，通过对学生学习状态的明确掌握，为学校和老师改进教学方式提供参考。

（5）逐级达到顶峰：将学生的学习进程划分成不同的阶段，并确定出每阶段的学习目标，这些学习目标是从初级到高级，最终达成顶峰成果。这意味着，具有不同学习能力的学生将用不同时间、通过不同途径和方式，达到同一目标。

OBE教育目标体系更加关注高阶能力，要求学生完成具有挑战性的任务以达到最终的学习目标，包括创造性思维的能力、分析和综合信息的能力、策划和组织能力等。

（二）OBE 目标体系的应用原则

OBE 强调学习的结果，将焦点从教育过程中的教学活动转移到学生所达到的具体目标上。通过评估和反馈来确保学生在特定学科领域和综合能力方面达到预期的学习成果。OBE 目标体系实施过程中涉及一系列原则和方法，以确保学生在学业结束时能够达到既定的学习目标。

1. 清晰聚焦原则　课程设计与教学策略要清楚地聚焦于学生在完成学习过程后能达成的最终学习成果，并让学生将学习目标聚焦在这些学习成果上。教师必须清楚地阐述并致力于帮助学生发展知识、能力和素养，使他们能够达成预期成果。清晰聚焦是 OBE 目标体系实施原则中最重要和最基本的原则，其原因：第一，可协助教育者制定预期明确的学习蓝图；第二，以该学习蓝图作为课程、教学、评价的设计与执行的起点，与所有的学习紧密结合；第三，无论是教学设计还是教学评价，都是以学生能够充分展示其学习成果为前提；第四，从第一次课堂直到最后，师生共同努力达成学习成果。

2. 个体差异原则　课程设计与教学要充分考虑每个学生的个体差异，要在时间和资源上保障每个学生都有达成学习成果的机会。学校和教师不应以同样的方式在同一时间给所有学生提供相同的学习机会，而应以更加弹性的方式来配合学生的个性化要求，让学生有机会证明自己所学，展示学习成果。学生获得了更具支持性的学习机会，会使他们相信自己能够达成预期的学习成果。

3. 提高期待原则　教师应该提高对学生学习的期待，制定具有挑战性的执行标准，以鼓励学生深度学习，促进学习更成功。提升期待主要有三个方面：一是提高执行标准，促使学生完成学习进程后达到更高水平；二是排除迈向成功的附加条件，鼓励学生达到高峰表现；三是增设高水平课程，引导学生向高标准努力。

4. 反向设计原则　以最终目标（最终学习成果或顶峰成果）为起点，反向进行课程设计，开展教学活动。课程与教学设计从最终学习成果（顶峰成果）反向设计，以确定所有迈向高峰成果的教学的适切性。教学的出发点不是教师想要教什么，而是要达成高峰成果需要什么。反向设计要掌握两个原则：一是要从学生期望达成的高峰成果来反推，不断增加课程难度来引导学生达成高峰成果；二是应聚焦于重要、基础、核心和高峰的成果，排除不太必要的课程或以更重要的课程取代，才能有效协助学生成功学习。

通过遵循这些实施原则，学校和教师可以更有效地实施 OBE 目标体系，确保学生在学业结束时能够成功地达到既定的学习目标。

（三）OBE 目标体系在护理教育中的应用

OBE 作为一种先进的教育理念，已形成一套比较完整的理论体系与操作模式，在很多领域被广泛应用，包括高等教育、职业教育和培训、K-12 教育、专业认证和质量保证、国际教育、跨学科和综合素养培育、教育政策改革等领域，OBE 目标体系应用于护理教育中，其实施过程强调学生的护理专业能力、综合素质、职业道德等。具体体现在以下几个方面：

1. 以目标导向贯穿整个护理教育过程　目标导向下的护理教学设计与实施中强调 4 个方面，即人才培养目标以护理行业需求为导向、毕业要求以护理学专业培养目标为导向、课程体系和课程教学以毕业要求为导向、资源配置以支撑毕业要求与培养目标的达成为导向。OBE 目标体系遵循"反向"设计原则，即从护理行业需求（包括内部需求和外部需求）出发，反向设计、正向实施。这时"需求"既是起点又是终点，从而最大程度上保证了护理教育目标与结果的一致性。

2. 以学生发展为中心贯穿护理教育始终　OBE 目标体系要求以学生发展为中心，即教育的结果应当是学生的收获与成长。整个教学设计与教学实施都要紧紧围绕促进护理学专业学生达到学习成果（毕业要求）来进行，为学生提供适切的教育环境、了解学生学什么（内容）和如何学（方式与策略）、引导学生进行有效学习，并实施适切的教学评价来适时掌握学生的学习成效，确保学生在专业学习过程中得到充分的支持与引导，从而实现最终的学习目标。

笔记栏

3. 以持续改进机制完善护理教育"闭环" 一个具有完善功能的质量管理体系应具备"闭环"特征，即通过监督功能发现偏差，通过调控功能纠正这些偏差，再通过改进功能分析产生这些偏差的原因，并对系统进行改进，这三个功能是首尾搭接，互为输入和输出的关系。OBE目标体系应用于护理教育，主要实现如下功能：持续改进专业人才培养目标，以保障其始终与内外需求相符合；持续改进毕业要求，以保障其始终与护理学专业培养目标相符合；持续改进教学活动，以保障其始终与毕业要求相符合。

OBE目标体系强调将学生的全面发展置于教育活动的核心，在OBE框架下，教育者致力于确保学生掌握护理专业知识、技能和能力，而不仅仅是完成一系列教学任务。通过关注学习的结果，激发学生的学习动力，提高学习积极性；满足学生的个性化需求，培养学生自我管理和自我导向的意识，建立自我认知和反思机制；培养学生在团队中合作、理解他人和解决冲突的能力；为学生提供临床实践机会，帮助其将学到的知识和技能应用于临床工作中，具备创造性思考和解决问题的能力，提高教育的实际效果，通过综合素养的提升，学生具备应对不断变化的社会和工作环境的能力，得到全面发展。

（郑　洁）

第三节　护理教学目标的编制

教育教学目标的编制是一个系统性的过程，旨在明确定义教育活动的目的和期望的结果。这一过程涉及对学科内容、目标受众以及期望的学习成果进行深入地分析和规划。护理教育的教学目标编制旨在确保学生在护理领域内获得全面的知识、技能和态度，通过分析目标学生群体的需求和特点，制定具体、可测量的学习目标，以及设计合适的评估方法。护理教学目标的编制过程不仅有助于培养学生的专业素养，还可以确保学生在实践中能够胜任各种护理职责，提供高质量的护理服务。

一、护理教学目标编制的要求与原则

护理教学目标的编制必须明确而具体，以确保在学习过程中能够清晰测量学生的学习成果。教师在目标编制过程中应充分了解学生的水平和能力，还要考虑到目标之间的层次关系。同时，目标编制是动态的，根据学生的反馈和教学效果实时进行调整和修订。

（一）护理教学目标编制要求

在目标编制的上下文中，必须确保目标质量和有效性。护理教学目标编制应具有明确性、具体性、可测量性和可持续性的具体规则或标准。

1. 明确性 护理教学目标的编制要求目标陈述清晰、具体，避免歧义，明确学生在课程中需要达到的具体技能、知识和态度。

一个明确的护理目标可以表述为："学生将能够在临床环境中有效执行护理措施，包括但不限于：测量并记录病人的生命体征、正确执行药物管理规定、协助病人进行基本生活活动、有效应对紧急情况。此外，学生还将能够与病人、家属有效沟通，与医疗团队进行协作，以提供全面细致的护理服务。"这个目标明确指出学生需要发展的特定技能，如基础护理和沟通能力，以及需要关注的特定方面，如病人需求和治疗计划的解释等。

2. 具体性 在护理教学目标编制中要求目标陈述应该具体到细节，避免模糊和泛泛而谈的表达，以确保学生和教育者都能明确了解学习目标的详细要求。

一个具体的护理教育目标可以表述为："学生将能够独立进行病人身体评估，包括生命体征观察、疼痛水平评估和潜在健康风险的识别。此外，学生将能够根据病人的个体需要制定并实施

个性化的护理计划，包括药物管理、营养支持和康复措施。"这个目标明确指出了学生需要具备的具体护理技能。通过具体的描述，这个目标不仅明确学生在临床实践中的期望表现，也为教育者提供了制定教学计划的依据，以评估学生的学习效果。

3. 可测量性 护理教学目标的可测量性要求目标的表述能够通过明确定义的标准和指标来进行度量，以便教师能够准确评估学生是否达到了预期的学习成果。

通过具体的测量标准，可测量的目标使得评估变得客观、公正，并提供了明确的成功标准。例如，在急危重症护理学课程中，一个可测量的目标可以表述为："学生能够在模拟环境中成功执行心肺复苏操作，包括按压深度、频率和技术准确性。"这个目标通过具体的操作指标，如按压深度和频率，提供了可测量性，使得教育者能够通过实际操作评估学生的表现。

4. 可持续性 可持续性的护理教学目标有助于确保学生毕业后依然具备与时俱进的护理技能和知识，能够适应不断变化的医疗环境。目标编制不仅考虑当前学生的需求和教学环境，还需要预见护理学专业和学科未来的发展和变化。

在确保教学目标的可持续性时，需要考虑到护理行业的发展、新兴技术、社会变革和护理学科知识的不断演进。一个具有可持续性的目标可以表述为："学生将培养不断学习的习惯，能够主动追踪并应用新兴的医学和护理知识，以保持在护理实践中的专业竞争力。"这个目标设计考虑到了医学领域的不断演进，强调学生需要培养的持续学习和自我发展的能力。通过定期的评估，确保目标与行业的最新标准保持一致，使学生能够紧跟医学进展的步伐，为未来的护理实践做好准备。

（二）护理教学目标编制原则

目标编制的原则是一般性的准则或规范，基于普适性的教育理念和教学经验。提供合理框架，使教学目标的设计和编制具有指导性和鼓舞力，护理教学目标编制的原则性包括一致性原则、层次性原则、激励性原则、可测量性原则和实用性原则。

1. 一致性原则 护理教学目标编制的一致性原则着重于教学目标与课程内容、学生需求以及护理实践要求相一致，确保学生在学习过程中获取与未来护理职业实践密切相关的知识、技能和态度。这一原则要求教学目标在设计时应该与护理专业的标准、最新的医学和护理知识，以及学生的实际需求密切相关。

一个符合一致性原则的护理教学目标可以表述为："学生将能够有效评估和处理COPD病人的综合护理需求，包括用药管理、症状控制、心理支持等方面。目标的实现将通过案例分析、病例模拟以及与临床指导教师的交流得以验证，以确保学生在未来实际临床工作中能够全面应对COPD病人的护理需求。"这个目标通过明确指出学生需要掌握的具体技能，并结合案例分析和病例模拟，确保目标的相关性。通过与临床指导教师的互动，目标进一步与护理临床实践相联系，为学生提供了更全面的学习体验。

2. 层次性原则 护理教学目标编制的层次性原则强调在目标设计中考虑不同认知层次和能力水平，以确保学生在专业学习过程中逐步发展和提高其知识、技能和态度，并逐渐从简单的认知活动到更为复杂的高阶思维活动，如从护理学知识的记忆、理解和应用到更高阶的分析、综合和评价。这一原则借鉴布鲁姆教育目标分类体系，目标应涵盖广泛的学习层面，帮助学生在学习过程中逐步深化对护理学专业知识的理解，发展更高层次的综合能力。

以布鲁姆教育目标分类体系为例，一个层次结构的目标可以表述为："学生在护理心理学课程中能够记忆和描述常见的心理学概念（记忆层次）、理解这些概念之间的关联（理解层次）、应用这些概念解决实际问题（应用层次）。"这个目标通过引入心理学概念掌握要求，呈现了一个层次性的结构，从简单的识别和解释开始，逐步升级到更复杂的分析和干预。通过这种层次性的目标设计，鼓励学生逐步发展更高阶的认知和护理技能。

3. 激励性原则 护理教学目标编制的激励性原则强调通过目标设计引发学生的好奇心、兴

91

趣和热情，促使学生在学习过程中保持积极的态度和主动性，提高学生对护理学科知识学习的投入程度，并培养他们对护理职业的持续兴趣。因此，目标的设计应当具有吸引力，能够激发学生的好奇心、热情和主动参与意愿。

为了激发兴趣和动机，目标的表述可以与学生的个人兴趣、实际经验或未来职业发展方向相关。一个激发兴趣和动机的目标可以表述为："学生将通过参与小组合作综合护理模拟演练，培养协作和沟通的能力。目标还包括学生参与解决真实护理案例的团队项目，以激发他们对实际护理工作挑战的兴趣，并提升团队协作能力和沟通交流水平。"这个目标通过引入团队护理模拟和解决实际案例的团队项目，考虑到了学生对实际应用和团队合作的兴趣。这样的设计能够使学生更加投入学习，因为他们能够直接体验到所学知识和技能的实际运用，同时感受到临床护理工作的实际挑战。这个目标通过结合实际经验和应用，为学生提供了更具吸引力和实用性的学习体验。

4. 可测量性原则　护理教学目标编制的可测量性原则是指目标应明确、具体且可量化，以便能够客观地评估学生是否达到预期的学习成果。这一原则强调教育目标必须具备清晰的标准和衡量指标，确保每个目标都可以通过具体的评估方法进行验证。

假设护理教育的一个目标是"学生能够正确执行无菌技术"。为了使这一目标可测量，可以具体化为"学生在模拟环境中，按照无菌技术标准操作，且在五次操作中无任何污染发生"。这一具体目标可以通过观察和记录学生的实际操作来进行评估，确保目标的实现情况是可衡量和验证的。再如，"学生能够在 10 分钟内准确测量并记录病人的血压"。这种具体且可量化的目标使得教师能够通过实际观察、测试或其他评估方法来判断学生是否达到了预期的标准。

5. 实用性原则　目标编制的实用性原则是确保教学目标在学生的实际水平和能力范围内可达成的关键要素。实用性原则要求教育者在设定目标时考虑学生的背景、前提知识和发展阶段，确保目标既具有挑战性又不过于超出学生的能力范围，既能够满足学生的学习需求，又能够鼓励学生取得更高的学术成就。

一个符合实用性原则的护理教学目标可以表述为："学生将能够有效利用临床信息系统，记录和管理病人数据，以支持护理实践中的决策制定。目标将通过模拟学习或在临床实践中的实际应用来评估，以确保学生能够在真实的工作环境中应用所学的信息技术技能。"这个目标不仅强调了学生需要掌握的具体技能，还将评估过程融入了护理模拟教学和实际应用，以确保目标的现实性。充分考虑临床信息系统的实际使用，这个目标满足了护理实践中信息技术的现实要求，也考虑到学生在未来实际工作中的学科背景和学科水平。

通过满足目标设计和编制的要求和原则，护理教学目标编制能够更有效地引导教学设计，确保学生在课程结束时能够全面地达到既定的学习目标，全面而有意义地发展各种知识、技能和态度。

二、护理教学目标编制的标准与步骤

护理教学目标编制可确保护理教育教学体系有效满足学生的学习需求，并使学生具备在实际护理实践中成功应对各种情景的能力。遵循护理教学目标编制的标准和步骤，不仅有助于激发学生的学习兴趣和动机，同时也为教育者和评估者提供有效的工具，以评估学生是否达到了既定的学习目标。护理教学目标编制标准和步骤的制定旨在构建一个全面、有层次、有针对性的教育体系，为护理学专业学生提供更为实用和有效的学习路径，促进其在职业生涯中取得成功。

（一）护理教学目标编制标准

护理教学目标编制标准的确立是为了确保护理教育体系能够满足不断发展的医疗环境和专业实践的需求。这些标准不仅侧重于学科知识和技能，还强调学生在护理实践中所需的道德和伦理素养。标准的设定遵循国家和行业的法规、伦理准则，以及医疗卫生服务的最新标准。此外，标准也需确保目标具有明确的层次性，考虑学生的不同认知水平和实践能力。这些标准包括：

1. 符合护理行业伦理和法规　护理教学目标编制必须符合行业伦理和法规，包括病人权益、隐私、尊严等伦理原则，以及医疗实践中的法定要求和职业伦理准则。确保学生在护理实践中能够胜任并遵循高标准的职业行为和法定规范。

例如，一个符合行业伦理和法规的护理教学目标可以表述为："学生将通过护理技能操作和临床模拟实训，培养遵循护理行业伦理准则的能力，包括保护病人隐私、尊重病人权益，同时熟悉并遵守医疗机构的规章制度。目标的评估将通过参与伦理情景讨论和实际案例分析，确保学生能够在护理实践中正确应对伦理和法规挑战。"这个目标明确指出学生需要培养的伦理能力，包括病人权益和隐私保护，以及对医疗机构规章制度的理解和遵守。通过伦理情景讨论和实际案例分析的评估，确保学生能够在复杂的伦理和法规情景中做出适切的决策和行为，以满足护理行业的要求。

2. 符合护理学科标准　在护理教学目标的编制过程中，明确学科标准是确保目标与专业要求紧密契合的重要指标。护理教学目标的编制应当与护理学科的相关标准和指南相一致，以确保学生在专业学习中达到业界期望的水平，有助于提高护理教育的质量，使学生毕业后能够胜任专业实践，满足行业的标准和需求。

例如，一所护理院校的培养目标可以表述为："培养具备高水平临床技能和人文关怀能力的护理专业人员。"进一步的目标还包括专业人才培养要求，如特定的课程要求、实践经验、技能考核等，以确保学生毕业时具备所需的专业素养。教学目标的制定者可通过查阅主管部门的护理教育标准，确保目标符合行业的要求。通过对学科标准的明确，护理教学目标能够更精准地指导学生的学习和发展，也保证了护理教育体系与行业发展趋势保持一致。

3. 符合护理专业人才培养方案　专业人才培养方案包括课程设置、实践要求、实习安排等方面的详细规划。目标的设计与编制应与专业规划保持一致，为学生提供系统、完整的护理专业人才培养标准与要求。确保学生在学习过程中能够达到专业所设定的要求和期望。

例如，一个符合专业培养方案的护理教学目标可能是："学生将通过系统学习专科护理知识、参与临床实习、参加临床护理查房等，培养临床技能、与病人沟通能力和团队合作精神。目标的评估将基于专业培养方案所规定的实践要求，以确保学生在专业人才培养方案中达到或超越所期望的专业水平。"这个目标设计明确了学生需要通过临床实践、专科知识学习和临床教学活动获得的能力，强调了培养临床技能、与病人沟通能力和团队合作精神的重要性。

4. 符合行业实践标准　护理教学目标的编制应当紧密符合行业实践标准，以确保学生毕业后能够胜任并适应不断发展的护理环境。目标设计应反映当前医疗领域的最佳实践、技术趋势和护理服务的最新要求。通过整合行业实践标准，为学生提供更具实际应用性的学习体验，使其无缝地融入专业实践。

一个符合行业实践标准的护理教学目标可以表述为："学生将通过病例研究和临床情景模拟，培养病患全面护理能力，包括临床评估、护理干预、健康教育和团队合作。目标的评估将通过参与真实病例的护理实践和团队模拟，以确保学生能够在实际工作中符合行业最佳实践。"这个目标强调了学生需要具备的全面护理技能，包括临床评估、有效的护理干预、健康教育以及与团队协作的能力。通过参与真实病例的护理实践和团队模拟，目标的评估确保学生在实际工作中能够有效地应对各种护理挑战，并且符合当前行业实践的标准。

5. 符合教育教学规律　护理教学目标编制符合教育教学规律，强调目标制定过程中要遵循普遍适用于教育领域的规律和原则，以促进学生更有效地学习和掌握护理知识与技能。这包括了教学法、学习心理学、个体差异等方面的规律，确保目标的设计与这些规律相契合，提高学习效果。

例如，一个符合教育教学规律的护理教学目标可以表述为："学生将通过多样化的教学方法，如问题导向学习、案例分析和实践模拟，培养扎实的护理理论知识和临床护理技能。目标的评估将考虑到学生的个体差异，确保不同学习风格和水平的学生都能够有效地参与和取得成果。"这

笔记栏

个目标设计充分考虑到了教育教学规律，通过多样化的教学方法，满足了学生在学习过程中的差异性需求。问题导向学习、案例分析和实践模拟等方法有助于激发学生的学习兴趣，提高他们的学习参与度。而在评估过程中，考虑学生的个体差异，确保适应不同学习风格和水平的要求，使教学更具灵活性和适应性。

6. 符合预期学习结果　护理教学目标编制符合预期学习结果，强调目标的设定应当与期望的学习成果相一致，确保学生在完成学业时达到所预期的知识水平、技能掌握和职业素养。包括对学生毕业后所期望具备的护理专业能力和临床综合素养的明确规定，有效促进学生的全面发展。

例如，一个符合预期学习结果的护理教学目标可能是："学生将通过系统学习和实践培养临床判断力、病人关怀技能和跨学科协作能力。目标的评估将基于学生在真实护理场景中展现的综合素养，以确保他们毕业时具备了预期的专业水平。"这个目标设计明确了学生在学业结束时应当具备的能力，包括临床判断力、病人关怀技能和跨学科协作能力。通过评估学生在真实护理场景中的表现，教学目标确保了学生在毕业时能够达到预期的专业水平，具备成为合格护理专业人员的能力。

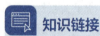

知识链接

学生档案法

教学目标依据预期学习结果得到明确定义的同时，也精确地阐明了学习结束时要评估的内容，并为选择和编制评估工具提供了指导，且有助于解释结果。如果使用学生档案法，教学目标就有助于筛选要存入档案中的代表性材料并为评估这些材料提供标准。

学生档案法，即保存学生在校学习与表现的档案，档案里的内容包括课时作业、研究报告、测验结果、评定等级以及表现性技能和情感结果的核对表等多方面的代表性材料。这些材料通常都会按顺序收集整理好，以便判断学生的学习进展情况（如专业技能或问题解决能力的提升）。在与学生及学生家长交流学生的学业成就提高程度时，档案是尤其有效的证据。

运用档案时有4个基本的问题需要注意：①运用档案的目的是什么？（档案里的材料要表明什么？）②哪些类型的材料应当存入档案中？③档案里收集的代表性材料应当以布置的课后作业为基础，还是以常规的课堂练习为基础？④如何评价档案里的代表性材料（包括是否以及如何把学生的反思也列入其中）？依据预期学习结果编写的教学目标对于上述4个问题的解决具有重要的指导作用。

学生档案对评价复杂的表现性结果（如思维能力）和情感结果（如态度）尤其有帮助，因为这些方面的变化常常是很隐秘的，而且需要很长时间才能发生。因此，定期收集观察记录、等级量表、核对表等资料能使这些隐秘变化变得明显，从而在判断学生的进步情况时发挥更大的作用。

来源：

［1］GRONLUND, N E. Assessment of student achievement[M]. 8th ed. Boston, Allyn and Bacon. 2006.

［2］MARZANO, R J, Kendall, J S. The new taxonomy of educational objectives[M]. 2nd ed. Thousand Oaks, CA: Corwin Press. 2007.

［3］BROOKHART, S M, NITKO A J. Assessment and grading in classrooms[J]. Upper Saddle River, NJ: Pearson Prentice Hall. 2008.

（二）护理教学目标编制步骤

护理教学目标编制是一个动态而复杂的过程，旨在培养出胜任、全面发展的护理专业人才，以满足不断发展的医疗行业需求。这一过程需要经过系统性的规划和深入的思考，确保目标既能够满足学科领域的专业要求，又能够适应不断变化的医疗环境和病人需求。具体编制步骤如下：

1. 全面学情分析 全面的学情分析有助于确定学生的学科基础水平、学习风格、兴趣点以及可能面临的挑战，从而更好地制定能够有效满足学生需求的教学目标。学情分析可从护理学科特点、学科趋势和发展、教育环境、学生特征、学生的潜在挑战和需求等方面深入调研。

举例而言，全面的学情分析可能包括对学生先前学科知识的评估。如果分析表明学生在解剖学和生理学方面的基础较弱，护理教学目标可以设定为："通过强化解剖学和生理学的基础知识，提高学生对人体结构和功能的全面理解，为后续的护理实践奠定坚实基础。"学情分析还可以考虑学生的学科兴趣和职业期望。例如，学情分析表明学生对心理护理领域表现出浓厚兴趣，相应的目标可以是："通过提供丰富的心理护理案例和模拟实践，培养学生在心理护理领域的专业技能，以满足他们未来从事相关职业的期望。"

2. 确定预期结果 确定预期结果是将抽象的教学目标具体化的过程，以明确学生在完成特定目标或学习任务后所预期达到的具体水平或表现。预期结果有表述清晰、标准量化、任务设计、学生参与、形成性评价、教育技术工具使用等要求，以确保预期结果既明确具体，又符合学科标准和实际学习需求，使学生在学习过程中更有动力和方向感。

以一个护理教学目标为例，目标可能是"培养学生具备卓越的病人沟通技能"。在确定预期结果时，可以明确预期学生在完成这一目标后的具体表现，例如："学生能够有效运用非语言沟通技巧，与病人建立互信关系；能够倾听病人需求，准确理解病人的病情和期望；能够以简洁、清晰的语言向病人解释治疗方案和提供护理建议。"这个目标中，预期结果将抽象的"卓越的病人沟通技能"转化为具体的行为和技能，使学生和教育者能够更具体地了解目标的期望成果。通过明确预期结果，护理教育者可以更好地设计教学活动、评估学生的表现，并为学生提供明确的学习方向，促进其在实际护理实践中取得成功。

3. 制定目标层次结构 制定目标层次结构是教育规划和设计中的重要步骤，可以使用层次结构模型来组织和描述不同层次的学习目标。可参照布鲁姆认知层次结构，按照认知过程的不同层次划分学习目标。

例如，对于某化学知识学习的总体目标"理解化学反应的机理"，可以划分子目标为"描述反应动力学"和"解释反应的平衡状态"，再使用认知层次结构，将每个子目标分解为具体的认知层次，如"应用动力学方程解释反应速率"和"评价平衡反应中物质浓度的变化对反应的影响"。这样的目标分解有助于更精细地组织和描述学习目标，按照递进的层次进行，确保学生在学习过程中能够逐步拓展和深化能力。

4. 制定评估策略 评估策略的制定应紧密贴合护理教学目标，全面评估学生的认知、技能和情感／态度等多方面的表现。护理教学评估策略包括理论知识评估、临床技能评估、临床实践评估、情景模拟、沟通技能评估、职业道德和伦理评估、关怀和情感支持评估、团队合作和协作评估、反思和自我评估等。这些评估策略与设定的学习目标相对应，确保评估中涉及的任务和问题能够全面覆盖学习目标的各个层次，同时，评估策略的综合运用也有助于确保学生在多个层次上全面发展，有效地达到设定的学习目标，并能够胜任不同护理场景下的工作要求。

5. 定期审查更新 教学目标编制的定期审查和更新可确保护理教学目标持续与时代发展和学科进展相适应，随着社会、科技和文化的不断演变，教育者也需要不断反思自身定位和责任，为学生提供具有前瞻性和实际意义的教育。

举例而言，假设护理教学中一个目标是"提供优质的病人护理"，在定期审查时，可能要考虑到医疗技术的进步、病人需求的变化、新的医疗标准和法规等因素。例如，护理目标可能需要

笔记栏

更新以包括对新技术的培训、更强调文化敏感性，以及关注病人参与和个体化护理计划等方面。这确保了护理教学目标与护理实践的最新要求相一致。

　　教学目标编制是教育设计的核心环节，旨在明确学习的方向和期望结果，是一个系统性的过程，需要精心考虑学生的需求、教育机构的目标，以及行业和社会的期望。护理教学目标的设定需要考虑学科领域的特点，融入教学方法和评估手段，以便为学生提供具体而可操作的学习路径。总体而言，护理教学目标编制是教育体系中的基石，对学生的职业发展、教育机构的声誉和行业的发展都具有深远的影响。

（郑　洁）

ER3-3
本章思维导图

小　结

　　护理教育目标是护理教育理论和实践中的重要问题，是护理教育工作的出发点和归宿。正确认识、理解和把握护理教育目标在护理教育工作中的作用具有极其重要的指导意义。本章节介绍护理教育目标体系的组成，包括教育目的、培养目标、课程目标和教学目标四个部分，以及各层次目标的概念和制定原则。介绍了教育目标理论，包括布鲁姆的教育目标分类体系和结果导向教育的目标体系。重点阐述如何编制护理教育教学目标，包括编制要求和原则、标准和步骤等。

ER3-4
思考题解题
思路

● ● ● ●　**思考题**　● ● ● ●

　　1. 简述教育目标体系中的四类目标的名称及其关系。

　　2. 简述布鲁姆教育目标分类体系及其实施要点。

　　3. 结合教育教学实际，阐述布鲁姆教育目标分类体系的应用原则。

　　4. 简述 OBE 目标体系的内容、实施要点与应用原则。

　　5. 遵循护理教育目标编制标准与编制步骤，运用布鲁姆教育目标分类体系和 OBE 目标体系，编制一个完整的课程教学目标。

第四章

课程理论与实践

ER4-1
本章教学课件

ER4-2
导入案例解题
思路

导入案例

　　某大学拟新增设护理学专业，教师们在拟定教学计划时对于专业课程如何设置产生分歧。有些教师认为课程设置应该与其他兄弟院校保持一致，通过参考国内一流护理学专业建设点的课程设置方案来设置本学院的课程，这样既省时省力，又能保证本学院所培养的护理人才与其他院校具有可比性。另有一些教师则认为，因为该学院培养的本科护理毕业生主要服务于本省的医疗卫生健康事业，所以应该在对本省医疗卫生服务体系现状和医疗机构对本科护理人才需求的调研基础上，结合大学自身的培养特色来设置专业课程。这样所设置的课程体系则具有较好的针对性和特色，所培养的毕业生也能更好地适应社会需求、服务于当地医疗卫生事业。两种观点相持不下。

　　请思考：

　　1. 你赞同哪种观点？请阐述理由。

　　2. 课程设置的依据是什么？应遵循哪些原则？

　　3. 除了专业课程设置以外，该大学的教学计划还应包括哪些部分？

　　4. 如果由你来进行课程设置，你会依据哪些课程设置的理论？采取哪种课程设置的模式？

学习目标

　　通过本章学习，学生能够：

　　1. 描述课程的核心概念、组成要素及类型。

　　2. 辨别课程理论的主要流派内容及其优缺点。

　　3. 运用课程设置的模式、依据及基本原则指导课程设置。

　　4. 归纳课程设置的程序与方法。

　　5. 解释课程改革对护理学专业课程的重要性。

　　课程是学校教育的基础和核心，是教学活动内容、实施过程及方式的统一，是实现教育目的和培养目标的重要手段。在以教师、学生和课程三者为要素的教学过程中，师生的双边活动是通过课程来实现的。课程的设置、改革与发展，既要反映时代的变化和对教育的要求，又要遵循教育自身发展的特有规律。合理的课程设置既有助于学生系统而有效地掌握知识，又有利于学生正常而健康地身心发展。根据社会和专业发展的要求以及受教育者身心发展的需要不断地进行课程改革，对专业人才的培养质量具有积极的促进作用。因此，作为护理教育者，有必要深入了解课程理论的发展、课程设置以及课程改革的相关理论知识和实践，为培养出更多优秀的专业人才奠定坚实的基础。

笔记栏

第一节　课程概述

课程是将教育思想、观念、目的及宗旨等转变为具体的教育实践的中介，在教育活动中居于核心地位。为了有效编制课程，形成合理的课程体系，提高教育教学质量，首先必须对课程概念、课程组成要素、课程类型，以及课程理论与主要流派有一个明确的认识。

一、课程的概念

在教育领域中，课程（curriculum）是内涵最复杂、歧义最多的概念之一。随着社会的变化，课程定义的内涵和外延也在不断地变化。由于不同的教育理念和对课程的不同理解，因而出现了各种不同的课程定义，特别是 20 世纪 60 年代以后课程的涵义越发扩展，以学科为中心的课程观受到了挑战，学校生活中非学科的经验也同样受到了重视，学者们普遍认为这些经验对学生的态度、动机和价值观的形成与发展具有不可忽视的作用。当代课程观注重学习者在学校环境中的全部经验。此外，把课程主要看作是"教程"而不注重"学程"的静态课程观也同样受到了挑战。课程不再被看作是单向的传递过程，而是双向的动态实践过程。尽管课程的定义众说纷纭，但是可以将多种多样的课程定义大致归纳为以下 5 类。

（一）课程作为学科

这是最普遍使用的课程定义。《中国大百科全书·教育》中将课程定义为"所有学科（教学科目）的总和，或学生在教师的指导下各种活动的总和，这通常被称为广义的课程；狭义的课程则是指一门学科或一类活动。"把课程等同于教学科目，在历史上由来已久。我国古代的课程有礼、乐、射、御、书、数"六艺"；欧洲中世纪的课程有文法、修辞、辩证法、算数、几何、音乐、天文学"七艺"。事实上，最早采用"课程"一词的斯宾塞，也是从指导人类活动方面的诸学科角度来探讨知识的价值和训练的价值的。

这种课程定义把课程内容与课程过程割裂开来，片面强调课程内容，而且把课程内容仅局限于学科知识。此类定义最大的缺陷在于把课程视为外在于学习者的静态的东西，忽视了学习者的经验。只关注教学科目势必会忽视学生的心智发展、情感陶冶和创造性表现等，阻碍学生核心素养能力的培养。事实上，学校为学生提供的学习，远远超出正式列入课程的学科范畴。目前课程改革已经明确地把综合实践列入课程，这足以说明将课程等同于学科是不全面的。

（二）课程作为目标或计划

此类课程定义将课程视为教学过程要达到的目标、教学的预期结果或教学的预先计划。例如，彼得·奥利沃（Peter Oliva）认为课程是"一组行为目标"；课程论专家希尔达·塔巴（Taba H.）认为课程是"学习的计划"；莫里茨·约翰逊（Mauritz Johnson）认为课程是"一系列有组织的、有意识的学习结果"。

这种课程定义将课程视为教学过程之前或教育情景之外的东西，把课程目标、计划与课程过程及手段割裂开来，并片面强调课程目标与计划，其主要缺陷也是忽略了学习者的现实经验。

（三）课程作为学习者的经验或体验

此类课程定义将课程视为学生在教师指导下所获得的经验或体验，以及学生自发获得的经验或体验。美国实验主义教育学家约翰·杜威（John Dewey）就是把课程看作是"学生在教师指导下所获得的经验"的主要倡导者，他反对"课程是活动或预先决定的目的"的观点，在他看来，手段和目的是同一过程不可分割的部分。在杜威的影响下，许多学者也持与其同样的观点。例如，美国著名的课程论专家霍利斯·卡斯威尔（Hollis Caswell）和多克·坎贝尔（Doak Campbell）认为，课程是"儿童在教师的指导下所获得的一切经验"。后期的课程理论则十分强调学生在学校和社会情景中自发获得的经验或体验的重要性。

学生被视为有很大潜力、独特的学习者，因此，学生的经验是最为重要的。虽说经验要通过活动来获得，但活动本身并不是关键所在。学生的学习取决于他自己做了什么，而不是教师做了什么。也就是说，唯有学习经验才是学生实际、意识到的课程。目前，西方一些人本主义课程论者都趋向于这种观点，他们开始把课程的重点从教材转向个人。

这种课程定义的显著特点是把学生的直接经验置于课程的中心位置，从而消除了课程中"见物不见人"的弊端以及课程内容与课程过程、目标及手段的对立。但也有一部分持这种课程定义的学者，存在忽视系统知识在儿童发展中的意义的错误倾向。

（四）课程作为文化的再生产

美国学者塞缪尔·鲍尔斯（Samuel Bowles）和赫伯特·金蒂斯（Herbert Gintis）被认为是这一主张的代表人物。在他们看来，任何社会文化中的课程，事实上都是该种社会文化的反映，学校教育的职责是要再生产对下一代有用的知识和价值。政府有关部门根据国家的需要来规定所教的知识、技能等，学校教师的任务是要考虑如何把它们转换成可以传递给学生的课程。换言之，课程就是从某种社会文化里选择出来的材料。

这种课程定义的弊端在于，他们认为课程应该不加批判地再生产社会文化，即认为社会和文化的改进已经不再需要了。实际上，现实的社会文化远非人们想象的那样合理。倘若教育者以为课程不需要关注社会文化的变革，那就会使现存的偏见永久化。

（五）课程作为社会改造的过程

持这种观点的教育家认为，课程不是要使学生适应或顺从于社会文化，而是要帮助学生摆脱社会制度的束缚。然而，课程总是滞后于社会的变革，因此要求课程重点应放在当代社会的主要问题和主要弊端，学生关心的社会现象以及改造社会和社会活动规划等方面。课程应该有助于学生在社会方面得到发展，帮助学生学会如何参与制订社会规划，这些都需要学生具有评判性思维意识和能力。

当今最有影响的代表人物是巴西的保罗·弗雷勒（Paulo Freire）。他批评资本主义社会的学校课程已经成了一种维护社会现状的工具，充当了人民群众与权贵人物之间的调节者，使人民大众甘心处于从属地位，或归咎于自己天性的无能。所以，他主张课程应该使学生摆脱盲目依从的状态，要求学生在规划和实施课程的过程中起主要作用。然而，在社会上，学校组织并未在政治上强大到足以使社会发生重大变革的地步。因此，这种夸大了学校课程对社会变革作用的观点是不切合实际的。

上述每一种课程的定义，或多或少都有着某些积极的特征，但也存在明显的缺陷。可以想象，由于人们不是指向同样意义的课程，所以有关课程定义的分歧继续一直存在。美国学者约翰·古德莱德（John Goodlad）归纳出5种不同的课程：①第1种是理想的课程，即指由一些研究机构、学术团体和课程专家提出应该开设的课程。理想课程的影响取决于是否被官方采纳并实施。②第2种是正式的课程，即指教育行政部门规定的课程计划和教材等。③第3种是领悟的课程，即指任课教师所领会的课程。由于教师对正式课程会有多种解释方式，因此教师对课程的领会与正式的课程之间会有一定的距离。我国学者将这种由教师重构后的课程称作"师定课程"。④第4种是实行的课程，即指在课堂里实际展开的课程。⑤第5种是经验的课程，即指学生实际体验到的东西。

根据国内外学者的最新研究成果，本书将课程的定义归纳为：课程是对学校培养目标、教学内容、教学活动方式的规划和设计，是课程计划、课程标准和教材全部内容及其实施过程的总和。

总之，课程是一个发展的概念，它是为实现各级各类学校的教育目标而规定的教学科目及它的目的、内容、范围、分量和进程的总和，包括为学生个性的全面发展而营造的学校环境的全部内容。

笔记栏

二、课程的组成要素

课程主要由课程目标、课程内容、课程结构和课程评价 4 个要素组成。无论是教学周期很长的宏观课程，还是只有几个课时的微观课程，都包括上述几个课程要素。

（一）课程目标

课程目标（curriculum objective）是指课程所需要达到的各类教学目标，按照布鲁姆教学目标分类法，包括认知、情感态度、运动技能等。在我国的新课程标准中，把课程目标划分为三类：知识与技能、过程与方法、情感态度与价值观。

（二）课程内容

在我国，课程内容（curriculum content）的具体表现形式主要由三部分组成，即教学计划（课程计划）、教学大纲（课程标准）和教材（教科书）。

1. 教学计划 又称为课程计划，是课程的总体规划。高等医学院校的教学计划是培养各类高级卫生专门人才的模式，是组织教学工作的主要依据。教学计划必须体现国家的教育方针、教育制度和国家对各类专门人才培养的合理知识结构以及教学要求。教学计划一般分为指导性教学计划和执行性（操作性）教学计划。

（1）指导性教学计划：是根据国务院批准的专业目录，经教育部审定，由国家卫生健康委员会颁发的能体现教育目的和不同类型学校的教育任务的指导性文件。

（2）执行性（操作性）教学计划：是各学校参照各专业的指导性教学计划，结合本地区和本校的实际情况及特点所制订的具体的教学计划。

2. 教学大纲 又称课程标准，是根据不同层次的教学计划，以纲要的形式编写的有关各学科教学内容的指导性文件。教学大纲是对单科课程的总体设计，它从总体上规定某门课程的性质及其在课程体系中的地位。教学大纲需要对各学科或课程的教学目的、任务、内容、教学进度和教学方法等做出具体的规定。教学大纲是各课程教师组织教学和学生学习的指南，也是教师编写教材和考试命题的依据，同时也可以作为学生准备考试的复习提纲。教学大纲以前是由原卫生部统一组织编写，现在多为各院校各专业自己组织专家编写。对于护理学专业，除了课程的教学大纲外，还需要制订学生毕业临床实习的实习大纲。

3. 教材 是教师进行教学的基本资料，是学生获得知识的主要来源，也是师生双方顺利完成教学任务的基本要素。教材是教学大纲的具体化，它详细阐述了教学大纲规定的知识体系。

（三）课程结构

课程结构（curriculum structure）是指课程体系的构成要素、构成部分之间的内在联系，它体现为一定的课程组织形式，主要包括各类科目课程的数量、相互关系、顺序、配合和比例。课程结构的研究主要集中在探讨课程各组成部分是如何有机地联系在一起的。科学而符合专业指导思想及富有专业特色的课程结构是培养优秀专业人才的基础。

1. 课程结构要解决的主要问题 课程结构要解决的主要问题是根据专业培养目标设置哪些课程；如何设置这些课程；如何使各种内容、类型、形态的课程相互组合以达到整体优化的效应。要形成整体优化的课程结构，必须处理好以下三方面的关系。

（1）在课程类型上，要处理好学科课程与综合课程、核心课程与活动课程、必修课程与选修课程之间的比例及相互关系。

（2）在课程范围上，要处理好课堂教学与课外活动、社会实践活动之间的比例及相互关系。

（3）在课程内容上，要处理好德、智、体、美等方面课程的课时分配及相互关系。

2. 课程结构的分类 根据美国著名课程理论家拉尔夫·泰勒（Ralph Tyler）的观点，课程的组织形式有纵向组织和横向组织两种，因而课程结构可以划分为纵向结构和横向结构。

（1）纵向结构：是按纵向形式组织课程，指课程的构成要素和构成部分在时间上和顺序上的相互关联性，即如何将课程目标和课程理念体现在课程结构内各类各门课程之中，并最终转化为学生在课程中的学习活动。即从宏观的课程目标具体化为微观的课程形式，也就是从教学计划到教学大纲、再到教材的形式，它强调不同阶段的学习经验之间的联系。

在纵向组织课程时，通常应遵循下列2个原则。

1）连续性原则：是指直线式地重复主要的课程要素，即在课程设置上应使学生对于所学的知识和技能有不断重复练习和继续发展的机会，课程中作为基本训练和打基础的课程尤其需要这种连续性。

2）序列性（或程序性）原则：指的是课程要素之间的依赖性，即先学内容与后学内容之间的关系问题。也就是说，每一后续经验应建立在先前经验的基础上，并对有关问题进行更广泛、更深入地探讨。

课程程序的确定受课程设置者的教育思想、专业性质、知识本身的复杂性等多方面的制约，即不同的教育思想、专业性质及对知识本身的逻辑和关系的认识不同，将会产生不同的"程序性"。课程合理的安排程序需要进行大量的实验才能确定，这是一项艰巨的任务。但另一方面，课程程序的复杂性也给予我们一个重要的启示：在课程内容的纵向安排上，可以不受原有排列顺序的限制，进行多种顺序的试验，深入进行课程结构的改革与实践以发现更好的课程组织形式。

（2）横向结构：是按横向形式组织课程，指课程的构成要素和构成部分在空间上的相互关联性，强调不同领域的学习经验之间的联系。

在横向组织课程时，应遵循整合性（或统合）原则。整合性原则是指课程之间的横向联系，它考虑各种经验之间的关联性。横向结构的关联性主要表现在3个方面：各学科之间的关联性，学科与社会之间的关联性，以及学科与学习者之间的关联性。因此，依据统合原则，在横向组织课程时应注意上述3个方面的统合。

1）各学科之间的统合：即采用合并的方式将相邻领域的学科或内容综合在一门新的学科中。常用的统合形式有：①融合形式：这种形式是将具有内在联系的不同学科合并或融合成为一门新的课程，即跨学科课程或交叉学科课程。例如将心理学科与护理学科合并成为一门新的学科——护理心理学。②广域形式：是将几门学科的内容组织在一门综合性的学科中。它与融合形式的区别在于并未形成新的学科而且所涉及的领域比较广泛，为综合课程，如护理学导论、人体形态学等。③主题形式：是选取最能反映某学科基本原理的若干主题，将与之相关的内容综合在一起以达到对主题进行深入研究的目的。这种形式主要用于加强基础、拓宽知识面，可以使学生能够举一反三，真正达到学科相互渗透的效果，如"中国人口老龄化问题"等。

上述组织形式的共同目的是打破学科间相互孤立的状态，从横向上建立学科间的密切关系。

2）学科与社会之间的统合：是将学科内容与解决社会问题所需要的知识内容结合起来的形式。这种统合形式有两种方式：①核心课程与学科课程相交错的形式：可以先将各门学科按照知识本身的逻辑关系组织为学术领域，然后在其下面按照社会问题分设科目，分配于各领域内；也可以先按社会实际问题划分为若干领域，然后在其下面按照学术知识体系设立科目于各领域内。②工读形式：将理论知识学习与生产实际结合起来的形式，其目的在于加强学科知识与社会实际之间、理论与实践之间的联系。这种形式往往要求理论学习与实践活动之间多次地交替进行，使学习学科知识和解决社会实际问题相互促进。

3）学科与学习者之间的统合：指学科知识内容与学生的认知心理过程、动机和兴趣相结合，传授知识与培养学生能力相结合。

有效的纵向组织和横向组织会使不同的学习经验之间相互整合、相互转化；相反，不良的纵向组织和横向组织会导致经验之间相互冲突甚至相互抵消。因此，形成合理的课程结构在课程设置中具有重要的意义。

笔记栏

（四）课程评价

课程评价（curriculum evaluation）是一个价值判断的过程，要求在事实描述的基础上，体现评价者的价值观念和主观愿望。不同的评价主体因其自身的需要和观念的不同对同一事物或活动产生不同的判断。课程评价的方式既可以是定量的方法也可以是定性的方法，其评价的对象包括课程计划、实施、结果等各种课程要素，也包括参与课程实施的教师、学生、学校，还包括课程活动的结果等。泰勒认为，课程评价的过程实质上是一个确定课程与教学计划实际达到教育目标的程度的过程。

课程评价类型包括：①根据评价对象的不同，将广义的课程评价可分为学生评价、教师评价、学校评价、而狭义的课程评价则包括课程内容和实施效果评价等。②根据评价主体的不同，分为内部评价和外部评价。③根据评价的目的不同，分为诊断性评价、形成性评价和总结性评价。④根据评价的参照标准或评价反馈策略不同，分为绝对评价、相对评价和个体内差异评价。⑤根据评价手段的不同，分为量性评价和质性评价。

三、课程的类型

从不同的视角来看待课程，可以将课程分为不同的类型。

（一）学科课程与活动课程

根据课程的存在形态及课程内容的组织编排方式，可以将课程分为学科课程和活动课程，这是一种最基本的课程类型划分方式。

1. 学科课程（subject curriculum） 又称"分科课程"，是以文化知识（科学、道德、艺术）为基础，按照一定的价值标准，从不同的知识领域或学术领域选择一定的内容，根据知识的逻辑体系，将所选出的知识组织为不同的科目。学科课程是最古老、适用范围最广的课程类型，它是学校课程的基本形式。我国古代的"六艺"、古希腊的"七艺"和"武士七艺"（即骑马、游泳、投枪、击剑、打猎、下棋、吟诗）都可以说是最早的学科课程。

（1）学科课程的特点：①学科知识的优先性：学科课程是以学科知识及其发展为基点，因而课程内容以科学知识为主。②学科结构的逻辑性：课程组织遵循学科知识的逻辑体系进行，即依据学科本身固有的内在联系编制课程。③学科的简约性：学科课程体现的是人类以间接经验概括千百年文化精华、高效率地传递文化和引导创新文化的重要优势。

（2）学科课程的优点：①有助于系统地传承人类文化遗产。②有助于学习者获得系统的文化知识。③有助于组织教学与评价，从而提高教学效率。

（3）学科课程的缺陷：①由于学科课程是以知识的逻辑体系为核心组织起来的，容易导致轻视学生的需要、经验和生活的弊端。②每一门学科都有其相对稳定的逻辑系统，因而容易导致忽略当代社会生活的现实需要。③学科课程还容易导致单调的教学组织和单一的教授式教学方法。④忽视各学科之间的联系，而把每一门学科看成是与其他学科互不关联的实体。

2. 活动课程（activity curriculum） 亦称经验课程（experience curriculum），或生活课程（life curriculum），它是以学生的主体性活动经验为中心组织的课程。活动课程以开发和培育主体内在的、内发的价值为目标，旨在培养具有丰富个性的主体。学生的兴趣、动机和经验是经验课程的基本内容。活动课程的基本着眼点是学生的兴趣和动机，以动机为课程与教学组织的中心。

（1）活动课程的特征：①活动课程以学习者现实活生生的直接经验为课程开发的核心，学习者的经验及其生长需要是课程目标的基本来源。学习者在与环境的互动以及在解决各种实际问题中建构经验，发展人格。②在活动课程中，学习者参与学习活动的构想、计划、实施和评价过程，充分体现其能动性和创造性。③活动课程的学习过程是学习者全人格参与的过程，这是智力过程与情绪过程的统一，是思维与行动的统一。④活动课程重视学习者的个性差异。

（2）活动课程的优点：①活动课程强调学生直接经验的价值，并重视学生的需要、动机和兴趣，因此，在经验课程中，学生是真正的主体。②活动课程主张把学科知识转化为学生当下活生生的经验，强调教材的心理组织。因此，学生在与文以及学科知识交互作用的过程中，人格不断获得发展。③活动课程给学生更为广泛的学习空间和更为充分的动手操作机会，学生在获取知识和运用知识的过程中更带有明显的自觉性，即使遇到困难，学生也往往会主动去克服，对于学生能力和智力的培养具有重要价值。

（3）活动课程的局限性：①学生从活动课程中获得的知识缺乏系统性和连贯性，有较大的偶然性和随机性。②容易导致"活动主义"，忽略学生思维能力其他智力能力品质的发展。③活动课程的组织要求教师具有很高的教育艺术，因此，相当一部分教师很难适应。

学科课程与活动课程在总体上都服从于整体的课程目标，两者都是学校课程结构中不可缺少的要素。但是，在具体的目的、编排方式、教学方式和评价上，学科课程与活动课程存在明显的差别。第一，从目的来看，学科课程主要向学生传递人类长期创造和积累起来的间接经验的精华，而活动课程主要让学生获得包括直接经验和直接感知的新信息在内的个体教育性经验。第二，从编排方式来看，学科课程重视学科知识逻辑的系统性，而活动课程则强调各种有教育意义的学生活动的系统性。第三，从教学方式来看，学科课程主要以教师为主导去认识人类的实践经验，而活动课程则主要是以学生自主的实践交往为主导去获取直接经验。第四，在评价方面，学科课程强调终末评价，侧重考查学生学习的结果；而活动课程则重视过程性评价，侧重考查学生学习的过程。

学科课程与活动课程是学校教育中的两种基本的课程类型，两者之间是一种相互补充而非相互替代的关系。学科课程将科学知识加以系统组织，使教材依一定的逻辑顺序排列，学生在学习中可以掌握一定的基础知识、基本技能，但是，由于分科过细，只关注学科的逻辑体系，容易脱离学生的生活实际，不易调动学生学习的积极性；而活动课程可以在一定程度上弥补这一缺憾。但与此同时，由于活动课程自身往往依学生的兴趣、需要而定，缺乏严格的计划，不易使学生系统掌握学科知识，所以可以借助学科课程来补充。可见，两类课程在学校教育中缺一不可。

（二）综合课程与核心课程
根据课程对学科的组织形式不同，可以将课程分为综合课程与核心课程。

1. 综合课程（integrated curriculum） 又称"广域课程""统合课程"或"合成课程"，它是打破学科逻辑组织的界限，从知识的整体性角度组织起来的课程。一般采取合并相邻领域学科的方法，减少教学科目，把几门学科的教学内容组织在一门综合学科之中，以认识论、方法论、心理学、教育学等学科为理论基础。

（1）综合课程的优点：①克服了学科课程分科过细的缺点。②综合课程可以发挥学习者的迁移能力。通过综合课程的学习，学生常常会把某一学科领域的概念、原理和方法运用到其他学科领域，从而使不同学科的相关内容得到相互强化，学习效果也因此得到加强。通过综合课程的学习，学生能够更加充分地理解和把握各门学科的要领、原理和方法之间的异同，在更大程度上体验人类知识的综合性，并在学习中主动形成迁移，运用所掌握的某种知识技能促进其他知识进一步的学习。③综合课程的学习有助于学生运用综合学科的知识和技能来解决复杂的社会问题。④综合课程不仅是科学发展、学习方法的需要，而且也是学生未来就业的需要。随着社会的发展，科学技术不断综合，在未来的就业生涯中，学习者必须学会综合运用不同学科的知识，才能获得成功。⑤综合课程比较容易贴近社会现实和实际生活，通过把多种学科的相关内容融合在一起，构成新的课程，这是学科课程所无法拥有的优势。

（2）综合课程在实施过程中所面临的困难：①教材的编写：教材中如何将各门学科知识进行有机融合，是当前亟需解决的实际问题。②师资的问题：当前我国师资培养面临专业划分过细的挑战，导致许多教师难以胜任综合课程的教学，部分教师甚至对教授陌生的综合课程较抵触。针对这一问题，国外通常采取协同教学方式和开设综合课程专业来培养综合课程的教师。在国内，虽然具体对策尚在探索中，但已有院校尝试通过教师培训、跨学科合作等方式提升教师的综合能力。

2. 核心课程（core curriculum） 是以社会基本需求和生活为核心，将若干重要的学科结合起来，构成一个范围广阔的科目，并与其他学科相配合，成为每个学生所必修的课程。

在核心课程的概念中，有两个基本点。第一，核心课程是以社会问题或生活领域为核心的设计，为此不必恪守学科界限。第二，核心课程是所有学生必修的共同的学问或普通教育，因为核心课程构成了所有个人在社会上有效地发挥作用所需要的共同的概念、技能和态度。

在使用核心课程的概念时，主要存在两种取向。第一种取向是把核心课程视为学科取向的组织模式。这种核心课程概念认为，核心课程即是对所有学生都是必要的，因而是所有学生必修的学科领域。泰勒在 1991 年曾提出，核心课程包括五门主要科目：语言、文学、数学、历史与科学。第二种取向是把核心课程视为混合取向的组织模式。这种核心课程概念认为，核心课程是谋求学习者、社会、学科彼此间平衡与整合的课程组织模式，而不是简单地规定一些必修科目。

核心课程的研制者主张以人类社会的基本活动为中心，这种课程既可以避免学科本身距离生活过于遥远，又可以避免单凭学生的兴趣和动机来组织课程，以致酿成概念模糊和体系混乱的后果。在形式上，核心课程通常采取由近及远、由内向外、逐步扩展的顺序呈现课程内容，并要求围绕一个核心组织教学内容和教学活动。

（1）核心课程的主要优点：①核心课程强调课程内容的统一性和实用性，以及对学生和社会的适用性。核心课程把各门学科的内容结合起来从属于要学习的题目，学习中强调理解问题、分析问题和解决问题的技能，所学的内容是实用的。②课程内容主要来自周围的社会生活和人类不断出现的问题，学生积极参与学习，具有强烈的内在动机。③通过积极的方式认识社会和改造社会。社会问题课程是核心课程的重要表现形式，它主要是针对某个社会问题，从不同的学科角度组织教学内容。而且，社会问题课程是帮助学生了解社会和改造社会的一种有效途径，其最终目的是提高学生的公民意识和社会责任感，养成遵守社会公德和社会准则的习惯，掌握处理人际关系的社交技能。

（2）核心课程的缺陷：①课程的范围和顺序没有明确的规定，学习的内容可能是凌乱的、琐碎的和肤浅的。②学习单元可能变得支离破碎，知识的逻辑性、系统性和统一性可能受到影响。③由于缺乏有组织的内容，文化遗产不能得到充分体现，甚至有可能背离高等院校对课程的要求。

（三）必修课程与选修课程

按课程对某一专业的适应性和相关性划分，将课程分为必修课程与选修课程。

1. 必修课程（compulsory curriculum） 指所有学生都必须修读的公共课程，是为保证所有学生的基本学历而开发的课程。为了保证学校的教育质量，各专业必须设定一定数量的必修课。必修课主要包括基本理论、基本知识和基本技能类方面的课程，如护理学专业的必修课程有护理学导论、基础护理学及各科临床护理等。

2. 选修课程（elective curriculum） 指依据不同学生的特点与发展方向，容许个人选择的课程，是为了适应学生的个性差异而开发的课程。选修课程能快速地把科学技术的新发展和新课题引入教学中，有利于拓宽学生的视野，扩大学生的知识面，使学生在自己感兴趣的领域中得到发展。

选修课一般分为两种：①限定性选修课：也称指定选修课，是规定学生必须从所提供的选修课中选修其中的一组课程或从指定的各组中选修几门课程。②非限定性选修课：也称任意选修课，学生可以根据自己的兴趣和需要自由选修的课程。

就高等教育而言，为学生开设必修课程和选修课程都是必要的。必修课程强调的是学生的"公平发展"，即让每个人享有平等的受教育机会。选修课程强调的是学生的"个性发展"，即教育应体现适合于每个人的能力、能力倾向和个性特点。尽管如此，必修课程和选修课程在根本的教育价值观上具有内在的一致性和统一性。

（四）显性课程与隐性课程

按课程的表现形式或影响学生的方式，将课程分为显性课程和隐性课程。

1. 显性课程（manifest curriculum） 是一个教育系统内或教育机构中用正式文件颁布而提供给学生学习，学生通过考核后可以获取特定教育学历或资格证书的课程，表现为课程计划中明确列出和有专门要求的课程。它是学校教育中有计划、有组织地实施的正式课程，也称为"官方课程"（official curriculum）。它是在学校情景中以直接的、明显的方式呈现的课程。

2. 隐性课程（hided curriculum） 也称潜在课程、隐蔽课程、无形课程、自发课程，是非正式、非官方的课程，是学生在学习环境（包括物质环境、社会环境和文化体系）中所学习到的非预期或非计划性的知识、价值观念、规范和态度，是学校情景中以间接、内隐的方式呈现的课程。它是学生在显性课程以外所获得的所有学校教育的经验，不作为获得特定教育学历或资格证书的必备条件。然而，隐性课程对学生的学习和社会化具有积极的作用，这种作用可能比正式课程（显性课程）更重要。潜在性和非预期性是隐性课程的两个主要特征。

（1）隐性课程的主要表现形式：①观念性隐性课程：包括隐藏于显性课程之中的意识形态，学校的校风、学风，有关领导和教师的教育理念、价值观、知识观、教学风格等。②物质性隐性课程：包括学校建筑、教室的设置、校园环境等。③制度性隐性课程：包括学校的管理体制、学校的组织机构、学生管理方式等。④心理性隐性课程：主要包括学校的人际关系状况、师生特有的心态、行为方式等。

学科前沿

大学学术文化是重要的隐性课程

大学作为高深知识的领地，学问旨趣、思想自由、学科制度、研究范式和学人风范构成其特有的学术文化。对学生学习来说，大学学术文化的影响是潜移默化的、积极的且是学术性的，是一种隐性课程，具有超越时空的集体记忆性、抵及学生心灵深处的内在逻辑性和文化育人向度的多元性等鲜明表征。不管你对隐性课程持什么态度，都很难改变其影响，这种影响是弥散的、普遍的、持久的，与一般隐性课程的影响不同，大学学术文化会潜移默化地引导学生学习学术知识、积累学术经验、理解学术观点、生成学术态度、习得学科探究方式等。

来源：

王一军. 大学学术文化：抵及学生心灵深处的隐性课程［J］. 江苏高教，2022（12）：15—29.

（2）显性课程与隐性课程的区别：①在学习结果上：学生在显性课程中获得的主要是学术性知识，而在隐性课程中得到的主要是非学术性知识。②在计划性上：显性课程是有计划的、有组织的学习活动，学生有意参与的成分较大，而隐性课程则是无计划的学习活动，学生在学习过程中大多是无意接受隐含于其中的经验。③在学习环境上：显性课程是通过正式的课堂教学的知识传授进行的，而隐性课程通常体现在学校或班级的情景之中。④在作用上：显性课程对学生的知识传授起着主导作用，而隐性课程对学生的身心发展有重要的影响。

（3）显性课程与隐性课程的关系：①隐性课程对于某一个或某几个课程主体来说总是内隐的、无意识的，而显性课程则是直接的、明显的课程，它对课程的实施者和学习者来说都是有意识的。②显性课程的实施总是伴随着隐性课程，而隐性课程也总是蕴藏在显性课程的实施与评价之中的。③隐性课程可以转化为显性课程。当显性课程中存在的积极或消极的隐性课程影响为更多的课程主体所意识，而有意加以控制时，隐性课程便转换为显性课程。

由此可见，显性课程与隐性课程两者相互补充、相互作用，在一定的条件下，可以相互转化。这种相互补充、相互作用的关系，使得某些课程由显性不断向隐性深层发展，学校课程的内容不断丰富。从对受教育者的影响程度来讲，隐性课程对学生身心发展的影响可能意义更加重大。隐性课程是学生思想意识形成的重要诱因，是进行道德教育的重要手段，是学生主体成长发展的重要精神食粮。可以说，不重视隐性课程的教育不是真正的教育，或者说是不全面的教育。

（五）直线课程与螺旋课程

按不同课程内容之间的衔接关系，将课程分为直线课程与螺旋课程。

1. 直线课程（linear curriculum） 是将一门学科的内容按照逻辑体系组织起来，其前后内容基本不重复。直线式课程在我国学科课程的组织中一直占主流。这种课程组织的优点是能较好地反映一门学科的逻辑体系，能够避免课程内容不必要的重复；其缺陷是不能恰当地体现学生认知发展的特点，也不利于将学科发展的前沿成就迅速反映在教学中。

2. 螺旋式课程（spiral curriculum） 是在不同学习阶段重复呈现特定的学科内容，同时利用学生日益增长的心理的成熟度，使学科内容不断拓宽与加深。螺旋式课程组织的优点是能够将学科逻辑关系与学生的心理发展顺序恰当地结合起来；其缺点是容易使学科内容过于臃肿或出现不必要的重复。

四、课程理论的主要流派

现代课程理论的重要代表人物是美国当代最负有盛名的课程理论家和评价专家拉尔夫·泰勒。

1949 年，泰勒出版了《课程与教学的基本原理》（*The Principles of Curriculum and Instruction*）一书。在书中的前言部分，他提出课程理论应解决四个最基本的问题，即学校应达到的教育目标是什么？学校应提供什么样的教育经验才最有可能实现教育目标？学校应如何有效地组织这些教育经验？学校应该如何评价这些教育目标是否达到？泰勒认为，不同的学校应根据自己的情况来确定自己的教育目标。同时，他对如何研究上述问题提供了方法和程序。为了恰当地选择教育目标，必须认真考虑三方面因素：①学科的逻辑，即学科自身知识、概念系统的顺序。②学生的心理发展逻辑，即学生心理发展的先后顺序、不平衡特征、差异特征等规律。③社会的要求，如社会经济、职业的需求等。上述三方面的因素都会对学校的课程产生影响。而不同时期、不同的学者对这三种因素强调的程度不同，因而便出现了不同的课程流派。

（一）学科中心课程论

学科中心课程论又称知识中心课程论，是一种以传递科学知识为中心任务的课程观。这种观点认为，各门学科所包含的文化遗产具有其固有的逻辑性体系，它反映了客观现象的本质和规律。学生要正确地认识客观世界，就必须按照各门学科知识固有的逻辑体系，将各门学科课程按照事实、原理与规则、概念和结论加以系统组织。学科中心课程论主张，学校课程以学科的分类为基础，以学科教学为核心，以掌握学科的基本知识、基本规律和相应的技能为目标。

学科中心课程论的早期代表是英国的斯宾塞，他在《什么知识最有价值》（1859）一文中提出，为人类的各种活动做准备的最有价值的知识是科学知识，认为自然科学知识在学校课程中应占最重要的位置。他主张依据人类生活的五种主要活动（即人类维护个人的生命和健康的活动、生产活动、教养子女的活动、调节自己行为的活动及闲暇、娱乐活动）组织课程。德国教育学家赫尔巴特提出，编制课程应以人类"客观的文化遗产"——科学为基础、以发展人的"多方面的兴趣"为轴心设置相应的学科。

这一课程流派主要有要素主义（代表人物威廉·巴格莱，William Bagley，1874—1946）和永恒主义（代表人物罗伯特·赫钦斯，Robert Hutchins，1899—1977）。20世纪30年代美国要素主义学者提出，人类文化遗产中存在一种"知识的基本核心"，即共同的、不变的文化要素，即人类文化的"共同要素"，包括各种基本知识、基本技能和传统的态度、理想。要素主义认为，学校的课程应该给学生提供分化的、有组织的经验，即知识。如果给学生提供未经分化的经验，学生势必要自己对它们加以分化和组织，这将妨碍教育的效果。在要素主义者看来，要给学生提供分化的、有组织的经验，其中最有效能和最有效率的方法就是学科课程。这种课程的重要特点在于，它是由若干门学科组成的，而每一门学科都有自己特定的组织。要素主义强调以学科为中心和学习的系统性，主张恢复各门学科在教育过程中的地位，严格按照逻辑系统编写教材。

永恒主义认为，教育内容或课程涉及的首要问题就是要确定最有价值的知识以及选择合适的学科以实现教育目的。永恒主义认为，具有理智训练价值的传统的"永恒学科"的价值高于实用学科的价值。赫钦斯在《美国高等教育》一书中指出：课程应当主要由永恒学科组成。我们提倡永恒学科，因为这些学科抽绎出我们人性的共同要素，因为它们使人与人联系起来，因为它们对任何事物的进一步研究和对于世界的任何理解是首要的。他在书中还提到，永恒学科首先是那些经历了许多世纪而达到古典著作水平的书籍。

美国心理学家布鲁纳的结构化思想是当代学科中心课程论的一个发展。布鲁纳认为，学科的概念、原理及其相互关系是一门学科的基本结构，是组成一门学科的核心，因而应将这种知识结构作为教育的重点。

依照此理论，课程的编制是按学科知识的逻辑体系从易到难、从简单到复杂进行组织和排列。一般将围绕以学科为中心的课程展开的教学称为"系统教学"。在系统教学中，教师的任务是将各门学科的知识传授给学生；学生的任务是掌握教师事先为他们准备好的各门学科的知识。以这种课程观编制的课程其知识具有较好的系统性。因此，学生可以系统地接受文化遗产，教学活动也容易组织和评价。但这种课程观易导致教学方法单一，过分强调学生知识的掌握，而忽视了学生的心理准备因素，如学生的学习兴趣、需要和接受能力等，不利于因材施教。

（二）人文主义课程论

人文主义课程论以追求人的和谐、全面发展为目标，试图使人的本性、人的尊严和人的潜能在教育过程中得到充分的实现和发展。此课程论主张以学生为中心，强调个体化的课程设置。在传授知识的同时，更关注学生的个性需要与成长，注重人际关系和自我意识、自我实现的需要，不仅强调智力发展，而且强调人格的发展。

人文主义的课程思想早已体现在古希腊和文艺复兴时期教育家的思想中。近代，人文主义的课程论得到了发展，法国的启蒙思想家卢梭，对其发展具有重要的贡献。"发现学生"是卢梭在教育思想史上的最大贡献。卢梭课程教学思想的核心在于创造性发展学生内部的"自然性"，这种自然性是动态的，它具有无限创造性的潜在能力。教育既要适应受教育者身心成熟的阶段，又要适应众多受教育者的个性差异和两性差异。

杜威是19世纪末、20世纪初对教育和课程改革产生巨大影响的人物。他提出了以学生社会生活经验为中心的课程观点：①学生和课程之间的关系不是相互对立而是相互联系的。学生是起点，课程是终点，只要把教材引入学生生活，让学生直接去体验，就能把两者联系起来，使学生从起点走向终点。②学校科目相互联系的中心点是学生本身的社会活动。据此，杜威提出了编制课程要解决的4个主要问题：如何使学校与家庭和社区的生活关系更加密切？如何使各学科的教材对学生生活本身有真正价值？如何使读写算等正式学科的教学在平日获得的经验之上实施，并同其他学科的内容有机地联系起来，从而激起学生的兴趣？如何适当地注意个别学生的能力和需要？并提出解决上述问题最关键的2个策略：把教学过程变成解决问题、训练思维和学习方法的过程；以活动为中心组织课程，并在活动中展开课程。

20世纪70年代以后，以马斯洛和罗杰斯为代表的人物使人文主义课程论掀起了一个新的高潮。他们强调教育应培养"自我实现的人格",这种人格是"情意发展"和"认知发展"的统一。因而强调学校应实施两类课程,即学术性课程、人际关系课程和自我意识、自我实现课程,目的在于实现学术潜力和非学术潜力的全面发展。

人文主义的课程论注重人的个体性与全面发展,这对学生发现和认识自我具有重要的作用。但是人文主义所提供的课程方案缺乏系统性,不利于学生加深和拓宽所学的知识,同时它所推崇的课程评价标准也过于笼统,不利于实施。

(三)存在主义课程论

存在主义认为,在确定课程时的一个重要前提就是要承认学生本人要为他自己的存在负责。即课程最终要由学生的需要来决定。在存在主义者看来,为学生规定一种固定不变的课程是不适当的,因为它没有考虑到学生对知识的态度。为学生规定固定课程的出发点是,它能消除学生的无知,并能给予学生一定的知识。然而,人的境遇是时刻变化的,没有任何东西是固定的、绝对的,而且固定的课程难以适应学生的情况和需要,无助于学生的发展。

存在主义课程论的主要代表人物之一是美国学者乔治·奈勒(George Kneler)。他认为,不能把教材看作是为学生谋求职业做好准备的手段,也不能把它们看作是进行心智训练的材料,而应当把它们看作是用来自我发展和自我实现的手段;不能使学生受教材的支配,而应该使学生成为教材的主宰。知识和学习必须具有个人意义,必须与人的真正目的和生活相联系,只有这样,个人才能在时间和环境都适宜的条件下按照他选择的知识和对于知识的理解来行动。

需要说明的是,存在主义之所以反对固定的课程,主要是因为固定课程没有考虑到学生对它的态度,而不是反对课程本身和体现各门学科知识的教材。存在主义认为知识离不开人的主观性,它仅仅是作为人的意识和感情才存在的。因此,能够激发学习者感情的知识才能成为明确的知识。

存在主义课程论重视发掘学生的人生价值,注重学生的情感反应。它注重以学生为中心,培养学生的自我责任意识,鼓励教师和学生进行精神交流,有利于建立和谐的师生关系。存在主义课程论的弊端在于以下两方面:第一,在这种课程论指导下的课程缺乏对系统知识的传授,课程结构破碎而难以形成体系;第二,这种课程思想也没有制订出详细的客观标准来衡量学生的学习结果,课程的有效性常常依赖于教师和学生的主观评价来确定。

(四)后现代主义课程论

后现代主义是后工业化社会出现的。"后现代主义"这个概念最早出现在艺术中,随后出现在哲学中,是一个庞大的思想流派。后现代主义的含义十分复杂:从哲学的角度看,后现代主义是存在的"状态",一种思潮;从历史的角度看,后现代主义可看作是个历史断代概念。广义的后现代主义泛指19世纪以来所有对现代理性展开批判和超越的哲学流派或思潮,它所实现的是由"近代哲学思维方式"向"现代哲学思维方式"的转变。狭义的后现代主义特指西方20世纪60年代以来所出现的对"现代哲学思维方式"以及对"近代哲学思维方式"的反思与超越的哲学思潮。本书所涉及的后现代主义指的是狭义的概念。世界各国社会发展的进程不同,因而应从各国的具体情况出发去考察各国是否进入后现代社会。一般认为,20世纪70年代的美国在某种程度上进入了后现代社会。

后现代主义课程的理念是对现代主义课程理念的反思与批判,是一种前瞻性的课程改革思潮。一些学者从后现代主义理论出发,借助于后现代主义提出的新视角和新方法等来考察一系列课程问题。在这方面最为著名的是美国学者威廉·多尔(William Doll)。多尔认为,泰勒的课程与教学模式局限于现代主义线性的以及因果关系的框架中,具体而言,泰勒的课程原理预设了明确的目标,并依据这些目标选择和组织教学经验,然后通过评价决定这些目标是否已经达到。这样看来,泰勒把目标的选择放在首要地位。多尔在分析和批判泰勒模式的基础上,提出了后现代主义课程的4个基本标准:丰富性(richness)、循环性(recursion)、关联性(relations)和严密性(rigor),

笔记栏

即"4R"标准。

丰富性是指课程的深度、课程意义的层次、课程的多种可能性或解释。学校里主要的学术性科目有其自身的历史背景、基本概念和最终词汇，因此，每门学科应以自己的方式解释"丰富性"。如社会学科包括人类学、经济学、历史学、心理学以及社会学等。这种丰富性能创造各种领域进行合作的、对话性质的探索，它体现了一种开放性的特点。

循环性是一个人在与环境、与他人、与文化进行反思性相互作用过程中产生自我感的方式，这是一种"使思想返回自身的人类能力"。循环性特征非常重要，因为一种内容丰富而且复杂的课程，往往需要通过再回头思考它，往往需要再提供各种机会才能掌握。后现代主义课程论的循环性不同于现代主义观念下的重复，重复是为了提高固定僵化的业绩，其框架是封闭式的，而循环性旨在发展能力，其框架是开放性的。

关联性包括教育联系和文化联系。教育联系主要指课程结构内在的联系，这种联系通过"回归性"发展课程的深度。其中，从"做"中的反思过程很重要，通过反思，课程随时间的推移变得越来越丰富。文化联系是指话语的叙述总是处于特定的历史、语言和地点之中。通过对话，话语可以不断扩展到全球和生态的网络之中。因此，要把课程整合到更广的社会文化背景中去。

严密性是"4R"中最重要的标准。它的作用在于使课程避免滑入不能控制的相对主义以及情感上的唯我主义的怪圈。后现代主义的严密性与我们通常理解的严密性（学术逻辑、科学观察和教学的精确性）不同，实际上是指概念的重新界定。它包含了解释性和不确定性两个因素，并指出，要严密地对待解释，需要意识到所有的评价都依赖于假设。不确定性意味着选择的多样性和系统的开放性。严密性在这里意味着一种有意识的企图，去查找我们或他人重视的假设，并且协调讨论这些假设中的细节，这样进行对话才会有意义，才会有改造价值。

后现代主义课程论把知识看作是对动态、变化、开放的自我调节系统的解释，极大地丰富了知识的内涵。它把课程当作一个不断展开的动态过程，重视个体在课程实践中的体验，强调学习者通过理解和对话寻求意义、文化和社会问题。在此基础上，后现代主义课程论强调教师与学生应不断沟通、对话来探究未知领域，有利于建立平等的师生关系，从而将学生置于主动学习、主动创造的地位。总体看来，后现代主义课程论是批判大于建设的理论，它本身也呈现多元化发展的趋势。因此，其本身比较缺乏切实可行的建设性措施来实现它所呼吁和提倡的理念。

课程理论主要流派的优缺点比较见表4-1。

表4-1 课程理论主要流派的优缺点比较

课程理论流派	优点	缺点
学科中心课程论	有利于学生掌握系统的科学文化知识，继承优秀的人类文化遗产	容易使各门知识发生断裂现象，加重学生学习负担，理论和实践相脱离
人文主义课程论	注重人的个体性与全面发展，有助于学生发现和认识自我	所提供的课程方案缺乏系统性，不利于学生加深和拓宽所学的知识，课程评价标准也过于笼统，不利于实施
存在主义课程论	注重学生的情感、责任和人生价值，有利于建立和谐的师生关系	缺乏系统知识的传授和评价标准，学习效果依赖主观评价
后现代主义课程论	将课程当作不断展开的动态过程，丰富了知识的内涵，重视学生的个体经验，有利于建立和谐的师生关系	多元化发展趋势，且批判远多于建设，在实践中较难操作

（孙宏玉）

<h1 style="text-align:center">第二节 课 程 设 置</h1>

任何形式的教育机构，实施教育的基本前提是要为学习者提供教育内容，即课程。课程设置是整个专业教学计划的核心，科学的、符合专业教学指导思想并富有专业特色的课程设置是培养优秀专业人才的基础。课程设置既可以被看成是一个过程，也可以被看作是结果。作为过程，课程设置是通过一系列步骤，将教育内容以正规的文字形式描述出来；作为结果，课程设置既体现了国家的教育方针、教育政策与法规，也表达了教育机构的目的、任务和规章。护理教育者在设置护理课程时，必须在相关课程模式的指导下，遵循课程设置的基本原则，按照科学的程序进行。

一、课程设置的概念

课程设置（curriculum development）既有课程开发、规划、设计之意，也有课程实施、评价等含义。因此，可以把课程设置定义为探讨课程内容、编制课程方案的过程。

从广义上讲，课程设置主要包括课程规划、课程组织、课程实施和课程评价 4 个阶段方案的制订。课程规划和课程组织主要解决的是"教什么"的问题，具体包括课程设置依据的选择、课程目的和标准、课程内容的选择与组织等；课程实施主要解决的是"怎样教"的问题，这是课程设置的核心内容，具体包括课程实施程序的设计和课程实施方式、方法的选择等；课程评价主要解决的是课程规划及实施方案的善后优化问题，这一程序的实施是在教学过程结束后进行的。

二、课程设置的指导模式

不同的教育思想、教育观念和课程理论将产生不同的课程设置模式。目前比较广泛地用于课程设置的课程模式有四种：系统模式、目标模式、过程模式和以情景为中心的课程模式。

（一）系统模式

系统模式（the systematic model）是把系统论应用于课程设置过程中，对课程设置的主要内容加以概括和说明。按照系统论的观点，我们可以将课程设置的过程看作是一个系统，此系统的输入部分是学校及教师所具有的教育思想、观念和理论；根据一定的知识技能，将这些思想和观念转化为具体的课程，这个转化过程就是"课程设置"过程；输出部分是预期课程，包括教学计划、教学大纲、教学材料和教学活动的安排。然后，再通过反馈，评价输出的预期课程是否与输入部分的教育思想和观念相一致，是否在转化过程中由于受某种因素的影响而改变了原来的思想和观念。如果出现了这种情况应及时进行调整。

课程系统是一个开放系统，它持续不断地与外界发生联系和相互作用。随着社会的发展和科学技术的进步以及心理学和教育科学本身的不断完善，课程系统也要不断地发生变革。因此，课程系统作为一个开放系统，它处于一个不断更新、不断改进和不断提高的循环往复的动态变化过程中，每一次循环，都将使课程向更高的水平迈进一步。

对于某一具体的学科而言，系统模式强调的是该学科本身的系统性，即知识内容由浅到深、由简到繁、由具体到抽象。此外，要保证内容间的连贯和承上启下，同时注重内容的逻辑安排顺序，注重文化的积累与传递。在护理学课程设置中，一般先设置基础课程，再设置专业课程，以保证学科的系统性。

（二）目标模式

目标模式（the objectives model）是以目标为课程设置的基础和核心，围绕课程目标的确定及其实施、评价而进行课程设置的模式。目标模式的创始人是美国著名的课程理论家泰勒。

1949 年，泰勒在《课程与教学的基本原理》一书的前言部分所提出的 4 个基本问题被誉为著名的"泰勒原理"，或称为泰勒的目标模式。泰勒原理是在他总结前人研究成果的基础上提出来的，泰勒的观点得到了教育界的广泛认同。泰勒原理被人们尊称为"课程研究的范式"。后来，威廉·舒伯特（William Schubert）把从泰勒的4个基本问题中归纳出来的4个关键词——"目标"（purpose）"内容"（content）"组织"（organization）和"评价"（evaluation）称为课程开发的"永恒的分析范畴"。

根据目标模式，我们可以按照4个步骤来实施课程的编制过程：确定教育目标、选择教育经验、组织教育经验、评价教育计划。

1. 确定教育目标 是课程设置过程中最核心的部分。泰勒认为，确定教育目标是课程设置的出发点，课程设置的整个过程都取决于预定的教育目标，目标是课程的灵魂。教育目标可以保证教学活动始终按计划向预期目的进行，也是组织教学内容和确定教学方法的前提和依据，又是评价教育结果的标准。

按泰勒的观点，目标"即有意识选择的目的，也就是学校教职员所向往的结果"，并认为在确定教育目标时，应进行3个方面的研究：①对学习者的研究：泰勒认为，对学习者的研究需要两个步骤，一是了解学生的现状；二是把学生的现状与可接受的常模作比较以找出差距。这种差距就是学生的需要，也是教育的需要。这种差距就是教育目标。②对校外当代生活进行研究：泰勒认为，由于社会变化迅速，学校必须把精力放在当代社会生活中最重要的方面。另外，泰勒还借鉴心理学关于迁移的研究，提出学习情景要与生活情景具有多方面明显的相似性，为学生提供将校内所学内容应用于校外生活领域的练习，才有助于学生将学过的内容迁移到生活情景之中。③学科专家的建议：泰勒认为，在确定教育目标时，要改变以往学科专家对学科教育目标过于专业化的倾向，使其考虑某一学科在普通教育中的作用与功能，以及对一般公民的用处，而不仅仅是培养该领域专家的作用。

按照泰勒的观点，当一系列来源于学习者、社会生活和学科的课程目标确定下来之后，便应该开始用社会哲学和心理学两个"筛子"对这些课程目标进行筛选，从而得出有意义的和可行的教育目标，在此基础上，形成具体的行为目标。

教育目标按层次高低分类：①教育的总体目标，即教育目的。②专业的培养目标。③特定的行为目标，指每门课程的特定目标，是对组成学习活动的行为进行准确的陈述。

2. 选择教育经验（学习经验） 即选择与目标相一致的课程。泰勒认为，教育经验既不等同于一门学程所涉及的内容，也不等同于教师所从事的活动；学习经验是指学习者与他能够做出反应的环境中的外部条件之间的相互作用。学习是通过学生的主动行为而发生的，取决于学习者做了什么，而不是教师做了什么。泰勒还认为，教师可以通过安排环境和创造情景向学生提供教育经验，帮助学生达到所期望的目标。因此，选择教育经验的问题，不仅是确定哪些种类的经验有可能达到既定教育目标的问题，也是一个如何安排各种情景，以使学生获得他们所期望的那种学习经验的问题。为此，泰勒在《课程与教学的基本原理》一书中提出了选择学习经验应遵循的5条一般原则：①为达到既定的教育目标，给学生提供的教育经验必须既能使学生有机会去实践目标中所隐含的行为，又能使学生有机会处理该目标所隐含的内容。②学习经验必须使学生在实践上述行为时获得满足感。③学习经验所期望的反应是在学生力所能及的范围之内，即学习经验应适合学生目前的水平及其心理倾向。④可采用多种学习经验达到同一个教育目标。⑤同样的学习经验通常会产生几种结果（良好的学习经验应当同时达到几种理想的目标）。

3. 组织教育经验 为了使教育经验产生积累效应，必须对教育经验进行有效地组织，以使之相互强化。教育经验组织的优劣极大地影响着教学的效率以及在学习者身上所产生的主要的教育变化的程度。

泰勒提出组织教育经验应遵循连续性、顺序性及整合性原则。连续性是指主要课程要素在垂直关系上的重复；顺序性则与连续性有关，但主要是指一个主要课程要素在同一水平关系上的重复，而没有理解能力和技能态度上的提高；整体性是指课程经验间的横向关系。由此，泰勒提出

笔记栏

了学习经验的两种组织方法，即横向组织和纵向组织。泰勒认为，学习经验的组织应帮助学生日益获得统一的观点，并将学生的行为与所接触的课程要素统一起来。

4. 评价教育计划　通过评价学习经验的有效性对所形成的教育计划进行价值判断。泰勒认为，评价的本质在于衡量课程与教学计划实际达成教育目标的程度，也可以理解为评估学生行为变化所达到的程度问题。泰勒的评价概念包括 2 个重要的内涵：一是评价意味着必须评价学生的行为；二是至少要有两次评价，一次是在教育方案实施前期，另一次是在教育方案实施的后期。只有这样，才能测出变化的程度。关于评价的方法，泰勒指出：任何方法，只要能够获取学校或学院教育目标所要求的行为的有效证据，都是一种恰当的评价程序。此外，泰勒还给出了评价程序的 4 个步骤：确立评价目标、确定评价情景、设计评价手段（工具）、利用评价结果。

确定教育目标、选择学习经验、组织学习经验以及评价教育计划 4 个环节，构成了泰勒关于课程设置的系统观点。确定教育目标是课程设置的出发点；选择学习经验和组织学习经验是课程设置的主体环节，指向教育目标的实现；评价教育计划则是课程设置的整个系统运行的基本保证。其中，教育目标既作用于学习经验，又作用于评价。目标既是选择、组织学习经验的指南和关键因素，又是开发评价程序和评价工具的规范。因此，确定教育目标既是课程设置的出发点，也是课程设置的归宿。因此，在护理课程设置过程中，首先需要设置教学目标，然后根据教学目标采用适当的方式为学生提供学习线索，课程设置可以遵循以下流程：学什么（教学目标设置、教学内容选择），怎样学（引导学习、情况预测、讲授要点），学得怎样（监测和反馈）。

依据目标模式设置的课程有助于使教师明确教学任务和要求，同时为学生的学习提供了明确的方向。但是，此模式也具有一定的局限性。首先，它使教育的领域变得狭窄；其次，情感领域里的教学内容很难转化为可测量的行为；再者，此模式只强调共同性而忽略了个体的差异性；最后，由于目标的限制，对于经验丰富的教师来说，往往压抑了他们智慧的充分发挥。

（三）过程模式

过程模式（the process model）是由英国著名的课程论专家劳伦斯·斯腾豪斯（Lawrence Stenhouse）于 20 世纪 70 年代系统确立起来的。斯腾豪斯提出的过程模式是建立在对目标模式的批判基础上，并以英国著名的教育哲学家理查德·皮特斯（Richard Peters）的知识论为其理论依据。

皮特斯认为，知识以及教育本身具有内在价值，不需要通过教育的结果加以证明。这类活动有其固有的完美标准，能够根据这些标准而不是根据其导致的后果来评价。据此，斯腾豪斯提出，课程设置的任务就是要选择活动内容，建立关于学科的过程、概念与标准等知识形式的课程，并提供实施的过程标准。活动内容的选择标准就是看其是否含有内在价值。

由此可见，过程模式注重知识及教育的内在本质和价值，认为课程不是将一般的教育目的分解成具体的目标而得到解决的，而应是通过教育过程的不断调试，实现使教育产生最大限度的效益、使学生最大限度地学习和发展的目的。斯腾豪斯的过程模式是通过对知识和教育活动的内在价值的确认，鼓励学生探索具有教育价值的知识领域，进行自由自主的活动。它把学生视为一个积极的活动者，教育的功能在于发展学生的潜能，使他们自主而有能力地行动。此模式倡导"过程原则"，强调过程本身的教育价值，主张教育过程给学生以足够的活动空间。它强调教师和学生的互动，教师在课程实施过程中，不是学生行为的主宰者和控制者，而是学生行为的引导者和学生学习的伙伴。

总之，过程模式把发展学生的主体性和创造性作为教育的首要目标，尊重并鼓励学生的个性特点，并把这一目标与课程活动、教学过程统一起来，进而又统一于教师的主导作用中。在护理教育课程设置中需注重对学生专业观点和思维模式转变、同理心和责任感、学习主动性和创新能力的培养。

但是，过程模式也存在不足，由于此模式没有具体说明行动方式和步骤，也没有在理论上进行系统地概况和明确地界定，因而使人感到过程模式较难把握。

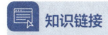 知识链接

课程的"实践"模式

为当代校本课程开发奠定思想基础的是以美国的约瑟夫·施瓦布（Jeseph Schwab）和英国的劳伦斯·斯腾豪斯（Lawrence Stenhouse）为代表的课程理论家。他们分别于20世纪六七十年代在美国和英国尝试建构新的课程模式。施瓦布在总结美国"新课程运动"失利的教训基础上建立了"实践的课程模式"，发起和推动了"走向实践运动"；而斯腾豪斯则确立了与目标模式相对立的新的课程开发模式——过程模式，发起和领导了"教师即研究者运动"。两者的理论建构和实践探索，不谋而合，相得益彰，共同奠定了校本课程开发运动的思想基础。

来源：

吴刚平. 校本课程开发的思想基础——施瓦布与斯腾豪斯"实践课程模式"思想探析 [J] 外国教育研究，2000，27（6）：7-11.

（四）以情景为中心的课程模式

以情景为中心的课程模式（the situation-centered model）是英国著名课程论专家丹尼斯·劳顿（Denis Lawton）提出的，它是以文化分析为基础来编制课程，因而也称为文化分析课程模式。此模式强调课程设置应全面考虑学生将要面临的客观世界，使学生学会适应未来社会的各种情景。因此，以情景为中心的课程模式是一种在课程设置中既要考虑学生本身的需要，又要承认学科、知识的客观价值，还要顾及社会需求的综合性模式。

文化分析是一种选择文化的过程，教育的目的是使下一代获得我们所认为的文化精髓。根据文化分析，劳顿认为课程设置过程中应考虑四个方面的因素：社会存在的形式、社会发展的方式、社会成员对社会发展的期望、教育方法与价值观和人生观之间的联系。

依据此模式进行课程设置应包括以下五个步骤：

1. 情景分析　即对学校环境中各种相互作用的因素进行分析。主要是对影响课程设置的学校内部、外部因素的分析。内部因素是指学校内的因素，如教师、学生及其知识、技能、校园文化和设施等；外部因素是学校以外的因素，如经济、政治、科技和道德等。

2. 表述目标　在情景分析的基础上，根据目标陈述的要求，对师生在各种教学活动中期望达到的行为改变做出表述。

3. 编制程序　包括选择学习经验、确定教学活动以及安排教师等。

4. 具体实施　将计划付诸实践，同时随时解决实施过程中所出现的实际问题。

5. 评价与反馈　对课程目标、课程的安排、教学活动及效果进行评价，并指导下轮课程设置。

以情景为中心的课程模式是将目标模式和过程模式有机结合起来的适应性很强的模式。将其应用于护理课程的设置中，作为决定课程基本因素的文化应包括：①国家文化：即国家拥有的信念、价值和思想。②地方文化：即某地区特有的文化。③护理文化：即护理作为一门独立学科所固有的理论、信念及思想体系。

上述四种课程模式是从不同的角度来研究课程设置，它们反映了不同的教育理念和教育思想。每一种模式既有其独特的优势也有其缺陷，因此在使用时，必须对自己的实际情况进行客观地分析，然后综合运用上述模式。

三、课程设置的依据与基本原则

课程设置是一项集科学性与创造性、复杂性与艰巨性于一体的工程，需要教育者付出极大的

笔记栏

努力和精力。为了使课程设置按正确的方向有序地进行，教育者在进行课程设置时，必须充分认识课程设置的依据并遵循课程设置的基本原则。

（一）课程设置的依据

1. 社会生产力及科学技术的发展水平 社会生产力及科学技术的发展水平，从根本上制约着学校课程的发展水平。一方面，社会生产力及科技的发展对学校课程的发展不断提出新的要求；另一方面，社会生产力及科技的发展也为学校课程的不断更新与发展提供可能的条件。从总体上看，学校课程的设置需紧密贴合社会生产力和科技发展的现状，根据社会的发展趋势和需要来精心选择和设计，使学校教育适应社会生产发展的步伐，适应科学技术的现实发展水平，从而培养能够适应社会需要的高质量专业人才。

2. 教育目的 教育目的是一定社会对所要造就的人才质量与规格的总设想或总规定。教育目的作为培养人才的总体要求，总是内在地决定着教育的社会性质和培养人才发展的素质。教育目的是学校教育活动的出发点和归宿，制约着学校一切教育教学活动，是学校课程设置的主要依据。

3. 学生身心发展的水平和认知特点 学校的课程设置，既要考虑社会的发展需要，同时也要充分考虑学生的身心发展水平和特点，特别是学生的认知方式、认知结构和学习特点，使所编制的课程在深度、广度上既要考虑学生当前的实际接受能力，又要考虑能最大限度地促进学生的发展，使现实与发展、需要与可能等矛盾得到妥善处理，使学校课程能真正按照学生身心发展各阶段所具有的认知结构及认知顺序，循序渐进地展开，为学生身心和谐发展创造良好的条件。

4. 学科体系与机构 根据学科体系及学科内在的逻辑结构编制课程，是近代课程理论取得的一项重大成就。在课程设置过程中，各学科知识体系的完整性，知识结构的内在逻辑性，以及各学科之间、各部分内容之间的横向与纵向联系，将直接影响学校的课程质量。因此，在编制课程中，必须在全面、综合考虑社会、学生的多种需要的同时，认真考虑学科体系结构的特点，以保证学校专业课程的科学性、完整性及系统性。

（二）课程设置的基本原则

1. 法规依据原则 指课程设置要严格遵守国家的教育法律和法规，符合国家各层次教育管理部门所颁布的课程标准和要求。

2. 社会发展原则 指学校所设置的课程必须符合社会发展的要求。因为学校教育的终极目的是为社会培养有用的人才，所以随着社会经济、政治、文化和科技的发展，课程的编制必须作相应的调整，以使个人价值、学校的教育目标与社会发展的要求和谐统一。

3. 连贯性原则 指构成课程的要素必须符合学科的逻辑顺序以及学生的认知结构。课程要素在横向结构和纵向结构上要有一定的关联。前期课程必须为后续课程奠定基础。

4. 全面性原则 指课程的编制要涵盖一切与课程相关的因素。课程计划和课程内容所涉及的广度和深度要符合教育目标的要求，使学生在认知领域、技能领域和情感领域都得到发展。

5. 可行性原则 指课程能按计划实施并有效，即设置的课程经过师生双方的努力以及学校各方面的积极配合能够达到预期的结果。

四、课程设置的程序与方法

有效的课程设置，必须在国家教育及卫生工作方针的指导下，通过一系列科学的程序与方法，以课程模式为指导，同时综合教育学、心理学以及现代护理理论，充分反映国家教育机构的目的、任务和规章，最终形成可行的教学计划。课程设置按时间先后具体分为4个阶段：指导阶段、形成阶段、实施阶段和评价阶段。

（一）指导阶段

指导阶段的核心工作是在全面细致地收集信息资料及查阅参考文献的基础上，确定课程设置的理念、理论、概念及具体的知识内容，为以后各阶段提供指导。指导阶段不仅为整个课程设置的过程提供明确的方向，而且是课程形成的保障。指导阶段一般包括4个方面的内容：明确护理教育理念、确定培养目标、统一术语以及形成概念框架。

1. 确定护理教育理念 护理教育理念是护理理念、教育理念和学校理念的统一体。选择和确定护理教育理念，目的在于培养和建立群体的职业共识，保持护理教育行为的高度一致性，切实把护理学专业先进的观念贯穿于护理教育活动中。

（1）选择和确定护理理念：护理理念是指导护理人员认识和判断护理及其他相关方面的价值观和信念的组合。护理理念不仅对护理理论的发展具有深远的意义，而且它会影响护理人员对护理现象及本质的认识和感受，同时也影响护理人员的行为。护理理念体系是由人、健康、环境和护理4个要素组成的。在课程设置的指导阶段选择和确定护理理念，就是明确护理教育者对上述4个要素的认识和理解。

（2）选择和确立教育理念：教育理念是引导教学人员思维和行为的价值和信念，其核心是对教育目的、目标、作用、对象和活动等方面的认识和信念。不同的认识和信念将产生不同的教育模式，从而产生不同的教育效果。在课程设置过程中选择和确立科学合理的教育理念是十分必要的。

（3）选择和确立学校理念：学校理念是指学校的办学理念和教师对护理学专业任务的理解。学校理念是通过全体教学人员对某些概念的一致认可体现出来的。学校理念应包括对护理教育要素（人、环境、健康、护理、教师、学生和社会需求等）的认识，学校理念体现了教育者的价值观，反映了学校教师对培养人才的具体设想，同时也可以预示人才的未来发展。

（4）护理教育理念与课程设置的关系：对护理教育理念的广泛认同和接受，是合理科学地设置护理课程的前提，同时也是保持护理教学行为高度一致性的重要保障。高等护理教育的课程设置应该在护理理念、教育理念和学校理念的共同指引下进行。护理教育理念应包含教育的哲学依据、教育内容、教学对象和教学活动几个方面。护理教育理念一经确立，就必须贯彻于护理人才培养的过程始终。如培养目标、课程结构、目标体系、教学实施与评价的过程都必须在护理教育理念的引导下，具有严密的相关性和一致性，形成有机的整体，从而发挥最大的整体效益，提高人才培养的质量。

2. 确定培养目标 课程设置通常是以某类专业或某一专业为单位来进行的，因此，在确定了护理教育理念之后，首要的任务就是确立护理学专业的培养目标，培养目标为课程设置提供了具体的指导。

护理教育的培养目标是根据国家教育方针和卫生工作方针的要求，规定护理学专业学生通过一定期限的学习活动，在思想道德、知识、能力和身心素质发展等方面要达到的预期结果。也可以说，护理教育的培养目标是指护理教育的不同层次和类型所要求的人才培养方向、规格和各种要求，是护理教育目的的具体化，是根据国家教育目的和各学校的性质和任务，对培养对象提出的特定要求。专业培养目标在表述上包括3个部分。

（1）培养方向：通常指通过课程和教学，该专业培养的人才所指向的未来的职业门类。如护理学专业本科教育的培养目标中的培养方向可为从事临床护理、护理科研、护理教育、护理管理和社区保健的高级"护理师"。

（2）使用规格：指同类专业中不同人才在未来使用上的规格差异，如"理论型"和"应用型"。护理学专业本科教育的培养目标中使用规格应该是"应用型"。

（3）规范与要求：对同一培养方向、同一使用规格的人才在德、智、体、美等诸方面的具体要求。它是专业培养目标中的核心和本质的内容。各校在具体要求和文字表述上不尽相同。

3. 统一术语 由于和课程设置相关的术语比较多，且有些术语的含义比较接近但又有差别，因此，参与课程设置的成员非常有必要进行认真的讨论，统一课程设置所采用的术语，并达成共

笔记栏

识，以防编制的课程中出现前后术语缺乏一致性的现象。

4. 选择课程设置的框架　在明确了护理教育理念和专业培养目标之后，应根据不同的课程观及课程模式选择不同的编制框架，为下一阶段形成课程体系奠定基础。课程设置的框架一方面为确定护理知识范围、构建方式提供了可操作性蓝图；另一方面，它有助于将知识按其逻辑顺序合理排序，并使其与课程理论观点保持高度的一致性。此外，课程设置的框架还对课程的宗旨与目标、教学内容的选择和方法及评价方法起到强化作用。

（二）形成阶段

形成阶段的主要任务是在课程设置的理论框架指导下，设置具体的课程，选择合适的课程标准及课程内容。形成阶段主要包括3个部分：制订教学计划、制订教学大纲和编写教材。

1. 制订教学计划　教学计划是课程的总体规划，是学校教学工作的指导性文件。它依据一定的培养目标选择课程内容，确定学科门类及活动，确定教学时数，编排学年及学期顺序，形成合理的课程体系。

一个完整的教学计划应包括下列几个部分：①专业名称。②办学宗旨、理念、专业培养目标及制订该计划的指导思想和原则。③课程结构，即科目设置及要求。④主要教学形式（或教学环节）：主要标明每门课程的主要教学形式，如讲授、讨论、实验、考试、考查、课间实习、生产实习、毕业论文或毕业设计等。⑤时间分配：标明每门课程每学期、每周及按教学形式所分配的学时（学分）数与总学时以及每个专业按每学期、每周所分配的学时数与总学时（学分）数等。⑥学年编制（学历）：即学年与学期的起讫，上课、考试、各种实习、军训、科研训练及假期的起讫。

各院校的教学计划一旦确定，就应保持其相对的稳定性，认真执行。在执行教学计划的过程中，如发现有不妥之处，应经过一定的论证和审批手续予以适当修订，切忌随意、频繁地改变教学计划，否则将出现教学秩序的混乱。一份好的教学计划，是保证教育质量、培养合格专业人才的必备条件。

2. 制订教学大纲　教学大纲是对各学科的总体设计。它从整体上规定了各学科的性质、任务、内容范围及其在整个课程体系中的地位。教学大纲是编写教材和测评教学质量的主要依据，对教学工作具有直接的指导意义。

（1）教学大纲的目的和要求：教学大纲是根据各专业设置的课程，以课程为单位进行制订的。各门课程的教学大纲总的目的是必须根据本专业培养目标的要求，以本门课程（学科）在本专业总体教学计划中的地位和作用为依据，提出本课程教学内容的广度和深度以及对学生的要求。护理学专业本科生所设课程的教学大纲，应着重于基本理论、基本知识和基本技能（"三基"）的教学与训练，给学生打下良好的基础。同时，随着科学技术的飞速发展，各门课程都要注意及时更新教学内容，以适应对护理学专业人才知识结构的更高要求。但是，"三基"教学与训练始终是护理学专业本科生教学的核心。

（2）教学大纲的体例：教学大纲主要由3个部分构成。

1）说明部分：即教学大纲的前言部分，主要阐明本门课程在本专业培养目标中的地位和作用，教学的指导思想，本课程的教学目的、任务，教学内容的范围、层次、广度和深度，与相关课程之间的联系，理论讲授与实验（或实习）总的比例，同时提出教学方法的原则性建议。说明部分的主要目的是明确本课程的教学指导思想，为理解教学大纲、编写教材和教师的教学指明方向。

2）正文部分：是教学大纲的主体部分，反映课程的主要知识结构和实施措施。可以"章"为单位也可以"节"为单位进行书写。正文一般包括以下6个部分：①教学目标：按布鲁姆的3个目标领域制订，即包括认知领域、技能领域和情感领域的教学目标。②教学内容：这一部分主要是对教师提出的要求。有的教学大纲更细分为讲授内容、实习（或见习）内容和学生自学内容。③教学时数：包括总学时、理论学时与实习或实验学时数。④重点和难点。⑤教学方法。⑥考核方法。

3）附录部分：是一份完整的教学大纲不可缺少的部分。它的内容包括教材和参考书、教具和视听教材、教学仪器和设备、课外活动等。

（3）教学大纲的实施：教学大纲是每门课程的指导性文件，是教师组织教学的主要依据，也是考试命题和学生准备考试复习的主要依据。因此，教师在教学时，必须按照教学大纲的要求，完成教学大纲所规定的教学内容。教材的选择可以由任课教师根据大纲所要求的课程内容提出建议，经教研室主任审核批准后确定。除教材之外，教师可以为学生指定和教学内容相关的各种参考书，组织学生课外阅读。但值得注意的是，学生的课外学习活动，必须在完成教学大纲规定的教学内容的基础上进行。此外，教师在完成教学大纲的前提下，还可以充分发挥其专长，向学生介绍本学科前沿的最新成就，以开阔学生的眼界。

3. 编写教材 教材是知识的重要载体，包括教科书、印刷品、幻灯片、光盘、磁盘、录像带、工具书、补充读物、教学指导书、自学辅导书、直观教具等。教材是学校进行教学活动的基本工具之一，也是教学大纲的进一步展开和具体化。教材的编写、选择及其质量，是影响高等学校教学质量的重要因素。

目前，我国护理教科书的教材管理模式有多种形式，有由国家行政主管部门编辑的"国定制"教科书；也有各护理院校自行编辑，并经中央或地方教育行政主管部门审查合格"审定制"教科书；还有各护理院校自行编辑出版和发行的供各学科自由选用的教科书。

教材编写是一项艰巨而又富于创造性的活动，在编写过程中需要注意以下几个问题：①各门课程的教材都要以课程在教学计划中的地位和作用为依据，完成本专业培养目标和教学大纲对本课程所要求的任务。②教材要体现"三基"：即教材要能反映本学科的基本理论、基本知识和基本技能。③教材要体现"五性"：即思想性、科学性、先进性、启发性、适用性。④教材要做到四个适应：即适应社会经济发展和人群健康需求的变化；适应科学技术的发展；适应医学模式的变化与发展；适应医学教育的改革与发展。

（三）实施阶段

实施阶段是把编制好的教学计划、教学大纲和教材付诸教学实践，即是通过教育、教学活动来完成教学计划中的各项任务，它是达到预期课程目标的基本途径。课程的实施实际上是一个实验性的实施过程，其目的在于把人们头脑中的教育思想观念及其物化形式（教学计划、教学大纲、教材）加以落实。一般来说，课程设计得越好，实施起来就越容易，效果也就越好。但是，课程设计得再好，如果未将其付诸实施，也没任何意义。

课程实施是课程设置的一个重要环节或组成部分，而不仅仅是一种单纯的教学实践活动。通过课程的实施可以检验课程设置者所设计的课程方案（包括目标、课程结构及内容、教学安排等）是否合适，通过实施去发现问题，并使问题能够及时得到解决，这是课程方案不断完善的必不可少的过程。一般而言，课程实施是指把新的课程计划付诸实践的过程。而新的课程计划通常蕴涵着对原有课程的一种变革，课程实施就是力图在实践中实现这种变革，或者说，是将变革引入实践。这就要求课程实施做出一系列的调整，包括对个人习惯、行为方式、课程重点、课程安排等进行一系列的创新组织。这一过程涉及许多实际问题，需要时间和精力。所以，有学者提出，课程实施实质上就是要缩小现有的实际做法与课程设置者所提出的实际做法之间的差距。如果让课程实施者清楚了解新课程计划的意图和课程目标，参与课程设置的部分工作，共同讨论达到课程目标的各种手段，课程实施起来遇到的阻力就会减小。

按实施的范围和性质，课程实施可以分为小规模实施和大规模实施两类。小规模实施是一种试验性质的实施，其目的在于检验课程方案或教学计划、教学大纲和教材的科学性及可行性，它为大规模实施奠定基础。大规模实施是一种推广性质的实施，是小规模实施的进一步扩展，也是课程方案制订的最终目的。从时间上看，实验在前，推广在后，但两类实施都负有对课程方案做出总体评价的责任。

课程实施的主体是全体教师，因此，在课程实施之前，教师必须全面了解整个教学计划中的各项目标和内容，并且要明确自己所承担的课程或学科在整个教学计划中的地位和作用，只有这样，才能有的放矢地做出合理的安排和必要的调整。在课程实施过程中，教师主要有两大任务：一是要根据课程目标把本课程在教学过程中的教学方案（大纲）编写出来，并拟定每个部分、每个单元甚至每节课的教学目标，即从课程目标转化为教学目标（这是培养目标的第 2 次转换）。同时，教师还要为这些目标制订评价方案，旨在清楚地了解和把握课程实施的结果是否与预期的目标相吻合。二是应根据教学目标和课程内容的性质等因素，选择适当的教学方法，并准备好课程实施所需的各种设备和辅助教具。

（四）评价阶段

评价是课程设置的最后阶段，其根本目的在于通过评价活动发现课程中存在的问题和不足，并找出造成这些问题和不足的原因，同时做出相应的改进，以使课程体系更趋完善。

课程评价的范围可以划分为狭义课程评价和广义课程评价。狭义的课程评价只是根据预先设定的课程目标，对实施后的课程是否达到了目标进行测评，即指对课程方案实施结果的评价。

广义的课程评价则涉及更多的方面，大致可归纳为下列 4 个部分：①对课程方案（包括教学计划、教学大纲和教材）制订过程的评价：重点要确定课程方案制订的过程是否依照了科学的原理、原则以及编制过程是否遵循了一定的合理程序。②对课程方案制订结果的评价：重点要检验已经制订好了的课程方案与最初选定的教育思想和理念是否吻合。③对课程方案实施过程的评价：重点要检验课程方案实施过程中是否遵循了基本的教学规律和教学原则，教学方法和手段的选择与组合是否科学合理，教师是否具有创造性。④对课程方案实施结果的评价：这部分也即狭义的课程评价，主要是检验通过课程的学习，学生是否已经达到了预定的课程目标。这种评价通常采用各种形式的考核进行。

课程的评价常采用"CIPP 模式"，即从背景（circumstance）、输入（input）、过程（process）和成果（product）四方面进行评价，详见第十章第二节。

五、课程描述

每门课程都有其不同的内容框架和针对性的学习对象。课程描述（curriculum description）则是根据不同的课程内容及整体信息所形成的客观介绍，是对课程的内容及其相关的条目进行客观的表述。课程描述也可以称之为课程介绍（curriculum introductions/curriculum recommendations），"介绍"一词的主要含义是"引入，推荐；使了解"，而"描述"的重点在于课程组成及其相关信息的客观白描。其目的是真实、全面提供相关信息，推荐课程，使潜在的读者快速、便捷地了解课程内容体系，达到推广宣传和说服的作用。通过阅读和倾听课程描述，使得读者或学习者对该课程整体内容有一定的了解，决定是否选择进一步了解或者如何深入学习该课程。

（一）课程描述的要素

大学课程描述是以学术界和潜在读者所识别和了解的沟通目的为特点的。一般包括以下几方面的要素内容。

1. 课程的性质和目的 任何一门课程都有其当初设立的背景、目的及意义，以及其不同于其他课程的根本内涵和属性，是与社会的发展需求相适应的。课程的性质和目的是全面阐述课程的定位、重要性或必要性，为该课程在整体教学计划当中确立一个合适的位置，明确通过该课程的学习，学生能够弥补当前哪些不足，能够拥有哪些充实完善个人知识结构、实现专业成长过程必要的知识内容及文化储备，其目的是推广该课程，展示该课程的重要性或实际意义，以便说服目标学生。根据性质和目的，课程可以分为通识课程、基础课程、专业课程、专业基础课程、综合课程、实践课程、主干课程、主体课程、辅助课程、显性课程、隐形课程、交叉学科等。

（1）通识课程：是指"共同必修课"，近年专精教学的导向的大学教育逐渐增强了通识教育的意识，涉及人文、社会、自然等多学科，包含历史经典与文化传承、科技进步与科学精神、哲学与评判性思维、生态环境与生命关怀、文明对话与世界视野、学习与素质提高等内容。旨在开发学生心智，拓宽知识面，培养学生独立多方位思考能力。通识课程面向全体学生开设，不存在专业界限，包括必修课程和选修课程，着重人文精神和科学精神教育，帮助学生形成多学科的知识结构、评判性的思维方法，为终身学习奠定基础。

（2）基础课程：是指为学生继续学习提供基础知识和基本理论，培养学生基本能力与基本素质而设计安排的一组系列课程或一个课程群。基础课程的学习是"高楼大厦的基座"，是人才培养过程中传授基础知识、基本理论和培养学生学习能力的最重要的环节，是学生下一步学习的基础支撑，是培养学生创新能力和创新意识的前提，是培养学生科学文化素质的主渠道，例如医学院校的"生物学""生理学"等。基础课程包含理论教学及相应的实验、实习等实践性教学内容。

（3）专业课程及专业基础课程：是为社会培养某一专门人才所必需的知识结构。人类在生活生产实践中，与社会科学技术进步相适应的、长时期从事的具体谋生业务作业规范被称为专业，相对应的依据国家建设发展和/或社会专业分工的需要在高等学校或中等专业学校而设立相应的学业类别，不同于其他专业的学习课程称为专业课程，包括专业基础课和专业课。例如：临床医学的专业基础课"人体解剖学"、专业课"内科学"等。

（4）综合课程：是指打破原有的条块知识结构，将专业学科知识进行综合系统地融合，例如"成人护理学"。实践课程突出动手能力和专业技能的培训，包括实践理论和实践技能两部分，例如"基础护理学"。

（5）主干课程与主体课程：是一门专业的主要知识组成的课程，类似大厦的主体框架结构，是由系列课程群组成，可体现其专业的特色。

（6）辅助课程：包括学校为促进课程学习或者学生全面发展成长所设计的辅助活动，是主干课程的补充内容，可以协助学生对主干课程的理解和对专业的广泛认知，多数是以不同于传统的课堂授课的活动形式完成。这些活动或课程通常是希望培养学生的团队合作精神、领导力、健康的生活方式而设计的，辅助学生身体及心理发展、树立信心、加强自律等。

2. 课程的整体描述　或称为课程简述、课程简介。在这部分将对课程的整体组成进行分项简述，依据专业的不同，其课程描述的侧重也各有不同，主要内容包括：课程名称及内容简介、学习目标、课程大纲、教学目标、内容章节、教学方法、课程学时及教学安排、推荐教材和参考书、与学业相关的活动、学生数量和辅修内容。

3. 课程的特色创新　是指利用院校、系部、师资、设施或其他优势来展示该课程的好处或价值，其目的也是推广和宣传该课程以说服目标学生。

4. 课程的教师梯队　教师梯队是由教师队伍的学历、年龄、职称、学缘结构等组成。不同的学者对高校教师的学缘结构有不同的理解，"缘"是指发生联系的机会、相互之间的关系或联系。目前对"学缘"一词并没有统一的概念定义。学缘基本上可以描述为教师队伍来源于不同的学校或科研院所；或指教师的学历、专业结构组成等，展现的是不同的学术传承。在教育领域的学缘，即是接受学术教育过程中形成的学术人际关系和学术思想关系。优化的高校教师学缘结构，关键在于强调教师中不同学术思想、学术风格和思维方式的交互融合，以促进学科与教师的发展。

5. 课程的要求及评价体系　主要阐述课程学习所要达到的理论知识、实践技能的理解和掌握及应用程度，讲明考试或考核方式。评价体系的形成意味着评价是多方面、全方位的，体现本课程的特点，内容及考核深度围绕教学目标形成，包括课堂参与评价、理论考试、实践参与效果评价，技能考核评价等；也可以是教师与学生双向评价或学生自评、教师评、学生互评等。评价

笔记栏

应明确标准、时机与方式、时间、考评人员等，评价是促进学生提升学习品质的方式，是检验课程教与学的成效。

6. 课程所涉及的学科领域 介绍与该学科有关联的学科内容，目的在于开阔学生的视野，促进学科间知识的融合。一般按照学科间关系紧密程度或相关内容的重要性分层次简述。

7. 课程发展前景 课程内容在学生知识体系构建中的作用及对当时社会发展前瞻性的引领作用，还包括课程目前的不足，以及研究空白点。

（二）课程描述的方法

课程描述是基于实际展现课程特点与优势，其方法可以是多样化的。文字介绍模式突出语言描述，应是白描形式，但是要重点特色突出，语句流畅而清晰，要点无遗漏，目前多数的课程介绍会采用此种形式。影像的课程描述更适用于有图像、实践性的学科课程描述，其图像设计应简洁，反映课程内容，避免繁杂而偏离主题。简单实用的图片或表格描述也很能说明问题，可以使读者对课程的整体内容及注意事项一目了然。PPT演示及多媒体的应用也各有其优点，应根据课程的内容来选用不同的描述方式，或者综合以上各种方式完成对课程的描述。

（董超群）

第三节 课 程 改 革

课程改革是教学改革的重要内容之一，它是基于社会需要和学生发展而改变课程中与之不相适应的方面，其关键是改变课程结构不合理的状况。任何教育改革都必须进入课程改革的层面，否则很难取得实质性的成效。高等护理教育必须在充分考虑影响课程改革因素的前提下，充分借鉴已有的课程改革实践经验和成果，对现有课程体系进行改革和创新。明确课程改革的发展趋势将有助于把握课程改革的方向，使课程改革真正起到促进教育教学发展、提升教育教学质量的目的。

一、课程改革的内涵

改革（reform）意指改去、革新，常指改变旧制度、旧事物，制订同旧目标无关的新目标、新政策，其实质是对未来的反应。

课程改革（curriculum reform）是以一定理论为基础，按照某种观点对课程进行的集中一段时间的有目的、有计划的改造，往往涉及学校体制的变化和课程的全面修正等，其核心是价值观念的重大变化或方向上的调整，而且常常先在制度层面展开。课程改革在本质上是对课程系统中理论与实践进行的有计划的复杂的改革，使其达到预期目标的过程，它涉及社会系统的各个层面，可以直接或间接地建构与改造社会。

概括地讲，课程改革是一项系统工程，它包括界定目标、制订计划、设计条件、组织评价等各个方面；课程改革是有计划、有目的的，不是盲目、随意的，它需要遵循教育科学的规律，进行科学的规划、实验等研究工作；课程改革不是简单的课程内容的增删，而是产生质的飞跃，形成具有新理念的新课程。

课程改革具有两大功能，即适应和自我更新。所谓适应是指改革、调整课程系统以适应产生于其他社会系统的变化而带来的新的和紧迫的要求。自我更新意味着重新认识课程目标、课程内容、教育对象等方面，创造性地完成满足社会发展需要的任务。

二、影响课程改革的因素

课程改革不是自然衍生的，它的发生和进展受许多因素的影响和推动。归结起来，其影响因素有外部和内部两类。外部影响因素包括社会、经济、科技革新和文化传统等，内部影响因素包括学生身心发展和教育研究的新成果等。

（一）社会因素对课程改革的影响

社会因素对课程改革的影响是多层面的、深刻的，更为直接的，不仅涉及课程目标的设定，而且还涉及课程内容的选择、课程评价标准的确定等多个方面。

在课程目标上，社会因素对教育的需要集中体现在教育任务和培养目标上，并通过课程目标和教学内容得以实现。社会因素对课程设置的影响主要体现在 2 个方面：第一，课程设置必须反映一定的社会政治内容；第二，社会思想意识对课程设置具有一定的制约性。

进入 21 世纪之后，世界各国教育为了适应国际经济竞争形势和科学技术发展及本国社会经济发展的需要，都明确地提出了高等教育面向世界、面向未来的培养目标。因此，根据人才培养的目标，各国高校调整课程设置，加大课程的国际化，以培养具有国际意识和能力的人才。

（二）经济因素对课程改革的影响

经济因素对课程改革的影响是最直接、最明显的。从历史发展来看，课程的发展与经济的改革总体上是一致的。由于科技的发展及经济结构的变化使生产过程日渐复杂，社会化大生产需要提高劳动者的科学文化素质，所以学校的课程门类日益增多，自然科学类课程增加，科技含量加大，使课程更加贴近经济发展的需求。

自 20 世纪 80 年代起，随着经济体制改革的深化，社会主义市场经济体制逐步建立，市场经济的发展对现有的课程产生了直接的冲击和影响。这就需要学校按照市场经济的发展要求改革学校课程，更新课程观念，调整课程结构，完善课程内容，以满足学生个体发展需求和社会需求的多元化。同时，市场经济打破了计划经济时代强调的"整齐划一、追求共性"的人才观，开始关注人的个性发展和主体意识。同时，考虑各地经济发展的差异，课程改革需要因地制宜、实事求是，更好地为各地经济发展服务。

特别是进入 21 世纪以来，知识经济迅速兴起，社会进入了一个依靠知识促进经济增长的时代，知识的创新对经济的增长起着决定性的作用。知识经济社会的到来对我国各级各类的教育都产生了深远的影响。我国把"培养创新精神和实践能力"写进了教育目的，学校遵循国家的教育目的，改革和建立新的教育内容，开设和加大实践课程的比例，拓展选修课程，注重学生创新精神和实践能力的培养，全面提高学生的综合素质，使之适应知识经济的要求。随着经济的全球化发展，学校逐步增加涉外课程，积极促使课程的国际化，努力培养适应经济全球化要求的人才。

（三）科技革新对课程改革的影响

生产力和科学技术的水平，直接影响高等教育的形态以及反映科学技术发展水平的课程设置。生产力和科学技术一旦发生了某种进步，学校课程也会或迟或早地发生相应的改革。随着人类社会的发展，科技的进步与革新对课程的影响日益加剧，尤其是当代新技术革命，对课程改革起着直接的推动作用。

在教育发展史上，课程一直处于不断的变革之中，但在不同的历史时期，课程改革的速度是不平衡的。文艺复兴以前，西方学校课程的变化极为缓慢，古希腊的"七艺"课程直到文艺复兴时期仍处于无可争辩的重要地位。16 世纪以后，课程的变革速度加快，最初是自然科学在经历了与人文主义的长期抗争后，最终确立了自己的地位。随后科学课程迅速分化，学校课程的门类不断增加。18 世纪以后，人类的生产生活发生了巨大的变化，课程改革的速度也迅速加快，以适应社会生产和生活的需要。

科技革新不仅制约着自然科学与人文科学在整个科学领域中的地位和相互关系，而且伴随着学科门类的持续变化，课程结构对科技的变革也有很大的依从性。一方面，科技革新影响着人文科学与自然科学在课程系统中的地位和相互关系；另一方面，学校理科课程的科目构成也与科学技术门类演变直接相关。20 世纪以后，科学在高度分化的基础上出现新的综合，出现了许多边缘

笔记栏

121

性、综合性的学科。这一趋势要求学校课程调整学科结构，改变原有的单一的分科课程设计，加强课程的整体化和综合化。

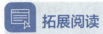 **拓展阅读**

ChatGPT 给高等教育带来的机遇和挑战

随着以 ChatGPT 为代表的人工智能的不断普及，高等教育面临诸多挑战：一是 ChatGPT 生成的文本内容可能存在不准确的信息，若未能予以甄别，则会对学生产生严重误导。二是 ChatGPT 的广泛运用可能会限制学生的人际互动，不利于其情感发展和健全人格形成。三是对 ChatGPT 的过度依赖可能会限制教师创造力的发挥以及学生评判性思维的培养。四是 ChatGPT 可能对现有考试评价制度造成冲击，可能会导致严重的知识产权和学术诚信问题。面对 ChatGPT 所带来的挑战，高等教育教学要坚持以人为本的教育初心，保持理性的态度，让 ChatGPT 等人工智能技术成为实现教育信息化的新动力。教师可使用 ChatGPT 制订教学大纲、准备教案、个性化教学、评估学生表现等，但需要注意以下几个方面：①在价值导向方面，不要过度依赖人工智能的发展，要始终关怀学生的发展。②在教师教学方面，不要止步于智能化和个性化推送，要对学生因材施教。③在学生学习方面，不要满足于算法推送的现成答案，要训练评判性思维。④在考试评价方面，要积极拥抱新技术，创新评价理念和考试内容与方法。

因此，在护理教育中，应建立 ChatGPT 的使用指南和道德规范以协助师生在护理教育、研究和实践中规范使用人工智能工具。此外，应该注重培养学生在使用 ChatGPT 过程中的评判性思维和信息素养能力，提升学生的人文关怀能力以弥补人工智能所缺乏的深度情感互动，并完善学生考核评价机制，形成多元化的护理课程考核体系。

来源：

钟秉林，尚俊杰，王建华，等. ChatGPT 对教育的挑战（笔谈）［J］. 重庆高教研究，2023，11（03）：3-25.

（四）文化传统对课程改革的影响

文化传统是在人类社会发展的长河中形成的。每一个国家和民族在其延续的过程中，都持续不断地传递和创造着自己的文化。因此，任何一种社会现象都会不同程度地受到本民族文化传统的制约。高等教育作为培养人的社会活动和传递文化的载体，与文化传统有着更为直接的联系。生产力的发展水平与社会经济政治体制等各种因素对高等教育的制约往往也是通过文化传统这一媒体间接体现出来的。不同的国家和民族创造了不同的文化，而不同的文化又塑造了不同的国家和民族，也塑造了不同的教育。

课程是社会文化的缩影，各种形式的教育都要在一定的历史时期内反映一定的文化传统，它制约着教育目标。从古至今，课程发生了多次改革，而这些改革与文化演进过程都是相一致的。当文化变迁时，即文化内容或结构的变化，通常表现为新文化的增加和旧文化的改变，课程设置应随时做出相应的调整。在文化突变时期，课程则要进行较大的改革。

由于各个国家的民族文化传统、社会意识形态不同，即使经济发展水平与政治制度相近，课程也会有一定的差异性。尤其在人文社会学科中，一般都带有浓厚的民族色彩，反映着一个民族的价值观、伦理观和审美观等。这就要求课程改革时，依据不同民族的文化特质，设置与不同民族文化相适应的课程。近年来，课程改革逐步认识到这一点，并在新的课程计划中，推行一纲多本，同时采用汉语和本民族语言进行教学，强调乡土教材的重要性，取得了一定的成效。

笔记栏

（五）学生身心发展对课程改革的影响

课程开展的主要任务之一是促进学生个体的发展，因此课程改革的动力不仅来自政治、经济、科技革新和文化传统的发展，而且要充分考虑到学生的身心特征、发展状态和学习需求。学生对课程改革的反应非常敏感，课程改革符合其身心发展的实际，满足其需要，学生对此就欢迎；反之，课程改革脱离学生实际，学生就情绪低沉，对课程改革持反对态度。

学生身心发展的特性表现为整体性、连续性、阶段性和个别差异性。学生的心理活动与生理活动是密切联系、相互影响的，心理活动离不开生理活动，生理活动也受心理活动的制约。同时，在学生的心理活动方面，智力、情感、意志、性格的发展也是密切联系的。课程改革要体现学生品德、才智、审美、体质等发展的整体性，使学生身心得到充分发展。学生的身心发展又是一个持续不断的渐进过程，呈现出连续性、阶段性，这就要求课程改革既要有不同的重点，又不能超越学生身心发展的特定阶段。从心理活动的状况看，每个学生的心理活动各有特点，在兴趣、爱好、能力、气质、性格等方面都存在差异，这也要求课程改革要考虑不同学生的个性差异，满足学生多方面的兴趣，不断改善课程结构，努力拓展选修课程，开设丰富多彩的活动课程，以适应不同学生的兴趣和需要。在课程设置上，既注重课程结构的整体性，保持各门课程的相互协调；又注意通过微型课程和讲座把社会变革发展和科技新成果及时地纳入学生的学习内容，满足学生发展的需要。

（六）教育研究的新成果对课程改革的影响

理论对实践具有重要的指导作用。课程改革受一定的教育思想或观点的指导，而对课程改革影响最直接、最关键的思想或观点就是教育研究的新成果——新的教育理论和课程理论。课程改革若没有科学的理论指导，就会成为盲目的改革，最终迷失方向，课程改革也不会取得预期成效。

关于理论的重要指导作用，古今中外的课程改革实践都证明了这一点。例如，20世纪20年代，桑代克关于训练迁移的"共同要素说"就曾推动人们对以官能心理学为基础的训练迁移理论进行批判，并促使人们探索课程与当代生活的关联。杜威的实用主义教育理论引发了几乎波及全球的进步主义课程改革运动。20世纪50年代末期，布鲁纳的课程论思想更是直接影响了美国60年代的课程改革。

总之，课程改革除了受上述社会、经济、科技革新、文化传统、学生身心发展及教育研究新成果等内外多个因素的影响之外，还受其他社会因素改革的影响。了解并研究这些影响因素，有助于我们更好地认识课程改革，提高课程改革的主动性和有效性，从而把课程改革引向深入。

三、护理学专业课程改革的实践

自1983年中国高等护理教育重新恢复至今，已经走过了40多年艰难而又卓有成效的历程。护理教育者一直致力于教育教学改革，不断探索有效的人才培养模式。特别是在课程体系改革方面，更是付出了艰辛的努力，虽然目前仍存在很多问题，但总体来说，通过课程体系改革的实践，还是取得了许多令人瞩目的成绩。

（一）改革前的课程设置模式

1. 改革前课程设置模式简介 1996年以前，我国护理本科教育基本上沿用传统的医学教育模式，即传统的"以学科为中心"的"三段式"课程设置模式。按照医学基础课、临床专业课和临床实习3个阶段培养护理学专业学生。当时，多数护理院校学制为5年，第1、2学年为医学基础课阶段，基本与临床医学专业同步，学习人体解剖学、生理学、病理学、药理学等；第3、4学年进入临床专业课阶段，学习护理学基础、诊断学、内科护理学、外科护理学等。第5学年进入临床实习阶段。

2. 改革前课程设置模式的优缺点 "三段式"课程设置模式以学科划分课程，具有较强的系

笔记栏

统性和完整性、方便实施教学与组织管理以及节约财力等优点。然而，该模式存在很多弊端：首先，由于过分强调各学科知识的系统性和完整性，学科之间存在许多交叉和重复现象，导致课时负担过重，学生处于被动学习状态，难以调动学生学习的积极性和主动性，极大地妨碍了学生的个性发展和自我潜能的发挥。其次，由于前后课程分离，基础与临床课之间互相脱节，学科之间缺乏足够的横向联系，明显地影响了对学生创新精神及创新能力的培养。第三，由于课程设置、教学内容的选择，以及教学思路等主要沿用的是临床医学专业模式，导致医学内容过多，而缺乏护理学专业的特色，极大地影响了学生对护理学专业的认同。最后，传统模式以专业知识和能力为中心，忽视了对学生人文素质的培养，使专业课占用了绝大部分学时，而人文课程则严重不足，这也是导致教学过程中重视知识传授而忽视综合能力和素质培养的重要原因之一。

由于传统的课程设置模式存在上述弊端，所以，如果不对其进行深入分析和彻底的课程改革，将很难真正满足社会对人才培养的现实要求以及学生对自身发展的需要。

（二）改革后的课程设置模式

针对传统课程设置模式的缺陷，广大护理教育者开始投入教育教学改革实践中。特别是教育部和卫生部于 1996 年联合组织的《面向 21 世纪高等医学教育课程体系建设和改革》课题项目的实施，极大地促进了我国护理教育改革的发展。

纵观中国护理学专业课程改革的实践，其共同特点包括：调整专业培养目标、改变人才培养模式、实现学生学习方式的根本改变、进一步关注学生的学习经验、改革评价方式以及课程改革反映社会和科技的最新发展。

改革后的课程设置模式主要有"人体功能和基本需要模式"的课程体系、"以器官系统为中心的课程体系"，以及"人的成长过程 + 学科"的课程体系。

1."人体功能和基本需要模式"的课程体系　该课程体系是以美国护理理论家奥瑞姆（Orem）"自理模式"和人本主义心理学家马斯洛（Maslow）"人的基本需要层次论"为课程设置框架，采取渐进性课程模式（即课程体系中各部分课程同时开设，但按照教学内容之间的连续性和顺序有不同的比重。在课程开设的早期，公共和人文素养课程及专业基础课程比重较大，护理学专业课比重较小。随着课程的进展，公共和人文素养课程及专业基础课程逐渐减少，而专业课程逐渐增多。渐进性课程模式是综合课程的一种体现，其课程体系中公共和人文素养课程群、专业基础课程群、专业课程群的结构呈楔形组织课程计划，将护理本科课程设置为 3 个课程群。

（1）公共和人文素养课程群：该课程群设置的主要目的和功能是：①提高学生的人文素养，帮助学生具备理解服务对象所需要的知识、形成尊重服务对象所应有的态度以及具备为了更好地满足服务对象健康需求而勤奋努力的内在动力。②培养学生的社会责任感、与人交往及合作的能力、良好的心理素质和健全的人格、不断进取和持续发展的精神追求。③使学生具备较高层次的学习和工作技能、具备了解不同语言文化的基本能力和良好体魄。

人文素养课程除了包括教育部规定的大学生必须学习的"两课"内容外，还有英语、信息学、数据处理和体育等课程，并结合护理学专业的特殊要求增加了心理学、人类发展与哲学、美学、社会医学等内容。本课程群不仅包括课堂学习时间，更强调所学知识的具体使用，是贯穿全部教育过程的。

（2）专业基础课程群：该课程群设置的主要目的和功能是使学生具备护理学专业人才的基本知识。该课程群包括涵盖人体正常的形态和功能组织的人体生物学Ⅰ、Ⅱ、Ⅲ（综合型课程），生物化学，药理学，生长发育以及健康评估、护理学基础等。课程内容按人体功能和形态的正常与异常进行组织。

（3）专业课程群：该课程群设置的主要目的和功能是使学生掌握护理学专业的知识和技能，培养可持续发展的能力。该课程群包括临床护理学、社区护理、护理中的教与学、护理研究、护理学专业发展以及综合实习等。教学内容按人体功能和基本需要进行组织。

2. "以器官系统为中心"的课程体系 该课程体系根据医学基础各课程教学内容之间存在的密切联系，根据临床需要，将医学基础 12 门课程按照人体器官系统进行综合重组，形成医学基础总论和各论两大课程模块，以帮助学生形成以器官系统为中心的医学整体概念。

（1）医学基础总论课程模块：包括人体基本形态与结构、人体代谢与调节、病理学基础、药理学基础、病原生物学、医学遗传学基础、免疫学基础 7 个教学单元。其中，人体基本形态与结构主要内容为人体解剖学和组织胚胎学；人体代谢与调节主要内容为生物化学知识。

（2）医学基础各论课程模块：包括呼吸系统、循环系统、消化系统、神经系统、血液系统、代谢与内分泌系统、泌尿系统、生殖系统、感觉系统以及皮肤与结缔组织 10 个教学单元。每个教学单元包括系统的形态结构、系统功能、系统疾病和作用于该系统的药物。

3. "人的生长过程 + 学科"的课程体系 该课程体系根据我国护理教学的实际情况和医学基础课程之间、医学基础课和护理学专业课之间、临床各科之间知识的关联性进行了优化重组。

（1）医学基础综合课程：包括人体解剖与组织胚胎学、生物化学与分子生物学、病理学与病理生理学、病原生物学。

（2）专业综合课程：临床护理学Ⅰ、Ⅱ、Ⅲ。临床护理学Ⅰ包括成人护理学和老年护理学知识；临床护理学Ⅱ包括妇产科护理学和儿科护理学知识；临床护理学Ⅲ包括眼、耳、鼻、咽喉科、口腔科，传染科及皮肤科等护理学知识。

上述 3 种改革后的课程体系具有下列共同的特征：①强化培养目标，淡化学科界限。②体现现代医学模式，减少公共基础课程比例，增加了人文社会学科课程比例。③以护理为主线，突出整体人的概念，精简整合医学基础课，优化重组护理学专业课程。④强调理论与实践结合，减少理论教学时数，增加实践教学时数。⑤早期接触临床，重视学生专业能力的培养。

四、课程改革的发展趋势

目前，我国的护理院校对课程进行了改革，其改革的幅度和力度已从宏观上打破了以生物医学模式为基础的学科设置体系，逐渐体现了护理学专业课程设置的特色。但是，时代的发展、科技的进步及社会的变革要求学校课程必须不断进行变革，课程改革是一个不断进行的过程，改革也将深入发展，各具特色，不再整齐划一。分析和研究课程改革的发展趋势，有助于护理教育者正确地把握护理教育的未来及人才培养的未来。护理课程的改革主要涉及课程目标、课程设置、课程内容、课程结构及课程评价等几个方面。

（一）课程目标的改革

课程目标是教育目标的具体体现，课程目标的改革要以现代护理观和现代教育观为基础，强调"以人为本"，承认人的价值和主体地位。并从护理人才培养目标出发，注重促进个人的成长与发展，使个人的潜能得到最大的发挥。因此，课程目标改革应体现在以下 4 个方面。

1. 重视学生能力的培养 以掌握教育"3 张通行证"（学术性的、职业性的、事业心和创新能力方面的）为最终目标，从传统教学中以"教"为主，转到以"学"为主，培养学生学会学习和指导学生如何学习。将强调激发学生的学习兴趣和主动的探索精神作为课程改革的努力方向。

2. 重视利他主义和尊重他人等价值观的培养 课程目标趋向于从行为目标模式转变为人本主义关怀模式。

3. 重视个人的发展 将学生个人的成长与发展作为重要部分纳入课程目标中，使每个学生都能得到适合自己特点的充分发展。

4. 重视学科核心素养的培养 学科核心素养是学科知识、能力和方法、情感态度与价值观等方面的综合表现。将强调学生在学习过程中形成具有学科特征的必备品格和关键能力。

总之，在课程目标上，过去强调掌握知识，现在更强调培养学生对事物的情感、态度和价值观。课程改革更关注提升课程改革的理念和理论水平。

笔记栏

（二）课程设置的改革

课程设置的改革是护理课程改革中不可忽视的重要方面。课程设置是将课程的基本理论转化为产品（教学计划、教学大纲、教材等）的一个中间环节。课程设置的改革，要使其产品既要考虑到社会利益、价值标准，又要考虑到地区适用性及个性发展的特殊性。

总之，在课程设置上，过去过分地强调了课程的工具性，强调了课程要适应经济建设的需要、为社会服务；而现在则更强调人的发展。只有在个体得到发展的基础上才能更好地为社会发展服务。过去设置课程以学科系统为依据，现在以社会实际为依据。护理学专业在课程设置上需摆脱医学化的痕迹，形成以护理学科为特色的课程体系。除了学科课程外，更强调实践性课程的设置，通过实践活动培养学生综合运用学科知识的能力，培养他们的创新精神和实践能力。

（三）课程内容的改革

课程内容的改革更加突出护理学专业特色，与社会需求紧密衔接，将会得到广泛应用，并呈现下列趋势。

1. 课程内容中加入课程思政的内容 课程思政作为当前高校教育改革的重要内容之一，全面加强课程和专业思政建设，把思政教育有机融入每一门课程中，加强学生的公民意识教育和社会责任感教育，培养学生良好的职业道德和职业情感。

2. 课程内容体现文化的特征 研究世界文化既冲突又交融的特征，将世界的普遍性与本国的特殊性有机地结合起来，既要努力使我国护理教育与国际接轨，又必须考虑我国的实际情况。

3. 课程内容体现完整性 注重显性课程与隐性课程的有机结合，将两者视为完整的课程内容。

4. 适时拓宽并精简课程内容 护理课程内容中应充分体现随着科学技术的发展所出现的新知识、新理论、新方法和新技术。将新的内容纳入课程同时精选课程内容，剔除陈旧和不适宜的内容，以保证教学内容的系统性。

5. 综合课程内容 积极探索、有机综合某些课程，如把自然科学和人文社会科学结合起来。

6. 提供交叉课程内容 护理课程内容应为学生提供解决生活世界中真实问题的整合性知识，在提供专业领域内核心和基础知识同时，加入学科间的融合性知识，强调知识的相互渗透。

总之，在课程内容上，过去强调学习各学科的知识，现在更强调知识内容的综合性、整合性，强调学科间的联系，实现学科知识与个人知识的内在整合。

（四）课程结构的改革

课程结构的改革涉及课程的横向关系和关联性。横向关系是指课程的分化与综合，关联性是指课程的排列程序。

1. 设置综合课程 避免单一学科课程，设置一定量的综合课程，强化学科之间的相互沟通和彼此衔接，促进学科间知识的整合，增加综合实践活动课程，发挥课程的整体教育功能，培养学生的综合能力。

2. 理论课与实践课的比例 培养学生的动手能力和解决实际问题的能力是护理教学的关键，因此，应进一步增加实践课的比例，让学生早期进入实践教学环节，早期接触临床和社区等实践。

3. 必修课与选修课的比例 压缩必修课的教学内容和学时，适当增加选修课特别是任意选修课的分量。

4. 教材结构 要改革过去高度统一、单一模式化的体系。对任何一门课程，不应过多追求学科体系的系统性和严谨性，而应注重学科之间的联系，以及科学与人文、社会的联系，使教材实现多元化、多样化。

总之，在课程结构上，从内容本位转向内容本位与能力本位的多样结合。过去强调单一和统一的模式，现在更强调多元化、多样化和综合性。此外，课程结构的均衡性，即强调课程类型、科目设置和课程内容结构的均衡也是课程结构改革的发展趋势。

（五）课程实施的改革

在课程实施过程中，要改变以往以教师为中心的模式，应强调学生的自主性。由于人工智能技术和大数据技术的发展，需要兼顾学生的个性化需要及数字化时代下学生的主要特点。课程实施需要更新及推行新的教学方法，将先进的技术手段（如思维导图和知识图谱、虚拟仿真教育、人工智能）融入课程教学，以保证学生自主化、个性化的学习需求。同时建立教学资源的共享网站，互联互通，打破时空限制，实现知识的全面流动。

（六）课程评价的改革

1. 评价的指导思想　课程评价的目的不仅是为了验证某课程的好坏，而且为改进课程提供方向。要突出评价的发展性功能和激励性功能，借鉴岗位能力本位评价模式，立足于促进学生的学习和发展，构建以信息技术为依托，以社会需求、岗位核心能力、行业标准要求为导向的课程评价体系。

2. 评价的标准　课程评价不仅是行为目标所规定的知识和经验，以学生考试成绩的高低来判断教学质量、课程的好坏，而应根据3个相互作用的标准（学生的需要、社会的需要、学科的要求）来进行，注重学生在其学习经验中获得的知识、技能和情感。

3. 评价的主体　调动学生主动参与评价的积极性，改变评价主体的单一性，实现评价主体的多元化；建立由学生、社会、学校和教师等共同参与的评价机制；引入以行业为导向的第三方考核机制或第三方行业认证标准检验课程教学效果。

4. 评价的方法　采用多种形式的评价，由终结性评价发展为形成性评价，实行多次评价和随时性评价等方式，突出过程性；由定量评价发展到定量和定性相结合的评价，不仅关注学生的分数，更要看学生学习的动机、行为习惯、意志品质等。

总之，在课程评价上，要超越目标取向的评价，逐步走向过程取向和主体取向的评价。

（董超群）

小　结

本章在介绍课程的基本概念和基本理论的基础上，重点讨论了课程设置的理论与实践，并对课程改革的内涵、影响因素、护理学专业课程改革的实践以及课程改革的发展趋势进行了系统的描述，旨在使护理教育者在未来的教育实践中，能根据社会发展的需要，以正确的理论为指导，运用科学的方法和程序设置护理课程，使护理学的课程体系更有利于提高护理教学的质量和培养护理人才的水平。

ER4-3
本章思维导图

思考题

1. 简述课程在学校教育和人才培养中的作用与意义。
2. 简述4种课程模式及其特点。
3. 根据教学大纲的内容结构和制订原则，尝试编写一门课程的教学大纲。
4. 根据课程改革的要求以及护理学专业课程改革的趋势，结合你正在学习的相关课程，谈一谈护理学专业的教师和学生应如何进行课程改革。

ER4-4
思考题解题
思路

笔记栏

ER5-1
本章教学课件

第五章

教师与学生

ER5-2
导入案例解题
思路

📄 导入案例

　　某天，某大学护理学院全院教师正在开例会，院长总结时提到部分护理本科生经过一段时间的临床见习，尤其是神经内科的生活护理见习之后，其专业思想出现了较大波动，主要表现在对于专业课程没有兴趣，课上缺少互动，考试成绩下降，认为自己不适合从事护士工作。请各位班主任、本科生导师以及辅导员密切观察学生动态，多与学生沟通，了解学生的心理变化，尤其是本科生导师尽量用自己的角色地位和职业素养积极引导学生，稳定学生的专业思想。会后，有着 12 年临床经验的李老师计划午餐时段召集自己所带的 3 名学生一起聊一聊。

　　请思考：

　　1. 护理学专业教师的角色有哪些？

　　2. 此阶段的护理本科生身心发展特点有哪些？

　　3. 护理学专业教师如何用自身的角色地位和职业素养影响学生？

📋 学习目标

　　通过本章学习，学生能够：

　　1. 描述护理教师角色的核心概念。

　　2. 运用教师的权利、义务以及职业素养处理师生关系。

　　3. 说明教师专业化培养的主要措施和途径。

　　4. 解释学生的权利和义务。

　　5. 应用学生的认知风格特征组织教学活动。

　　6. 举例说明学生的学习策略类型及应用。

　　教师与学生是教学过程的两大核心要素。护理学专业教师在护理教学活动中承担着教的职责，是护理教学的主导；护理学专业学生在护理教学活动中承担着学的责任，是护理教学的主体，两者之间的关系决定着教学过程是否能够顺利进行。本章主要介绍护理学专业教师的角色地位、职业素养、权利和义务，护理学专业学生的属性、身心发展的共性与特性，探讨护理学专业教师的专业化及其培养，阐述护理学专业学生的学习策略及其重要类型。学习本章内容对于构建和谐师生关系、提高护理教育质量有着极其重要的作用。

　　笔记栏

第一节 教　师

百年大计，教育为本；教育大计，教师为本。护理学专业教师（以下简称护理教师）是履行护理教学职责的专业人员，承担着教书育人、提升护理学专业学生素养的重要责任。他们无论是在教学活动的运行、学生学习积极性的调动，还是在良好师生关系的建立等方面都发挥着举足轻重的作用。与此同时，护理教师对于学生世界观、人生观、价值观和道德观的形成会有潜移默化的影响。因此，一名优秀的护理教师必须具备合理的知识结构、综合的能力结构、完善的人格结构、稳定的心理素质、崇高的道德理想，只有不断完善上述这些综合素养，护理教师才能扮演好"教书育人"的社会角色，才能实现职业价值，确立专业地位。

一、教师的角色地位

社会分工决定了教师职业的角色。随着社会的发展，在传统的"传道、授业、解惑"的基础上，教师角色被赋予了更多的内涵。护理教师角色与一般教师角色有相似之处，同时又具有其独特的功能。另外，护理教师能否扮演好自己的角色，履行好社会赋予的责任，还取决于其地位的高低。

（一）护理教师的角色

1. 角色　"角色"（role）原为戏剧和电影术语，现在已经发展成为社会心理学中一个专有名词，亦称社会角色。它是指在特定的社会环境中，个人与其社会地位和身份相一致的、符合社会期望的一系列行为模式。社会角色与特定的社会地位相对应，个体在不同的时间、地点和环境中会扮演多种多样的角色。人们在扮演着各种角色的同时，也时刻对他人的行为是否符合社会对这一角色的期望做出评价。由于这种评价，每个人都会尽力扮演好自己的角色，否则将会承受社会舆论所带来的巨大压力。也正是由于这种舆论压力，才使每个人认真执行自己的角色功能，从而保证整个社会的良好秩序和发展。

2. 教师角色　随着社会的发展，教师角色的内涵得到了相应的扩展，人们对教师角色的期望也呈现出多样化特征。教师角色的内涵可归纳为以下几个方面：①人类知识和技能的传授者：这是教师最基本的角色。学生获取知识和技能的重要途径之一就是教师的教学活动，教师要扮演好这一角色，必须具备合理的知识结构和能力结构，才能做到学为人师。②学生灵魂的塑造者：培养德才兼备的人才是教师的努力方向，所以教师在传递知识和技能的同时，还要加强德育教育，而德育更依赖于教师的身教。因此，教师只有加强自身道德修养，才能做到行为世范。③学生心理的保健者：当代教育实践告诉我们，学生不仅要做到德才兼备，还要有完善的人格。为了扮演好学生心理保健者的角色，教师必须具备一定的心理学知识，从而对学生在成长过程中出现的人格或心理问题进行必要的引导。④班级和教育教学的管理者：在不违背"发挥学生积极主动性""提倡学生自我管理"等先进教育教学理念的前提下，教师应该建立各种班级管理制度和教育教学规章制度，以维护班级正常教学秩序。在这些制度的建立和执行过程中，教师始终扮演着管理者的角色。⑤学者与学习者：要成为人类知识和技能的传授者，教师必须成为一名学者。这意味着教师既要有精深的专业知识，又要具备广博的多学科知识。随着科技日新月异的发展、互联网的全面普及以及学生自学能力的提高，知识的更新速度和传播速度不断提升，这就要求教师必须加强自我学习，不断拓宽自己的学术视野，才能满足新形势下的教育教学要求。⑥教育与科学研究者：教师对教育教学相关问题要不断反思、研究和评价，提出科学合理的改进策略。同时，教师还应在本学科及相关学科领域开展研究，不断提升自己的学术水平，将学科最前沿知识传授给学生。⑦模范公民与普通人：社会对教师的道德期望不仅局限于学校内，而且遍及社会各领域。为此教师应该做到为人师表，时时刻刻以一个模范公民的标准来要求自己。同时，教师也是一个普通人，难免会有着各种的缺点和弱点。学生应该学会换位思考，正确看待教师身上的不足。另外，社会也不应该以过分苛刻的标准来要求教师。

3. 护理教师角色　护理教师集教师和护士双重角色于一身，既要有教师的职业素养，又要有护士的专业素养。所以，护理教师除了承担一般教师的角色外，还应承担以下角色：

（1）护理知识和技能的传授者：护理教师尤其是临床护理教师，除了向学生传授一般学科知识外，更侧重于传授护理学的专业知识和技能。护士的专业知识和技能对病人疾病的康复效果会产生直接影响，所以护理教师应该采用多种教学方法和教学手段来调动学生的学习积极性，并且通过完善临床见习和实习等环节，来帮助他们牢固地掌握护理学的专业知识和技能。

（2）学生爱心的培养者：作为一名未来的护士，护理学专业学生不但要具有高尚的品德和完善的人格，而且要学会关爱他人。护士照顾的对象不是疾病，而是富有情感的人。要做好护理工作，护士必须对病人充满爱心，否则再高的护理技术也无济于事。学生爱心的培养不是一朝一夕能见到成效的，要使护士对病人充满爱心，需要从学生时代开始引导他们从关爱身边的人做起。培养学生的爱心仅仅靠口头说教远远不够，护理教师应该以身作则，将自己对病人的理解、关心、细心、耐心、爱心有机地融入课堂教学和临床带教的过程中。

（3）学生护理礼仪的塑造者：在人们心目中，护士是"白衣天使"，是纯洁、善良、美丽的象征。因此，一名高素质的护士应该能够将自己的爱心和专业知识、技能以完美的形式表现出来，从而带给人们美的享受，这也是护理学专业的最高境界。为此，护理教师不但要培养学生的人文修养，而且要传授给他们必要的礼仪知识。最重要的是，护理教师自身要做到语言高雅、仪表端庄、行为规范等。

综上所述，护理教师的社会角色在于培养护理学生对"真、善、美"的终身追求，其中"真"是医学科学基础，"善"是病人护理的核心，"美"是护理行为的最高境界。

（二）护理教师角色的地位

1. 教师角色的地位及其重要性　中国自古即有尊师重道的传统，"天地君亲师"的说法更加彰显出古代社会对教师这一角色的认可与重视。随着知识经济时代的来临，科学技术迅速发展，社会发展模式急剧变革，传统的教育理念、单一的教师角色已经难以适应社会对于教育教学在人才培养、人格塑造和社会发展等方面的要求。教师对自身角色功能的认知及自我身份的定位直接关系着教育事业的发展，甚至整个中华民族伟大复兴事业的顺利实现。教师应该将学生从传统的客体状态解放出来，让他们充分发挥自身的潜能与创造力，倡导与学生进行平等对话与交流，与学生在相互尊重中相互欣赏，在相互理解中共同发展，以促进教师角色功能的充分实现，重塑教师职业形象，适应时代对教师的要求。古人曰："亲其师而信其道"。教师在学生心目中的地位不同会产生大相径庭的教学效果。如果护理教师在学生中建立了较高的威信和地位，那么对护理教学质量的提高会有很大的帮助。

2. 护理教师角色地位的建立　一个人地位的真正建立需要人们从内心去接受他、认可他。同样，护理教师角色地位的真正建立也需要护理教师在多方面做出努力，具体表现为：

（1）以高尚的品格感染学生：护理教师要在学生心目中确立地位，需要不断加强自我修养，培养自己的高尚品格。特别是对护理学专业学生而言，要培养他们"救死扶伤，治病救人"的职业素养和高贵品格，教师必须在工作、生活、学习中以身作则，才会对学生产生教育作用。因此，护理教师应该加强人格修养，保持自己在学生面前的正面形象。当然，人格的培养不是一朝一夕完成的，它需要护理教师长期的、艰辛的努力。

（2）以渊博的知识和熟练的护理技能吸引学生："教师要教给学生一杯水，自己就要有一桶水"，这句话很好地阐述了教师具有渊博知识的重要性。护理教师渊博的知识主要是指深、博、精、新、活的知识结构。深，是指护理教师不但要通晓护理学专业知识，而且要能将这些知识应用于护理实践之中，解决病人的实际问题。博，是指护理教师应当具有基础医学、临床医学、预防医学、教育学、心理学、社会学等相关学科的知识以及广泛的文化修养。精，是指护理教师能够掌握本学科知识的精髓,并将本学科中最重要的知识传授给学生。新,是指护理教师要了解本学科的最新研究进展,并在自己的教学内容中体现出来。活,是指护理教师能够灵活地采用多种教学方法、教学手段,将专业知识以生动活泼的形式传授给学生。护理学是一门实践性很强的学科,护理教师还应该具备较强的护理实践技能,这样才能在临床护理技能的教学中得到学生的认可和尊重。

(3)以积极的关爱感动学生:护理教师对学生的爱本身是一种无形的巨大的教育力量。当护理教师真心诚意地关爱学生时,他就能够通过情感的触动与催化,把自己的教育教学要求转化为学生的内在需求,学生也会对教师产生信任感,从而有利于教师角色地位的建立。当然,关爱学生的前提是给予他们足够的尊重。正如马斯洛的需要理论,被人尊重是人的基本需要之一。这就要求教师在与学生相处时不仅要关心学生,而且要在他们犯错时,对他们进行循循善诱,不能采取居高临下、盛气凌人的态度,更不能在大庭广众之下羞辱他们。

(4)以整洁的仪表和优雅的风度吸引学生:仪表是指一个人的长相、发型、衣着打扮、姿态、举止等身体的外部表现;风度则是指一个人的内在气质和文化素养的外在表现,它主要通过言行举止体现出来。无论是作为教师角色,还是作为护士角色,护理教师都应该注意自己的仪表和风度。因为如果护理教师能够在仪表、风度等方面给学生留下美好印象,那么将有利于教师角色地位的建立。因此,护理教师的衣着打扮要整洁朴素、自然得体;举止姿态要平静安详、沉稳端庄;语言交流要谈吐文雅、彬彬有礼;与人交往要和蔼可亲、平易近人。尤其要注意的是,护理教师不应该过度使用浓妆来修饰自己,也不应该靠矫揉造作来展示高雅。过度修饰和矫揉造作不会产生真正的风度,因为真正的风度是护理教师的思想品格、学识才华、教育艺术以及高贵气质等诸多因素的自然流露。

二、护理教师的职业素养

护理教师的职业素养是在护理教育过程中形成的,反映其职业观念、职业行为、职业道德的一种综合性品质,它是由道德素养、文化素养、能力素养和人格特质4个维度构成的一个有机整体。

(一)道德素养

2011年12月,教育部颁布了《高等学校教师职业道德规范》,对高校教师职业道德做了清晰的定位:"爱国守法、敬业爱生、教书育人、严谨治学、服务社会、为人师表"。这些职业道德标准,要求教师在职业发展中培养一种崇高的思想境界,这种思想境界是教师职业发展的灵魂和精神支柱,是教师实现其职业价值的动力。护理教师的职业道德是其在护理教育工作中应当遵循的行为准则和规范,既要符合高等学校教师的道德标准,又要具有护理专业教育的特点。概括来说,护理教师遵循的行为准则应包括以下几个方面:

1. 献身护理教育事业 献身护理教育事业是护理教师对祖国和人民无限热爱的集中体现,既是护理教师整体崇高声誉的重要标志,又是每一位护理教师做好护理教育工作的强大动力。在市场经济的冲击下,社会价值标准发生了很大的变化,这些变化对护理教师也会产生很大的影响。护理教师不应以一般性、世俗化的社会标准来要求和评价自己,也不应以市场价值来看待自己的职业,而应该不计个人得失,以高度的责任感、事业心和奉献精神,在教书育人、培养护理人才和创造新的护理知识中体现自己的价值。

2. 关爱尊重和严格要求学生 关心爱护和尊重学生是护理教师职业道德的核心,是良好师生关系的基础。关心爱护学生,可以增进师生情感,激发学生的学习兴趣,提高护理教育质量。尊重学生,可以提高学生的自信心,创设民主平等的教育教学氛围,唤起学生自主学习的热情,促进学生的健康成长。有理、有度、有方、有情地严格要求学生,可以促进学生成长为适应现代社会需要的护理人才。另外,真诚公平地对待学生,传递对学生的积极期待,可以促进学生情感

笔记栏

健康，不断追求更大的发展。

3. 高度的集体意识和团队精神　护理教师的集体意识和团队精神，也是护理教师职业道德的一个重要方面。任何教育成果的取得绝非仅仅依靠个人的劳动，而是众多教师共同劳动的结晶。因此，在护理教育教学中，护理教师要尊重其他教师的劳动，尊重其他教师的人格和声誉，积极配合其他教师和教学管理人员的工作，形成相互尊重、团结协作的道德风尚和整体氛围。

4. 以身作则，精益求精　这是护理教师处理个人与教学关系的道德规范。以身作则就是用自己的行动做出榜样。常言道，"身教重于言教"，护理教师应表里如一，言传身教，以身作则，成为学生效仿的表率。"学而不厌，诲人不倦"是教师的天职，护理教师必须具有严谨治学、精益求精的进取精神，不断提高自己的教学能力和教学水平。

 知识链接

关于加强和改进新时代师德师风建设的意见

教育部等七部门在《关于加强和改进新时代师德师风建设的意见》中指出，以习近平新时代中国特色社会主义思想为指导，深入学习贯彻习近平总书记关于教育的重要论述和全国教育大会精神，把立德树人的成效作为检验教育工作的根本标准，把师德师风作为评价教师队伍素质的第一标准。提升教师思想政治素质需要健全教师理论学习制度，开展习近平新时代中国特色社会主义思想系统化、常态化学习；需要将社会主义核心价值观融入教育教学全过程；需要建强教师党支部，建好党员教师队伍，使党员教师成为践行高尚师德的中坚力量。而提升教师职业道德素养需要充分发挥课堂主渠道作用，将立德树人融入渗透到教育教学全过程，以心育心、以德育德、以人格育人格。把握学生身心发展规律，实现全员全过程全方位育人，避免重教书轻育人倾向；需要大力挖掘、宣传优秀教师典型，充分发挥典型引领示范和辐射带动作用；需要提高全体教师的法治素养、规则意识，提升依法执教、规范执教能力。将师德师风建设要求贯穿教师管理全过程，着力营造全社会尊师重教氛围，推进师德师风建设任务落到实处。经过5年左右努力，基本建立起完备的师德师风建设制度体系和有效的师德师风建设长效机制。教师思想政治素质和职业道德水平全面提升，教师敬业立学、崇德尚美呈现新风貌。

来源：

教育部等七部门《关于加强和改进新时代师德师风建设的意见》（教师〔2019〕10号）

（二）文化素养

教师的主要任务是向学生传授科学文化知识，因此文化素养也是护理教师从事护理教育教学工作必须具备的职业素养。教师的文化素养由其知识结构构成：即科学文化基础知识、护理学科专业知识、教育学和心理学等知识。

1. 广博的科学文化基础知识　这是护理教师文化素养的最基础层面。当代科学技术正朝着纵向分化和横向综合的方向发展，知识一体化的趋势不断增强，各门学科知识之间相互渗透、相互联系、相互促进。学生信息来源广泛，思维敏捷，视野开阔，求知欲强。护理教师只有掌握广博的科学文化基础知识，才能提升自身素质，满足学生对护理教育学习的需求。

2. 系统的学科专业知识　护理教师应该精通所教学科课程标准所规定的基本概念、基本原理和基本原则，明晰它们之间的关系和联系，并了解本学科领域的发展历史、最新研究现状和未来发展趋势。护理学是一门综合性应用学科，不仅涉及医学和护理学的知识，而且涉及人文和社会科学的知识，护理教师必须融会贯通地掌握这些知识，才能在护理学科领域达到高深的造诣，才能深入浅出地传授所教学科的教学内容，提高教学效果。

3. 丰富的教育学和心理学知识　教育学和心理学知识是护理教师将学科知识和学生心理特征应用于护理教学所必须具备的工具。护理教师根据教育学揭示的教育规律和心理学揭示的学生身心发展规律，确定教学目标，设计教学活动，调整教学策略，评价教学效果，促进教学内容内化为学生的智慧，有效地提高护理教学质量。

（三）能力素养

拥有一支合格的护理教师队伍，是培养满足现代社会需求的高素质护理人才的关键性因素。作为一名合格的护理教师，应该具备以下能力：

1. 教学能力　护理教师承担着传授护理知识和技能的重要责任，而要完成这一重任，护理教师必须具备一定的教学能力。因为教学有其特殊的规律，并且需要实践的锻炼，所以，对护理教师进行严格培训，使其具备基本的教学能力非常必要。教学能力由以下几项基本能力构成：

（1）语言表达能力（rhetorical ability）：语言是教学的重要媒介，护理教师应具备较强的语言能力，把护理知识和技能准确、迅速地传授给学生。教学语言有3种表现形式：口头语言、板书语言和身体语言。①口头语言，教师应该使用标准而流利的普通话进行授课。语速快慢适当，语调抑扬顿挫，语句准确而精练。②板书语言，教师应该熟练运用文字、图表等多种形式向学生展示教学内容。板书内容应该简练、直观、生动，一般由主体部分和辅助部分组成。主体部分往往是教材的纲、目和要点；辅助部分则是教学讲解过程中出现的名词和专业术语等。随着多媒体等现代化教学设备的使用，板书的作用与以前相比有所下降，但如果把板书与多媒体结合使用，会起到更好的教学效果。③身体语言，教师应该综合使用面部表情、眼神、手势、身体移动及姿势等多种身体语言来促进教学活动的进行。

（2）教学效能感（sense of teaching efficacy）：心理学上常常把人对自身进行某一活动能力的主观判断称为效能感。教师的教学效能感即教师对自身的教学能力和专业知识是否能够影响和帮助学生的主观判断，一般情况下，这种判断与教师对自身教学能力的自信程度有关。护理教师的教学效能感在其教学活动中逐渐形成和发展起来，并存在一定的规律性。护理教师的教学效能感可以分为一般教学效能感和个人教学效能感。一般教学效能感是指护理教师对教学能否促进护理学专业学生发展的一般看法与判断。换言之，即护理教师是否相信护理教学能够克服社会、家庭客观环境及学生自身素质对学生的消极影响，从而有效地促进学生的发展。个人教学效能感是指护理教师对自己教育学生能力的主观判断。研究表明，护理教师的一般教学效能感有随着教学时间增加而降低的趋势，而个人教学效能感则有随着教龄增加而上升的趋势。

护理教师的教学效能感是解释教师教学动机的关键因素。它影响着护理教师的教学积极性和主动性，因而也影响护理教师对教学工作的投入程度或努力程度，以及在遇到困难时克服困难的坚持程度等，并最终影响护理教师的教学效果。一般说来，教学效能感高的护理教师不但认为护理教育对学生的成长有显著影响，而且认为自己可以教好学生。这种信念会促使护理教师努力工作，从而对护理学专业学生产生积极的影响。相反，自我效能感低的护理教师，无论对护理教学本身还是对自己的教学能力都缺乏信心，进而导致其工作积极性不高，影响教育教学效果。因此，护理教师应该意识到教学效能感对教育教学工作的重要意义，从而主动培养自身的教学效能感。

（3）教学监控能力（teaching controlling ability）：所谓教学监控能力是指教师为了保证教学达到预期目标而在教学全过程中，将教学活动本身作为意识对象，不断地对其进行积极主动的计划、监察、评价、反馈、控制和调节的能力。护理教师的教学监控能力主要表现在：①对教学活动进行预先计划。②对自己实际的教学活动进行有意识的监察、评价和反馈。③对自己的教学活动进行调节和有意识地自我控制。护理教师的教学监控水平取决于以下3个因素：①能否发现自己正在进行的教学活动所存在的问题。②是否具备解决这些问题的知识和经验。③能否将已有的

笔记栏

知识和经验与现存的实际问题联系起来。

教学监控能力是教师职业素质的核心，它是在教学实践中逐渐形成的一种稳定而持久的能力结构，对教师的教学行为起着调节和控制作用，决定了教学的成败。正是由于教师具有一定的教学监控能力，才能根据课程标准的要求，科学地制订教学方案，选择有效的教学方法和手段，并在教学过程中进行自我反馈，从而及时发现并修正问题，减少教学活动的盲目性，提高教学效果。所以，教学监控能力已成为影响教师教学效果的关键性因素。因此，一名优秀的护理教师需要不断提高自身的教学监控能力，并在教学过程中良好地发挥这种能力。

2. 护理实践能力　护理是一门实践性很强的学科，护理教师，特别是临床护理教师，应该具备熟练的临床护理技能。随着医学科学的发展，越来越多的新技术、新方法被应用到临床实践中，因此，护理教学应该与护理实践相结合。护理教师应该深入临床，了解临床护理的最新进展，并将这些知识融入护理教学中。同时，护理教师应与临床科室保持良好关系，联合开展临床护理教学活动，以适应现代社会对护理人才培养的需求。

3. 组织管理能力　护理教师的组织能力包括对教学内容的组织能力、对教学语言的组织能力和对授课班级的组织能力。护理教师需要结合课程标准的要求，对护理教材的内容进行分析，从而确定教学内容的重点、难点以及教学进度。护理教师在明确了教学内容之后，需要选择恰当的教学语言来将这些内容传授给学生。教学语言的选择是否恰当决定了教学效果的优劣。对学生进行授课时，为了保证学生能够将注意力集中在教学内容上，护理教师需要对学生进行适当的组织管理，以调动学生学习的积极性，同时避免课堂上的意外事件对教学活动的影响。所以，护理教师应具备相应的组织管理能力，以保证教学活动的顺利进行，提高教学效果。

4. 科学研究能力　护理教师在教学过程中应不断地从事护理研究，了解护理学科最新进展，从而提供给学生护理学科最新的知识和技能。反之，学生学习到的护理学知识和技能将落后于时代的发展。另外，护理教师只有自己从事科学研究，才能在教育教学过程中提倡学生进行研究性学习。研究性学习不但可以全面提高学生的素质，而且可以培养学生从事科研的意识，提高他们的科研能力，这对学生未来的发展非常重要。所以，作为一名合格的护理教师必须具备基本的科研能力。

5. 人际沟通能力　首先，护理教师与学生建立良好的互动关系，有利于在教学中引起学生情感上的共鸣，进而产生令人满意的教学效果。而要与学生建立良好的关系，护理教师必须具备一定的人际沟通能力。其次，护理教师要完成教育教学工作也需要人际沟通能力。在护理教学中，护理教师不但要使用语言和非语言交流进行授课，而且要与学生对教育教学中存在的问题进行讨论，从而调动学生学习的积极性和主动性，提高护理教学质量。再次，护理作为一个健康促进行业，为了保证护理活动的顺利进行，护士在工作过程中必须善于与人沟通交流。而要培养学生这种能力，护理教师本身也应该具有较强的人际沟通能力。最后，护理教育是一项系统的工程，依赖于护理教师与学生管理教师的共同努力，这同样需要具备较好的人际沟通能力。

（四）人格特质

护理教师的责任是培养"品格高尚、专业过硬"的现代护理人才，这要求护理教师不但自身专业过硬，而且在人格上也尽量做到完美。因此，护理教师必须十分注意自身的人格修养，从而以完美的人格形象去教育、感化和启迪学生，以取得令人满意的教育教学效果。护理教师应该具备的人格特质包括以下6个方面：

1. 品德高尚　护理学专业学生是一个特殊群体，他们将来所从事的职业需要具有人道主义精神和奉献精神，这些精神对于为人类健康服务的护理学专业学生极其重要。要培养他们的人道主义精神和奉献精神，护理教师必须身体力行，在日常工作、学习过程中表现出这种精神，从而做到言行一致，给学生带来强烈的示范效应。所以，护理教师应该不断加强自身道德修养。正如古人所说，只有"修身、养性"，然后才能"齐家、治国、平天下"。

2. 敬业乐教 每一种职业都有自己的责任和义务。履行好自己的责任和义务是一个人的职业道德和敬业精神的体现。护理的职责是满足护理对象的健康需要，促进或恢复护理对象的健康。因此，无论在何时、何地、何种情况下，护士都应该履行自己的责任，这也正是一个护士遵守自己的职业道德和敬业精神的体现。例如，护士在护理神志不清的危重病人时，尤其是在值夜班、无人知晓的情况下，仍然严格地按照无菌操作原则进行各项护理操作，这就是一个护士良好的职业操守的体现。要教育学生将来能够具有高尚的职业道德和敬业精神，护理教师自身首先要表现出这种道德和精神。因为只有这样才会感染学生、教育学生，从而引导他们将来也成为爱岗敬业的优秀护士。为此，护理教师应该严格要求自己，做一个敬业乐教、忠诚护理教育事业的优秀教师。

3. 良好的情绪

（1）良好情绪的意义：情绪是人对客观事物是否满足自己需要而产生的心理体验。教师的情绪也会带动学生的情绪，良好的情绪可以使护理教师表现出更高的教学水平。例如，护理教师精神焕发地走上讲台，以精练简洁的语言、生动形象的比喻、丰富切实的例证、工整适量的板书讲授课堂内容，那么学生的情绪也会被调动起来。学生的情绪一旦被调动起来，他们不仅会聚精会神地聆听教师讲课，而且会开动脑筋认真思考、踊跃发言，从而形成活跃的课堂气氛。而学生的积极表现又会激发教师的上课热情，进而达到师生之间的良性互动。因此，教师上课时的情绪状态与教学效果存在极为密切的关系。

良好的情绪是护理教师心理健康的标志之一，也是提高其身心健康水平的需要。长期的不良情绪会使护理教师的免疫系统功能受到损害，进而容易导致心身疾病的发生，主要表现在胃肠系统、心血管系统、内分泌系统和其他系统的疾病等。因此保持良好的情绪对抵抗疾病的侵害、促进身心健康大有裨益。护理教师学会控制不良情绪，经常保持良好情绪，可以为学生树立榜样。护士在工作中也会经常遇到一些挫折甚至委屈，因而极有可能产生不良情绪。如果护士把这种不良情绪带到工作之中，那么病人就成为直接的受害者。这显然违背了护士的职业道德。所以护理学专业学生应该逐渐学习如何控制自己的情绪，做自己情绪的主人。无疑护理教师是他们的重要榜样。

（2）如何保持良好情绪：首先，加强体育锻炼，拥有健康的体魄是具备良好情绪的前提。因此，为了更好地完成教学工作，护理教师在辛勤工作之余，应力争抽出时间加强体育锻炼，尤其是年龄偏大的教师更要提高身体素质，参加适量的体育活动，保持健康的身体状态。其次，要修身养性，泰然处事。人生不可能总是一帆风顺。然而，有的人在失意面前表现出悲观失望，而有些人却能够处理得当，关键在于个人对待问题的看法。而对这些问题的看法与个人的修养有着密切的关系。如果护理教师的修养达到了"不以物喜，不以己悲"的人生境界，那么他就能够真正做到"宠辱不惊"，经常保持良好的情绪。最后，学会控制自己的情绪。如果护理教师在上课前发现自己的情绪不良，可以想一些开心的事以转移自己的注意力、调整情绪，也可以通过合理的宣泄来减轻或消除自己的心理压力，避免情绪进一步恶化。如果护理教师在课堂上因为学生表现不佳而情绪不良，可以采用以下3种策略：一是暗示自己不良情绪对教学效果的危害，进而努力控制自己的情绪；二是采用讲笑话的幽默方式加以化解；三是采用换位思考的方式，尝试从学生的角度，以平等的身份考虑、理解学生的表现，进而缓解不良情绪。

4. 良好的意志品质 意志是人们为了完成确定的目标，自觉克服困难，不断调节自己的行为，以达到预定目的的心理过程。意志的基本品质包括自觉性、果断性、坚韧性和自制性4个方面。

（1）良好意志品质的表现：①意志的自觉性：自觉性是指一个人在行动中具有明确的目的性，尤其是能充分认识到自己行动的社会意义，从而使自己的行动符合社会、集体利益的要求。具有意志自觉性的护理教师对护理教育的目的有着深刻的理解和坚定的信念。无论做什么事都会始终如一地坚持教育目的，克服来自内部和外部因素的干扰，为培养适应现代社会需要的高素质护理人才而努力工作。②意志的果断性：果断性是指善于明辨是非，适时做出决定，并执行决定的意志品质。具有果断性意志品质的护理教师对自己的行为目的、方法以及可能的后果，都有着深刻的认识和清醒的估计。教育情景错综复杂、瞬息万变，因此护理教师随时都可能遇到意想不到的问题。例如，有的同学在进行护理操作时突然晕倒。当面对这种偶然的突发事件时，护理教师必须迅速进行果断的处理，使教学活动顺利进行，避免风险的发生。③意志的坚韧性：意志的坚韧性在于，一方面善于抵制不符合自己行动目的的各种因素的干扰，顺利完成各项工作；另一方面能长时间地坚持自己已经做出的正确决定，锲而不舍，有始有终。护理教师在教育教学、科研、管理工作中总会遇到各种各样的困难，而具有坚韧性的护理教师则会持之以恒地坚持教育教学目标和教育原则，无论遇到多大的困难，都会百折不挠。④意志的自制性：自制性是指在意志行动中善于控制自己的情绪，约束自己言行的品质。护理教师会由于多种原因产生各种各样的不良情绪，如果让这些不良情绪控制了自己，并且在课堂教学中通过不良言行表现出来，那么将对学生产生严重的负面影响，也会有损护理教师自身的形象。要避免这一情况的发生，护理教师应该主动培养自己的自制性。

（2）如何形成良好的意志品质：首先，意志的自觉性和自制性来源于科学的人生观和世界观。在科学的人生观和世界观引导下，护理教师能够真正理解护理教育事业对于社会发展的重要意义，从而主动地克服困难，履行好自己的崇高职责。同样，科学的人生观和世界观还会使护理教师练成宽广的胸怀，养成平和的心态，有利于自制性的培养。其次，意志的坚韧性来源于护理教师崇高的人生理想。拥有崇高理想的人，可以克服人性的弱点与艰难险阻，为了既定的目标而不懈努力。最后，要在日常生活的小事中培养起意志的果断性。在平时工作生活中表现优柔寡断的护理教师，很难在危急时刻表现出果断的意志品质。所以，护理教师平时应主动训练自己的果断性。

5. 乐观向上 乐观向上的心理品质无论对于护士，还是对于教师的身心健康都很重要，所以无论从自身健康的角度，还是从以身作则培养学生的乐观主义的角度，护理教师都应该具备乐观向上的人格特征。

（1）乐观向上对护理教师的特殊意义：作为一名护理教师，由于职业压力巨大而存在发生职业倦怠的风险。而大部分临床护理教师还兼有护士的身份，因而这一群体发生职业倦怠的风险更高。所以，具有乐观向上的心理品质对于护理教师而言非常必要。同时，为了使护理学专业学生从学生时代就开始培养乐观向上的人格品质，从而帮助他们将来抵抗护士工作压力所带来的职业倦怠风险，护理教师自身应该在多种场合表现出乐观的态度。

（2）护理教师乐观向上的人格品质的表现：乐观既是一种人格品质，也是一种人生态度。一方面，它体现在护理教师的日常生活中。当护理教师遇到挫折的时候，不是自暴自弃、怨天尤人，而是能够看到失败中孕育着的希望，坚信希望的存在，不放弃对理想的追求，继续奋斗，直至成功。另一方面，护理教师的乐观还体现在对待学生的态度上。当学生的表现达不到护理教师的期望时，乐观的护理教师坚信：每个学生都有巨大的学习潜能，只是这种潜能的发挥需要一定的条件，教师的作用就是给学生提供良好的环境来促进他们潜能的发挥。护理教师的乐观和对学生的信任，必然会使学生受益匪浅。

6. 恰当的自我意识
（1）自我意识的含义：自我意识是心理结构的重要组成部分，是个体对自己身心状态及自己同客观世界关系的意识。自我意识的结构包括自我认识、自我体验和自我调节三个部分。
（2）恰当的自我意识对护理教师的意义：首先，恰当的自我认识可以帮助护理教师形成正确的自我体验，从而通过自我调节不断地完善自己。每一个护理教师对"现实中的自己"都有一个基本的评价，这种评价可能恰当，也可能不恰当。恰当的评价意味着护理教师既能够发现自己的优点，同时也能发现自己的缺点，并且对此保持清醒的认识。在此基础上，护理教师就会形成恰当的自我体验。这种体验既不是自负，也不是自卑，而是自信。在这种自我体验引导下，护理教师既不会趾高气扬，也不会妄自菲薄。另外，由于恰当的自我认识以及与之相对应的自我体验，护理教师在自我调节上的表现是：一边在工作和生活中发挥自己的长处，一边努力克服自己的缺点，以"理想的自我"为目标不断地完善自我。这是护理教师自我成长的不竭动力。其次，不恰当的自我认识有两个极端：一个是过高评价自己的优点而忽视自己的缺点，另一个是过高评价自己的缺点而忽视自己的优点。前者会使护理教师产生自负的自我体验，这种体验会使护理教师自命不凡、唯我独尊，缺乏必要的自我反思和自我批判能力。因此，当在教育教学过程中发生问题时，不能找出真正的原因所在。例如，当学生不专心听讲时，他们只会认为这些学生素质不高，而不会想到可能是由于自己的教学内容和教学方式枯燥而造成。这样护理教师不但丧失了解决问题的时机，同时也丧失了自我反省、自我完善的机会。而后者会使护理教师产生自卑的自我体验。自卑是一种消极的心理体验，这种体验会使护理教师在困难和挫折面前自暴自弃，丧失对生活的希望。不仅如此，自卑的护理教师在课堂教学中也会战战兢兢，不能发挥出真实的教学水平而影响教学质量。另外，由于看不到自身的价值及希望，自卑的护理教师也缺乏改造自我、完善自我的勇气和信念。总之，恰当的自我意识无论对护理教师个人的成长，还是对护理学专业学生的成长都至关重要。因此，护理教师应该努力形成恰当的自我意识。

（3）如何提高护理教师的自我意识：①建立宽松、真诚的环境氛围：一个和谐的社会必定是一个容忍度很高的社会。在宽松的环境下，护理教师敢于剖析自己，找出自己的缺点并加以改正。相反，如果处在一个不允许任何错误发生和缺点存在的苛刻环境下，任何人都会为了保护自己，而无意识地去隐藏、回避自己的缺点和错误，因而不能形成正确的自我意识。另外，人与人之间的真诚交往对护理教师恰当自我意识的形成也非常重要。人们要形成恰当的自我意识，需要依赖于别人对他们言行的反馈信息。如果这种反馈信息真实，会有助于他们形成恰当的自我意识，否则就会由于虚假的反馈信息而形成不恰当的自我意识。②经常反省自己的行为：在外界环境宽松、与人真诚交往的前提下，护理教师自身也应该经常反省自己的行为。曾子曰："吾日三省吾身。"古人把反省看作是进行道德修养的方法，而护理教师则可以把它看作是了解自我、完善自我的重要途径。当然这种完善不仅仅包括道德上的完善，还包括知识结构、能力以及人格上的完善。

三、教师的权利与义务

（一）教师的权利

教师的权利包括两部分：一是教师作为公民享有的公民权利，二是身为教师所享有的职业权利，这里主要探讨职业权利。《中华人民共和国教师法》规定教师享有以下权利：

1. 进行教育教学活动，开展教育教学改革和实验；
2. 从事科学研究、学术交流，参加专业的学术团体，在学术活动中充分发表意见；
3. 指导学生的学习和发展，评定学生的品行和学业成绩；
4. 按时获取工资报酬，享受国家规定的福利待遇以及寒暑假期的带薪休假；
5. 对学校教育教学、管理工作和教育行政部门的工作提出意见和建议，通过教职工代表大会或者其他形式，参与学校的民主管理；
6. 参加进修或者其他方式的培训。

此外，《中华人民共和国教师法》中针对高等学校、职业学校教师赋予了特别权利，即高等学校、职业学校教师可以独立或者以团队方式开展学术探索、科学研究、技术创新；可以适当兼任与职责任务相关的社会职务，参与社会服务。

（二）教师的义务

同教师的权利一样，教师的义务也包括两部分：一是教师作为公民应承担的基本义务，二是作为教师应承担的特定的职业义务，这里主要探讨职业义务。《中华人民共和国教师法》中规定教师须履行下列职业义务：

1. 遵守宪法、法律和职业道德，为人师表；

2. 贯彻国家的教育方针，遵守规章制度，执行学校的教学计划，履行教师聘约，完成教育教学工作任务；

3. 对学生进行宪法所确定的基本原则的教育和爱国主义、民族团结的教育，法制教育以及思想品德、文化、科学技术教育，组织、带领学生开展有益的社会活动；

4. 关心、爱护全体学生，尊重学生人格，促进学生在品德、智力、体质等方面全面发展；

5. 制止有害于学生的行为或者其他侵犯学生合法权益的行为，批评和抵制有害于学生健康成长的现象；

6. 不断提高思想政治觉悟和教育教学业务水平。

教师的权利和义务是不可分割的统一体。教师既应享有自己的权利，又必须认真履行自己的义务。

四、教师的专业化及其培养

专业化，简言之，即职业的专门化。它是一个社会学概念，指一个普通的职业群体在一定时期内，逐渐符合专业标准，成为专门职业并获得相应的专业地位的过程。

1966 年，联合国教科文组织明确提出"教育工作应被视为专门职业"，之后各个国家出现了一系列旨在提高教师专业化水平的理论研究、政策文件和法规。我国 1993 年颁布的《中华人民共和国教师法》规定了"教师是履行教育教学职责的专业人员"，1995 年颁布的《教师资格条例》明确了"从事教师职业所需的专业条件"，2000 年出版的《中华人民共和国职业分类大典》将教师归类为"专业技术人员"。由此可见，教师的专业化已经成为必然趋势。

（一）教师专业化的内涵

1. 教师专业化的概念　教师专业化（teacher professionalization）是指教师在整个专业生涯中，依托专业组织，通过终身专业训练，习得教育专业知识技能，实施专业自主，表现专业道德，逐步提高自身从教素质，成为一个良好教育专业工作者的专业成长过程，即从"普通人"变成"教育者"的专业发展过程。教师专业化可以从社会学和心理学两个维度进行理解。社会学维度的教师专业化主要是从静态的视角分析教师群体的专业化问题，即教师职业在社会职业领域中的经济、政治地位及社会排他性等。心理学维度的教师专业化主要是从动态的角度分析教师个人的专业化问题，是指教师为了成为专业人员，在他们的职业生涯中，从职前到职后接受教育和继续教育，努力提高自身素质的过程。心理学维度的教师专业化关注的是教师在促进自身专业化的过程中应该具备哪些专业品质。社会学和心理学融合维度的教师专业化具有双层意义：①从个体和群体的角度，既指教师个体通过职前培养，从一名新手逐渐成长为具备专业知识、专业技能和专业态度的成熟教师及其可持续的专业发展过程，也指教师职业整体从非专业职业、准专业职业向专业性职业进步的发展过程。②从动态的角度，教师专业化是指教师个人成长为一名专业人员的动态发展过程，即教师通过外部提供的良好环境和自身的学习和努力，接受严格的专业训练提高自身的专业素质，从而成为一名专业教师的动态过程。从静态的角度，教师专业化是一个缓慢的过程，指教师职业成为专业性职业受到社会认可的发展过程，这个缓慢的发展过程也可以理解为是一种目标。总之，教师专业化的过程是为了实现教师职业专业化的目标，实现教师个人的专业化是教师专业化的核心内容，只有努力实现教师个人专业化，教师作为一种职业才有可能被认可。

2. 教师专业化的内涵　关于教师专业化的内涵，目前尚无统一的认识。美国教育学家哈蒙德提出，专业由 3 个基本要素构成，即专门知识、特殊技能、高度的使命感和责任感，专业化则是提升以上 3 个要素的层次，使教师团体具有自主性、独特性和服务性的过程。美国教育学家西克斯认为，教师专业化应具备以下 4 个条件：①将执业人员必备的知识与技能成功地转化为经得起验证并经系统积累的知识基础。②接受专业教育的人经过严格筛选。③执业人员知识的积累和传播在特定的教育机构内进行。④接受教育者需经过实习且通过证书考试才算是合格的执业人员。也有学者认为，教师专业化包括以下 3 个方面：①教师具有良好的教育理念、专业知识、专业技能、职业道德、从业态度和从业动机以及自我职业发展意识。②国家配备专门的教师教育机构、教育设施，并且对教师资格和教育机构制订严格的准入制度和管理制度。③教师专业化的过程也是教师终身学习的过程，它不仅是一个职业认定的过程，更是一个不断自我完善的过程，贯穿于教师职业生涯的始终。

综上所述，教师专业化的内涵包括以下 6 个方面：①教师专业化需要国家提供专门的师范教育及教师就职后继续教育，并有相应的制度和经费支持。②教师专业化需要教师充分发挥主观能动性，拥有强烈的上进心。③教师专业化需要一套促进教师专业化的标准，如由教育部组织制订的各级各类教师的专业标准。④教师专业化既是一种过程，也是一种目标。作为过程，教师专业化是指教师个体努力成为专业人员的发展过程；作为目标，教师专业化是指教师职业成为专业，是一种奋斗目标。⑤教师专业化既指教师职业专业化，强调教师职业与其他职业不同的专业性，又指教师个体专业化，强调教师从非专业人员向专业人员转变的过程。⑥教师专业化实际上是教师职业素质的专业化，体现在专业文化、知识层面，专业技能、能力层面，专业道德、规范层面，以及专业心理、生理层面。

（二）护理教师专业化的目标

护理教师专业化的目标有 2 个方面：一是教师作为提供教育教学服务的专业工作者，专业化目标是发展护理教育教学的知识技能，提高护理教育教学水平。二是教师职业作为社会职业的一种，专业化目标是提高专业的地位与权力。

1. 护理教师专业化的个体目标 护理教师必须既是学者，又是教育家。此外，还必须具备相关的个性品质，即心理品质和道德品质。因此，护理教师专业化的个体目标主要包括学科专业化、教育专业化和人格专业化 3 个方面。

（1）学科专业化：学科专业化目标可以从学科知识、学科能力和学科素养 3 个方面来阐释。首先，护理教师具备扎实的护理学科知识是取得良好教学效果的基本保证。护理教师必须做到基本理论扎实、学科方向明确、研究富有成效，即不仅要掌握护理学科基本理论知识，而且要及时把握护理学科领域的前沿问题，并提出自己独到的见解。其次，护理教师的学科能力包括学习、研究护理学某一具体学科所应具备的一般能力和特殊能力。对于该学科的学习能力属于一般能力，在这一学科中的创新能力属于特殊能力。最后，护理教师的学科素养是对其任教学科的基本理解和整体认识，是护理教师的学科理念、学科意识、学科思维等反映出来的具有学科特征的基本素质。

（2）教育专业化：护理教师的教育专业化目标，包括教育科学知识、一般文化科学知识、学科教学能力和一般教育能力 4 个方面。①护理教师不仅要具备丰富的任教学科的知识，而且要具备将所学知识转变为有教育价值的教育科学知识。②护理教师熟悉任教学科以外的一般文化科学知识，如外语知识、计算机知识、人文社科知识等，不仅能丰富所教学科的教学内容，提高教学效果，而且有利于提升护理教师的实践能力和创新能力。③护理教师的基本任务是有效地传授护理学知识和技能，因此，护理教师既要懂得"教什么"，又要懂得"怎么教"。护理教师的学科教学能力包括护理教学的设计能力、学业评价能力等。④一般教育能力是指从事各种教育教学工作都必须共同具备的教师专业能力，如了解学生的能力、传授知识的能力、接受信息的能力、自我调控能力、组织能力、协作能力、应变能力等。

（3）人格专业化：护理教师的学术人格影响着学生的学习态度和学习效果，对学生健康人格的形成发挥着潜移默化的作用。优秀的护理教师必须具备求真、宁静、沉潜3种学术品质。首先，护理教师必须科学严谨、求真务实，将护理学知识和技能的创新作为学术研究的直接目标和动力，把学术价值和学术创新作为衡量学术水平的标准。护理教师以自己求真务实的科学精神与学术作风教育和影响学生，以身示范，培养学生恪守学术规范的良好习惯。其次，护理教师的工作要求有适当的条件，如图书馆和实验室等，此外，还需要安静和尊严。正所谓"淡泊以明志，宁静而致远"，护理教师应有一种宁静的气质，重视追求精神和内心的价值。最后，护理教师要潜心于自己的学术生活，成为专职教师，专注于所从事的学术工作本身。

在护理教师专业化的标准中，并不要求每个护理教师都达到以上所有目标，更不要求都达到相同的层次。对于不同的教师个体，都存在一个相对恰当的目标结构问题。

2. 护理教师专业化的群体目标 护理教师作为学术职业，不仅鼓励从业人员提高个体素养和整体素质，而且需要努力获得相应的职业权力、权威和声望，从而提高护理教师的地位和作用。

（1）护理教师的权力：护理教师的权力，是指护理教师在其职责范围内的支配权和影响力。护理教师权力的基石是高深知识，从自身所拥有的高深知识中获得权力，并通过护理教育实践来运用和保护权力。护理教师的权力可以分为自主性权力和自为性权力。①护理教师的自主性权力，表现为护理教师对高深知识具有合法性控制的权力，可以自主决定其学术工作的具体内容和方法。学术自由是护理教师自主性权力的体现，是护理教师职业自身所具有的一种内在的权力表达方式。②护理教师的自为性权力，表现为护理教师参与学术管理的权力。只有学术人员才能真正理解其所从事的学术工作，这决定了学术人员必须有权力决定其工作如何开展。因此，教师对学术管理有一种先赋的权力。学术问题只能服从于真知，共同参与学术管理是高深知识的内在运行规律的要求。

（2）护理教师的权威：权威是一种自愿的服从，不带有强制性力量，因为真正的权威来自内在的精神力量。护理教师的权威是高深知识的价值在护理教师身上的体现。护理教师权威的形成，是护理教师职业逐步走向成熟的重要标志之一，可以促使护理教师群体不断向科学的深度和广度探索，从而推动护理学科的发展，提高护理教师群体在社会系统中的地位和影响，进而在社会系统中发挥更大的作用。护理教师群体形成的这种权威结构，是护理教师职业得以维系、协调和巩固的重要保证。

（3）护理教师的声望：护理教师的声望，来自护理教师对于高深知识和人类社会的贡献，基于学术共同体的内部承认而建立起来。护理教师声望的基点，是社会公众对于护理教师拥有高深知识的程度及其对社会贡献大小的判断。护理教师对高深知识拥有程度越高，对社会贡献越大，其社会声望就越高，护理教师职业的吸引力也就越强。

综上所述，护理教师职业的权力、权威和声望都基于高深知识，护理教师职业权力越大，越容易形成权威和获得声望；反过来，护理教师职业的声望和权威越高，也越容易获得权力。

（三）护理教师专业化的措施

1. 以内因和外因为导向的措施 影响护理教师专业化的因素可以分为内因和外因。内因主要指护理教师个人，而外因则指国家教育部门。护理教师的自主发展可以认为是护理教师专业化的核心，护理教师成为研究者是护理教师自主发展的重要手段。护理教师成为研究者强调的是护理教师进行反思性教学，即护理教师以教育理论为指导，以护理教育实践活动为研究对象，对护理教学过程和结果进行反思，解决护理教育实践过程中产生的问题。护理教师成为研究者还有一个重要作用，即将护理教育理论与护理教育实践紧密结合，从而促进护理教育事业的发展。另外，护理教师在进行研究过程中专业水平得到提高，从而获得专业化成长。作为外因的教育部门需要为护理教师专业化提供相应的制度保障，如制订严格的教师资格标准、实行教师资格证书制度；又如对护理教师聘用、晋升、解聘等实行专业的评审制度。总之，外在的制度保障对于护理教师专业化不可或缺。

2. 以成长路径为导向的措施　任何一名护理教师的成长都必须经过职前教育和职后继续教育。职前教育是护理教师专业化的原点，因此，为培养教师的护理教学能力，各级各类学校必须加强专业化建设，在培养目标、培养内容、培养模式等方面进行改革。职后继续教育是指护理教师在职期间除上面提到的研究性教学外，还应接受学校提供的各种培训，如课堂教学观摩、培训班、学术研讨会、专业进修等，以不断提高自身素质。总之，建立完善的职前和职后教师培训制度，以及做好职前教育和职后培训的衔接工作对于提升教师专业化水平都非常重要。

（四）护理教师的培养

1. 护理教师成长的阶段　根据富勒（Frances Fuller）等人的观点，护理教师从新手到专家的成长过程会经历 3 个阶段：①关注生存阶段：新教师比较关注个人的生存适应问题，例如，"学生是否喜欢我？""同事如何看我？""领导认为我工作怎样？"等。由于这种生存忧虑，有的护理教师可能会用大量时间设法控制学生或与学生搞好个人关系。因此，新护理教师总希望学生顺从听话，自己成为好的课堂管理者。②关注情景阶段：当护理教师感到个人生存适应没有问题时，他们会越来越关注学生的成绩，精力主要用于上好每一堂课，考虑与护理教学情景有关的问题，例如，"教学材料是否充分恰当？""教学信息如何呈现？""教学进度如何掌握？"等。③关注学生阶段：当护理教师顺利度过前两个阶段后，护理教师将会考虑学生的需要和个别差异，认识到由于学生的知识基础和学习能力不同，某些学习材料和教学方法可能只适合一部分学生。因此，对不同的学生应设定不同的学习目标，选择不同的教学内容，采用不同的教学方法。

护理教师在成长过程中的每一个阶段都有自己的需要，这些需要影响他们的课堂行为和教学活动。

2. 护理教师培养的对策　随着教师专业化进程的推进，护理教师教育的改革势在必行。护理教师培养的对策包括以下 3 个方面：

（1）注重护理教师培养的开放性和一体化：随着经济全球化、学习终身化时代的到来，以及教师专业化的发展，对护理教师进行职前、入职和职后连续性培养，建立开放性的护理教师培养体系，成为护理教育改革的目标之一。护理教师的培养不是由专门的学校进行，所有有资格的综合性大学都可以培养护理教师。这种开放性体制，培养目标多样，课程设置灵活，学习知识范围较宽，学术水平较高，适应能力较强，对提高护理教师培养的质量有重要作用。护理教师培养一体化是以终身教育思想为指导，根据教师专业发展理论，对护理教师职前、入职和职后教育进行全程规划，把护理教师培养变成连续性、终身性教育。职前教育仅为学生进入护理教师职业奠定基础，护理教师入职后需要不断地更新自己的知识和教育观念来适应时代发展的要求。入职教育不但关系到新教师向合格教师的角色转变是否顺利，影响他们的职业倾向和职业持久性，而且影响他们的教师专业发展模式，进而决定他们成为什么样的护理教师。职后教育贯穿于护理教师职业的始终，护理教师有参与职后培训的义务，又有接受职后培训的权利。职后培训可以使护理教师把握社会、国际形势及专业发展动态，有利于护理教师形成职业责任感和专业发展动力，促进教师专业化的实现。护理教师培养的开放性和连续性紧密联系，可提高护理教师培养质量，促进护理教师一体化培养的进程。

（2）突出护理教师培养的实践性知识和技能：培养"临床专家型"教师已成为现代教育改革的方向。结合教育理论进行护理教学实践是提高护理教师从教能力的重要途径。在整个大学教师培养期间应该多次进行教育实践，从教学技巧、专业知识等各个方面加强训练。为了确保教学实践质量，应保证教学实习时间，丰富教学实践内容，注重实际教学能力的考核。教学实践培训可分为以下 3 个阶段：①教学观摩阶段：观看其他教师如何组织、管理教学。②试教阶段：在其他教师指导下进行教学和研修班理论学习或研讨。研讨主要内容为与教育、教师职业有关的法律、法规，教学技能，教学方法，处理特殊问题的方法等。③独立教学阶段：独立组织教学，并对教学效果进行评价。

（3）构建"临床实践型"护理教师培养模式：培养"临床实践型"护理教师是教师专业化的要求。护理教师要像应用护理程序对病人实施整体护理那样，对护理学专业学生的学习和发展状况进行分析，做出教育教学诊断，像书写护理计划那样提出解决教育教学问题的方案，有效处理各种教育教学问题，促进护理学专业学生的健康成长。"临床实践型"护理教师培养的策略强调在真实的护理教育情景中，通过预习、见习、演习、实习、研习一体化的设计，使护理教师习得实践性知识和技能。目的在于通过强化教育实践以保证护理教师具有较强的工作胜任力，从而降低工作失败的风险。

3. 双师型护理教师的培养　2004 年卫生部和教育部在《护理、药学和医学相关类高等教育改革和发展规划》中提出，要加强教学基本建设，培养一批"双师型"（dual-qualification teacher）中青年骨干教师。因此，培养双师型护理教师是高等护理教育改革的必然趋势。

（1）双师型护理教师的内涵：关于双师型护理教师的内涵，目前尚无统一的认识，但存在6 种说法：①"双证"说：指持有"双证"（教师资格证和护士执业证书）的教师为双师型教师。②"双能"说：指既具有作为教师的职业素养和能力，又具有护士的职业素养和能力的专业课教师为双师型教师。③"叠加"说：指既持有"双证"，又具有"双能"的教师为双师型教师，"双证""双能"缺一不可。④"双职称"说：指既具有讲师及以上职称，又具有主管护师以上职称的教师为双师型教师。⑤"双层次"说：指既能讲授专业知识，又能开展专业实践；既能引导学生人格价值，又能指导学生获得与个人个性相匹配的职业的一种复合型教师为双师型教师。

根据教育部提出的具有双师素质的教师应具备的条件，双师型护理教师应具有丰富的课堂教学经验和临床护理经验，是既能从事学校护理学专业教学与研究，又能从事临床护理实践与研究，既持有教师执业资格证又持有护士执业证书的教师。

（2）双师型护理教师的培养途径

1）校本培训：校本培训是一种基于学校、为了学校、在学校中进行的培训方式，是提高护理教师专业水平的重要途径。双师型护理教师的师德、教学能力、科研能力、学生管理能力等培训都可以在校本培训中进行。校本培训可以增强双师型护理教师职业意识，提升其教学能力。在培训过程中，需要学校各个部门之间相互配合。人事、教务部门负责做好综合协调和管理工作，院系根据实际情况，制订双师型护理教师培养计划，明确具体培养目标，开展教师培训工作。

2）临床培训：临床培训是依托医院，"护、学、研"一体化结合，推动教师"双师"化成长的培训方式。通过学校与医院、相关医疗机构和基地建立合作关系，加强学校与医院、社会的联系，整合实训资源，形成良性互动的校院合作新机制。通过临床培训，护理教师开阔视野，了解医院及病人需求，积累临床实践经验，提高实践和创新能力。对于不同层次的护理教师应进行分类培养。新进教师主要培训其入职的教学能力和实践能力；中级专业技术职称教师主要提升其教学能力、科研能力以及实践技能；高级专业技术职称教师主要培养其为专业学术骨干和带头人，带动青年教师成长，同时推进"护、学、研"结合，更好地为病人服务。

3）学习和进修：护理教育和临床护理的理论和实践日益变化和发展，对双师型护理教师的要求也不断提高。因此，护理教师要及时更新教育理念，改进教学方法，积极参与各类学习和进修，通过学历教育、业务进修等方式提升学历和学识水平。为保证学习和进修成效，应分析双师型护理教师的需求，建立科学的评价、考核、激励制度，使教师个人由"要我成为双师型护理教师"向"我要成为双师型护理教师"转换。采取个性化激励措施，最大限度地为双师型护理教师建设提供强大的动力源，保证双师型护理教师队伍的稳定发展。

（肖宁宁）

第二节　学　生

　　护理学专业学生是护理教学活动的主体，是护理教学过程的能动参与者。护理教学效率和质量的高低，不仅取决于教师对教学内容的熟知程度，呈现教学材料的有效性，而且取决于他们是否了解学生的身心发展特征及规律，是否熟悉学生的学习策略。因此，了解教学对象——学生，是教师根据学生特点因材施教的前提条件。

一、学生的属性

　　教育是培养人的活动，护理教育的培养对象——护理学专业学生是护理教育的重要构成要素。对护理学专业学生属性的探讨将有助于护理教育者有针对性地制订教育策略，实现学生全面发展的教育目标。此处将重点阐述学生的基本属性和时代属性、学生的主体地位、学生的权利和义务。

（一）学生的基本属性和时代属性

　　1. 学生的基本属性　护理学专业学生的基本属性即人的属性，人的属性由自然属性、社会属性和精神属性组成。这3个维度共同构成一个相互作用、相互协调的统一体。

　　（1）自然属性：自然属性指人在生物学和生理学方面的特点，即人的生理结构和自然本能。人从高等动物类人猿进化而来，具有与高等动物相类似的身体结构和生理功能，也具有与之相类似的生物属性和自然需要，服从于生物规律。人的有机体保持着新陈代谢、遗传变异等自然生命的基本特征，如人必然经历生老病死的过程。因此，人的自然属性的形成和发展主要依赖人的身体发展过程。人的身体健康是人发展的首要前提。在护理教育中，拥有健康的体魄同样也是护理学专业学生全面发展的前提条件。

　　（2）社会属性：社会属性是人的本质属性。人的社会属性具有规范性、实践性、互动性和共存性。规范性是指社会具有必要的运行规则和秩序，人应具有一定的社会责任感，人与人之间必须遵循社会规范和伦理道德。实践性是指人的社会属性的形成和发展建立在实践基础之上，实践能力是体现人的社会属性完善程度的主要因素。互动性是指人与人的合作与竞争。共存性是指人与社会的相互依存。其中规范性是人的社会属性的最基本特征，也是最重要的特征。这就意味着护理教育不仅要培养学生良好的伦理道德意识和强烈的社会责任感，而且要充分发展学生的实践能力，才能帮助学生实现个人发展与社会发展的统一，成为对社会有用的人才。

　　（3）精神属性：精神属性是指人有意识、能思考、有追求，这是人区别于其他动物的本质特征。人作为一种有精神的生命，能感知生命存在的价值，追求精神上的自由、快乐和幸福，追求生命存在的价值与意义。人的精神属性是理性与非理性的统一体。理性是指人的精神的抽象性、概括性，包括精神的求知、求真、求善、求美。非理性是指精神的非逻辑因素，包括人的直觉、欲望、感情、情绪、好奇心、兴趣和意志等。人在精神上倾向于追求真善美的和谐统一、认知与情感的和谐统一、理性与非理性的和谐统一。因此，护理学专业学生的全面发展不仅包括身体素质、心理素质、个性的全面和谐发展，而且还包括理性与非理性的和谐统一，人性的完满追求。

　　综上所述，护理学专业学生的基本属性是自然属性、社会属性和精神属性3个维度的统一体。其中自然属性是物质基础；社会属性是现实基础；精神属性以自然属性与社会属性为基础，是根本属性。这3个属性是一个和谐发展、相互促进的综合体。在护理教育工作中，为了促进学生的全面发展，既要关爱学生的身体和生命，又要提升学生的道德水平和实践能力，更要关注学生的精神追求和个性发展。

　　2. 学生的时代属性　护理学专业学生也同其他当代学生一样，在社会转型中长大，生活在激烈的竞争环境中，承受着谋生、就业的风险和压力。时代发展背景赋予他们明显的时代特征。因此，加强中国特色社会主义理论素养和信仰的培育，将课程思政与护理教育教学相融合，发挥教育教学对学生思想行为变化的正向性作用，充分挖掘学生的发展潜能，才能更好地引领学生的全面发展。

（1）思想活跃并勤于思考：当代学生思想奔放，善于发现问题并大胆质疑，比传统学生更加活跃、开朗。他们善于独立思考，民主意识强，希望在平等交流中追求真理，喜欢在对社会现实的思考中选择真知。这就要求护理教育者用时代的眼光审视和分析护理学专业学生的思想特点，从中把握规律性，引导他们健康成长。

（2）信息获取和交流渠道多元：随着计算机科学和信息技术的迅速发展，互联网等媒体丰富了学生的学习和生活内容，为学生获取信息开辟了新渠道，并成为学生最方便、快捷和高效的学习工具。同时，学生建立了极具个性化的网络人际关系，喜欢通过博客等途径展现个性、表露心扉。护理教育者应根据学生这一特点，创新工作渠道，改革教学方法，加强与学生的网络交流，及时发现和解决护理教育教学中存在的问题，提高教育教学质量。

（3）竞争意识和自尊心强：当今社会竞争无处不在，学校也不例外。学生为了在竞争中处于优势，表现出明显的忧患意识。他们在家庭中多为独生子女，具有很强的优越感和自尊心，自我意识强，渴望得到他人的尊重。根据学生这一特点，护理教育者应更新教育教学理念，以学生为中心，用尊重和鼓励的方式激励学生，引导学生增强自我认识，培养学生家国情怀。

（二）学生的主体地位

1. 学生主体地位的内涵　教育主体性研究萌芽于 20 世纪 70 年代末，四十多年来由于研究者的背景、视角和理论基础不同，对学生的主体性尚未形成统一的认识。关于学生的主体性有以下几种阐述：

（1）在教育活动中，学生在教师引导下处理同外部世界关系时所表现出的功能特征，具体表现为整体性、自主性、能动性和创造性。

（2）学生在教学活动中表现出的功能特性，学生是学习的主体、发展的主体，主要表现为自主性、能动性和创造性。

（3）学生认识的主体性，在对外部信息的能动选择上表现出自觉性、选择性；在对外部信息的内部加工上表现出独立性、创造性。

（4）在教育的视野中，作为认知主体的受教育者在与作为认知客体的教育影响的对应关系中表现出的主体的属性。在具体的教学实践中，作为认知主体的学生的主体性主要表现为自主性、创造性和协作性。

（5）学生主体性两种含义：一种是人在自我发展中的主体性，它属于教育与发展过程的问题，是在教育过程中需要调动、培育和提高的学生的积极性、主动性、创造性和自主性；另一种是人在历史发展中的主体性，它属于教育目的与教育结果的问题，是教育应塑造、追求和实现的学生在未来发展上成为社会主体的人的主体性。

通过对学生主体性基本概念的辨析，最终得出结论：学生主体性具体包括自主性、主动性和创造性，其他的主体性均包含其中，因而，这 3 种主体性品质组成了学生主体性的一个完整的有机系统。

学生的主体地位体现在其主体性发挥过程中，是指学生在教育教学过程中成为学习的主人，是学习知识的主动者。

2. 学生主体地位的确立　人的主体性发展水平是衡量社会进步程度的重要标志之一。社会发展与人的主体性之间互为因果关系，社会发展促进人的主体意识和主体性的提高，而人的主体意识和主体性的提高也必将推动社会发展。学校教育承担着培养人的社会责任，是培育人的主体性的重要阵地。护理院校只有培育和提高护理学专业学生的主体性，确立他们的主体地位，才能提高学生的整体素质，培养出高素质的护理人才。

（1）转变教育理念，营造学生主体性发挥的精神成长空间：根据现代教育理念，要实现护理

笔记栏

教育的培养目标，必须突出学生的主体性发展，将学生的创新精神和实践能力放在突出地位。所以，在护理教育教学中，应充分发挥护理学专业学生的主体作用，护理教师不仅要改变教的方式，更要注重学生学的方式，通过师生交往与互动来完成教学活动。交往与互动要求教师在教学中由权威者转变为合作者，由知识的传授者转变为学生发展的促进者。这种教师角色的转换意味着教学是师生间的知识分享、感情交流和智慧互补，其目的是为学生主体性发挥营造精神成长空间。

（2）建立平等、民主、和谐的师生关系，创造学生主动参与学习的校园环境：平等、民主、和谐的师生关系是学生主体性发挥的基础，学生的个性与主体性相联系，是学生主体性的个体表现。因此，要发挥学生的主体性，应尊重并保护学生的个性，从建立平等、民主、和谐的师生关系入手，形成有利于学生个性和自主性发展的良好校园环境，使每位学生感到被尊重，拥有与他人平等的地位，个人的学习和思维方式能得到认可。学生在被尊重和激励的环境中，能够克服畏惧和羞怯的心理，积极主动地学习，为自己的发展付出努力。同时，通过弹性学制、自由选课等措施，创建民主开放的校园学术氛围，使每位学生产生自由感，拥有自由的时间去安排学习生活，选择学习内容，探索思维方法，自主钻研、独立思考，从而提高学生的自我教育能力。另外，构建"乐于学习"的护理教学模式，营造和谐愉悦的学习氛围，帮助学生轻松、愉快地学习和成长，使护理教学充满生机和活力。

（3）强化学生的主体意识，调动学生的学习主动性：学习通过学生的主动行为来完成，学习的效果取决于学生做了什么，而不是教师做了什么。因此，在护理教学过程中，学生应是教学活动的主体，教师仅起引导和促进作用。教师在课上可鼓励学生质疑、提问和讨论，引导学生思考和发表对问题的见解，帮助学生在讨论和思考中掌握知识。在课下可采用不同的方法如做调查、写论文、演讲、分析案例等，强化学生的主体意识，在实践中学习和锻炼。

（4）重视学生的需要，调动学生主动学习的兴趣：兴趣是学习动机中最有效的因素，需要是个体产生兴趣和能动性的源泉，也是个体参与活动的基本动力。对于护理教育活动而言，学生是否主动参与或乐于参与，取决于护理教育活动本身是否具有吸引力，能否让学生产生兴趣，其关键在于是否符合护理学专业学生的学习需要。合理性的学习需要符合学生身心发展的特点和护理教育的规律。在护理教学中，教师必须研究学生的学习需要，洞察和预测学生的学习状况和学习行为，创设新的班级氛围和学习情景，变革学习方式，使班级氛围更加人性化和相互信赖，学习内容与学生实际生活联系更加紧密，学习方式更加适合学生的特点，谋求学生在主体性学习活动中提高独立解决问题的能力。

（5）构建探究性学习方式，培养学生的创新精神：护理教育应致力于培养学生探究性的学习习惯和创新精神，不仅要重视知识的学习，而且要重视知识的发现、应用和延伸。护理教师应鼓励学生敢于超越传统，毫无顾虑地提出自己的观点。在引导学生探索护理学未知领域过程中，不是告诉学生现成的结论，而是促使学生积极思考，多侧面、多角度地分析问题，寻找解决问题的方法，得出正确的结论。

（6）接受学生的学习能力差异，改革教育教学评价体系："生本教育"理念要求护理教师用爱和欣赏的眼光测量和评价护理学专业学生的学习，允许学生给出多样性答案，只要言之有理，持之有据，皆应给予学生肯定性的评价和期许，同时允许学生回答问题时提出与众不同的新思路、新见解、新的表达方式和新的操作程序。虽不采用整齐划一的标准，但要求教师合理干预和正确引导，重点体现运用理论解决护理实际问题的能力，给学生提供展示个性、发挥特长、表现智慧和实现自我价值的机会。学生智力、体力等方面的差异会表现在学习的不同方面，应依据学生的学习能力设置不同层次的目标，使不同水平的学生获得与其特点相适应的发展。

教育评价具有导向和反馈等重要功能，因此护理教育评价不但要完善评价内容，而且要完善评价过程和方式。在评价内容上，不仅注重学生的学业成绩，还应注重学生的综合素质。在评价过程上，要将诊断性评价、形成性评价和终结性评价有效地结合。在评价方式上，不但需要教师对学生的评价，更需要学生的自主评价。学生对自己的活动做出正确的评价，并善于分析自己的活动，才更能发挥其主体性，真正成为学习的主人。

（三）学生的权利与义务

学生是公民在学校或其他教育机构上学期间身份的特殊表现形式。这意味着学生身份具有双重性，即公民的基本身份和学生的特定身份。因而，学生在学校期间既具有学生的权利和义务，同时仍具有公民的权利和义务。此处主要围绕学生这一特定身份讨论学生的权利和义务。

学生的权利和义务主要由教育法律来规定。《中华人民共和国教育法》将具有学生身份的公民统一称为"受教育者"，第四十三条和第四十四条所规定的受教育者的权利和义务实际上是对学生的基本权利和义务的总体规定。

1. 学生的权利　对学生的权利的理解基于对一般权利概念的理解，并逐步发展。以往对权利的解释仅限于它指向的某种特定的利益，现代法学则认为权利是权利主体自由决定是否采取行动获取某种利益的资格。权利作为一种抽象的资格，只有指向具体的对象才具有实际意义。

学生的权利主要是指公民取得学生身份后，依法在特定学校或其他教育机构可以做出享有相关利益的行为的资格。享有教育资源是学生在学校利益的主要体现。因此，具有这一行为资格的学生可以享有教育资源（即相关利益）。

（1）参加教育教学计划安排的各种活动：上课和临床实践是护理学教育教学计划的主要活动，也是护理学专业学生权利的核心内容。学校必须为学生上课和临床实践提供必要的条件，不得随意剥夺学生上课和临床实践的权利。参加课外活动也是护理学专业学生学习的重要形式，学生可以根据自己的需要、兴趣或爱好选择课外活动的类型。

（2）使用教育教学设施、设备、图书资料：教育教学设施、设备和图书资料是重要的学习资源和条件，学生学习能力的发展与其密切相关。学校必须重视和加强教育教学设施、设备的建设和图书资料的购置，以利于学生拓宽学术视野，提高学习兴趣，培养良好的学习习惯。

（3）申请奖学金、贷学金、助学金：护理学专业学生可以按照相关规定申请奖学金、贷学金和助学金。学生工作者应向学生介绍奖学金、贷学金、助学金的类型、政策及申请流程，既要公平、公正地评定和发放学生奖学金，又要保证学生按实际需要获得贷学金和助学金。

（4）获得公正评价和学业证书：评价既是教育的重要环节，也是对学生学业成就的总结；学业证书则是学生学业成就的标志。护理学专业学生在学习期间应当获得教师公正的评价，及时明确自身学习的优势及问题，随时调整学习方式方法，以顺利完成学业。完成学业的学生应当获得相应的学业证书和 / 或学位证书。

（5）提出申诉或诉讼：对学校给予的处理或处分存在异议，向有关部门提出申诉；对学校、教职医务员工侵犯其人身权、财产权等合法权益的行为，提出申诉或者依法提起诉讼。

（6）法律、法规和学校规定的其他权利。

2. 学生的义务　一般而言，义务是一种付出，是责任的承担。与对权利的理解相对应，义务首先应被理解为是一种资格。义务是为保证权利主体的利益，要求相应主体作为或不作为某种行为的资格。与权利作为资格不同的是，具有义务资格的主体一旦被要求承担某种义务，就必须履行义务，除非法律允许，不得拒绝。

学生的义务是指公民依其学生身份，为维护享有教育资源的秩序并完成学习任务，应当在特定学校或其他教育机构依法做出一定行为、承担相应责任的资格。具有这一行为资格的学生必须完成规定的学业和发展任务。

（1）遵守法律、法规：护理学专业学生是国家公民。遵守国家法律是公民作为学生不能免除的义务，因而学生必须履行遵守国家法律、法规的义务。

（2）遵守学生行为规范：学生行为规范是学生在学校的基本行为规范要求，能够促进学生形

笔记栏

成良好的道德品质和行为操守，亦可引导学生加强规则意识和守法意识。遵守学生行为规范是护理学专业学生应当履行的义务。

（3）尊敬师长、养成良好的思想品德和行为习惯：法律赋予每个人平等的权利，公民之间应当相互尊重，师生之间更应如此。尊敬师长是学生守法义务中应该履行的义务。良好的思想品德和行为习惯是公民践行社会主义核心价值观的重要体现，作为一名护理学专业学生，必须尊敬师长，养成良好的思想品德和行为习惯。

（4）完成规定的学习任务：努力学习，完成规定的学习任务是学生达到培养目标的必经之路，学生的发展也通过完成学习任务来实现。护理学专业学生只有完成规定的学习任务，达到相应的培养目标，才能获得相应的学业成就和生涯发展。

（5）遵守学校的管理制度：作息制度和学习纪律是与在校学生密切相关的规章制度。作息制度是学校保障教育教学秩序的一种基本手段。当前学校主要采用班级授课制，在这种集体学习制度下，为保证学生拥有良好的学习条件，使学习活动有序开展，学校必须制订作息制度，合理地安排时间，学生具有遵守作息制度的义务。学习纪律包括课堂纪律和考试纪律。由于学校是学生群集的场所，为维持良好的教育教学秩序，学生必须履行遵守学习纪律的义务。

（6）法律、法规和学校规定的其他义务。

二、学生身心发展的共性与特性

护理学专业学生的身心发展包括身体发展和心理发展两个方面。关于身体发展，因护理学专业学生的身体生长、发育已经接近或达到成熟，坚持锻炼身体，拥有健康的体魄，为全面发展提供前提条件是每位学生共同的任务和目标。该内容属于体育与健康的研究范畴，在此不再赘述。由于护理学专业学生的心理发展与护理教育之间存在相互依存关系：一方面护理教育对学生的心理发展起着主导作用，制约心理发展的过程和方向；另一方面护理教育必须以学生心理发展的水平和特点为依据。本节将主要从心理学角度探讨护理学专业学生发展的共性和特性。

（一）学生身心发展的共性

1. 学生的认知发展

（1）皮亚杰的认知发展理论：瑞士著名心理学家皮亚杰（Jean Piaget）提出的认知发展理论至今仍是最具有影响力的认知发展理论。他认为认知发展的主要机制是平衡，即认知结构与环境需要之间达到的一种匹配状态。当有机体与环境相互作用时，如果遇到的情景与预想的或原来的观念不相匹配即不平衡时，有机体就会试图通过同化和顺应两种过程重新建立平衡。同化是有机体利用已有的认知结构把新的刺激情景整合到自己的认知结构中；而顺应则是当有机体不能利用原有的认知结构来接受和解释新的刺激情景时，其认知结构由于刺激的影响而发生改变。有机体通过同化和顺应不断地从低级、不完善的平衡发展到高级、完善的平衡，并在平衡与不平衡的交替中不断建构和完善认知结构而实现认知发展。

根据皮亚杰的认知发展理论，护理学专业学生阶段的思维发展已接近或达到成人水平，他们可能会表现出青春期以自我为中心的特征：非常关注自己的观点，分析自己的信念和态度，感觉别人都在分析自己。该时期学生不再恪守规则，常常由于规则与事实不符而违反规则或违抗师长。因此，在护理教育中，教师不宜过多地采用命令或强制性教育，而应鼓励或指导他们自己做决定，同时对他们考虑不周全之处提出改进建议。

瑞吉尔（Klaus Riegel）等在皮亚杰认知发展理论的基础上提出一个新的概念，称为辩证思维（dialectical thinking）。他们认为，当人逐渐成熟、从青少年步入成年时会认识到：现实生活中大多数问题并非只有唯一的正确答案，人对问题的思考是逐渐发展的，开始对问题提出某种观点作为答案，自己或别人迟早又会提出一个与之相反的观点，最后又有人提出一个综合性的观点对前面两种相反甚至是矛盾的观点进行整合。任何领域的专家型思维都具有辩证性。因此，在护理教

笔记栏

147

学中不应过早地给学生提供答案，应让学生独立思考，大胆发表对问题的看法，促进学生辩证思维的发展。

（2）佩里的大学生认知发展理论：美国哈佛大学心理学家佩里（William Perry）在皮亚杰认知发展理论的基础上，对大学生的认知发展进行了研究，形成了自己关于大学生认知发展的理论。他将大学生的认知发展分为3种水平、9个阶段。

1）二元性：这一水平的学生以对与错、好与坏、黑与白的方式看待问题，难以接受不确定性。这种思维模式又可分为3个阶段：①基础二元性：教师以权威的身份教给学生正确答案，学生努力学习和服从安排会受到奖励，质疑权威则被认为是错误的做法。然而当学生面对大学课堂和校园生活时，其认知遇到了不平衡，即向第二个阶段过渡。②多元性的前合理性：学生仍然以二元性的观点看待世界，但已经感到了多元性的存在，转变虽小，但基本上承认事物具有复杂性和不确定性。③多元性思维的早期阶段：学生仍然认为只有一个正确答案，然而他们已经意识到，对有些问题权威也不知道正确答案，需要进一步探索。

2）相对性：这一水平的学生改变了绝对的对与错的观点，认识到事物的复杂性和多样性。该水平又可分为3个阶段：①多元性的高级阶段：学生认识到知识不是固定不变的真理，每个人都有权利表达自己的观点，每种观点都有同样的价值。挑战权威、缺失对错标准是这个阶段最明显的特征。②相对主义阶段：学生不再认为每种观点都有同样的价值，他们权衡、比较不同的观点和理论，进而找到能够解释现实的有效理论。认为知识要以论据和支持观点为基础，根据具体的背景来定义。这个阶段主要帮助学生发展推理能力和寻找解决问题的方法。③承诺预见阶段：做出承诺是走出相对主义和不确定性的途径。该阶段学生感到承诺的需要，但还没有做出承诺。佩里认为承诺是用相对主义的思维方式来看待世界，在预见所有可能性的基础上做出的一种成熟的决定。

3）承诺：承诺涉及个体道德发展，是一个由低水平向高水平发展的过程。承诺又可分为3个阶段，分别代表了发展和承诺的不同程度。①认可自我和建立同一性。②确认自我职业和风格，如对专业、职业、信仰等的决策。③建立起与个人目标相一致的生活方式和风格，是成熟阶段。

该理论的3个水平反映了大学生思维由二元性思维转变为多元性、相对主义思维，最终个人做出承诺的过程，它对护理教学有以下重要启示：①转变教师角色：在教学过程中，教师应帮助学生从二元性思维向相对主义思维转变，同时自身角色从传授知识转换为激励思考。遵循"教学相长"的原则，共同走向探究性的师生关系。②采用参与性教学模式：在教师的启发和指导下，学生主动自我建构主体与主体间的关系，主动参与学习和讨论，实现主动性学习或创新性学习。③鼓励学生多样化和个性化发展：创建民主、开放的学习环境，鼓励学生自由表达自己的观点，与教师平等讨论，最终形成与个人目标相一致的学习方式和风格，促进学生的多样化和个性化发展。

2. 学生的个性和社会性发展

（1）艾瑞克森的心理社会发展理论：艾瑞克森（Eric Erikson）的心理社会发展理论是最经典的个性发展理论。他认为，个性发展受社会文化背景的影响和制约，发展贯穿于人生的全过程。人生包含8个阶段，每一阶段都有一个重要的亟待解决的心理社会问题，这些问题被称为发展危机。个体解决危机的方式会对个体的自我形象和社会见解产生持久的影响。成功克服危机，个体就得到了发展。

根据艾瑞克森的心理社会发展理论，为促进护理学专业学生的个性发展，在护理教育中应注意以下4个方面：①让学生自己做决定，培养学生的自信心：在举行班级活动时，尽可能考虑学生的建议；为学生创造体验成功的机会，使学生有尝试新事物、接受新挑战的信心，以鼓励学生发展各方面的能力。②肯定学生的进步，培养学生的成就感：每当学生取得进步，要给予关注并予以表扬或奖励。鼓励学生对自己的成绩进行前后纵向对比，而不是与同学横向比较，以帮助学生看到自己进步的过程。即使在某种情况下与同学横向比较，也要给予积极的反馈。③鼓励学生进行自我认同，消除学生的疑虑：可采用角色扮演的方法刻画成功人物，然后与学生一起讨论其中人物如何获得成功，如何寻找和改变自己的认同感。④帮助学生处理好同伴关系，获得拥有感：可以把人际关系良好的人物作为榜样供学生学习，或鼓励学生建立自己的关系网，如学习小组或兴趣小组等，使学生产生拥有感，从而促进学生的个性发展。

（2）学生的社会化：学生的个性和社会性发展是在社会化中实现的。所谓社会化是指个体在与社会环境相互作用中获得社会的各种行为规范、价值观念和知识技能，成为独立的社会成员并逐步适应的过程。影响护理学专业学生社会化的4个主要因素包括家庭、同伴、教师和专业。

1）家庭：家庭是学生社会化的最基本的动力因素，也是学生社会化的基础。除父母人格的影响力外，家庭教养方式是直接影响学生社会化的因素。家庭教养是在家庭生活中发生的、以亲子关系为中心、以培养社会所需要的人为目的的教育活动。良好的教养方式有利于学生的社会化。权威型的教养方式不仅能尊重学生的独立性和自主性，而且能够保证家长的合理要求；专制型的教养方式对学生约束过严，导致学生在人际关系等方面能力不足；放任型教养方式对学生过于纵容，使学生不懂得基本道理，缺乏自制力。因此，家长不能过分干涉或保护学生，也不能放纵学生，建立和谐、适度、融洽的关系是家庭教养的关键。

随着现实社会中离婚率的增高，单亲、离异家庭对学生心理的不良影响和由此引发的教育问题越来越受到教育界的关注。父母离婚后，学生首先发生情绪、情感变化，然后产生不适应的心理状态，继而影响学习，最后在整个智力和社会性上发生变化。父母离婚后的前两年对其子女来说是最困难的时期，学生在学校可能会表现出各种问题或申请转学。一般男生会比女生表现出更高频率的外在行为变化和更多的内在心理问题。教师虽然不能改变学生的家庭环境，但可以积极地与学生交流，更多地支持、关注和鼓励学生，抵消家庭对他们的消极影响。如果教师能够适当教育和引导学生，他们可能在责任心、成熟度和处理问题的技能方面会有较大发展。

2）同伴：同伴间的交往是促进学生发展的有利因素。对于青年大学生，同伴间交往有利于社会价值的获得、社会能力的培养以及认知的发展和健康人格的形成。他们选择同伴有一定的标准，多数学生要求同伴在事业方面有理想、有抱负、有事业心、彼此志同道合，有共同的奋斗目标；在品德方面，正派、善良、诚实、忠实；在学识方面，知识面广、有能力、有才华、爱思考。同时，学生也把兴趣爱好相似、脾气性格相近作为选择同伴的标准。同伴关系可体现为建立友谊或交往受挫，对学生的社会性发展具有重要作用。在课堂教学中，争强好胜或退缩的学生容易被同伴排斥，而表现出亲社会行为，如协作、移情等特点的学生则容易被同伴所接受。随着年龄增长和社会交往领域扩大，他们会逐渐形成较为稳定的人际交往模式。

同伴文化在学生的社会性发展中也起着重要作用。同伴文化是指学生群体具有一套"规则"，这些规则包括穿着风格、发型设计、谈话方式等。它决定群体倾向于参加何种活动、欣赏何种音乐或者喜欢与不喜欢哪些学生。同伴文化促使学生符合这些群体规则，这种力量在兴趣选择、社会交往等方面常起着决定性作用。

因此，教师需要观察学生的同伴群体，及时帮助学生处理好同伴交往中存在的问题。同时，教师还要了解学生的同伴文化，有的放矢地加以引导，促进学生的群体规则向有助于实现培养目标的方向发展。

3）教师：教师不仅是学生在校学习和临床实习的主要指导者，也是帮助学生面对和处理情感或人际关系问题的最佳资源。师生间的交往直接影响到学生处理人际关系的能力、个性的形成和知识技能的掌握。同时也有益于学生与他人交往能力和学业水平的提高，以及健康心理品质的形成。

教师借助学校资源和校园文化引导学生获得护理学科知识和社会规范，妥善自我管理，正确

笔记栏

149

处理人际关系，从而适应社会需要。如果教师未能明确自己在学生社会化中的地位和角色，可使学生在面临社会化危机时缺乏基本解决技能，难以适应各种变化，则不仅影响学生的人际关系，而且影响学生的自我角色定位、学业发展等。

4）专业：护理学是一门具有独特理论体系的专业。随着社会的发展、信息技术的应用，要求护士既要有良好的职业道德和服务态度，又要有良好的心理素质、人际沟通能力、实践能力和创新精神。因此，护理教育不仅需要培养护理学专业学生的人文素质，调整学生社会化进程中出现的失衡心态，使学生的情绪和理智处于和谐的运行状态，促进学生心理的健康发展。同时还要注重培养学生的沟通技巧、实践能力和创新意识，使学生更好地适应社会和护理学专业发展的需求。

由于护理教育途径的多元化，护理学专业学生除在校青年学生外，还有来自不同护理工作岗位的护士，而且所占比例逐年增高。他们承担着学生、护士、妻子、母亲等多种角色，关于人生、职业、社会等方面的观点稳定，但同时感受到的压力也较大。教师在确定教学内容、设置教学环境以及与学生互动过程中，应当充分考虑成人学生的特点，结合他们的知识结构和生活经历有效地实施护理教学实践。

在护理学专业学生中，男生是一个少数但不可忽视的群体，他们有属于自己的群体文化、社会观点和需要。他们不仅需要承受来自家庭、工作和社会的压力，而且对护理持有不同于女性学生的观点，在某些护理场合中，还有可能遭到病人的拒绝。因此在护理教育教学中，应积极采取措施引导他们对护理学专业产生积极反应，例如：帮助大学一年级男生与其他年级男生建立联系；提供男生与专业教师讨论所关注问题和分享经验的机会；研究男护士在护理工作中遇到的问题如病人拒绝接受护理等，并据此制订处理这些问题的指南；选择由男女生合作完成的教学活动和病例讨论等。

（二）学生身心发展的特性

由于受到先天遗传、后天环境等因素的影响，学生个体间客观上存在多方面的差异，如智力差异、认知风格差异、评判性思维能力差异等。明确这些差异，既有利于学生了解自己的学习类型与特征，选择相应的学习策略，又有利于教师依据学生学习心理的特性优化其学习过程，帮助学生提高学习效率。

1. 学生的智力

（1）多元智力理论：美国哈佛大学心理学教授霍华德·加德纳（Howard Gardner）根据多年来对人类潜能的研究提出了多元智力理论（theory of multiple intelligence）。加德纳对智力做了精确的界定：智力（intelligence）是在一种文化环境中个体处理信息的生理和心理潜能，这种潜能可以被文化环境激活，以解决实际问题和创造该文化所珍视的产物。他认为，现有的智力水平差异是外部世界与个体相互作用的结果，每种智力最初都只是生理和心理方面的潜能，只有在与外部环境的相互作用中，才能转化为解决问题和创造产物的能力。

1）智力的种类：智力可分为8类：①言语－语言智力（verbal-linguistic intelligence）：指视、听、说、读、写的能力，表现为个体能够利用语言准确地描述事件、清晰地表达思想的能力。②音乐－节奏智力（musical-rhythmic intelligence）：指感知、辨别、记忆和表达音乐的能力，表现为个体对音乐的节奏、音调、音色和旋律的敏感，以及通过作曲、演奏和歌唱等表达音乐的能力。③逻辑－数学智力（logical-mathematical intelligence）：指逻辑推理和数学运算的能力，表现为个体对事物间各种关系如类比、对比、因果和逻辑等的敏感，以及通过数理运算和逻辑思维等进行思考及推理的能力。④视觉－空间智力（visual-spatial intelligence）：指准确感知视觉空间的能力，表现为个体能够准确地感知事物的形状、大小、色彩及其相互关系。⑤躯体－动觉智力（bodily-kinesthetic intelligence）：指能够保持躯体的平衡、协调、灵活和控制运动的力量、速度等的能力，表现为个体能够灵活地做各种肢体动作，对事件做出恰当的身体反应，以及善于运用肢体语言与人沟通。⑥自知－自省智力（intrapersonal intelligence）：指认识、洞察和反省自身的能

笔记栏

力，表现为能客观地评价自己的动机、情绪、意志、个性等，并在正确的自我意识和自我评价的基础上形成自尊、自律和自制。⑦人际交往智力（interpersonal intelligence）：指与人相处和交往的能力，表现为个体能与他人和谐相处，并能够有效地感知他人给出的信息以及对此做出适当的反应。⑧自然智力（naturalist intelligence）：指人们认识和适应自然的能力，表现为能坦然面对现实，以冷静客观的态度处理现实问题并能够快速适应和融入新的环境。

每个个体所拥有的8种智力的比例不同，就会出现个体擅长不同的方面；而且这些智力只有在适当的情景中才能发挥出来，各种智力彼此之间相互作用而产生外显的智力行为，智力间的不同组合表现出个体间的智力差异。

2）多元智力理论的主要特点：①多元性：8种智力因素多维度、相对独立地表现出来，每一个正常个体都同时具有多种智力，而其中任何一种智力都可以自由地和其他智力结合，以解决自己遇到的现实问题并创造一定社会文化背景所珍视的有效产物。这8方面的智力因素没有优劣之分，而是同等重要。②文化性：智力与特定的文化背景有关，个体的智力根植于一定的社会文化环境之中，并在与社会文化环境的交互作用中不断得到发展。个体智力的核心是解决现实生活中的实际问题和创造出社会需要的有效产物的能力，是在真实的社会文化环境中表现出来的实践能力和创造能力。这种潜能能否被激活有赖于特定文化下的环境和教育。③差异性：智力是一种具有差异的、在不同个体身上有不同表现的能力。不同行业、不同领域内人们所依赖的智力各不相同。每个人都拥有相对独立的8种智力，而由于个人所处的环境和接受的教育不同，这8种潜能在每个人身上会有不同方式、不同程度的组合，使得每个人的智力各具特点，形成了差异性。④实践性：加德纳明确提出智力就是8种"个体用以解决自己遇到的真正难题或生产及创造出有效产品所需要的能力"，"智力是每个人在不同方面、不同程度拥有的一系列解决现实生活中实际问题，特别是难题的能力"和"发现新知识或创造出有效产品的能力"。加德纳把智力理解为解决实际问题的能力，这是智力理论发展的一个突破性进展。⑤开发性：每一个个体的智力最初都只是一种潜在的能力，如果不被开发和利用，就会永远停留在记忆状态。只有在外界环境的刺激和教育的影响下，个体所具有的潜在智力才会得到激发并获得持续的发展。因此，学校教育需要建立一种体系，帮助每一个学生开发多种智力，并帮助学生发现其智力特点和业余爱好，促进他们的发展。

3）多元智力理论和传统智力理论的区别：①本质内涵：传统智力是以语言能力和数理能力为核心、整合式存在的一种能力；多元智力理论认为，智力是在特定的文化背景下或在社会中，解决问题或制造产品的能力。②评估方法：传统的智力理论判定人的智力高低，主要是通过智力测验的方法，即用简短的问题组成标准化的智力量表进行测验，测试结果用智商（intelligence quotient，IQ）表示。智商即智力商数，是智力年龄（mental age，MA）除以生理实际年龄（current age，CA）所得的结果。根据智商高低，界定人的聪明程度。这种评估方法只能静态地评价学生的发展，带有一定的片面性。多元智力测试不用简短的问题，而是观察其在生活中解决实际问题及创造产品的能力。这种结合真实情景动态评价学生智力的方法更客观、全面和公平。③对影响智力形成因素的看法：传统智力理论认为，人的智力与生俱来，遗传是重要因素。多元智力理论则认为，除遗传因素外，后天的文化背景、社会环境以及受教育的程度和经历，对人的智力都起重要作用。每个人的智力都能够得到改善，但不同个体可能在某一特定的智力方面更容易得到改善。对个体多元智力的正确评价更能促进人的进步和成长。

（2）多元智力理论与护理学专业学生的发展：为了促进学生智力的发展，在护理教育中，教师应做好以下几方面的工作：

1）接受学生的个体差异：①转变传统智力观，正视个体差异：多元智力理论认为，人的智力是多元的，每个人都拥有相对独立的各种智力，而且每个人拥有8种智力的比例具有不均衡性，智能的组合与表现方式也各有特色。所以每个学生都有自己的智力强项，各自在不同领域里具有潜质和特长。人类的个体差异是必然的，也是客观存在的。因此，教师要开发每个学生的智力潜能，首先就要转变传统智力观，尊重学生的个体差异，理解学生智力的不同表现方式。②捕捉智力强项，发挥优势智力：教师要敏锐地发现每个学生的智力潜能，及时地捕捉他们智力类型的强项，因材施教、扬长避短，最大限度地开发他们的智力特长和强项，培养和造就社会所需要的各类护理人才。③开发智力弱项，实现全面发展：教师在鼓励学生智力强项发展的同时，也要帮助他们将在强项智力活动中表现出来的智力特点和品质，迁移到其弱项智力活动中去，以增强其弱项智力的活动能力，从而实现各种智力全面、和谐地发展。

2）坚持教育公平：教师在教学过程中，要坚持教育公平，不要戴着"有色眼镜"去看待所谓的"差生"，不能否认某一方面智能处于劣势的学生可能成为其他智能方面的优秀人才。因此教师在指导学生学习的过程中，要实施卓有成效的个性化教育，最大限度地调动每个学生的积极性，激活其潜在的、未被发掘的智能，创造性地开展教学活动，使每个学生都有发挥其潜能和特长的空间，让他们都能获得成功并体验成功所带来的成就感。

3）注重培养学生的创造能力：护理学是一门高度综合的学科，学生仅靠积累知识难以成为合格的护理专业人才。因此，应重点培养学生的知识运用能力及创造能力。这就要求护理教师在教学过程中，注意培养学生采用研究和探索的学习方式，使学生将学习过程由被动学习转变为主动探索，培养其自主学习能力和创造性思维能力；并且适当增加实践环节，包括临床实践、社会实践或社区实践，通过真实的案例使学生获得亲身感受，发现自己某方面知识的欠缺，并通过多种途径获取所需知识，提高解决问题的能力。

4）采用多样化的教学内容呈现方式：多元智力理论在开拓更丰富的感觉渠道方面，为护理教育提供了独特的见解，展示了多元化的可能性。多样化的教学内容呈现方式，可以同时发展学生的言语－语言智力、视觉－空间智力等多种智力领域。因此，教师要以现代化的教学手段为依托，以合适的试听材料作为学习的必要补充，使拥有不同类型智力优势的学生，在接受知识的过程中具有同等的机会，发挥优势智力，开发潜在智力，实现8种智力全面、和谐发展。

5）构建多元化的评价机制：多元智力理论认为，每个人都存在多种智力，学生之间不存在智力高低的差别，只存在智力类型的差异，这为护理教育树立乐观的学生观提供了全新的视角。因此，构建评价机制要做到：①评价内容多元化：为了促进学生的全面发展，对学生的评价，除考试成绩外，还应该评价他们在人际交往、自我认识、社会适应等方面所表现的智力，以及情感、态度、价值观等。②评价主体多元化：为发挥评价的导向、激励和自省作用，应改变评价主体单一的现状，在教师对学生进行公平、合理评价的同时，也进行自我鉴定。这种多元化的评价方式，不仅可以作为学生自我调整学习计划的依据，也为教师及时总结及改进教学，提供可靠的反馈信息。

2. 学生的认知风格

（1）场独立性－场依存性认知风格理论：美国心理学家威特金（Herman Witkin）20世纪40年代提出了场独立性－场依存性认知风格（field-independence/dependence cognitive style）理论。

1）认知风格的概念和特征：认知风格（cognitive style）又称认知方式、认知模式，是指个体在认知过程中经常采用的、习惯化的方式。具体来说，是在感知、记忆、思维和问题解决过程中，个体所偏爱的、习惯化了的态度和方式。根据场独立性－场依存性认知风格理论，可将认知风格划分为场独立性和场依存性两个主要维度。场独立与场依存这一组认知风格，构成了认知风格的理论框架，可以认为是认知风格的核心。所谓"场"，是指个体所处的环境，场独立性是指以个体内在为参照，不考虑或较少考虑环境因素的影响；而场依存性是指以外在环境为参照，个体感知常受周围环境的干扰。

场独立性－场依存性学生有不同的认知风格特征，具体表现在：①认知特征：场独立性学生的认知改组能力强；而场依存性学生的认知改组能力差。如研究人员给被试一系列复杂图形，要求他们找出隐蔽在其中的指定的简单图形。因为在这个简单测验任务中，被试要打破原先已组织好的"场"，重新组织新的知觉单位，因此完成这类测验需要的是一种认知改组能力。场独立性学生能较快地从复杂图形中找到指定的简单图形，而场依存性学生则不易完成这一操作。②学习活动特征：场独立性学生与场依存性学生在学习活动中各自表现出不同的特征（表5-1）。场独立性学生，在学习过程中不易受外界环境因素影响，喜欢独立钻研，常在对材料深入分析的基础上接受观点，优势是具有较强的评判性思维能力；而场依存性学生，易受外界环境因素的影响，喜欢有人际交流的小组，优势是能把握整体情景，有较强的人际交往能力及团队合作精神。③人际活动特征：在人际关系中，场独立性学生不喜欢与人交往，表现为对他人冷漠、苛求、不体谅人、与他人保持距离等；而场依存性学生则表现为热情、友好、宽容、易接近等。因此，与场独立性学生相比，场依存性学生的社会交往技能发展得更好。

表5-1 场独立性－场依存性学生的学习活动特征

场独立性学生学习活动特征	场依存性学生学习活动特征
不易受外界环境因素影响	易受外界环境因素影响
学习以个体内在参照为依据	学习借助外在参照
表现出较强的推理技能	表现出较弱的推理技能
喜欢独立钻研	喜欢有人际交流的小组学习和以教师为中心的教学
能够利用先验知识重建信息	难以利用先验知识重建信息
常以分析的眼光看问题	常以整体或全局的眼光看问题

2）认知风格的类型测评：可以采用北京师范大学心理系孟庆茂等人修订的镶嵌图形测验（embedded figures test，EFT）对认知风格类型进行测评。要求被试在限定时间内找出隐藏在复杂图形中的简单图形，测试分为练习部分和正式测验部分，按照在正式测验部分被试正确画出的简单图形个数计分，每画出一个计1分，满分为20分。以被试所在团体镶嵌图形测验的平均成绩为界值。高于平均分者，为场独立性认知风格，分数越高，场独立性越强；而低于平均分者，为场依存性认知风格，分数越低，场依存性越强。

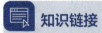

知识链接

"场独立性－场依存性"认知风格测验

"场独立性－场依存性"认知风格最早的测验方式为棒框测验，被试在黑暗的屋子里，观察一个可以活动的倾斜的正方形框，内含可移动的发光短棒，框和棒的倾斜角度可以调整，被试需要在方框倾斜的情况下，将短棒调整至与真实地面垂直的角度，场独立性的个体倾向于忽略方框的倾斜，仅依靠内在参照进行调整；而场依存性的个体则更多地受到方框倾斜的影响，难以忽略外在参照。

"场独立性－场依存性"测验还包括身体顺应测验和镶嵌图形测验等。其中，镶嵌图形测验是目前最常用于测试"场独立性－场依存性"认知风格的测验。

来源：

柯照文，李建民，柯晓晓，等. 虚拟现实学习环境中的个性化测验研究——以认知风格测验为例［J］. 远程教育杂志，2020，38（06）：104-112.

笔记栏

（2）认知风格理论与护理学专业学生的发展：根据认知风格理论，教师在护理教育中应做好以下4方面的工作：

1）认知风格与教学策略：根据学生的认知风格制订的教学策略可分为两类：匹配策略和失配策略。①匹配策略：是指教师的教学方式与场独立性或场依存性认知风格的学生的优势或偏好相一致。教师可依据某种认知风格的特点创设与其相适应的教学情景，发挥每种认知风格在学习活动中的优势，扬其所长，从而使学生学得更好、更快。例如，在护理教学中，因为场独立性认知风格的学生喜欢独立钻研并且具有较强的推理技能，教师可采用病案导学式教学法；而场依存性认知风格的学生，喜欢有人际交流的小组和以教师为中心的教学，教师可采用传统教学法，或者让他们组成合作小组展开学习。这种匹配式的教学方法，能使每种认知风格的学生在学习中，都应用自己偏好的学习方式，确保其思维在学习中始终处于积极主动的状态，从而促进学生实现高效学习。②失配策略：是指教师在教学过程中，针对某种认知风格在学习过程中的劣势或短处，有意识地采取与其针锋相对的教学策略，使学生在学习过程中，除了能发挥其认知风格上的优势，也能认识到自己的劣势或短处，并采用这种失配式的教学策略来弥补他们学习方式上的欠缺，从而使学生的心理功能得到全面发展，逐步形成均衡的、适应性更强的风格。由于失配式教学策略不符合某种认知风格一贯的信息加工方式，所以教师在应用这种策略的过程中可能不像匹配式的教学策略那样易于操作，而要循序渐进，随时注意学生的学习情况，并根据其反馈及时进行调节。

2）认知风格与学习方式：根据认知风格引导学生自主选择学习活动方式。①独立学习：独立学习是指注重个人而非集体的独立学习活动，它鼓励学生自己寻找和获取知识、技能，重视学生对学习过程的自我负责和自我控制，当然也兼顾教师适当的帮助和指导。这种学习方式有利于调动学生的学习积极性，激发其主动探索、勤于钻研的精神；也有利于师生关系向自主、合作、协商的新型师生关系转变，发挥教师、学生的双主体作用，从而取得理想的学习效果。显然，场独立性学生最适合这种学习方式，因为场独立性学生一般能根据自己的内在动机，善于运用分析型的知觉方式进行独立自主的学习。②小组合作学习：合作学习要求以学生为主体，围绕学习主题，由学生进行合作互助、探索研究，通过学生的能动性、主动性发挥，利用合作性人际交往，促成学生认知、情感和社会合作能力的全面发展，培养学生的创新精神和实践能力。根据场依存性认知风格的特征，场依存性学生最适合这种学习类型。在与小组成员交流合作的基础上，通过个体间的相互讨论，完成学习任务。

3）认知风格与学业评定：学生对学习环境的适应性与其认知方式有关。智力水平相近的学生，在同种教学情景下学习效果却有天壤之别，其原因不单单与学生的努力程度有关，还取决于教师的教学方式与学生的认知风格相匹配的程度。因此，教师在评价学生学业成绩时，不能单纯看成绩的高低，还要从学生的认知风格入手，寻找成绩存在差异的原因，科学地评价学生的学业成绩，并合理地改进教学策略，帮助学生提高学业成绩，增强自我成就感。

4）认知风格与个性教育：①注重培养学生的人际交往能力：如前文所述，场独立性认知风格者，在人际活动中表现得更有自主性，比较冷漠，难以接近等；而场依存性者在社交活动中则表现得比较热情、老练、容纳他人等。护理学专业学生未来的工作岗位，无论是护士还是教师，都需要较强的人际交往能力。显然，场独立性者在人际交往方面还存在一定程度的欠缺，应对其采取适当的弥补策略，为学生讲授人际交往知识，促使其掌握人际交往的方法和技巧，促进人际交往能力的发展。②加强学生的心理健康教育：从认知风格心理特征来看，场依存性者易患抑郁症，场独立性者则易患妄想性精神病。所以，护理教师不仅要传授知识，而且要关注学生的心理健康，培养他们良好的心理素质。这就要求教师经常与学生进行交流、沟通，以充分了解每个学生的思想情况，对于精神过度紧张的学生，及时有效地做好心理疏导工作；并要营造宽松、融洽的学习、生活氛围，使他们能相互理解、相互关心，使每个学生在学校都能产生一定程度的归属感，这对于保持学生的心理健康、预防心理疾病的发生具有重要作用。③创造和谐的学习环境：从社会心理特征来看，认知风格的形成与发展受教育、文化背景的影响。护理学专业学生的学习、发展环境绝大部分由女性构成，因而认知风格的发展更多地受到女性处事习惯和思维方式等的影响。所以在培养学生良好的个性和社会性方面，应注意为他们提供更多的与其他专业学生，尤其是男生交流合作的机会，以使他们更好地锻炼和完善自我。同时，护理教师要致力于营造团结、和谐的班级气氛，以培养学生的团队合作精神。

3. 学生的评判性思维

（1）评判性思维的内涵：评判性思维又称批判性思维。关于其内涵，不同的学者持有不同的观点。第一种观点认为评判性思维是反省性判断的过程，即通过对证据、语境、方法、标准和概念化的理性思考，从而决定相信什么或做什么的过程。评判性思维可分为两个维度：①评判性思维技能，包括阐述、分析、评价、推理、解释和自我调节等。②评判性思维倾向，包括追求真理、思想开放、善于分析、系统性、自信心、好奇心、成熟性等。第二种观点认为评判性思维是积极、熟练地解析、应用、分析、综合、评估、支配信念和行为的信息的过程。评判性思维可分成三个维度：①评判性思维元素，即目的、问题、观点、信息、推理、概念、假设、启示。②评判性思维标准，即清晰性、准确性、精准性、相关性、重要性、完整性、逻辑性、公正性、有广度、有深度。③评判性思维倾向，即谦虚、坚持、自主、自信、正直、同情心、勇敢和公正。评判性思维的三个维度是一个整体，缺一不可。第三种观点认为评判性思维是经过主动的审慎思考，利用知识和证据评估和判断其假设的过程。评判性思维可分为质疑批判、分析论证、综合生成和反思评估四个维度。

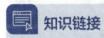

知识链接

吉布斯反思循环

吉布斯反思循环（Gibbs' reflective cycle）由英国牛津大学 Graham Gibbs 教授于 1988 年提出。目前，基于吉布斯反思循环模式的反思学习法已应用于护理教育领域，并可促进学生评判性思维的发展。该循环将反思具体划分为描述、感觉、评价、分析、总结及行动计划 6 个步骤。①描述：详细记录事件或经历的具体情况，包括时间、地点、参与者和情景等。②感觉：表达在事件中产生的感受和情绪，例如快乐、挑战、困惑或焦虑等内在体验。③评价：对事件进行评估和分析，探讨事件的积极和消极之处，以及对事件的反应，做出价值判断。④分析：深入分析事件，探究事件发生的原因和背景，以及其中涉及的因果关系和影响因素。⑤总结：对事件进行分析和反思，从中得出结论，并思考事件对学习和发展的意义。⑥行动计划：制订针对未来行动的计划或建议，包括如何应对类似情景、改进个人表现或学习方法等。

来源：

［1］罗倩，明政，王安素，等. 吉布斯反思循环在 ICU 护理本科实习生临床教学中的应用［J］. 中华护理教育，2023，20（09）：1070-1076.

［2］GIBBS G, GRAHAM. Learning by doing: a guide to teaching and learning methods [M]. Oxford: Further Education Unit, 1988.

（2）评判性思维与护理学专业学生的发展：评判性思维已被纳入护理教育质量的评价标准。因此，护理学专业学生必须具备评判性思维。

1）评判性思维培养的原则：根据认知发展心理学家佩里（William Perry）关于大学生思维发展经历的 4 个阶段（二元性、多元性、相对性和承诺），教师必须明确大学生思维发展的特点，

笔记栏

促进其思维向高层次转化。例如，从二元性向多元性转化的过程中，教师应帮助学生认识到，不确定性是知识的重要特征，权威或教师并不总是正确，因此要鼓励学生大胆质疑；在相对性阶段，教师应鼓励学生表达自己的观点和意见，并说明理由。此外，教师还应遵循以下原则：①维护评判性思维者的自我价值：进行评判性思维的教学不能否定学生的自我价值，而应该在学生自我价值的基础上发展和完善学生的世界观，促进学生的成长。②倾向评判性思维者的观点：教师应该让学生意识到，不论是教师还是学生，没有一个人知道所有答案，并且没有一个答案适合所有的情况。教师对于评判性思维者的观点应该给予支持并进行开放式的讨论，鼓励学生有敢于冒险的精神。③表达对评判性思维者努力的支持：在教学过程中，鼓励学生提出关于问题的新见解，对于学生的努力应该给予积极的反馈。④反思评判性思维者的观点和行动：对于问题的解决过程进行反思，提倡学生记录反思日记，进一步理清思路，促进问题合理地解决。⑤鼓励学生进行评判性的思考：在教学过程中，恰当提出问题，努力启发、引导学生进行评判性思考，通过评判性思考提高学生的评判性思维能力。⑥定期评估评判性思维能力的进展：评判性思维是在一定理念的指导下进行的，定期评估学生评判性思维能力的进展情况，选择合适的工具对课程及教学效果进行评价，以促进课程和教学的改革。

　　2）评判性思维培养的策略：在学校和临床环境中，培养学生的评判性思维可通过以下策略：①按评判性思维设置课程：评判性思维在所有的课程中并非公式化或完全一致。首先应将评判性思维的理论框架置于每一门护理课程中。每门课程开课之前，需明确评判性思维的含义，并将课程重新组织、设计，以利于对学生评判性思维的培养。②按评判性思维实施教学活动：课堂教学总是存在某种文化，学生都在进行某种"文化适应"。要发展大学生的评判性思维必须形成一种"评判性思维"的教学文化。在这种教学文化中，教师由"真理的代言人"转变为与学生进行评判性对话的平等伙伴，是学生不断成长的促进者和帮助者，为学生创造一个良好的学习环境，给予学生自己发现和思考的机会，鼓励学生在学习中针对各种观点进行理智地质疑和探讨，由学生自己提出问题和假设，并主动地进行探寻和验证，同时，不断培养学生良好的心智特征，使学生成为高尚且开放的思考者。③促进学生的元认知训练：元认知是关于认知的知识，是指学生"对自己的学习过程有效监控的倾向"，它对学生评判性思维能力的培养具有自我意识、计划、组织和监控作用。思维过程的监控包括确定哪些问题值得解决，如何分配自己的时间和精力，使自己的思维朝向预定的目标。教师可通过促进学生的元认知训练，指导学生监控自己的学习过程。④对评判性思维者给予积极反馈：在教学过程中，如果学生积极思考和回答问题，要给予积极反馈，为学生创造一种无威胁的环境，减轻学生上课时的心理压力。教师要支持学生开放式的讨论和大胆质疑的精神，允许学生发生错误，并对所学内容进行反思，与自己的经验相联系，然后将其转化为自己的知识。⑤提倡以问题为基础的学习：鼓励每个学生参与以问题为基础的学习（problem-based learning，PBL），通过真实情景和案例激发学生的学习动机，并引导学生对这些情景进行讨论。在案例教学中，每一个人都需要贡献自己的智慧。学生通过查阅资料和讨论，弄清事情的来龙去脉，形成自己的独立见解，做出决定，并评价这些决定和行为的结果。教师也应做好充分准备，引导学生深入细致地分析、洞察隐含的问题，帮助学生发展到新的思维水平。⑥开展以案例为基础的学习和临床教学查房：前者结合实践案例，模拟真实环境，引导学生回到现实特殊场景，通过观察、分析、判断、互相协作、讨论整合，加深对疾病的认识，达到自主学习的目的；后者旨在通过高质量的病例分享，由点及面地将疾病的病理、转归、治疗、护理等以生动有趣和易于接受的方式呈现给学生，从而提高学生的评判性思维能力。⑦评价评判性思维的教学效果：在教学评价时，应将情景性项目列入考核范围。情景可以是一段临床情景的描述、一种可能面临的实践问题或一位病人的资料。资料不必太长，但应为分析提供充足的信息。情景性问题要适合学生的水平，并且应该是开放性问题，这种问题不仅能评估学生的决策能力，而且能够评估学生决策时的思考过程。

三、学生学习的策略

在学习、记忆和利用信息时采取一定的学习策略是优秀护理学专业学生的一个重要特质。这些策略可能来自教师的直接传授，也可能来自学习小组中同学和朋友的交流。此外，家长和其他相关人员如班级辅导员、图书管理员等也能提供学习策略，并且学生自己也常发明一些学习策略。护理学专业学生掌握和运用学习策略是高效率地进行护理学专业学习的基础，是超越学生个体有限的注意、记忆、智力资源的前提，是在激烈的学习竞争中获取成功的保障。因此，学会学习、学会思考、掌握学习的策略越来越成为护理学专业学生关注的焦点。本部分将介绍学习策略及其重要类型，为学生成功进行护理学专业学习奠定良好基础。

（一）学习策略概述

1. 学习策略的内涵　关于学习策略的研究，20世纪60年代在美国兴起，因研究领域不同而产生了不同的观点。目前主要有以下4种：①学习策略是内隐的学习规则系统。②学习策略是具体的学习方法或技能。③学习策略是学习的程序、步骤。④学习策略是学生的学习过程。

以上观点从不同侧面揭示了学习策略的特征。将上述观点加以综合，似乎更能反映出学习策略的内涵。所谓学习策略（learning strategies）是学生在学习活动中有效学习的程序、规则、方法、技巧及调控方式。它既可以是内隐的规则系统，也可以是外显的操作程序与步骤。

全面理解学习策略的基本含义，需要把握以下3个方面：①凡有助于提高学习质量、学习效率的程序、规则、方法、技巧及调控方式均属于学习策略的范畴。②学习策略既有内隐、外显之分，又有水平、层次之别。③学习策略是衡量个体学习能力的重要尺度，也是制约学习效果的重要因素之一。因此学习策略是判断学生是否善于学习的标志。

2. 学习策略的种类　关于学习策略的种类，教育心理学家从不同的角度，提出了不同的分类方法。

（1）根据学习策略所起的作用，可将学习策略分为基础策略和支持策略。基础策略是指直接运作材料的各种学习策略，主要包括信息获得、信息贮存、信息检索和信息应用策略。支持策略是指帮助学生维持适当的认知氛围，以保证基础策略能够有效运用的策略，主要包括目标定向和时间筹划、注意力分配、自我监控和诊断策略。

（2）根据学习策略是否与特定的学科相联系，可将学习策略分为通用学习策略和学科学习策略。通用学习策略是指不与特定学科知识相联系，适合各门学科知识的学习程序、规则、方法、技巧及调控方式。学科学习策略是指与特定学科知识相联系，适合特定学科知识的学习程序、规则、方法、技巧及调控方式。

（3）根据学习策略包含的成分，可将学习策略分为认知策略、元认知策略和资源管理策略（图5-1）。

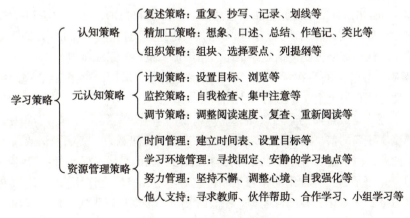

图 5-1　学习策略的类型

3. 策略学习的特征 探讨策略运用的基本特点和常见问题，有助于学生遵循规律，避免问题，从而提高策略运用效率。

（1）策略使用性缺陷：策略使用性缺陷是指学生虽然使用了学习策略，但使用后对任务完成帮助不大。研究表明，策略获得后还普遍存在使用性缺陷。策略使用性缺陷产生的原因主要包括以下几个方面：①个体认知资源有限：策略使用初期，由于运作不熟练，需要花费较多的认知资源，可能导致使用性缺陷的产生。如果新策略产生后，坚持使用并加强练习，逐渐变成个体熟练的操作，就会减少所需认知资源，实现策略的有效使用。②相应的背景知识和条件性知识缺乏：相应的背景知识和条件性知识是策略学习的必要条件，如果这个条件没有满足，策略使用就难以奏效。③抑制习惯性优势反应无效：要有效使用策略，不但要求熟练运用新策略，而且要求抑制不完善的旧策略。因后者的优势反应已自动化，如果抑制能力差，可能仍然使用旧策略，而新策略不能及时有效地得到运用。④训练方法不当：策略训练的程序、数量等都是影响策略使用性缺陷发生的因素。当训练只使用一个程序时，策略使用性缺陷产生较少，例如：只使用言语指导较边讲解边示范产生使用性缺陷的概率小。⑤主体体验匮乏：主体体验指学生在学习过程中，对策略有效性、意义及应用的认同、内省与感悟。如果体验不足或缺乏则制约学习策略有效性的发挥。

（2）策略运用的单一性与多样性：策略获得初期，个体仅有单一策略，随着知识积累和问题的解决，就会出现多种策略。由于不同策略解决问题的有效性和效率存在差异，到策略获得后期，个体又会运用最有效的单一策略。因此，在多样化策略使用阶段，学生要注意选择最有效的策略，缩短策略从初级向高级发展的这一中间环节，增强对策略使用有效性的积极体验。

（3）策略选择的竞争性与适应性：竞争性指学生在解决问题时从多种策略中进行策略选择。适应性则指学生根据问题情景选择最佳策略。策略选择困难时，应积极尝试不同策略，帮助积累一些经济有效的策略，并多加使用，从而逐渐提高解决问题的速度和质量。

（4）策略运用的惰性与挑战性：在掌握新策略的初期，学生常存在惰性，如果原有的策略可以解决问题，会仍然使用原来的策略；只有当遇到挑战性任务时才促使其应用新策略。因此，在策略获得初期，应选择一些有挑战性的任务，使学生尽快克服惰性，运用新的有效策略来解决问题，从而克服策略使用性缺陷。

（5）策略运用的倒退与不稳定性：策略运用的倒退现象是指学生已开始运用有关策略，但遇到障碍时就倒回无策略状态，采用原有策略解决问题。策略运用的不稳定性是指学生在解决问题时忽而运用策略，忽而不用的不稳定现象。如果出现前者，学生要针对性地掌握背景知识和条件性知识，以弥补策略运用时知识的缺陷。如果出现后者，学生要积极体会使用策略成功的喜悦，从而真正认同策略的有效性，增强使用策略的欲望和动机。

（二）认知策略

认知策略（cognitive strategies）指加工信息的一些方法和技术，这些方法和技术有助于信息有效地从记忆中提取。而加涅则认为：认知策略是对内组织的技能，它们的功能是调节和监控概念与规则的使用。认知策略主要包括复述策略、精细加工策略和组织策略。

1. 复述策略 复述策略指在工作记忆中为了保持信息，运用内部语言在大脑中重现学习材料和刺激，以便将注意力集中在学习材料上的策略。

（1）画线：画线是最常用的学习策略，它可以帮助学生迅速找到和复习教材中的重要信息。但要注意选择确实重要的信息画线，否则画线太多就会干扰注意力，影响回忆效果，从而失去该策略的价值。此外，由于画线不能提供思考材料的机会，因此画线最好与其他策略结合使用。

（2）复习：复习是另一种常用的学习策略，它对学习具有促进作用。复习策略有及时复习、分散复习、复习形式多样化和尝试背诵等。①及时复习：根据遗忘先快后慢的规律，学习后应尽早复习。如学习后10分钟就复习，只用2分钟就会取得良好效果（即复习黄金2分钟）。②分散复习：指每隔一段时间复习一次或几次。对于大多数学生，分散复习更益于长期保持。③形式多样化：指将所学知识用实验证明、写成报告、做出总结、与人讨论以及向别人讲解等形式进行复习，这样比单调重复更有利于理解和记忆。④尝试背诵：复习时采用阅读与回忆相结合的方法。如回忆学过的内容，用自己的话说出来，或自己提问题自己回答。

2. 精细加工策略　精细加工策略指将新材料与头脑中已有知识联系起来，从而增加新信息的意义的深层加工策略。它是一种理解性的记忆策略，与复述结合可提高记忆效果。

（1）记忆术：记忆术指通过给识记材料安排一定的联系，以帮助记忆，提高记忆效果的方法。其基本原则就是通过精细加工和联系使无意义材料意义化、抽象内容形象化、分散而无内在联系的材料系统化。常用方法包括位置记忆法、缩简和编歌诀法、谐音联想法等。

（2）做笔记：做笔记是用得较普遍的策略。笔记常用以复习信息的外部存贮，实际上做笔记还能促进新信息的精细加工和整合。笔记种类不同产生的效果也不尽一致，那种要求对信息进行高水平心理加工的笔记，如用自己的话做笔记等则会更加有效。为了提高学生做笔记的效率，教师在讲课前可以给学生提供一个"概要"。

（3）提问策略：提问是有助于学生学习教材、讲演以及其他信息的策略。学生需要不时地评估自己对教材或教师讲演的理解，在活动过程中训练自我谈话，自问或互问教师可能要问的问题。如果所提问题能够包含所有重要信息则是最有效的提问。

3. 组织策略　组织策略是指整合所学新知识之间、新旧知识之间的内在联系，形成新的知识结构的策略。它与精细加工策略密不可分。常用的组织策略有：

（1）列提纲：列提纲是以简要的词语写下主要和次要的观点。有效的方法是让学生读完一段话用一句话概括，或让学生准备一个关于学习材料的提要。

（2）系统结构图：学生学完一门课程后，对学习内容进行归类整理，将主要信息归成不同水平或不同部分，形成一个系统结构图。

（3）网络关系图：也称概念图。它能图解各种观点如何联系，把头脑中的知识外显化。它包括选择核心概念、选择相关概念、添加概念间连线和说明、反思4个步骤。

（4）流程图：流程图用来表示步骤、事件和阶段的顺序，一般从左到右或从上到下展开。

（5）表格：首先对材料进行综合分析，然后抽取主要信息，从某一角度将这些信息陈列出来，力求反映材料的整体面貌。

（三）元认知策略

元认知策略（meta-cognitive strategies）主要对学习起计划、监控和调节作用，它所处理的是内部信息，与处理外部信息的认知策略有本质的区别。元认知包含3个结构成分：①元认知知识：是有关认知的知识，即关于个人的认知活动以及影响这种认知活动的各种因素的知识。具体可分为关于个人、关于任务和关于策略的知识。②元认知体验：是人们在进行认知活动时伴随而生的认知和情感体验。③元认知监控：是指人们在进行认知活动的过程中，对自身认知活动所进行的积极的、自觉的监控、调节与控制。

1. 计划策略　计划策略是根据认知活动的特定目标，在认知活动前计划各项活动、预计结果、选择策略、构想解决问题的方法、预估其有效性。包括设置学习目标、浏览阅读材料、产生待回答问题、分析如何完成任务。因此一个成功的学生不是被动地听讲、做笔记和等待教师布置作业，而是主动地预测完成作业需要多长时间、获取做作业相关信息、复习考试相关内容笔记、必要时组织学习小组等。

2. 监控策略　监控策略指在认知活动进行过程中，认知主体对认知活动做出及时评价、反馈，并据此及时修正、调整认知策略的过程；是个体以自己正在进行的认知活动为意识对象，不断积极而自觉地进行监视、控制和调节的过程。监控策略包括阅读时对注意进行跟踪、对材料进行自我提问、考试时监视自己的速度和时间等。

笔记栏

（1）领会：领会是一种具体的监控策略，它是指学生在头脑中有明确的领会目标，如找出要点、发现某个重要细节等。学生在学习过程中始终关注实现这个目标，根据这个目标监控自己的学习过程。如果学生抓住了要点或发现了这个细节，则会因达到目标而产生成就感。要提高领会和监控能力，可采用变化阅读速度、容忍模糊、猜测和重读较难的段落等策略。

（2）集中注意：集中注意指学生在学习过程中，对自己的注意力或行为进行自我管理和自我调节，如注意自己正在做什么、避免接触分散注意力的事物、抑制分心等。

3. 调节策略　调节策略是指根据认知活动检查结果，对发现的问题采取相应的补救措施，根据认知策略的效果，及时修正、调整认知策略。元认知调节策略与监控策略有关。

元认知策略的几个方面总是相互联系在一起发挥作用。在学习过程中，学生一般先认识自己面对的任务，接着用一些标准来评价自己的理解、预计学习时间、选择有效的计划来学习或解决问题，然后执行学习计划，同时监控自己的进展情况，并根据监视结果采取补救措施。

（四）资源管理策略

资源管理策略（resource management strategies）是指辅助学生管理学习可用环境和资源的策略。资源管理策略包括时间管理策略、环境管理策略、努力管理策略和学业求助策略等。环境管理策略主要指善于选择安静、干扰小的学习地点，利用学习情景的相似性等；努力管理策略主要指掌握一些排除学习干扰的方法，使自己的精力有效地集中在学习上。下面重点讨论时间管理策略和学业求助策略。

1. 时间管理策略　时间管理策略是学生为了有效达成学习目标，依据自身特点和任务性质，在学习过程中对学习时间进行合理安排和自我监控所采用的行之有效的方案。有效时间管理可以促进学习，并增强自我效能感。时间管理策略主要包括时间分配策略和时间监控策略两个方面。

（1）时间分配策略：①将名义时间转化为实用时间再分配：名义时间是指提供给学生的学习时间总量。实用时间是指学生专心学习的时间量，是名义时间的一部分。实现这种转化有两种措施：一是通过自我学习实验计算实用时间。例如：在一天中，学习时计时，休息或做其他事情时不计时，这样累计的时间就是一天的实用时间。二是调整实用时间在名义时间中的位置。让自己感觉时间紧迫，不可拖延，在自我紧迫感的推动下，先学习再休息或做其他事情，将实用时间置于名义时间的开端部分。但有些学习计划，如长期性学习计划则主要分配名义时间。因为在较长时期内，难以估计主客观条件的变化，所以对实用时间的预测并不准确。在此种情况下，分配名义时间则更具有可行性。②按轻重缓急分配实用时间：主要做法是：对于重点学习任务、急需完成的学习任务、见效快的学习任务优先分配时间。但要注意学习目标、学习时间、学习者本身等因素对时间划分的作用。③将实用时间集中于某个学习任务：提供时间可达到或超过所需时间，其主要功能是突出主攻方向，确保某个学习目标的实现。

（2）时间监控策略：这里指学生的自我监控，即学生在整个学习过程中，经过评判时间安排与学习任务、身心状态等方面是否匹配而做出的指向最优化的时间调整。通常包括学习时间安排前、执行学习时间安排中和执行学习时间安排后的自我监控。

2. 学业求助策略　在学习过程中，学生总会遇到各种困难。学业求助策略是指学生在学习上遇到困难时，向他人请求帮助的行为。它是一种重要的社会支持管理策略，可划分为执行性求助和工具性求助两大类。执行性求助是指学生面临自己不能解决的学习困难时，请求他人替自己把困难解决。工具性求助是指学生遇到学习困难时，借助他人的力量，以达到自己解决问题或实现目标的目的。采用学业求助策略应该注意以下 5 个方面：

（1）正确地看待学业求助：他人的帮助如同教材、词典一样，是重要的学习资源。学业求助并非自身能力缺乏的标志，而是获取知识、提高能力的一种途径，是一种重要的学习策略。

（2）明确自己学习的目的：明确自己学习的目的是掌握知识、发展能力，而不是为了显示能力、赢得尊重。这样在学业求助时就可以减少不必要的顾虑。

（3）采用工具性学业求助方式：学业求助的重点是获得别人的点拨和提示，而不是要求别人包办解决问题。只有当学习遇到自己确实难以解决的困难时，才寻求他人的帮助。

（4）构建和谐的人际关系：学业求助需要与他人互动，没有良好的师生和同学关系，学业求助时会受到不必要的挫折。

（5）发展学业求助的能力：寻求学业帮助需要具备一定的能力，例如：意识到学业求助的需要，选择合适的求助对象，辨别合适的求助时机和方式，监控求助行为并评价结果等。

（范秀珍）

小 结

护理教师和护理学专业学生是护理教育的最基本要素。护理教师是护理教学的引导者、促进者，他们只有确立自身的角色地位，具备良好的职业素质，明确自身的权利和义务，才能促进自身的专业化。护理学专业学生在护理教学中居于中心地位，护理教师只有了解护理学专业学生的属性和身心发展特点，才能适当进行教学设计，调动学生学习的积极性和创造性，利于学生主体作用的发挥，提高护理教学质量。有效地使用学习策略是优秀学生的特征之一，护理教师只有全面掌握学习策略，才能帮助学生进行策略学习、形成策略能力、提高学习效率，从而培养出高素质的护理人才。

ER5-3
本章思维导图

思考题

1. 教师的职业素养体现在哪些方面？
2. 简述教师专业化的内涵。
3. 根据护理教师专业化的目标，结合以往培训经历，谈一谈护理教师培养的内容和途径。
4. 简述以学生为中心理念的内涵。
5. 学生的智力包括哪几种类型？
6. 试述元认知策略及其类型。

ER5-4
思考题解题
思路

第六章

教学模式

📄 导入案例

在"护理研究"课程中，某护理学院尝试将传统讲授模式转变为线上线下混合教学模式。线上，学生通过线上课程学习研究方法、理论框架等基础知识；线下，教师则对线上内容进行深化与拓展，引导学生深入探讨研究设计的逻辑、理论应用的场景，以及如何通过理论分析解决实际问题。这一教学模式取得了一定的教学成效，同时也引发了以下思考：

1. 线上线下混合教学模式的优势有哪些？
2. 在实际教学中，教师如何选择合适的教学模式？

📋 学习目标

通过本章学习，学生能够：

1. 描述教学模式的概念、结构及特性。
2. 分析教学模式的选择及运用方法。
3. 陈述常见教学模式的理论基础、教学目标、实现条件、操作程序和评价。
4. 运用合适的教学模式来开展实际教学。
5. 举例说明教学模式的发展趋势。

教学模式是在一定教学思想、教学理论指导下，教师完成教学活动的程序性策略体系，是联系教学理论和教学经验的桥梁，以具体、可操作的形式体现教学的理论或理念，为教师的教学实践提供方法论指导，使教育教学更加适应时代的发展，为学生的全面发展提供了助力。本章将从教学模式概述、常用教学模式和教学模式的发展趋势 3 个方面进行介绍，帮助教师更好地选择和运用适合的教学模式，提高教学效果和学生学习质量。

第一节　教学模式概述

教学模式是指依据一定的教学思想和教学理论，为完成特定的教学目标和内容，围绕某一主题形成的相对稳定、系统的教学活动范型，是教学理论应用于教学实践的中介环节，是教学理论的具体化，也是教学实践经验的系统概括。教学模式不是单纯的某个教学方面，而是一个整体，涉及一个完整教学活动的各个环节，如教学活动开展的先后顺序和开展要求等。这一节主要介绍教学模式的基本概念、结构、特性、功能、分类以及教学模式的选择和运用。

一、教学模式的概念

1972 年，美国教学研究者乔伊斯（Bruce Joyce）和威尔（Marsha Weil）在《教学模式》一书中首次提到"教学模式"一词。自此以后，越来越多的学者对教学模式进行了研究与探讨，不同学者对教学模式概念的理解持有不同观点：①理论说：此观点认为教学模式是在教学实践中形成的一种设计和组织教学的理论，这种理论是以简化的形式表达出来的。②结构说：此观点认为教学模式是在一定教学思想或理论指导下建立起来的各种类型教学活动的基本结构或框架。③程序说：此观点认为教学模式是在一定的教学思想指导下建立起来的为完成所提出教学任务的比较稳固的教学程序，以及其实施方法的策略体系。④方法说：此观点认为教学模式（俗称教学方法）它不仅是一种教学手段，而且是从教学原理、教学内容、教学目标和任务、教学过程直至教学组织形式的整体、系统的操作范式，且这种操作范式是加以理论化的。

大多数学者认为对教学模式概念的把握应更为全面，模式不仅仅是理论，还包含程序、结构、策略等要素。教学模式是在一定的教学思想或教学理论指导下建立的较为稳定的教学活动结构框架和活动程序。作为结构框架，它突出了教学模式应在宏观上把握教学活动整体及各要素之间内部关系的功能；作为活动程序，它突出了教学模式应具备有序性和可操作性，是经验与理论之间的一种可操作性的知识系统，是再现现实的一种理论性的简化结构。

二、教学模式的结构

教学模式是一个完整的结构，由不同的要素组合在一起。关于教学模式的结构，目前学术界有"四要素说""五要素说""六要素说"等不同观点，大多都赞成"五要素说"，认为一般包含理论基础、教学目标、操作程序、实施条件和教学评价等要素。

（一）理论基础

理论基础即教学模式得以建立的教学思想或理论。它是教学模式的灵魂，反映对教学目标、教学与发展、师生关系等问题的基本主张，既自成独立，又渗透或蕴含在其他各要素之中。任何教学模式都是在一定教学思想或理论指导下产生的，如"发现学习"教学模式是以结构主义和发现法为理论基础。

（二）教学目标

教学目标即教学模式所能达到的教学效果。它是教学模式的核心要素，对其他要素有着制约作用。任何一种教学模式都是为完成一种教学目标而创立的，如小组教学模式以培养学生的社会意识和社会能力为目标，发现学习教学模式以培养学生直觉思维能力、创新思考能力、内在学习动机为目标。

（三）操作程序

操作程序即完成教学目标的步骤和过程。它规定在教学活动中师生先做什么，后做什么，各步骤应当完成的任务，具有时间性、顺序性和可操作性等特点。不同教学模式从不同侧面提出了教学活动的基本结构及逻辑顺序，如赫尔巴特提出的"四阶段教学模式"强调知识的传授，其操作程序包含明了、联想、系统和方法四个阶段；而杜威提出的"五步教学模式"注重对学生实践能力的培养，其操作程序分为情景、问题、假设、解决、验证五个步骤。

（四）实施条件

实施条件即能使教学模式效力得到发挥的各种条件因素，主要探讨各种条件因素如何组合才能发挥教学模式的最佳功效。条件因素包括的内容很多，如教师、学生、教学工具、教学环境、教学时间与空间等。例如，随着互联网技术与移动通信技术的不断发展，线上教学资源不断开发及完善，线上线下混合式教学可能是未来"新常态"教学模式。

（五）教学评价

教学评价是指根据各教学模式特有的教学任务和教学目标，运用可行的方法和手段，制订科学的标准，对教学活动的过程和结果进行测定和衡量并给予价值判断的过程。由于不同教学模式所要完成的教学任务和达到的教学目标不同，使用的程序和条件不同，其评价的方法和标准也有所不同。教学评价是教学模式中极其重要的一部分，不仅可以及时反馈教学实施中存在的问题和不足，还是提升教学质量和教学效果的有效路径。

三、教学模式的特性

（一）理论性

教学模式是教学理论的具体化，任何教学模式都是建立在一定教学理论的基础上，或反映一定的教学理论。

（二）操作性

教学模式为人们提供了一个比抽象理论更为具体的教学行为框架，具体地规定了教师的教学行为，比较接近教学实际，使得教师在课堂上有章可循，便于教师理解、把握和操作。这一特点使得教学模式可以被传授、学习、示范和模仿，教学模式的运用也因此成为一种技术、技能和技巧，被用于完成教学任务、获得预期教学效果。

（三）简约性

教学模式是简化的教学结构理论及活动方式，大都以精练的语言、象征性的图式或明确的符号表达。一般的表达形态有 3 种：条纹型、框图型、公式型。条纹型模式通过非概念化的语言"跳跃式"表达，相对全面，便于操作；框图型模式仅暗示大意，通常只将变量的逻辑关系勾画出来；公式型模式主要采用教学公式或类似形式表达。教学模式既能使复杂的实践经验理论化，又能形成一个比抽象理论更具体、更简明的框架，便于人们理解、交流、运用和传播。

（四）针对性

任何教学模式都有一定的适用范围和条件，有着特定的作用，都指向一定的教学目标，即明确的针对性。没有普遍适用的教学模式，也不存在最好的、万能的教学模式，只有在特定情况下最有效的教学模式。因此，在具体实施教学的过程中，需要具体问题具体分析，结合学科特点及教学目标，有针对性地选择最合适的教学模式。

（五）整体性

教学模式是教学现实和教学理论构想的统一，是由各个要素有机构成的整体，拥有一套完整的结构和机制，体现过程的有始有终。教师在运用过程中必须整体把握，既要透彻了解其理论原理，又要切实掌握其方式方法。

（六）优效性

教学模式是根据一定的理论和实践不断修正和完善而形成的，不仅运用了适合的理论，还汇集了众多教学实践中的优秀成果，是对众多成功教学活动最精练的概括，具有一定的优效性，其优效性体现在既能提高教学质量，达到教学目标，又能降低师生付出的劳动，减轻师生的教学负担。除此之外，教学模式还能将比较抽象的理论化为具体的策略，对教学实践起到良好的指导作用。

（七）稳定性

教学模式是大量教学实践活动的理论概括，并不涉及具体的学科内容，在一定程度上揭示了教学活动的普遍性规律，所提供的程序对教学起着普遍的参照作用，具有一定的稳定性。但教学模式是依据一定的教学理论或教学思想提出来的，而一定的教学理论和教学思想又是特定社会发展阶段的产物，因此，教学模式总是与一定历史时期社会政治、经济、科学、文化、教育的水平相联系，受到教育方针和教育目的的制约。由此得出，这种稳定性是相对的。

（八）开放性

教学模式是对教学活动方式的抽象概括，源于教学活动经验，是一个开放的和不断完善的动态系统，有一个产生、发展、完整的过程，教学模式总是随着教学实践、观念和理论的发展变化而不断得到丰富、创新和发展，并日臻完善。

四、教学模式的功能

（一）描述组建功能

教学模式可筛选有效的教学经验，并在此基础上加以概括和简化，组建为一种相对稳定的结构模型和活动程序，用来描述某一特定教学过程所涉及的各种因素及它们之间的相互关系。教学模式的描述组建往往是围绕某一主题进行的，这就使教学模式具有强大的凝聚力和独特的个性特点。经过教学模式描述组建的理论，是精炼浓缩的；经过教学模式描述组建的实践，是具备典型性和优效性的。描述组建功能的发挥可使成功的教学经验得到整理加工，使教学理论提高概括层次，使教学方式趋于结构化、稳定化。教师可借助教学模式的组建功能，将个人的教学经验积累、加工、升华，使之转化为一般理论，为教学理论不断发展提供各种素材。

（二）咨询阐释功能

教学模式作为教学理论的简约形式可以通过简明扼要的语言文字或象征性的符号图形阐释教学理论的主题及基本特征，使教师直观而迅速地把握其精髓、领会其精神，从而完成为实践者提供咨询的任务。教学模式咨询阐释功能的发挥，有利于教学理论的普及与传播。咨询阐释功能使教学模式成为教学理论的"解说员"和"宣传员"，使教学理论随着教学模式的被选用而进驻实践者的头脑，并说服实践者，自觉接受教学理论的指导，克服教学实践的盲目性，增强其优效性。

（三）示范引导功能

教学模式为教学理论运用于实践规范了较为完备、便于操作的实施程序。在规范的教学模式的示范引导下，经验不足的教师可以很快地过渡到独立教学，从而大大减少盲目摸索、试错纠错所浪费的时间和精力。教学模式的示范引导功能旨在教给教师教学的"基本套路"，并不限制或扼杀教师的创造性。教师在运用这些"基本套路"时，可以根据具体教学条件或情景进行灵活调整，形成适合教学实际的"变式"。教学模式的示范引导功能对青年教师尽快独立开展教学、学校教学工作规范化的建设和正常教学秩序的建立等具有非常重要的意义。

（四）诊断预测功能

教学模式的诊断预测功能可以帮助教师预见教学结果，减少教学过程中的盲目性。在进行教学设计时，教师可以对照教学模式的理论依据、教学目标、实现条件、操作程序等，对教学活动进行诊断，发现教学中存在的问题，如教学目标不明确、实现条件不具备、操作要领不规范等，查明原因可据此改进教学。教学模式的实施必须具备某些条件，若具备这些条件并正确运用即可产生相应的结果。教学模式诊断预测功能的发挥还可以有效增强对教学过程的控制和调节，使之朝着预期的方向发展，取得预期的教学效果。

（五）系统改进功能

教师通过运用教学模式，使教学活动过程系统化，构成一个整体优化的系统。为了适应新的教学目标，教师需提高教学能力，促进教学模式转化，直至更有效、更完善的新模式取代落后的旧模式。教学模式的系统改进功能是建立在教学整体观基础之上的，它要求教师以整体的、动态的眼光看待教学过程的模式转换，对带动课堂教学、师生关系、教学评价、教学管理等教学领域的一系列改革具有重要意义。

五、教学模式的分类

教学模式的分类是将众多的教学模式按照某一分类标准加以归类；又按照不同特点，把它们

笔记栏

区别开来，以便更好地对不同的教学模式进行分析、认识、掌握和运用。国内外学者从不同的角度出发提出了不同的分类方法，这里主要介绍以下4种分类法。

（一）按理论来源分类

美国教学研究者乔伊斯和威尔根据教学模式的理论来源，将教学模式分为四类。

1. 社会互动教学模式　这类教学模式的依据是社会互动理论，强调教师与学生、学生与学生的相互影响和社会联系，着眼于社会性品格的培养。常见的社会互动教学模式有：杜威和塞林的小组探索模式、西伦的小组研究模式、马歇尔和考科斯的相互探索模式等。

2. 信息加工教学模式　这类教学模式的依据是信息加工理论，把教学看作是一种创造性的信息加工过程，依据计算机、人工智能的运行规程确定教学程序，着眼于知识的获得和智力的发展。常见的信息加工教学模式有：施沃德的科学探索教学模式、皮亚杰的认知发展模式、奥苏贝尔的有意义言语接受模式、加涅的累积学习模式、布鲁纳的概念获得模式等。

3. 个人发展教学模式　这类教学模式的依据是个别化教学理论和人本主义的教学思想，强调个人在教学中的主观能动性，坚持个别化教学，着眼于人的潜力和整个人格的发展。常见的个人发展教学模式有：罗杰斯的非指导性教学模式、戈登的创造工学模式、格拉斯尔的教室集会教学模式等。

4. 行为修正教学模式　这类教学模式的依据是行为主义心理学理论，它把教学看作是一种行为不断修正的过程，着眼于学习者行为习惯的控制和培养。常见的行为修正教学模式有：斯金纳的程序教学模式、加里培林的智力行为多阶段形成理论等。

（二）按师生活动关系分类

按师生活动的关系水平可将教学模式分为三类：

1. 以教师活动为主的模式　该模式处于第一级的水平，师生之间是一种单向反馈的关系，表现为记忆水平的教学。

2. 以学生活动为主的模式　该模式处于第二级的水平，师生之间是一种双向反馈的关系，表现为理解水平的教学。

3. 综合型模式　该模式处于第三级的水平，体现了"以教师为主导，以学生为主体"的教学思想，不仅在师生之间形成了双向反馈的关系，而且在教师和学生之间，学生和学生之间形成了多向反馈关系，表现为思考水平的教学。

（三）按教学意义生成方式分类

按教学意义生成方式，可将教学模式分为三类：

1. 替代式教学模式　教师选择特定的教学内容，将其组织安排好后，通过一定的方法和手段将其传授给学生。

2. 生成性教学模式　学生是认知的主体，是知识意义的主动建构者，教师以原有的学习资源为基地，让学生主动创设、创新、创造有利于个体发展新的知识。

3. 指导性教学模式　是"折中于前两者之间的产物"，在前两者之间取得平衡，使前两者的优势相得益彰。

（四）按教学活动特征分类

教学活动特征，可将教学模式分为五类。

1. 传递－接受式　以传授系统知识、培养基本技能为目标，强调教师的指导作用，认为知识是从教师到学生的一种单向传递的过程。

2. 自学－辅导式　是以学生自学为主、教师的指导贯穿于学生自学过程始终的教学模式，有利于提高学生学习的主动性和积极性，培养学生的创造性思维和独立思考能力。

3. 引导－发现式　又称为问题－探究式，通过引导学生发现问题、探究问题、独立思考问题，培养学生创造性思维能力和意志力，形成良好的思维习惯。

4. 情景 - 陶冶式　在教学活动中，创造一种情感和认知相互促进的教学模式，使学生在轻松的教学气氛中高效获取知识。

5. 示范 - 模仿式　多用于以训练学生行为技能为目的的教学，通过教师讲解、示范，学生进行参与性的练习，从而获得知识技能。

六、教学模式的选择与运用

教学有法，教无定法，贵在得法。任何教学模式都指向和完成一定的教学目标，其效力的发挥需要一定的教学条件。在教学模式多样化的背景下，如何在具体的教学设计中合理选择教学模式，成为很实际的问题。教师应根据教学目标、教学内容、学生特征和教师自身特点来选择和运用合适的教学模式。

（一）教学模式的选择

1. 根据教学目标选择教学模式　教学目标不同，选用的教学模式一般也不同。如果教学目标偏重于知识的学习和发展，教材又多属于知觉和记忆一类的内容，则适宜采用"传递 - 接受式"教学模式；如果教学目标侧重于智能的发展，且教材的难度适中，则适宜采用"自学 - 辅导式"教学模式。

2. 根据教学内容选择教学模式　教学内容的侧重点不同，选用的教学模式一般也不同。人体解剖学、生理学等学科的内容主要是自然界和人类发展的规律及由此抽象出来的定理、规则；内科护理学、外科护理学等专业课程是学科理论在实践中应用的科学；护理伦理学、护理美学等学科的主要内容是对社会现象运动规律所作的抽象概括以及它们在医学科学的临床应用；护理技术主要是针对实践操作过程的技术性说明。这些不同的教学内容在教学过程中需要用不同的教学模式组织教学。因此，教师应针对不同教学内容，选择更合适的教学模式。

3. 根据学生的特征选择教学模式　学生年龄、知识和智力发展水平等的差异对教学模式的选择也有影响。教师在选择教学模式时，不应仅从自己的主观出发，武断地选择，而应尊重学生的身心发展规律和学习规律，注重激发学生的内在学习动机。

4. 根据教师自身特点选择教学模式　教学模式的功能是要通过具体的教师来实现的，每个教师在选择教学模式时应尽量考虑自己的学识、能力以及教学经验，扬长避短，选择比较适合展示自身教学水平的教学模式。

5. 根据教学的物质条件选择教学模式　教学的物质条件包括学校所能提供的仪器、图书、设备、设施等。超越现有的教学物质条件，选择运用一种不适当的教学模式，往往会加重师生负担降低教学模式原来的价值。

此外，教师在选择教学模式时还应当考虑时间的花费，有些教学模式虽然能比较好地达成教学目标，但需要花费很多的教学时间。当受到教学时间的限制时，教师就不得不放弃这类教学模式。概而言之，教学模式的选择要受许多因素的影响和制约，这就要求教师在选择教学模式时，应全面地、综合地考虑这些因素，权衡利弊，择善而从。

（二）教学模式的运用

教学模式的运用应该遵循以下几个原则：

1. 树立正确的教学观　正确的教学观是运用教学模式的前提和基础。教学模式能否取得理想的效果，与教学观念有着密切的联系。如果教师采用错误的、陈旧的教学观念来指导教学，即使采用新的教学模式也无法取得较好的教学效果。

2. 结合教材内容，因材施教　把握好教学模式的灵活性，根据学生的学习情况，及时调整教学模式，使之更加科学和合理。

3. 克服单一化模式　教学过程具体而复杂，教学内容丰富而多样，教学所要完成的任务也是多方面的。因此，在实际的教学过程中，应注重多重教学模式的综合性运用。

笔记栏

4. 模仿之中有创造　教学模式为教学实践提供了操作的范本，但是教师不能盲目照搬和机械地套用。教师在运用教学模式时，应针对具体的教学实践在原有基础上有所超越和创造，形成富有个性化的教学风格，做到模仿之中有创造，运用之中有发展。

5. 利用现代教学媒体　现代教学媒体可以增加学生接受信息的途径，扩大知识信息量。因此，教师应充分利用现代教学媒体，丰富教学的信息途径。

6. 注意学生心理规律　教师在研究和运用教学模式时，应充分考虑学生的年龄特征、心理的变化规律，利用学生心理的兴奋区间，注意克服学生的心理疲劳，合理安排教学内容，从而取得较好的教学效果。

（陈　红）

第二节　常用教学模式

20 世纪 50 年代以来，在教学领域出现了许多新的教学思想和教学理论，与此同时，也涌现出众多新的教学模式。这些教学模式各有侧重，有的着眼于学生认知能力的发展，有的侧重于学生技能的训练，有的强调学生思维能力的培养，有的则以培养学生的情感意志为主要目标，还有的则从系统论的观点出发，提出了整体优化的教学模式。这里介绍主要的、影响较大的教学模式。每一个教学模式从理论基础、教学目标、实现条件、操作程序和评价等方面进行叙述。

一、程序教学模式

程序教学模式是由美国教育心理学家和程序教学专家斯金纳根据操作条件反射学习理论提出来的。程序教学就是将教学内容分成许多小步子，系统地排列起来，学生对小步子所提出的问题做出反应，确认以后再进入下一步学习。

1. 理论基础　斯金纳通过实验，发现动物的行为可以通过运用逐步强化的方法，形成操作性条件反射。他把这种操作性条件性反射理论引入人的学习行为，用于学生的学习过程，认为学习过程是作用于学习者的刺激与学习者对它做出反应之间形成联结的过程，这一过程的基本序列是"刺激—反应—强化"。任何一种复杂的行为，都可以运用逐步接近、累积的办法，用简单的行为联结而成。程序教学模式就是在此理论基础上形成的。斯金纳认为程序教学的关键在于要精密设计操作的过程，建立特定的强化，使学习者通过学习能得到外部或内部的满足。

2. 教学目标　在斯金纳看来，教学的目标就是要使学生形成教师所期待的行为反应，这种反应就是知识的获得，而不是能力的培养。这一教学模式在于教给学习者某种具体的技能、观念及其他内部或外部的行为方式，如掌握某些智力技能或行为技能等。

3. 实现条件　在这一教学模式中，教师将教学内容按照逻辑顺序编排成若干前后衔接的便于学习的"小步子"学习材料，学习者对由小步子中的一般性解释基础上提出的问题（刺激）做出解答（反应），在获得确认是否正确（强化）以后，决定是否进入下一步，通过一步步累积而达到学习目标。所以，采用这一模式时，需要把教学内容根据学习过程分成许多小步子，并按一定的次序排列好。每一个问题都要先做出解释，然后提出要求学生回答的问题，每个问题都要有正确的答案。当学生回答问题后，通过出示正确答案，让学生确认自己回答的正误，反应正确后，再进入下一个项目的学习。

运用这一模式主要有以下几个方面的要求：

（1）小步子：把学习内容按内在联系分成若干单元，编成程序。材料一步一步呈现，每次只给出一个小步子，每两个学习项目内容的差距越小越好，难度逐渐加大，这样由浅入深，循序渐进，逐步达到学习目标。

（2）积极反应：程序教学中学生的学习不是完全被动地"静听"，而是主动地参与教学过程，每当学生接受刺激信息后，都需要做出反应。为了回答问题和写出答案，学生既要动脑筋又要动手操作，学生学习要作"书写"或"按键"的外显反应。

（3）及时强化：学生做出的反应，要得到及时的肯定或否定，确定答案的正误。这种及时反馈有助于学生及时调整自己的学习，且能增强学生进一步学习的信心。

（4）自定步调：在程序教学中，学生可以根据自己的实际情况决定合适的学习进度。这样，就最大限度地解决了传统课堂教学中过于强调整齐划一，过于标准化和同步化，不能适应学生的个别差异问题，有助于个性化教学的实现并发挥每一个学生的潜能。

4. 操作程序 操作程序一般有以下 3 种形式。

（1）直线式程序：由斯金纳创立的经典的程序教学，它把学习内容分成一个个具有连续性的小步子。其流程为：①解释：即向学生讲清如何用教学机器来学习。②显示问题：即根据学生对学习过程的解释将教材内容分成许多小题目（问题），通过教学机器显示出来。③解答（反应）：即学生对问题做出反应（回答）。④确认：即将反应的正误情况及时告诉学生，在学生回答正确以后，再进入下一步学习；如果回答是错误的，则重新回到"显示问题"，再让学生做出反应。

（2）分支式程序：由美国心理学家克劳德最早编制。这是一种可变程序，它同样把学习材料分成小的逻辑单元，但每一步比直线式程序的步子要大，每个项目的内容也多。学生掌握一个逻辑单元之后，要进行测验。测验用多重选择反应进行，根据测验结果决定下一步的学习。

（3）分支式构答反应程序：由美国心理学家赫伯特·凯（Herbert Kay）提出，它是一种直线式与分支式程序的结合，始终遵循一个主序列。与斯金纳的直线式不同的是，有一个支序列来补充主序列；与分支式不同的是，学生通过支序列的学习不再回原点，而是可以进入主序列的下一个问题。

5. 评价 程序教学模式开辟了计算机辅助教学的先河。其优点是可以使学习内容化难为易，易于学生掌握，把学习和学生的学习动作联系起来，完成了作业题就熟记了，易于巩固；及时反馈、及时强化，有利于调动学生学习积极性，及时调整学生的学习；可以根据个人的情况，自定步调，确定学习进度；有利于学生选择适合自己特点的学习方法，有利于教师因材施教；有利于减少学习的错误，能够使大多数学生获得成功。

但程序教学模式在策略上过于刻板，它注重对教材的分析，把教材分解得支离破碎，破坏了知识的连贯性和完整性；程序教学着重于灌输知识，缺乏师生间交流和学生间的探讨，不利于创造思维能力的培养；程序教学模式只能显示教学结果，不能体现教学过程，把教学的重点都移动到每小步子运动的最后结果上，所以对学习过程本身、活动性质、理解程度认识不足，削弱了教学的教育性，削弱了教师对学生的指导和教学的人格影响，也削弱了学生之间的相互影响。所以，不是任何教学内容都适宜采用程序教学，只是对于形成技能、技巧的教学内容采用程序教学效果较好。

二、范例教学模式

范例教学就是根据好的、特别清楚的、典型的事例进行教学与学习，促进学生掌握科学知识与科学方法，并把学科的系统性与学生的主动性统一起来，从而形成以范例为主要突破口的范例教学模式。德国著名教育家瓦根舍因最先提出在物理和数学的教学中使用"范例教学原理"，之后，再由克拉夫基等人将范例教学的理论研究和实践探讨引向深入，使其完整充实和发展成熟。

1. 理论基础 范例教学是在德国教育界为了适应科技发展对教育提出挑战的背景下提出来

笔记栏

的，其教学改革的基本思路是：教学大纲应该从庞杂臃肿的教材中精选出对进一步了解事物本质具有实例性的、启发性的部分，使学生借助于这些典型范例的研究，理解普遍性的东西。通过对"范例"的接触，训练学生的独立思考能力和判断能力。范例教学的核心是学习者积极、主动地去学习，应让学生自己去理解、自己去发现、自己去学习。

2. 教学目标　范例教学模式是一种借助精选教材中的示范材料使学生从个别到一般，掌握带规律性的知识和能力的教学模式。范例教学模式就是通过典型事例的分析，进行知识归类，利用学习中的迁移作用，达到举一反三、掌握一般规律的目的。在范例教学中，学生通过掌握基本概念、基本范畴和获取知识的基本方法来掌握知识。在范例教学过程中，学生的认识过程是从个别到一般，从特殊到普遍。

范例教学论提出"教养性教学目标"，它包括：培养学生的问题意识；使学生在范例教学过程中，不断地发现问题、提出问题和解决问题；培养学生的独立精神。通过范例教学，发展学生的判断力、行动能力和继续学习的能力。

3. 实现条件

（1）激发学生内在的学习动机：教与学的过程必须从学生的心理活动、认知、审美以及社交和道德水平出发，更确切地说，教师必须联系学生的兴趣、思想方法，以让学生同实际情况与问题打交道的方式来教学。由于学生在范例教学中，在教师的帮助下分析并依据典型的事例获得具有普遍意义的知识和能力，因此，教师举的例子要对学生有意义，与学生的经验有关，使学生觉得这些例子是重要和有趣的，学生会通过这些例子激发起学习的欲望和动机。

（2）突出教学内容的基本性：要选择一些基本知识，包括基本概念、基本原理、基本规则和基本规律等的教材内容，使学生掌握学科的知识结构。

（3）突出教学内容的基础性：教学内容的选择必须从学生的实际出发，适合学生的知识水平和智力发展水平，切合学生的生活经验，既要有一定的难度，但又不能高不可攀。

（4）突出教学内容的范例性：避免教学内容的臃肿、庞杂、面面俱到，教师教给学生的知识必须是经过精心挑选的、基本的、基础的知识，以及特别清楚的、典型的、具有代表性的事例，因为最典型的事例能起到示范的作用，使学生能以点带面、举一反三、触类旁通、融会贯通地掌握知识，帮助学生实现学习的迁移和知识的实际运用。

4. 操作程序

（1）以范例阐明"个"的阶段：这一阶段的教学要求通过个别的典型的例子来说明事物的特质，其目的是让学生掌握事物的本质特征。

（2）以范例阐明"类"的阶段：通过对上一阶段"个"的认识成果进行归类、推理，使学生认识这一类事物的普遍特征，其目的在于使学生从"个"的学习迁移到"类"的学习中，掌握同一类事物的普遍特征。

（3）以范例掌握"规律"的阶段：要求通过前两个阶段所获得的知识，提高到规律性的认识，其目的在于使学生掌握事物发展的普遍规律。

（4）以范例获得经验的阶段：在上述 3 个阶段教学的基础上，使学生获得关于世界的经验、生活的经验，其目的在于使学生认识更抽象、更具有普遍性的规律。同时也加强对自身的认识，学会正确地评价自己，增强行为的自觉性。

5. 评价　范例教学模式从范例这一角度建立了一套以传授知识与发展能力相并重为主要教学目标的教学理论体系。它与布鲁纳的学科基本结构思想、赞科夫的教学与发展思想一起被誉为"现代教学论的三大流派"。首先，从教学目标上来看，范例教学主张把学生的知识、能力、态度作为教学的目标，对教学进行双重开发的思想，在一定程度上打破了知识与能力相割裂的倾向，同时，又将能力具体为独立能力、行动能力和自学能力等，便于教师在教学中把握协调。其次，从教学内容来看，对教学提出基本性、基础性和范例性三项要求，强调教学内容要有利于使学生掌握学科的基本结构，选择典型的事例进行教学，有利于学生举一反三、触类旁通地掌握知识，促进知识的迁移，解决学生课业负担过重的问题。再次，从教学程序上看，把范例教学划分为四个连续发展的阶段，即从"个"的阶段发展到"类"的阶段再发展到掌握规律的阶段，最后发展到学生获得切身经验的阶段，符合马克思主义认识论的基本规律。

精选典型的具备基本性、基础性、范例性特征的范例是一项系统工程，如何确定学科内容中的"三性"，需要专家、学者、教师付出相当大的努力。这一教学模式的问题和困难主要在于教材的编排方面，个案的学习难以使各个课题同整个知识体系有机衔接。

三、发现学习教学模式

发现学习教学模式是美国教育家布鲁纳针对传统"仓库式"的教学思想提出的。布鲁纳强调学科的基本结构，认为"不论我们教什么学科，务必使学生理解学科的基本结构"，为此在教学中采用一种最能使学习者有效地掌握学科基本结构的方法——发现学习法。在此基础上形成了发现学习的教学模式。该模式是指在教师的认真指导下，学生能像科学家那样，通过自己的探索来学习，寻找事物变化的因果关系及其内在联系，形成概念，获得原理。该模式也称为概念获得教学模式。

1. 理论基础　发现学习教学模式的理论基础主要是结构主义、学科的基本结构和发现法。结构主义强调认识事物内部结构，反对单纯地研究外部现象；强调整体性的研究，反对孤立的局部性研究；强调从系统功能中把握事物，反对单纯的经验描述。学科的基本结构是指该学科的基本概念、基本原理以及它们之间的关联性，是知识的整体和事物的普遍联系，而不是孤立的事实本身和零碎的知识结论。发现学习法认为，学生的认识过程类似于人类的认识过程，教学过程是教师指导下学生的发现过程，学生要主动地进行学习、探究和发现事物，而不是消极地接受知识，要积极主动地建构自己的学科知识结构。

建立认知结构是一种能动的活动，具有主观能动性。所以，布鲁纳又格外重视主动学习，强调学生自己思索、探究和发现事物。在教学上，布鲁纳提倡发现法，主张引导学生通过自己发现来学习，要把学习知识的过程和探索知识的过程统一起来。但对事物原有的发现过程要按教学的需要加以编制，以缩短、减少发现过程的难度，使之沿着最简洁的路线进行。

2. 教学目标　教学的基本目标在于使学生掌握学科的基本知识，并帮助每个学生获得最好的智力发展。发现学习教学模式强调在教学中不仅要重视学科的基本概念、基本原则和基本结构，更要重视学生的直觉思维能力、创造性思考问题的能力和内在学习动机的培养。要教会学生学习，使学生通过体验所学概念原理的形成过程来发展学生的归纳、推理等思维能力，掌握探究思维的方法。学生的智力和能力发展是教学的中心目标。

3. 实现条件

（1）精选教材：发现学习原则上以掌握学科基本结构为内容，因而要精选教材，能从中提炼出最基本的结构，难度要适中，并围绕着学习课题准备好假设、验证用的资料、实验等。

（2）教师引导：教师要以少胜多讲清基本原理，引导学生去探索；使学生了解各种可供选择的方法和不同的观点，诱发学生探索的积极性。

（3）师生协作：师生在教学中处于协作关系，使学生能积极能动地开展活动，对所引用的材料敢于从引导发现到独立发现。

4. 操作程序

（1）提出问题：学生带着问题观察具体事实，这里的问题可以是从学科本身引出的，也可以是从学生出发引出的，还可以是从社会生活引出的。要符合教材本身的特点和学生的认识水平，要具有典型意义，在这一过程中，教师一方面可以通过演示活动把组成一般原理的基本因素显示给学生，让他们仔细观察；另一方面，又可以组织学生在观察的基础上提出问题。

笔记栏

171

（2）创设问题情景：问题情景是一种特殊的学习情景，情景中的问题既要适合学生已有的知识水平、能力，又需要经过一番努力才能解决，从而使学生形成对未知事物进行探究的心向。

（3）提出假设：在教师的指导下，学生对问题进行讨论，充分利用直觉思维提出各种有益于解决问题的可能性，罗列出解决问题时可能碰到的困难等。

（4）形成抽象概念：教学的最终目标是使学生将在课堂上所获得的知识转化成为认知结构的内在成分。在提出假设的阶段，提出的假设常常不止一个，这就需要对提出的几个假设进行去粗取精、去伪存真的加工，用科学的语言来表达它，从而成为精确的概念或定义。教师要引导学生进一步收集资料，用其他类似的事例来对照检查已获得的概念的正误，对提出的假设进行论证。

（5）把学到的知识转化为能力：把学到的知识转化为能力是将学到的概念、原理应用到新的情景中去。这实际上是将知识运用于实际，接受检验和评价的过程，也是提高学生运用知识分析解决问题能力的过程。

5. 评价　发现学习教学模式的优点有 4 个方面。

（1）有助于促使学生学习的外部动机转化为内部动机，增强学习的信心：学生由于在学习中自己有所发现，从而对学习的内容产生兴趣，激发新发现的自信感。

（2）有助于培养学生解决问题的能力：由于发现学习经常练习如何解决问题，所以有助于学生学会探究的方法，培养学生提出问题与解决问题的能力以及发明创造的态度。

（3）有助于开发和利用人的潜能：在发现学习过程中，因为学生为了寻求得出和验证结论的理由，必须进行紧张的思考和分析，从而充分调动学生的积极性和主动性，提高智慧，挖掘学习的潜能。

（4）有助于知识的记忆和巩固：布鲁纳认为，人类记忆的首要问题不是储存而是检索，而检索的关键在于组织，即知道到哪里去寻找信息和怎样去获得信息。在发现学习过程中，学生需要对自己的知识结构进行内部改组，从而使已有的知识结构与将要学习的新知识更好地联系。这种系统化和结构化的知识更加有助于学生的理解、巩固和应用。

发现学习教学模式的局限包括：发现学习较费时，难于全面推广。在这种教学模式中，教师不直接给学生答案，只能提问、诱导，在学生不能理解问题时，还要进一步将问题分解；如教师提问不当就更可能费时了。因此，从总体上说，布鲁纳的发现教学模式效率较低。其次，在教学过程中，过于强调学生探索知识的活动，夸大了学生学习的主观能动性，否定了学生认识活动在客观上存在差异的特点。再次，这种教学模式要有一定的知识和先行经验的储备，要求学生有相当的思考能力，因而对年龄尚小、缺少相当的知识经验的低年级学生，以及学习能力相对较弱的学生，采用发现学习将产生困难。

四、"掌握学习"教学模式

"掌握学习"教学模式是美国当代心理学家、教育家布鲁姆在 20 世纪 70 年代创立的。"掌握学习"教学模式的主要思想是如果按规律有条不紊地进行教学，明确具体的教学目标，提供足够的学习时间，改进教学内容结构和教学方法，加强教学过程中的反馈与矫正，当学生面临学习困难时给予帮助，那么绝大部分的学生都能够真正地掌握学校所教学科的内容。

1. 理论基础　"掌握学习"教学模式的理论依据有以下 3 个方面。

（1）新的学生观：按照通常看法，学生学习成绩好坏决定于学习能力的高低。而布鲁姆通过分析和研究发现，如果提供了适当的学习条件，大多数学生在学习能力、学习速度、进一步学习动机方面会变得十分相似。在适当的学习条件下，几乎所有人都能学会学校所教的知识。

（2）心理学提出的学生的情感影响学生学习结果的结论：传统教学认为使部分"成功的"学生被挑出来深造，而大部分"失败的"学生会变得灰心丧气，并且发展了一种消极的自我概念。

"掌握学习"可激发学生进一步学习的兴趣，发展学生对于学校与学习的积极态度，发展健康的自我概念，从而能更加主动、努力地去学习。

（3）布鲁姆所创立的"教育目标分类学"和教学评价理论：布鲁姆将学科认知领域的教育目标分为知识、领会、运用、分析、综合、评价6个大类，17个小类，并认为教育目标都具有外显行为等特点，都是可以测定的。布鲁姆的教学评价理论把教学评价置于教学过程之中，对照教学目标及时地做出价值判断，测定教学目标是否达到，有效地进行指导教学一串反馈活动，对调节教学过程，提高教学水平，保证学生学习目标的达成起着十分重要的作用。

2. 教学目标 布鲁姆认为以往的教学只注重少数所谓"有才能"的学生，以牺牲大多数学生为代价，去发展一小部分具有天赋的学生，以这种思想为指导的教学是不可取的。他指出："教育的首要功能是去发展个人，教学的中心任务是去发展学生身上那些将使他们在复杂的社会中有效地生活下去的特性。教学应关心所有学生的发展。旨在寻求能够使每一个学生达到其可能达到的最高学习水平的学习条件，使他们充分发展。"

3. 实施条件

（1）师生双方对"掌握学习"都要抱有信心：教师对学生应有真诚的期待，相信绝大多数学生都能学好，教师自身也要有坚定信心，自信能使绝大多数的学生学好。学生则要有2个先决条件，一是"认知前提能力"，即学习新学科相应的基础知识以及预习课程、学习习惯等；二是"情感前提特征"，即学习兴趣、胜任感、自信心等。

（2）确定所教学学科的内容、目标和测量手段：包括3个方面：确定学习内容，明确学科学习范围，并概括地加以表述；明确教学目标，编制教学目标"双向细目表"（纵栏表示内容，横栏表示行为）；准备总结性评价。试题要覆盖所有教学目标。

（3）为"掌握学习"制订计划：内容包括设计教学单元，每个单元相当于一章或一个专题，时间约2周；制订单元具体的掌握目标、编制单元"双向项目表"；编制单元的形成性测验题；准备教学辅助材料、练习手册和矫正的手段，如个人辅导、小组学习、重新讲授等。

4. 操作程序

（1）为掌握定向：即向学生介绍"掌握学习"的一般程序，使学生适应这种学习方法，明确学什么、怎样学，达到什么程度。

（2）为掌握而教：具体步骤包括：第一，根据划分好的教学单元，教师按预定的教学计划，采取班级的教学形式对全体学生集体讲授。第二，在单元教学结束后，对全体学生进行单元的形成性测验，测验结束后，学生对照教师制订的标准自改或相互批改，以达到75%～85%正确率为掌握。第三，分析测试结果。凡达到掌握目标的学生，进行巩固性、扩展性学习；凡未达到目标的学生，则分析其错误产生的原因，采用各种材料和手段进行矫正学习。矫正手段包括个别辅导、小组合作性学习，教师针对性地解释有关内容。第四，再进行一次形成性测验（学生只要回答第一次测验中未做对的问题），当大部分学生都已掌握了这个单元的内容以后，再转入下一单元的学习。如此，循环往复，直至全部教材学完。

（3）为掌握分等：即在学完全部教材之后，对全班学生进行终结性测验。成绩评定的标准依据预先规定的标准，分为已掌握（A）和未掌握（B）两等，或将未掌握水平分为B、C、D、F等，借以表明学生的具体水平。终结性评价还应作为下一课程的诊断性评定，从而开始新的"掌握学习"课程。

5. 评价 "掌握学习"是一种有关教与学的乐观主义教学理论，是一种极为乐观的学生观。它主张任何教师都能帮助学生很好地学习。教师能帮助"学习能力较弱"的学生像"学习能力较强"的学生那样学习，能帮助"学得慢"的学生像"学得快"的学生那样学习，能帮助"学习起点低"的学生像"学习起点高"的学生那样学习，学生的最终成绩分布是负偏态的，大多数分数将集中在高分的一端。这一主张能够使学生获得更多且长远的社会与个人成功的机会，特别是学

笔记栏

生能够获得基本的智力、体力和情感的发展与丰富。

　　"掌握学习"是一个成功的教学模式，在教学实践中取得了显著的成果。美国自20世纪60年代末起由二三十个学生小样本实验，扩大到五百万学生大样本实验。实验证明能使75%～90%的学生达到其他教学条件下25%的优秀学生才能达到的水平。特别是在工人集中的大城市，对于那些学习起点较低的学生，"掌握学习"能克服环境给学习进步带来的不利影响，为大面积提高教学质量指明了方向。

　　当然，"掌握学习"教学模式也不是十全十美的，如教学内容要以单元划分怎样才更科学、合理；教师上课前要做许多准备工作，要采用多种的教学手段和方法，势必增加教师的负担；"因材施教"问题也要进一步研究，一般来说，"掌握学习"对于成绩较差和一般的学生比较适应，对于优等生则比较不适应，深化学生学习和扩展性学习这对矛盾难以很好解决。

五、自主探究教学模式

　　美国教学法专家理查德·萨其曼（Richard Suchman）认为儿童天生有对疑难问题或对自己不熟悉的事物进行探究的倾向，并将探究的概念发展为一个完整的教学模式——探究模式。萨其曼将科学探究的过程分为以下步骤：创建情景与提出问题，介绍探究过程与呈现问题，提出假设与收集资料，验证假设与得出结论，解释理论与迁移应用，反思探究过程与提高探究技能。探究的主导策略是让学生自主探究，故也称自主探究模式。

　　自主探究教学模式是指学生在教师的指导下，通过自己的试探与求索、总结与概括，获得一定经验，发展智慧与能力，形成积极的情感、态度和价值观的教学实践活动。

　　1. 理论基础　萨奇曼发展探究模式的理论依据是：①人们感到疑难时自然会去探究。②人们能够意识到他们的思维并学会分析这些策略。③新的策略可以直接教给学生，并且可以对学生现存策略有所增补。④合作型探究能丰富学生的思想，帮助他们懂得知识的暂时性，并且使他们能够理解并接受不同的解释。

　　2. 教学目标　探究模式的教学目标是利用学生具有的探索天性，通过训练来帮助学生发展理智素养与理智技能，培养学生的探究能力。在探究模式中，探究的过程是引导学生学习的策略，探究技能是学生的学习内容。

　　3. 实施条件

　　（1）教师要引导学生积极探索：教学过程要成为一个探索过程，成为学生自我发现的过程。要激发学生的内在动机。学生要主动、积极地思考，教师不断鼓励学生以增强学生的自信心，同时注意给学生提供自由思考、表达的机会。

　　（2）合理安排教学序列：教学要与学生认知发展相适应，以学生最有效接受知识的方式呈现材料，安排教学序列，将新知识纳入学生已有的知识结构中去。

　　（3）学生要有解决问题的技能：教师在教学中向学生提出问题时，既要向他们提供解决问题的选择假设，又要让学生自己在探索过程中构造假设，并检验假设。

　　（4）在探究模式中，教师和学生是合作关系：它需要学生的积极参与和积极开展思维活动。教师承担提供资料的任务，但不承担解释和分析资料的任务，而是要求学生自己对资料进行分析和解释。探究模式的主要过程是要求学生对问题做出解释，而它的内容与过程是密切联系的，因此，内容目标与过程目标密切相连。

　　教师在运用探究模式时，创设问题情景是一项艰巨的任务。教师在准备问题时要注意：第一，问题不能过于简单，不能是不需要学生探索就能解决的问题。第二，问题应与学生的发展水平相适应，不能太难。第三，问题应能激发学生的学习兴趣，激发学生的好奇心，应成为促进学生学习的动机因素。在探究模式实施过程中，教师要鼓励学生尽可能地提出问题，不要限制学生提问。当学生不能很好地解释资料时，教师要鼓励学生继续收集资料，或对已有的资料进行分析。

4. 操作程序　这一教学模式可发展学生的学习自主性，培养学生探究意识，提高学生分析问题、解决问题的能力，使学生养成探究的习惯，最终提高学生的创造性。这一模式的实施过程有 3 种变式：①有结构的探究：探究时给学生提供探究的问题及解决问题所需的方法与材料，学生自己要根据搜集的数据或资料进行概括，发现某种联系，找出问题答案。②指导型探究：只给学生提供探究的问题，有时也提供材料，学生必须自己对搜集到的材料进行概括，弄清楚如何回答和探究问题。③自由探究：探究活动时学生必须自己独立完成探究任务，也包括自己提出调查研究的问题，类似科学研究。

在探究模式中，根据学生的活动，可将教学过程分为 4 个阶段。

（1）遭遇疑难情景：教师向学生展示问题，使学生处于教师设置的疑难情景中，学生理解需要探究的问题并了解探究的程序。

（2）提出假设和收集资料：在探究模式中，提出假设和收集资料是同时进行的。学生可以先有假设，根据假设收集资料；也可以从收集资料开始，一边收集资料，一边提出假设。这一阶段，实际上是"假设—收集资料—假设"的不断循环过程。在最初阶段，学生收集资料有一定的盲目性，随着经验的积累，学生越来越倾向于有意识地为验证假设收集资料。在这一阶段，教师充当资料的提供者。萨奇曼要求对学生提出的问题，教师只回答"是"或"否"。

（3）得出结论：通过"假设—收集资料—假设"的循环，最终验证假设，得出结论。得出并证实假设是这一阶段的主要任务。教师要求学生对收集到的资料进行解释，当解释能说明收集的资料时，结论就出来了。当解释无法说明材料时，就要求学生进一步收集资料，或进一步对资料进行分析。有时，学生会请求教师对他们的解释做出判断。

（4）分析探究过程：模式的最后阶段是学生分析他们的探究过程，以便认识自己的探究过程，为今后改善探究过程提供依据。这是发展学生探究能力必不可少的阶段。

5. 评价

（1）与发现学习模式的比较：探究模式与发现学习模式之间有许多共同点，如以发展学生能力为目的、以探究为主导策略等，但也存在较大的差别。

（2）探究模式有助于培养学生的创新精神和实践能力，使学生通过类似科学家的探究过程理解科学概念，从而培养科学探究的能力。

（3）探究模式的应用局限性是费时。

六、合作教学模式

合作教学模式是指将全班学生按每个学生的实际水平由学生自己组合成若干小组，各组学生（2～6 人）共同研究和探讨问题，教师通过巡回观察和即时反馈的信息，及时给予指导的以小组互助合作学习为主的一种教学模式。合作教育教学思想的产生与西方以罗杰斯等为代表的人本主义心理学及教学理论的影响密不可分。沙夫尔·阿莫纳什维利（Shalva Amonashvili）是合作教育学派的主要代表人物之一。

1. 理论基础　合作教学的心理学基础主要是人际关系心理学，它认为良好的人际关系是有效学习的必要条件。在师生合作的情况下，学生的个性受到尊重，学生的学校生活变得愉快、轻松和欢乐，学生把学习当作是一种乐趣而非沉重的负担。合作教学的另一个基础是社会的人道主义和个性民主化。主张用人道主义的原则和个性民主化的原则来改造教育和教学过程，处理教育和教学过程中人与人之间的关系，激发学习热情，提高教育质量，培养个性和谐发展的人。

2. 教学目标　合作教学强调师生、学生之间的合作、互动，并借此提高学生的学业成绩。合作教学突出教学的情意功能，追求教学中学生认知、情感、技能目标的和谐发展的同时，还十分注重人际交往的技能目标，促进学生个性与群体的协同发展。

3. 实现条件

（1）要把教学过程建立在多边活动的基础上，提倡教师当好"导演"，学生当好"演员"，把重心放在学生的学习上。

（2）强调教师在教学活动中要充当"管理者""咨询者"和活动的"参与者"等角色，而不是自己高高在上，主宰一切。教师要避免把教学活动看成一个机械的运动过程。

4. 操作程序　合作教学的操作要点是：第一，在课堂教学中为学生创造一个良好的心理环境，让学生体会到自己是思维领域里的劳动者和收获者；第二，在检查问题时，要创造条件消除学生的种种顾虑，使其勇于回答问题；第三，在布置作业时，不应当强制学生定时、定量完成同等作业，而是从学生实际出发，把"布置"改为"推荐"，让他们自由选择、灵活掌握；第四，在评分中要让学生看到发展前景，让学生了解评分标准，事先采取措施避免出现2分，力争使全班都达到5分。

5. 评价　合作教育教学模式强调促进教与学两个方面的积极性，主张师生合作和发展学生个性、创造能力，因而具有极强的生命力，正成为教学中一种有影响的教学模式，也出现了以人际关系为教学目标或手段的教学模式，如小组探索模式、社会探究模式等。

七、线上线下混合式教学模式

线上线下混合式教学模式是由传统面对面教学和信息化下网络教学构成的一种相互补充的教学模式，该模式既发挥了"教师主导"作用，也体现了"学生主体"地位，可达到教学效果最优化的目标。

1. 理论基础　线上线下混合式教学模式的理论基础主要是心理学家皮亚杰提出的建构主义理论，该理论认为知识是学习者自己主动去进行意义建构的一种过程。建构主义强调教师在整个教学活动中起主导作用，而主体是学生，教学活动不再是单向的知识传递，知识获取也并不是都来自教师的传授，而是学生在教师的协助下，基于自身已有的知识经验和认知，主动探索寻求与课程相关的信息，通过有意义的建构来获取知识。

线上线下混合式教学模式是学生一方面可利用教学资源，自主了解和掌握知识；另一方面在课堂上通过同伴间的合作和教师的指导，在课堂中深化对知识的理解、建构和完善。

2. 教学目标　线上线下混合式教学模式致力于培养学生的学科核心素养，重视发展学生的创造性与评判性思维能力，以及积极思辨获取有效信息的能力，最终实现创造性知识的生成和高阶思维能力的提升。基于建构主义教育理论的线上线下混合式教学模式，其教学目标更侧重于培养学生运用创新思维去探索、验证并获取科学知识的能力，这包括知识与能力、过程与方法、情感态度与价值观的多维发展。

3. 实现条件

（1）确定教学平台：在线上线下混合式教学模式中，需要依托具体的网络平台开展教学工作。目前网络在线教学平台功能强大，具备直播、录播、在线交流、任务管理、数据采集、数据存储等功能，可根据教学工作的复杂性以及教学需求，选择合适的平台进行线上线下混合式教学。

（2）建设线上课程与资源：线上课程与资源能为学生学习课程奠定良好的基础。线上课程包括国家级的精品课程以及网络上海量的线上教学资源等。另外，教师还需要具备课程开发能力，熟练运用网络学习平台上的相关功能，根据重点或者专题内容录制课程资源。教学还应大量融入教学资源，如图片、动画、视频等，以更直观的形式传递知识。同时，根据课程内容，提供数字图书馆平台，为学生的深入探究学习提供保障。

（3）建设具有混合式教学素养的教师队伍：混合式教学模式下，教师面临着比传统教学模式更大的挑战。教师要投入大量精力重新设计教学步骤，熟悉学生对知识的掌握情况，关注学生回馈的问题并答疑解惑。这就需要教师提前做充分准备，并具有开展课堂互动的组织能力和把握课程进度的能力。另外，教师仍需负责学生在线学习指导，开展在线教学活动，充分准备线上教学资源。

4. 操作程序　线上线下混合式教学模式的教学流程可划分为课前阶段、课堂阶段和课后阶段。课前和课后阶段虽基于网络教学平台实施线上教学，但也可引导学生开展线下实践活动；课堂阶段虽在线下教室进行，也可通过多媒体教学设备引入线上资源，提高课堂教学效率。

（1）课前阶段：课前阶段以预习课堂内容为主，培养学生自主学习能力。学生登录网络教学平台并在规定时间内完成有关学习视频和 PPT 课件的课前预习任务。教师在一定时间内在线答疑，并通过平台实时监督学生学习情况。对未按时完成任务的学生通过平台进行提醒和督促。教师还可在课前发布在线测试和线上问题的讨论，了解学生对课前预习内容的掌握情况，并随时调整教学方案。

（2）课堂阶段：在课堂讲授环节，教师可先对新知识的框架进行梳理和总结，并且对学生课前遗留的典型问题进行答疑。教师还可增加课堂互动环节，包括翻转课堂、分组讨论等方式，对本节课的教学重难点进行突破，增加学生独立思考、积极发言的机会，真正落实学生在学习中的主导地位。同时，学生可通过对比与其他同学观点的异同和接受教师的指导总结，提升自身综合素质。

（3）课后阶段：教师通过网络教学平台发布课后作业。学生在平台上完成理论测试后，平台大数据能够自动显示学生的学习成绩，方便教师了解学生的整体学习效果并进行教学反思。学生还可将实践类作业通过视频或图片等方式上传平台，与教师、同学分享心得，进行讨论与反思。对于不理解的知识，学生也可以通过教学平台进行探讨，包括师生和生生之间的交互过程，共同解决学生存在的困惑。

5. 评价　线上线下混合式教学模式已经成为各大高校课程教学的主流发展趋势。首先，该模式的便利性和灵活性可以让学生自主选择学习时间和学习地点，为学生带来了独特的学习体验，提高其学习成绩，但需注意引导，保证学习的有效性；其次，通过线上线下混合式教学模式教师可根据学生的学科水平和学习兴趣为其制订个性化的教学内容，关注学生个体之间的差异，增强学生主动学习态度，提高课程参与度；最后，线上线下混合式教学模式为学生提供了丰富的网络学习资源与互动交流平台，有助于减少不同地区间教学资源的差异性，拓宽学习视野，并且使教师与学生、学生与学生之间的交流沟通更为紧密。

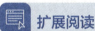 **扩展阅读**

BOPPPS 教学模式

　　BOPPPS 教学模式是一种针对不同学科、不同领域教学的具有指导意义的课程理论。BOPPPS 教学模型以建构主义、认知理论和交际法作为理论依据，内涵分为 6 个教学过程模块，即导入（bridge-in）、学习目标（objective）、前测（pre-assessment）、参与式学习（participatory learning）、后测（post-assessment）和总结回顾（summary）等，简称 BOPPPS 模型。可通过引言来引起学生兴趣，并依照学生情况设定目标进行前测，运用不同的教学技能引导学生主动参与到课堂活动中，提升学生参与度，提高教学效果。

　　1. 导入　教师利用问题、案例、新闻、图片等多种形式与课程内容结合，去引起学生学习兴趣与注意力。

　　2. 学习目标　明确学生在学习过程中要达到的目标和效果，有助于学生进行学习反思。对教师而言，学习目标可以作为教学效果的评估指标，可准确、有效进行反思调整。

　　3. 前测　评估学生对即将学习的内容已经掌握的知识和技能。

　　4. 参与式学习　将课堂互动作为学习课程的核心内容。通过创造轻松、适宜的学习氛围及设计灵活多样的互动环节等来实现师生共同参与和成长的教学目标。

　　5. 后测　检测学生对课程知识的掌握情况，更好地评价教师的教学成果。

　　6. 总结　即对课堂教学内容的总结、巩固与提高。

　　有研究发现，BOPPPS教学模式有助于提升课堂互动和合作学习，而线上线下混合式教学则有效促进了学生的自主学习能力。结合两者的教学模式不仅能够兼顾这两方面的优势，还能进一步帮助学生将知识应用于实际，从而全面提升学生的科学态度和社会责任等核心素养。

　　来源：

　　李芳，王婷婷，王丽，等. 基于BOPPPS教学模式的混合式教学在本科护理教学中的应用［J］. 护理研究，2023，37（22）：4126-4128.

（孙宏玉）

第三节　教学模式的发展趋势

　　在教学工作中每个教师都在自觉或不自觉地按照一定的教学模式进行教学，可能存在的问题是教学模式运用得合理不合理、科学不科学。因此，了解教学模式的历史发展有助于教师对传统和当代各种新的教学模式的理解，也有助于教师把握教学模式的发展趋势，使教学活动更有效。

一、教学模式的改革

　　在古代中国和西方的教学实践及教学思想中，已经含有教学模式的雏形。在古代，典型的教学模式是教授式，通过讲、听、读、记、练等过程，教师灌输知识，学生被动机械地接受知识，靠机械重复进行学习。17世纪时，由于自然科学内容和直观教学方法的引入以及班级授课制度的实施，教学中出现质疑、问答、练习、观察等教学活动，产生了以"感知、记忆、理解、判断"为程序结构的教学模式。19世纪时，赫尔巴特提出了"明了、联合、系统、方法"的4阶段教学模式。以后他的学生莱因又将其改造为"预备、提示、联合、总结、应用"的5阶段教学模式。19世纪末20世纪初，杜威提出了"以学生为中心"和"从做中学"为基础的实用主义教学模式。这一教学模式的基本程序是"创设情景、确定问题、占有资料、提出假设、检查假设"。该模式强调学生的主体作用，强调活动，它有利于学生学会发现的技巧，获得探究问题和解决问题的能力。但它同时也贬低了教师在教学过程中的作用，片面强调直接经验而忽视了系统的知识学习，影响了教学质量。20世纪50年代以来，现代心理学和思维科学对人脑活动机制的揭示，发生认识论对个体认识过程的概括，认知心理学对人脑接受和选择信息活动的研究，特别是系统论、信息论、控制论、人工智能、电子计算机的产生，对教学活动和教学研究产生了深刻的影响，也给教学模式的研究提出了许多新的课题。因此，教育领域出现了许多新的教学思想和理论，也因此出现了许多新的教学模式。

二、教学模式改革的基本趋势

　　纵观国内外教学模式的运用现状、发展历程、研究主题，教学模式有以下几个明显的发展趋势。

　　1. 教学模式的总体种类趋向多样化　20世纪50年代以前，教学实践中基本上由赫尔巴特的教学模式和杜威的教学模式先后占主导地位，教学模式单一。20世纪50年代以来，出现了教学模式的繁荣景象，新的教学模式层出不穷。多种多样的教学模式形成了丰富的"教学模式库"，为教学实践提供了优选教学模式的广阔余地。

2. 教学模式的理论基础趋向多元化 当代国内外教学模式的理论基础非常广泛，已不再单纯依据哲学认识论和教育学，随着现代心理学的迅猛发展，教学模式的心理学色彩越来越浓厚。同时，当代教学模式的理论基础外加系统论、控制论、信息论、社会学、管理学、工艺学、美学等，呈现出多元化、融合化的趋势，增强了教学模式的科学性。

3. 教学模式的形成途径趋向演绎化 20 世纪 50 年代以后产生的教学模式，如非指导性教学模式、合作性教学模式等，大都属于演绎教学模式。与归纳教学模式起点于经验、形成于归纳的特点不同，演绎教学模式起点于理论假设、形成于演绎，它更加强调科学理论的基础，有助于教师自觉地利用科学理论为指导，主动设计和建构一定的教学模式去达到预期的目的。演绎将成为教学模式的重要形成途径。

4. 教学模式的师生地位趋向合作化 20 世纪 50 年代以来，教师和学生在教学过程中的地位和作用发生了深刻的变化。随着学生主体地位的确立，教师和学生的合作关系形成，传统教学论中的"教师中心论"逐渐被现代教学论的"教师主导学生主体论""教师和学生双主体论"所取代。这种新的教学观反映到教学模式的发展中，形成了由教师为中心的教学模式向教师学生合作教学模式的发展变化。

5. 教学模式的目标指向趋向情意化 当代国内外教学模式的发展，顺应 50 年代以来教学改革的深入发展和社会需要人才规格的不断变化，其目标不仅指向认知领域和技能领域，而且指向以往教学模式所忽略的情意领域。情意型教学模式的出现和完善，为现代教学带来了一场革命。它以互补思维方式融合情知为一体，强调教学的科学性和艺术性的高度统一，在教学实践中有着很好的发展前景。

6. 教学模式的操作程序趋向灵活化 当代许多教学模式在操作程序上都强调根据具体教学情况和需要灵活变化。如对现有的教学模式在运用时进行改良。有的教学模式甚至本身就没有一个固定的程式存在，尤其是艺术化的情意型教学模式，这就为灵活运用教学模式创造了很好的条件。

7. 教学模式的技术手段趋向现代化 当代教学模式越来越重视引进现代科学技术的新成果，日益现代化。随着电子技术的飞速发展，如程序教学机器、电子计算机等，正在越来越多、越来越成功地介入教学过程。程序教学模式的形成开始了计算机辅助教学的历程，信息加工教学模式引进了信息加工、人工智能、计算机等新科学技术成果。

8. 教学模式的研究发展趋向精细化 当代教学模式研究关注学科教学的课题模式研究。护理教育中，内科护理学的教学模式、外科护理学的教学模式等的研究都是教学模式研究精细化的表现。

三、教学模式的实践创新

教学模式是多种多样、丰富多彩的，教学模式本身在教学实践中也是随教育发展不断更新迭代的。因此，教师应该在教学过程中通过卓有成效的实践，创造性地运用和发展教学模式。

1. 理解教学模式的精髓 正确地理解和辩证地把握教学模式的精髓是教学实践中正确而有效地运用教学模式的前提。任何教学模式都是在一定教育思想指导下和丰富的教学经验基础上，为完成特定的教学目标和内容而围绕某一主题形成的、稳定而简明的教学结构理论模型及其具体可操作的实践活动方式。教师要了解其理论依据，明确其特点，熟悉其功能，弄清其类型，掌握其应用条件、使用范围及操作要求等。要区分教学模式与教学程序，辨别教学模式与教学方法。研究证明，同一种教学模式，由不同教师在运用和操作时是大不相同的，其教学效果也往往大相径庭。其原因就是有的教师能正确地理解和辩证地把握教学模式的精髓，而有的教师只是机械模仿教学模式的外在形式和操作步骤。

2. 发挥主动性和创造性 教学模式本身不能制约或限制教师教学主动性与创造性的发挥。教

笔记栏

师在教学过程中怎样运用教学模式组织和开展教学活动，并没有统一的规定或现成的答案。教学模式本身只为教师的教学提供一个教学活动的框架，需要教师根据相应的教学组织形式、教学方法、教学手段等，主动、创造性地运用教学模式。因此，教学模式的使用并不意味着教学工作模式化，要想改善和优化教学过程，真正提高课堂教学质量，教师需要做大量具有创新性而又充满挑战的工作，特别是解决特定教学问题的复杂思维过程，充分发挥教师在教学中的主动性和创造性。

3. 实践中创新教学模式 教师不仅要高水平地运用教学模式，而且更应该根据学生、社会和专业的发展变化，创造出新的更具特色的教学模式。创新教学模式的方法主要有4种。

（1）经验归纳法：教师可从教育教学的实际出发，借鉴相关教育理论，将自己在长期教学实践中积累的丰富经验和研究成果进行提炼、加工，使其升华为教学模式。这个过程的起点是经验，形成过程是归纳。

（2）理论演绎法：教师可以从一定的教学思想或理论假设出发，推演或设计相应的教学模式，然后用严密的实验证实其有效性。这个过程的起点是科学理论假设，形成的思维过程是演绎。

（3）合理移植法：教师将经典的教学模式移用到本学科本专业的教学中，在合理借鉴、巧妙嫁接的基础上形成新的教学模式。

（4）集优创新法：教师要自觉吸收多种教学模式的思想、策略和结构方式等，集中优势、技术赋能、综合创造，形成一种新的教学模式，体现整体最佳特色。

4. 学研用结合 教学实际复杂多变，教师在选择使用教学模式时，务必做到从实际出发灵活应变，综合分析选择使用恰当的教学模式。"学""研""用"结合，不断深化对教学模式的实践和创新。教师在"学"的阶段围绕教学模式精髓，学习相关理念和知识；在"研"的阶段进行探索性教学实践和深度研讨；在"用"的阶段使用创新性教学模式解决实践问题，在"研""用"中进阶"学"习，实现"学"为"研"用，"研"促"用"效。

（孙宏玉）

ER6-3
本章思维导图

小 结

　　教学是教师"教"和学生"学"相结合或相统一的活动，具体地说，就是教师指导学生进行学习的活动。在这个活动中，学生掌握一定的知识和技能，同时身心获得一定的发展，形成一定的思想品德。

　　教学模式是指依据一定的教学思想和教学理论，为完成特定的教学目标和内容，围绕某一主题形成的相对稳定、系统的教学活动范式，一般包含理论基础、教学目标、操作程序、实施条件和教学评价等要素，具备描述组建、咨询阐释、示范引导、诊断预测、系统改进等功能。根据理论来源、师生活动关系、教学意义生成方式等可以分为多种教学模式。本章主要介绍程序教学模式、范例教学模式、发现学习教学模式、"掌握学习"教学模式、自主探究教学模式、合作教学模式和线上线下混合式教学模式。教师应根据教学目标、教学内容、学生特征和教师自身特点来选择和运用合适的教学模式，以提升教学质量。当代国内外教学模式的发展趋向多样化、多元化、演绎化、合作化、情意化、灵活化、现代化和精细化。教师对教学过程规律和教学模式发展趋势的了解和把握，可以使教学活动更加富有成效。

笔记栏

思考题

1. 简述如何选择和运用合适的教学模式。
2. 教学模式具有哪些特性?
3. 尝试应用线上线下混合式教学模式对一门课程进行改革与实践。

笔记栏

第七章

教学设计与教学方法

 导入案例

　　王老师是某公办养老院护理部主任，具有20余年的老年护理和护理教学经历，长期担任护理学院"老年护理学"课程的教学工作。近来，在上课过程中，她深感以讲授为主的教学方法很难引起学生们的兴趣，难以锻炼学生自主学习、分析问题及解决问题的能力。在一次外出学习中她接触到了很多新的教学方法，均是以培养学生自主学习能力和评判性思维为目的进行的教学改革。于是，她决定先在一个教学班中对"老年护理学"中"老年人的临终护理"内容进行教学改革，待经验成熟后将此方法向这门课程和其他课程推广。

请思考：

1. 王老师应该如何进行教学设计？
2. 您认为王老师可以选择哪些教学方法？
3. 王老师应从哪些方面评估能否开展教学方法改革？

学习目标

通过本章学习，学生能够：

1. 描述教学设计的含义、特点和基本程序。
2. 描述教学策略、教学方法、教学结构、教学时间设计、教学评价的内容。
3. 解释不同教学方法的特点及实施过程。
4. 运用教学内容的设计方法进行教学设计。

　　教学活动要想在诸多因素影响下取得令人满意的效果，优质高效地达到预定目标和完成预期任务，需要对其进行全面而细致的安排与设计。教学设计是对教什么和如何教的一种操作方案。教学方法是为完成教学任务，教师的教和学生的学相互作用所采取的方式、手段和途径。本章主要介绍教学设计及具体的教学方法。

第一节　教 学 设 计

　　在教学活动之前，教师应根据教学目的及要求，对参与教学活动的诸多要素进行分析，这是教师教学准备工作的重要组成部分。护理教学的过程涉及教师、学生和教材。护理教师在每门课程教学前，应在分析护理教学背景和学生学习需求的基础上，制订具体的教学目标、选择合适的教学内容和教学策略、确定有效的教学方法和评价方法。

一、教学设计概述

（一）教学设计的含义

教学设计（instructional design）的概念诞生于美国，自从传入中国后，以其独特的程序化、合理化方式迅速得到了人们的关注，并开始影响传统经验式教学。何谓教学设计？目前尚未有统一的结论，许多专家从各自的研究视角进行了说明，例如：加涅认为，"教学是以促进学习的方式影响学习者的一系列事件，而教学设计是一个系统化规划教学系统的过程。"乌美娜认为，"教学设计是运用系统的方法分析教学问题和确定教学目标，建立解决教学问题的策略方案、试行解决方案、评价试行结果和对方案进行修改的过程。"李龙认为，"教学设计是依据对学习需求的分析，提出解决问题的最佳方案，使教育教学绩效得到改善的系统决策过程。"

综上所述，教学设计的概念可概括为：教学设计是指对整个教学系统的规划。教师为了实现教学目标，依据教育理论、学科特点，在分析学习者特点、学习需求、教学内容、学习条件以及教学系统组成部分特点的基础上统筹全局，提出教学具体方案，包括一节课进行过程中的教学结构、教学方法、时间分配、教学评价等。教学设计的过程实际上是为教学活动制订蓝图的过程。通过教学设计，教师可对教学活动的基本过程有整体的把握，可以根据教学情景的需要和教学对象的特点确定合理的教学目标，实施可行的教学方案，从而保证教学活动的顺利进行。

（二）教学设计的特点

1. 以学习者为出发点　教学设计应重视对学习者不同特征的分析，如学习者的起点能力、知识基础及学习风格等，并以此作为教学设计的出发点和进行教学设计的依据。同时教学设计应充分挖掘学习者的内部潜力，调动学习者的积极性和主动性，突出学习者在学习过程中的主体地位。教学设计还应注重学习者的个别差异，实施个性化培养。

2. 以教学理论和学习理论为基础　教学设计依赖系统的方法，可以保证过程设计的完整性、程序性和可操作性，但设计对象的科学性是系统方法无法解决的。保证设计对象的科学性，必须依据现代教学理论和学习理论。只有在现代教学理论和学习理论指导下，才能设计出明确的、具体的、具有可观察的教学目标，才能依据学习者的实际，确定科学的教学程序，选定合适的学习内容，采取恰当的教学策略，选择有效、经济的教学媒体，从而形成一个优化的教学设计实施方案，以提高教学效率和教学效果。

3. 以解决问题为目的　教学设计是以促进学习者有效学习为目标，因此，教学设计不仅以学习内容为依据，更要以学习者所面临的学习问题为出发点，确定问题性质，分析研究解决问题的方法，最终达到解决学习者所面临问题的目的。

4. 运用系统的方法　教学设计把教学过程视为一个由诸要素构成的系统，因此，需要运用系统的方法对参与教学过程的各个要素及其相互关系做出分析、判断。教学设计的系统方法是指从"教什么"入手，对学习需要、学习内容、学习者进行分析；然后从"怎么教"入手，确定具体的教学目标，制订行之有效的教学策略，选用恰当的教学媒体，对教学效果做出评价等，通过反馈信息调控教学设计的各个环节，以确保教学和学习获得成功。

（三）教学设计的程序

教学设计的基本程序包括：①设定教学的预期目标，分析教学任务，尽可能用可观察和可测量的行为变化作为教学结果的指标。②确定学生起点状态，包括学生原有的知识水平、技能和学习动机等。③分析学生从起点状态过渡到终点状态应掌握的知识技能或应形成的态度与行为习惯。④考虑用什么方式和方法给学生呈现知识点，提供学习指导。⑤考虑用什么方法激发学生的反应并提供反馈。⑥考虑如何对教学的结果进行科学的测量与评价。

以上基本程序集中体现了教学设计的4个基本要素：①教学目标：即教学所要达到的预期目标。②教学内容：为达到预期目标，应选择怎样的知识经验。③教学策略：如何组织有效的教

笔记栏

183

学。④如何获取必要的反馈信息。

二、学习者的学习需求与学情分析

（一）学习者的学习需求

在教学设计中，学习需求是一个特定的概念，是指学习者目前的学习状况与所期望达到的状况之间的差距，即学习者学习成绩的现状与教学目标的差距，具体包括：发现学习者在学习过程中存在的主要问题；分析产生问题的主要原因，以确定在教学设计时解决该问题的方法和途径；分析现有的教学资源及约束条件，以论证解决该问题的可能性；分析问题的重要性，以确定优先解决的教学设计课题。

教学设计是一个解决问题的过程，学习需求的分析则是解决问题过程的起点。因此，深入教学实际进行调查研究，了解教学中存在的问题和需要，确定教学问题的性质，收集大量的资料和可靠的数据，才能对学习内容和学习者分析，为教学目标、教学策略、教学媒体、教学评价等设计奠定坚实的基础。同时，学习需求的分析能够使教学设计有效地利用教学资源，使教学设计具有较强的针对性和实效性。

（二）学情分析

1. 学情分析的含义　学情分析亦称教学对象分析或学习者分析（analysis of learners），是在教学设计的过程中了解学习者的学习准备情况，包括学习者一般特征、学习者初始能力、学习风格、学习动机等。通过分析学习者，教师可有针对性地调整教学目标与教学内容，选择教学策略及开展教学评价。学情分析是教学设计中的重要部分，常用的方式有测验、谈话、观察等。学情分析是教学系统的前端分析，教学设计的最终目的是促进学习者的学习。因此，所有设计的教学目标、内容、方法、评价等均应与学习者的特点相匹配，学习者的认知水平、技能水平、情感态度状态等都将对教学过程产生重要影响，也是教学设计的基础和出发点。

2. 学情分析的内容

（1）一般特征：学习者一般特征是指能够对学习者从事学习产生影响的生理、心理和社会特征，包括学生的性别、年龄、年级水平、认知成熟度、智能、学习动机、个人对学习的期望、生活经验、经济、文化、社会背景等因素。这些与具体学科内容虽无直接联系，但能影响教学设计者对学习内容的选择和组织，影响教学方法、教学组织形式和教学媒体的选择与运用。

（2）初始能力：初始能力是指学生在学习某一特定的学科内容时，已经具备的有关知识与技能的基础，以及他们对这些学习内容的认识和态度。技能是指掌握并能运用专门技术的能力；态度是指通过学习形成的影响一个人对特定对象做出行为选择的、有组织的内部准备状态。初始能力分析的内容包括：①预备技能的分析，即了解学习者是否具备了进行新的学习所必须掌握的知识与技能，这是新学习的基础。②目标技能分析，即在从事新的学习之前，了解学生对技能的掌握情况。③学习态度分析，即了解学生对将要学习的内容有无兴趣，对这门学科是否存在偏见和误解，有无畏难情绪等。如"基础护理学"课程学习前，教师应了解学生对人体解剖学、生理学、护理学导论等课程的学习情况，对护理学基础课程学习是否充满期待等，以便进行有效的教学设计。

（3）学习风格：学习风格是学习者持续一贯的带有个性特征的学习方式和学习倾向。不同年龄阶段的学生表现出不同的心理发展水平及特征，表现出不同的学习能力和学习特点。学生喜欢的或经常使用的学习策略、学习方式或倾向是学习风格的核心；了解学生的学习风格，是教师选择有效教学方法的基础。

三、教学目标设计

1. 教学目标的含义　教学目标（teaching objectives）是指师生通过教学活动预期达到的结果

或标准，是人们对教学活动结果的一种主观上的愿望，是对学习者通过教学以后将能做什么的一种明确的、具体的表述，主要描述学习者通过学习后预期产生的行为变化，它表达了学习者通过学习达到的一种学习结果。传统的教学目标重点放在基础知识和技能的传授上，强调学生对特定知识点的掌握；现代教学目标注重学生的主动参与和探究，不仅关注知识的传授，更强调学生核心素养的培养。

2. 教学目标设计的概念 教学目标设计（design of teaching objectives）是对教学活动预期所要达到的结果的规划，它是教学设计的重要环节。合理的教学目标是保证教学活动顺利进行的必要条件。为了能够将教学目标落实到具体的教学活动中，教学设计时要求把教学目标具体化，有利于将抽象的规定分解为具体的教学目标，可以防止把传授知识作为教学唯一目标的倾向，可以避免教学实践活动达到的结果与规定的目标背道而驰的情况，可以对教师的教和学生的学在达成度上做出质与量的规定，使教师有根据地开展教学活动和学生有目标地开展学习活动，也便于对教与学做出可靠的检查和评价。

3. 课程教学目标体系 主要包括课程目标、单元目标和课时目标。

（1）课程目标：是指各门学科的教学目标，即各门学科的教学所要达到的最终结果，它是人才培养总目标在具体学科教学中的体现，总目标的最终实现有赖于所有学科目标的连续达成。护理教师在每门课程教学前，既要明确本校护理人才培养目标，也应清晰本课程的培养目标，即该课程在护理人才培养中的作用。如护理学专业四年制本科生《内科护理学》的课程目标：通过本课程的学习，学生能够掌握内科护理学的基本理论、基本知识和基本技能，能够在现代护理观的指导下，运用护理程序，对各系统及专科疾病病人进行系统的评估，提供身心整体护理，并能为内科疾病病人家属提供健康教育。

（2）单元目标：单元是指各门课程中相对完整的划分单位，反映了课程编制成员和教师对一门课程体系与结构的总看法，是依据教育科学的要求所做的分解与安排，不同学科可划分为不同的单元。单元目标是指一门课程中，根据教学内容所划分的若干个单位的教学目标，即对单元教学的具体要求，它是课程目标的具体化。如"内科护理学呼吸系统疾病"的单元目标：通过呼吸系统疾病的学习，学生能简述呼吸系统常见疾病的病因，说出呼吸系统主要疾病的概念，理解呼吸系统常见疾病的临床表现和治疗要点，能运用护理程序对常见呼吸系统疾病病人进行整体护理。

（3）课时目标：是指一节课的教学目标，即一节课所要达到的教学结果。一节课可划分为若干个教学目标，一个教学目标有时需要几个课时才能完成，它是单元教学目标的具体化。课时教学目标在教学目标体系中是最具体、最具有可操作性的。正是每个课时目标的实现，才为教学目标系统逐层落实奠定了扎实的基础。如"慢性阻塞性肺疾病（简称慢阻肺）"的课时目标：说出慢阻肺的定义，简述慢阻肺的病因，理解慢阻肺的临床表现和治疗要点，能对慢阻肺病人进行护理评估、提出常用护理诊断、拟定护理措施及健康指导。

四、教学内容设计

（一）教学内容的概念

教学内容（teaching contents）是教学层面的概念，是指教师"实际上需要教什么"的问题，教师为达到教学目标而在教学实践中呈现的种种材料。教学内容设计是教学设计的主体部分和关键环节，它是指教师通过对课程目标的领会把握，认真分析教材，凭借自己的个人经验和专业技能，合理选择和组织教学内容的表达或呈现的过程，其质量高低直接影响教学活动的成败。教学内容与课程内容、教材内容不同。课程内容是学科课程具体形态层面的概念，它主要面对教师"应该教什么"和学生"应该学什么"的问题。教材内容是学科教材具体形态层面的概念，它主要面对"用什么去教"的问题，宗旨是使教师能更方便地"教"，学生更方便地"学"。理想的状况是"课程内容教材化"。

笔记栏

（二）教学内容的选择

1. 科学性　指教学内容观点准确、论据确实、表述规范，是选择教学内容最重要的标准。高等护理教育一般要求选用国家规划教材或重点教材作为教学内容。

2. 基础性　指精选基础知识、基本理论、基本技能作为教学的主干内容。基础知识是保证知识得以展开的主要的构架，是教学内容中必须透彻理解的部分。基本理论包括教学内容中所含的基本概念、基本原理、基本规律等，是教学知识体系的核心内容。基本技能是进一步掌握高深知识、复杂技术或专业知识技术的基础技能。《本科护理教学规范》明确规定："护理学专业本科教育的目的是培养适应我国社会主义现代化建设和卫生保健事业发展需要的德智体美全面发展，比较系统地掌握护理学和相关的基础理论、基本知识和基本技能……"教学内容必须与培养目标相一致。

3. 差异性　指教师在进行教学内容设计时，要充分关注学生的个体差异，即个体在先行知识、思维以及兴趣上的差异，并根据这些差异来选择适合不同学生的内容素材和教学案例。

4. 实用性　指教师在进行教学内容选择时，应考虑学生所学知识与实际护理工作的联系，注重内容选择的有用性。教学内容要贴近临床实际，要与临床护理各科的内在发展趋势相符合，同时有利于促进学生学习的内驱力。

5. 发展性　指教学内容蕴涵了培养学生能力的显著成分与价值，通过教学能显著地促进学生发展。发展学生的能力已成为当今国内外教育界最为关注的问题。护理教育强调知识、素质和能力协调发展，这应在教学内容的选择上得到体现。

6. 时代性　指教学内容能反映护理学科发展的最新成果，体现学科发展的新知识、新理论和新技术，具有鲜明的时代特点。一般当前高等护理教育要求教材选用最近 3 ~ 5 年出版的教材。

（三）教学内容的设计方法

1. 不同知识类型教学内容的设计

（1）陈述性知识的教学设计：陈述性知识是有关"是什么"的知识，是个人通过理解和记忆获得的能直接陈述的知识，它包括符号、事实性知识和语义性知识。在护理学专业教材中，如基本概念、实验室检查等。在陈述性知识的教学设计中，要将设计的重心放在如何帮助学生进行知识的有效联结、组织、展开、注意和巩固方面，以促进学生对这类知识的理解和掌握。

（2）程序性知识的教学设计：程序性知识是有关"怎么办"的知识，是在特定的情景中进行程序操作步骤、方法和应用的知识。在程序性知识的教学设计中，要将设计的重点放在如何帮助学生形成运用概念、规则和原理解决问题的能力。在护理学教材中，如治疗要点、护理评估、护理措施、健康指导等，教师在教学中应通过列举临床实际案例、角色扮演等形式，帮助学生对这类知识的理解和应用。

（3）策略性知识的教学设计：策略性知识是指有关"如何学习"的知识，是个人自身认知活动和个体调控自己认知活动的知识，它主要是指认知策略。在策略性知识的教学设计中，要将重点放在如何帮助学生掌握一般的学习活动的策略知识和创造性思维活动的策略知识，以促使学生学会学习。在策略性知识的教学设计中需注意：第一，提供大量可供选用的学习方法，如情景模拟法、案例分析法、翻转课堂等。第二，训练学生如何进行学习的调控，如激发学习兴趣、制订学习计划、监控学习过程、修正学习行为、评价学习效果等。第三，丰富学生元认知知识和体验，如给予学生演讲、辩论、小讲课、小组讨论、技能训练、临床见习等机会，使学生不断获得各种体验。第四，给学生提供反馈信息，对策略运用中反映出来的情况及时进行总结、反馈。第五，形成新的学习策略。引导学生尝试新的学习方法和技能的迁移，努力形成适合于自己的学习策略。

2. 不同难度教学内容的设计　在护理教学中，对于重点、难点内容的设计，不可或缺。

（1）重点教学内容的设计：教学重点是指课程所反映的该学科最基本、最核心的知识与能力，它一般包括学科所阐述的最重要的原理、规律，集中体现学科思想或学科特征。从学科知识体系来说，是指那些与前面知识联系紧密，对后续学习具有重大影响的知识和能力。如"三基"（即护理学的基本理论、基本知识和基本技能）是护理教学的重点；对于内科护理学课程来说，疾病的基本概念、临床表现、治疗原则、护理评估、护理措施等是教学的重点。

（2）难点教学内容的设计：教学难点是指在教学过程中，学生不容易理解的知识或不容易掌握的知识和技能，或者说新的知识与学生现有的认知水平存在较大的差距而难以掌握的内容。学生在感知与问题有关信息的过程中，受到旧知识、旧经验的迷惑，不知不觉地用原来的知识来解决新问题，这种知识的前后干扰常使学生在学习新知识时出现困惑。教学难点具有主观性和依存性的特点。不同的学生群体，教学难点有时是不一样的。因此，教师传授的知识应与学生的生活阅历、经验、知识面等实际情况相联系。

五、教学策略设计

（一）教学策略概述

1. 教学策略的含义　教学策略（teaching strategy）是对教学模式和教学方法的谋划，为实现教学目标，根据学生的学习状态和环境条件，按照一定的教学原则制订完整的实施方案，指导教师的教学行为和学生的学习行为。教学策略在相关教学教育理念指导下，包括对教学事件先后顺序的安排、传递信息媒体的选择和师生相互作用的设计等。教学策略指向特定的问题情景、特定的教学内容、特定的教学目标，规定着师生的教学行为，会随问题情景、目标、内容和教学对象的变化而变化，是提高教学质量的保证。同一策略可以解决不同的问题，不同的策略也可以解决相同的问题。教学策略不同于教学模式与教学方法，教学策略低于教学模式，而高于教学方法。

2. 教学策略的基本类型　教学策略有不同的分类方法，按教学组织形式可分为产生性教学策略和替代性教学策略；按教学方法可分为讲授型教学策略和发现型教学策略；按师生活动方式可分为以教师为中心的教学策略和以学生为中心的教学策略。目前，在高等教育中应用最广泛的是按师生活动方式分类，重点介绍如下：

（1）以教师为中心的教学策略：是我国传统教学中常见的形式。教学中以教师为中心，教师处于主导地位，重视对知识的传授，强调学生对知识的继承和掌握，学生处于被动的知识接受者的地位。该教学策略愈来愈受到质疑，不利于学生主观能动性的发挥，抑制学生的创新思维，不利于高素质人才的培养。

（2）以学生为中心的教学策略：是我国高等教育倡导的教学策略，提出教师应树立"以学生为中心"的教学理念。该策略主要考虑学生的实际需要，重在发展学生的创造力，要求教师指导学生学习，教会学生学习，让学生更多地获取和掌握知识，使学生在知识、能力、素质等各方面全面协调地发展。在教学中，教师是学生学习的组织者、引导者、指导者、帮助者、协助者和促进者。学生是教学的主体，是主动的知识建构者，学生必须自主确定学习目标、自主选择学习方法、自主把握学习过程、自主进行学习评估。

3. 教学策略的制订

（1）教学与学习理论：教学策略是保证教学成功，促进学生有效学习的途径。因此，制订教学策略，应遵循教学和学习规律。教学理论揭示了教学的基本规律，学习理论则揭示了学习的基本规律。在制订教学策略时，只有遵循和符合教学和学习规律，才能使教学策略与教学和学习规律具有一致性，从而使教学活动在遵循教学与学习规律的条件下有效地进行。

（2）教学目标与教学策略：教学策略是完成特定教学目标的方式，是为教学目标服务的。不同的教学目标与教学任务需要不同的教学策略去完成。因此，应根据不同的教学目标，选择与之相应的能实现教学目标的教学策略。依据认知、动作技能、情感不同领域的教学目标，应采取和运用不同的教学策略，才能有效地实现教学目标。如知识掌握策略、动作技能形成的策略、激发

笔记栏

动机的策略、行为矫正的策略等，都是针对不同的教学目标而制定的教学策略。

（3）学习内容与教学策略：学习内容决定教学方式。一般来说，不同学科性质的教材，应采用不同的教学策略；而某一学科中具体内容的教学，又要求采用与之相适应的教学策略。某种教学策略对于某种学科或某一学习内容是有效的，但对于另一学科或另一学习内容的教学可能不会产生满意的效果，甚至是完全无用的，没有一个能够解决所有问题的大而全的教学策略。

（4）学习者与教学策略：教师的教是为了学生的学，教学策略要适应学生的基础条件和个性特征。重视学生的学习主体地位，是现代教学观的基本特征之一。学生的基础条件包括知识和技能水平、学习风格、心理发展水平等，决定着教学的起点。对学生基础条件的分析是制订有效教学策略的基础。制订教学策略时，应充分考虑到学生的实际情况，只有采用符合学生特点的教学策略，才能使学生的学习取得实效，获得成功。

（5）教师与教学策略：教学策略的运用要通过教师来实现，因此，采取什么样的教学策略，应根据教师的自身条件，包括教师的知识、能力、性格及身体诸方面的因素，尽量能扬长避短，选择能展示教师才华、发挥教师特长的教学策略。教师的知识经验是影响教学策略制订的重要因素。知识经验丰富的教师，能够根据每种教学策略的适宜环境及学习者的需要，选择相应的教学策略。教师的教学风格、心理素质等也在一定程度上影响教学策略的选择。要达到有效的教学效果，教师还必须有理性的思考，对教学方法的理论基础有清晰的认识，对教学经验有深刻的反思。

（6）教学环境与教学策略：教学环境是进行教学活动的重要因素，它由学校内部有形的物质环境和无形的人文环境两部分构成。教学策略的实施受教学环境的影响，教学环境虽相对静止，但却以它特有的影响力潜在地影响着教与学的过程。当今科学技术迅猛发展，教学设施日新月异，如智慧教室的广泛应用，使得教学环境对教学策略制订的影响也愈来愈明显。

（二）教学方法的设计

1. 教学方法的含义　教学方法（teaching method）是指在教学过程中，教师和学生为实现教学目标、完成教学任务而采取的教与学相互作用的活动方式的总称。教学活动是一种教与学的共同活动，在教学过程中，教法与学法相互依存、相互作用、相互影响，从而实现教学目标。

2. 教学方法的选择依据　教学方法的选择是决定教学效果和效率高低的一个重要因素。任何教学方法都不是万能的，每一种教学方法都有其使用的范围和局限性。为选择合理有效、实用经济的教学方法，在进行教学设计选择教学方法时，应依据以下几个方面：

（1）依据教学目标和任务：不同的教学目标和教学任务，需要不同的教学方法去实现。每一节课均有具体的教学目标，这就需要教师根据本节课的教学目标，选择相应的教学方法。如掌握知识方面，可选择讲授法、阅读法等；形成技能方面的，可选择实验法、演示法、操作练习法等；培养能力方面，可选择以问题为基础的学习法（PBL）、情景模拟法、角色扮演法、综合性实验等。

（2）依据学科特点和学习内容：不同的学科有不同的特点，这就需要采用不同的教学方法。护理学专业课程设置分为公共基础课程、医学基础课程、护理学专业课程和护理学人文社会科学课程等。不同类型的课程应采用不同的教学方法，同一门课程因教学内容不同，也应选用不同的教学方法。如医学基础课程以讲授法、实验法为主；护理学专业课程以案例分析、小组讨论、实训和临床实践为主。

（3）依据学习者的特点：不同年龄阶段的学习者，在生理和心理方面各有其不同的特点，特别是学习者的学习过程因其年龄不同而表现出很大的差异性。因此，教师在选择教学方法时，必须充分考虑教学对象的年龄特征和心理特点。护理学专业本科生与研究生，由于年龄、前期的知识基础及培养目标的不同，采用的教学方法也不同。目前本科生多采用以大班讲授法为主，而研究生则以小班研讨式教学为主。

（4）依据教师的自身特点：任何一种教学方法，只有符合和适应教师的自身特点，为教师所理解和把握，才能在教学活动中有效地加以运用，充分发挥其功能和作用。所以，教师的自身特点，直接关系到选择的教学方法能否发挥其应有的作用。教师的自身特点主要表现为表达能力、思维品质、教学技能、教学艺术、教学风格、组织能力、调控水平等方面。

（5）依据教学方法本身的特点：目前有多种教学方法，每种教学方法均有其各自不同的特点与功能，及其各自不同的适用范围及应用条件。如PBL可以启发学生思维，培养自主学习、团队合作能力，有效地促进学生主动学习，但费时较多；讲授法有规模大、效率高、容量大等优点，但在发展学生个性、培养能力、因材施教等方面有较大的局限性。

（6）依据教学环境条件：教学环境主要是指教学设备条件，如信息技术条件、仪器设备条件、图书资料条件等；教学空间条件，如教室场地条件、实验设备条件等；教学时间条件，如整体课程教学时间、理论授课时间等。教学环境条件的好与差，对于教学方法功能的发挥有一定的制约作用。如PBL教学需要有小教室，开展护理情景模拟教学需要有高仿真护理人等。

3. 常用教学方法　详见本章第二节。

（三）教学结构的设计

1. 教学结构的概念　所谓教学结构是指教学系统诸要素在教学中的组合形式，是教学各环节相互关系与联系的具体体现。教学结构设计也是教学设计的重要环节。

2. 课堂教学结构设计要求　现代认知学习理论认为，教学活动是一系列作用于学习者的外部活动，这些外部活动的进行是为了促进和激发学习的内部过程。因此，教学结构的设计必须符合学习者学习的内在规律，才能有效地促进学习。研究表明，学习者按预期目标进行学习时的内化过程步骤为：接受、期望、有关知识技能的回忆和检索、选择性知觉、语义编码、反应、强化、恢复和强化、恢复和组织。与这一内部过程相对应、能促进学生学习的外部教学活动一般为：引起注意；告诉学习者目标；刺激学生对先前学习的回忆；呈现有关学习内容；给予学习上的指导，促进学生学习内化；教师加强引导，让学生实际操作；在学生的思考与练习过程中及时提供反馈；检测学习效果，评定学习行为；提问总结，增强记忆与促进迁移。在进行课堂教学结构设计时，应根据实际情况，教学目标不同，学生特点不同，学科内容不同，具体的课堂教学结构的程式也有所不同。

3. 常见的课堂教学结构　课堂教学结构一般包括导入教学、展示学习目标、复习检查或前测（pre-assessment）、讲授新知识、巩固新知识或后测（post-assessment）、归纳总结、布置课外作业等部分组成。

（1）导入教学：又称导课，新颖独特、富有创意的开场白，是保证课堂教学质量的重要环节。其目的是使学习者做好上课的物质和心理上的准备，把学习者的注意力集中到教学中来，激发学习者的学习兴趣和求知欲，保证学习者的学习活动有效进行。

（2）展示学习目标：教师在讲授新课前，应及时将学习目标、重点、难点讲授给学习者，使学习者清楚本次课程的主要学习任务，学习者带着任务学习可明显提高学习效果。

（3）复习检查或前测：即诊断性评价，是指在组织教学之后对上一节课或以往学过的知识或技能的复习检查。其目的是复习巩固上一节课所学习的重要内容，或复习检查与讲授新教材直接相关的旧知识，为学习新知识做好准备。复习检查的方法多种多样，如检查作业、简单的书面练习、口头提问、表演等。

（4）讲授新知识：讲授新知识是课堂教学的中心环节，是讲授课的主要构成部分，其目的是使学习者获得新知识和新技能，掌握新思想、新理论和新事实。教师应按照课程标准要求，遵循教学原则，采取恰当的教学方法来完成讲授新教材的任务。在讲授过程中，应注意新旧知识的联系，努力做到生动有趣，始终引发学习者的求知欲，吸引学习者的注意力；注意突出重点，抓住关键，化难为易。在讲授过程中，教师应有效利用教学活动促进学习者主动学习、积极参与。

笔记栏

189

（5）巩固新知识或后测：即形成性评价，教师可采取提问、练习等方式，了解学习者的学习效果，并及时给予反馈。目的是使学习者能够理解、消化、吸收和掌握新知识，力争做到当堂消化、理解和巩固。

（6）归纳小结：又称结课，是整个课堂教学过程极为重要的一个环节。在一堂课结束前，教师应利用 5～10 分钟，总结本次课的主要内容、重点与难点等，有效帮助学习者对课堂所学知识进行梳理、定型、概括、深化，对课堂教学情况做出恰当的总结和评价。同时，还要对后续的教学内容适当引导，为以后的课堂教学做好铺垫。

（7）布置课外作业：布置课外作业是对学习者课外学习活动的安排，其目的在于使学习者进一步巩固课堂所学的知识和技能，有效、合理地利用课外时间，把课外学习和课内学习结合起来，养成独立学习的能力和习惯。

（四）教学时间的设计

学校教学总是在一定的时间内进行，教学时间是影响教学活动的一个重要因素，控制和改变教学时间在一定程度上也就意味着控制和改变教学活动。教学时间设计主要包括以下内容：

1. 把握好总体时间分配　教师在教学设计时，应对整门课程的教学时数做到心中有数。首先，依据课程教学目标和教学实际需要对整体教学时间（一般以学期为限）做出合理规划；其次，应对每节课的教学时间分配有合理的安排，如导课需要几分钟、新课讲授需要多长时间、是否需要给学生讨论、测试学生学习效果和布置课外作业需要几分钟等。

2. 科学规划单元课时　教师在进行单元课时分配时，应分析学生已有的知识准备情况，找出单元内容包含的知识点与重点、难点，并在此基础上确定每个单元所需要的时间。

3. 注意学习者专注学习的时间　研究表明，学习者每天的学习能力有高低变化，每天学习能力最强的时间是上午第二、三节课，较差的时间是下午第一节课。此外，学习者的年龄不同，学习的有效持续时间也不同。根据测量研究，学习者不产生疲劳的适当学习时间是：6～8 岁为 30～40 分钟；9～12 岁为 40～50 分钟；13 岁及以上为 50～60 分钟。

4. 防止教学时间遗失　教师在教学设计过程中应把握好每个环节，精心设计好每项内容。同时，又要对课堂上可能出现的问题及处理办法有一定的预测和心理准备，避免教学时间遗失现象的发生。

六、教学评价设计

（一）教学评价概述

1. 教学评价的概念　教学评价（teaching evaluation）是依据教学目标对教学过程及结果进行价值判断并为教学决策服务的活动，主要研究教师的教和学生的学的价值过程。教学评价内容包括对教学过程中教师、学生、教学内容、教学方法手段、教学环境、教学管理等因素的评价，但主要是对学生学习效果的评价和教师教学工作过程的评价。教学评价是课堂教学必不可少的一个部分，它既是教学活动本身，又为教学活动提供反馈，在进行课堂教学设计时，要对这些评价做出适当的安排。课堂教学评价贯穿整个教学过程，是成功教学和进行教育教学决策的基础。

教学评价种类繁多，按评价功能可分为诊断性评价、形成性评价和终结性评价。诊断性评价是指在具体的教学前实施的评价，可以了解学习的准备情况，教师可据此决定教学的起点。形成性评价是在教学过程中，为使活动效果更好而进行的评价，目的在于帮助教师更清楚地了解学生学习的进展情况，并根据这一反馈信息来调节教学活动，它贯穿于整个教学过程中，如一个单元或课时结束时的小测验，即属于形成性评价。终结性评价是指教学活动告一段落时为了解最终的学习成果而进行的评价，一般在学期结束时进行。

2. 教学评价的原则

（1）客观性原则：指在进行教学评价时，从测量的标准和方法到评价者所持有的态度，特别是最终的评价结果，都应该符合客观实际，不能主观臆断或掺入个人情感。因为教学评价的目的在于给学生的学和教师的教以客观的价值判断，如果缺乏客观性就失去了意义，因此而导致教学决策的错误。

（2）整体性原则：指在进行教学评价时，要对组成教学活动的各方面做多角度、全方位的评价，而不能以点代面，一概而论。由于教学系统的复杂性和教学任务的多样化，使得教学质量往往从不同的侧面反映出来，表现为一个由多因素组成的综合体。因此，为了反映真实的教学效果，必须把定性评价和定量评价综合起来，使其相互参照，以求全面准确地判断评价客体的实际效果，但同时要把握主次，区分轻重，抓住主要的矛盾。

（3）指导性原则：指在进行教学评价时，不能为评而评，而是要把评价和指导结合起来，要对评价的结果进行认真分析，从不同的角度找出因果关系，确认产生的原因，并通过及时的、具体的、启发性的信息反馈，使被评价者明确今后的努力方向。

（4）科学性原则：指在进行教学评价时，要从教与学相统一的角度出发，以教学目标体系为依据，确定合理统一的评价标准，认真编制、预试、修订评价工具。在此基础上，使用先进的测量手段和统计方法，依据科学的评价程序和方法，对获得的各种数据进行严格的处理，而不是依靠经验和直觉进行主观判断。

（二）教学评价设计的方法

1. 确定评价标准　教学评价是一个确定学生达到教学目标程度的综合过程，教学目标是评价的出发点和依据。课堂教学设计强调设定具体明确的教学目标，这也可使教学评价有具体明确的标准。

2. 确定评价手段　教师应根据教学目标，选择和使用恰当的评价手段。某种评价手段，对一些目标是合适的，而对另一些目标则可能不合适，因此选择评价手段时应意识到各种评价手段都有其局限性。在课堂教学中，教师可以通过观察、课堂提问、练习、测验等手段及时了解学生的学习情况，获得反馈信息。教师在进行教学评价时，要围绕教学目标，对所要提的问题、练习题、测试题等进行精心设计。根据课内形成性测试情况，及时调整教学活动。

（三）教学评价的技巧

1. 教学评价的适时性　有益的教师反馈应该是具体的、描述性的和及时的。每一个精妙的回答，每一次认真的作业，每一次好的表现，教师都应不失时机地给予鼓励和表扬。教师一句简单的赞语，一个赞许的目光，都是对学生极大的鼓舞，有利于培养学生积极的自我接纳的态度，帮助学生体会学习成功的愉悦，体验学习的快乐，体验不断进取的乐趣，也能帮助学生明确自己的实力所在，进一步开发潜力。

2. 教学评价的多元性　教学是教师与学生双主体的多边活动，教学活动的开展要以教师和学生共同的活动为载体。学生始终是评价的主体，学习评价应注重学生本人在评价中的主体作用，改变在课堂上学生是被评价对象、教师是绝对评价者的评价状况。教师可以采取以被评价对象为主，教师、学生共同参与的多元评价的方法。在评价中，学生可以通过"我的表现""我进步了"等自我评价形式提高自主意识、反思能力及学习积极性和主动性，增加学生自主发展的动力，从而有效地促进自我发展。通过教师评价、同伴评价，帮助学生更全面地认识自我，从而更好地促进学生的发展。

3. 教学评价的过程性　由于学生获得知识的过程和方法不一样，获得的情感体验就不一样。课堂评价要以学生的努力程度作为重要参数，主要考查学生在具体的学习情景中，是否积极主动地参与了学习活动，是否乐于与同伴进行交流合作，是否具有学习的兴趣和克服困难的精神。真正重视过程的评价应该运用建构性的语言，给学生以明确、清晰的建议。

4. 教学评价的艺术性　教师应正确看待每一位学生，以发展的目光面对发生在学生身上的点滴小事，允许学生犯错误。教师应学会幽默，使用艺术性的语言，讲究表扬和批评的方式方法，这将直接影响学生参与学习的热情。课堂评价，特别是批评学生，要注重保护学生的自尊和人格，不要挫伤学生的学习积极性。

5. 教学评价的层次性　教师应针对学生的实际水平，采用分层教学评价。教师根据平时对学生各方面的表现，把学生分成若干不同的层次，当学生发言、练习时，教师用一把"弹性的标尺"（即不同的要求），关注每位学生在学习过程中的点滴进步，做出评价。如果用单一的尺度来评价不同学习水平的学生，就可能会造成基础好的学生发展提高迟缓、基础差的学生感觉永远跟不上的现象。教师要发挥评价的多种功能，与点拨、引导等技巧融会贯通，使成绩优秀的学生更上一层楼。对学习暂时滞后的学生，教师要在肯定其努力、进步的同时，指明继续努力的方向。面对不同水平的学生，教师应采用灵活而富有启发性的评价，确保每位学生均有不同程度的成功体验。

（刘彦慧）

第二节　教 学 方 法

教学方法是师生为了完成一定的教学任务在共同活动中所采取的教与学相互作用的活动方式的总称。教学方法是教学过程整体结构中的重要组成部分，是完成教学任务、实现教学目标和提高教学质量的关键所在。

一、常用教学方法

（一）讲授法

讲授法（lecture method）是教师运用语言系统连贯地向学生传授知识、进行教育教学的方法。它可用于传授新知识，也可用于巩固旧知识，是整个教学方法体系中运用最多、最广的一种方法，常与其他教学方法配合使用。

1. 讲授法的特点　是指教师以口头语言作为传递知识的媒体，向学生单向输入信息，学生经过思维把知识储存在自己的头脑中。讲授法有助于充分发挥教师的主导作用，将知识系统、连贯地传递给学生；有助于在较短时间内使学生获得较多的间接知识；有助于将专业教育、思政教育、人文教育、素质教育和富有说服力的讲授有机结合，对学生具有深刻的感染力量。

但讲授法多以教师活动为主，不利于发挥学生的主观能动性；讲授时面对全体学生，容易忽视学生的个体差异，不易于因材施教；教学单向输入信息，运用不当的话，容易造成"注入式""填鸭式""满堂灌"的结果。

2. 运用讲授法的注意事项

（1）讲授内容要有科学性和思想性：这是确保讲授质量的首要条件。教师讲授的知识必须真实地反映客观事实及其规律，选用材料必须确切可靠，观点正确，具有典型性，使学生既获得科学知识，又受到教材内在的思想教育。

（2）讲授应有系统性和逻辑性：教师对教材的内在联系，要做出合乎逻辑的分析，讲解的步骤、安排要合理。在讲授过程中要系统完整，层次分明，重点突出，突破难点，同时体现教材的内在逻辑关系，使学习习得的知识是一个较完整的体系。

（3）讲授应有启发性：教学的任务除了传授知识，更重要的是发展智力。经过学生智力活动加工过的知识才能真正内化为学生自己的知识。教师讲授过程中应避免照本宣科，忽视了学生学习的主体地位，要启发学生积极思考，促进思维活动与讲授知识交融在一起，发展学生智力。

（4）讲授应合理运用语言和非语言行为：讲授主要依赖语言表达，教师的语言表现力直接影响对学生知识的传授和智力的开发，为此，教师的语言要做到"准""精""美""活"。"语言准"

笔记栏

指发声准、语体准、达意准；"语言精"指精确、精炼、精彩；"语言美"要做到通俗、生动；"语言活"要做到注意穿插、恰当停顿。同时，教师的表情、眼神、动作等非语言行为能支持、修饰教师的语言，帮助教师传递难以用语言表达的情感和态度，加强语言的感染力。

（二）讨论法

讨论法（discussion method）是在教师指导下，让学生独立地阅读教材，收集资料，并进行群体性的讨论，借以交流信息，深化认识，发展智能的一种教学方法。

1. 讨论法的特点 讨论法以学生自己的活动为中心。学生在活动中处于主动地位，能够更好地发挥学生学习的主动性、积极性，每个学生可发表自己的看法，又可听取各种不同的看法，集思广益，互相启发，加深理解，共同提高；讨论法有利于发挥学生独立思考的能力和探求真理的求实精神及创造精神。

但讨论法也存在耗时较多、组织不当容易偏离教学目标、部分学生参与积极性不高等不足。

2. 讨论法运用的注意事项

（1）讨论前做好准备：在讨论前，教师应该根据教学目标拟定讨论的主题和具体要求。讨论主题应具有讨论的价值，同时兼顾教学内容、教学要求和学生实际水平，使不同水平和能力的学生均有兴趣参与。教师也要提供与讨论有关的信息和材料等，确保讨论顺利进行。同时还需要考虑讨论的形式、讨论小组的规模以及可能出现的情况。一般采用小组讨论的形式，小组成员人数5~6人为宜。

（2）讨论中做好组织引导：每组选定一个组长组织讨论，教师在讨论中做好组织协调，可采取蹲点和巡视相结合的形式。当学生思路陷入僵局无言可发时，教师应疏通思路，使讨论得以继续进行；当讨论中出现分歧而僵持不下时，教师应抓住关键给予指点，使学生豁然开朗，沿着正确的方向继续深入讨论；当讨论不得要领时，教师应再一次明确讨论问题，必要时还可通过具体事实加以引导，使学生找到讨论的线索；当讨论出现"跑题"现象时，教师要及时加以点拨，使讨论回归正路；当讨论中出现"派生"问题时，将讨论控制在"正题"上，将"派生"问题留到课外解决。同时，教师应注意在讨论中给每个学生平等发言的机会。

（3）讨论结束时做好小结：讨论结束，每组推选代表向全班汇报本组讨论的情况和讨论的意见，教师进行总结评价，可归纳讨论得出的观点，阐明正确的概念。教师应避免直接对学生的观点做出对或错的判断，而应帮助学生运用事实材料澄清讨论中出现的错误与片面认识，使学生获得正确的观点和系统的知识，也可提出进一步讨论的问题，让学生自己去学习和研究。

（三）演示法

演示法（demonstration method）是教师通过向学生展示实物等直观教具，或进行示范性实验、操作等使学生获得关于事物现象的感性知识，以促使其获得知识和技能的一种教学方法。演示法是护理技能教学的常用教学方法。

1. 演示法的特点 直观性强，使学生获得丰富的感性认识，是直观性教学原则的具体运用。演示法能激发学生的学习兴趣，集中注意力，发散思维，获得知识的印象深，助于识记，有利于发展学生的观察能力和抽象思维能力。

演示法以教师活动为主，学生自主性较少，易造成学生对事物的认识停留在表象上，可配合讲授法等其他教学方法一起使用。

2. 演示法运用的基本要求

（1）演示前让学生明确观察的目的和要求：让学生带着任务去观察，引导学生将注意力集中到观察演示对象的主要特征、重要方面或事物的发展过程上。

（2）做好演示准备：上课前要认真做好准备，选择好演示的对象，准备好教具，事先进行预演，以保证课堂上演示的顺利成功。

（3）演示时要使全体学生都能观察到演示活动，并尽可能使学生运用多种感官去感知，以加深印象：演示物应选择好放置的位置，让学生都能看见，以提高演示的效果。演示时最好运用学生多种感官（如眼、耳、鼻、口、手等），让学生充分全面地去感知，以便形成清晰而完整的表象。如果感知有片面性，会造成学生对事物认识的曲解、错觉，不利于形成正确的概念。

（4）演示时应与讲解和提示密切结合：教师要及时提示和引导，配合讲解和分析，让学生边观察边思考，既要了解事物的全貌，又能抓住事物的主要特征，还能观察到事物发展变化的全过程，并要求学生能用准确而清晰的语言表达从观察中得出的结论。

（四）角色扮演法

角色扮演法（role play method）是教师根据一定的教学要求，有计划地组织学生运用表演和想象情景，启发及引导学生共同探讨情感、态度、价值、人际关系及解决问题策略的一种教学方法。

1. 角色扮演法的特点　能够唤起学生必要的情绪引起态度上的变化，有助于实现情感领域的教学目标。对教学环境支持性硬件或软件的要求较低，利于开展。但角色扮演法的缺陷在于传递信息密度低、速度慢，且教学情景是人为设置的，与真实情景之间存在一定差距。有些情况下，某些学生趋向于表演，过于戏剧化，角色会失去真实性。角色扮演法不适用于初学者。

2. 角色扮演法运用的基本要求及步骤

（1）根据教学目标，设计角色扮演过程。①创设问题情景：学生清楚理解问题情景，并且产生浓厚的兴趣，是角色扮演法的起点，也是整个表演过程能够取得成功的重要保证。因此，教师需要通过多种方法和渠道向学生展示问题情景。经常采用的形式有：播放视频、讲解真实故事、提供模拟案例等。②挑选学生"演员"：虽然角色扮演是学生全员参与的学习活动，但最初由谁来承担人物角色，并不是一个随意的决定。因为第一轮的表演会直接影响到"观众"的情绪，也会影响到接下来的分析和讨论。所以，教师要认真挑选第一组"演员"的人选。挑选的学生演员有承担某一角色的强烈愿望，有一定的表达与表演能力且乐于与别人探讨问题，善于接受别人的意见。教师在确定人选时，应首先征求学生的意见，强行安排不利于抒发内心的真实感受。③准备表演框架：确定表演人选后，学生形成"演员"小组进行磋商，筹划表演内容。学生在准备时并不需要把每句台词都固定下来，否则有可能阻碍学生创造性的发挥。教师应帮助学生准备表演需要的场景、道具或其他辅助用品，使表演最大限度地接近真实情景，产生较强的感染力。④训练学生"观众"：在角色扮演的教学组织中，让暂时不参加表演的学生也进入"状态"，是一项不容忽视的任务。教师要对这部分学生进行有意识的引导和培训，使他们与表演者之间形成积极的互动。为使学生在观看时抓住重点，教师应布置一些观察性的问题，例如：角色扮演是否真实？情节发展是否合理？每个角色持有什么观点？分别对问题采取了怎样的解决办法？还有没有更好的选择？……全体学生对这些问题的思考，对表演后的有效交流非常重要。只有全体学生都进入到问题情景之中，才能营造出活跃的氛围，获得真实的体验，后续的讨论才可能深刻。在鼓励学生参与的过程中，教师要特别关注那些平时不太愿意发言的学生，想办法唤起他们的学习热情，使他们也能积极投入到问题的探究之中。

（2）在角色扮演过程中，教师应注意对整个过程加以指导和控制：学生表演者按照事先设计的计划，承担起个人的角色，进行合作表演。教师和其他学生在观看时切忌苛求完美、在表演技巧上挑剔。从一定意义上讲，学生表演的不成熟或不确定是十分正常的。他们在身临其境的时候很容易产生新的思想火花，做出即兴的行为反应，而这正是角色扮演能够展现学生真实情况的优势所在。对学生积极的表演，教师要以多种方式进行鼓励，肯定他们的良好表现。这样，学生在表演中就会增强信心，不断调动表演情绪，逐步进入到角色情感世界的深处。另外需注意，角色扮演时间不宜过长，过分冗长的表演会给扮演者增加负担，也可能使观众失去兴趣。只要学生把问题情景准确展示出来，将自己的观点表达清楚，表演即可停止。学生在课堂上的表演一般以10~15分钟为宜。

（3）角色扮演后，教师要组织学生进行讨论及评价：表演结束后的热烈讨论和积极评价，能把学生的情绪推向新的高潮。由于学生对问题情景的理解不尽相同，持有的价值观念不同，对角色的行为取向会出现观点上的差异。这些差异的存在正是讨论得以展开，并向纵深发展的重要动因。教师要把讨论引导到对问题的不同理解上，分析表演的真实性与合理性，不要只关注表演的"舞台效果"和角色的表达方式。在分析人物角色时，应多注意挖掘人物的内在动机和行为产生的原因。更重要的是，要将评价集中在角色所做的决定上，认真考察其决定可能产生的结果。这种深入的讨论，不仅可以提高学生对角色社会行为的分析能力，而且能增强其选择正确行为的判断能力。

经过以上过程，角色扮演的过程既可以停止，也可以继续进行。在第一轮表演之后的讨论中，如果多数学生对角色的观点、态度或行为有不同的意见，还可以按照他们的思路开展下一轮表演，让那些有其他想法的学生作为第二批"演员"。这样的过程可以重复几次，直到学生把全部观点都表演出来为止。最后，教师带领学生进行全面的总结，归纳解决同类问题的基本原则和有效策略，并鼓励他们在日后的工作实践中加以运用。

二、现代教学方法

（一）以问题为基础的教学法

以问题为基础的教学法（problem-based learning，PBL）是近年来受到广泛重视的一种教学方法。因其直指知识的应用和未来职业技能的培养，风靡全球，对各办学层次、各学科的教学与培训产生了革命性的影响。

1. PBL 概述　PBL 是基于真实情景、以"问题"为核心的高水平学习，是一种以学生为主体，教师为引导的教学方式。它强调把学习设置到有意义的问题情景中，通过让学生合作解决真实性问题，来学习隐含于问题背后的科学知识，以使学生形成自主学习（autonomic learning）和分析问题解决问题的能力。

2. PBL 的产生与发展　20 世纪中后期成为医学教育史上重要的理论突破和实践改革。首次将以学生为中心的教育理念广泛地引入医学教育，从传统的授课型教学转向问题探讨型教学，改变了单向灌输的教学方式，使学生在深入探究医学问题的过程中建立起构建知识的路径，进而掀起了全球医学教育改革的热潮。自 1969 年首次应用于加拿大麦克马斯特大学医学院以来，PBL 的思想原则已经在国际医学教育领域实践了半个多世纪，尤其是 20 世纪 80 年代哈佛医学院"新途径"医学教育改革引入 PBL 模式并完全取代传统授课模式以来，PBL 已经被广泛应用于诸多国际著名医学院校，如在美国的 125 所医学院中，有 120 所运用了 PBL 思想原则，这对于医学教育的理论和实践都具有深远影响，甚至逐渐超越了最初的医学范畴，进入到工程、商学、管理学等的教育领域。20 世纪末，我国的医学院校开始尝试在教学改革中引入 PBL 的方法和模式。我国护理教育工作者结合护理教育的具体情况，也逐渐将 PBL 应用于护理各科的教学以及临床教学中。

3. PBL 的组织形式　PBL 可在全体课程、某学科课程以及某学科部分课程中开展。全体课程下的 PBL 打破学科界限设置课程，围绕病人的问题编制综合教材，将基础学科和临床学科融合在一起。学科课程下的 PBL 不需要打破学科界限，较易施行，是目前我国护理教育中应用最广泛的形式。

PBL 以小组为单位进行。一般 6~10 名学生为一组，每组配备 1 名指导老师（tutor）。每组推荐 1 名组长，负责小组讨论的组织；1 名秘书，负责记录。小组成员选择时，应考虑多样性，尤其注意不同性别、个性的学生的搭配。

4. PBL 的过程　PBL 学习以问题为起点、以小组为单位进行。问题情景来自临床实践，由导师小组精心讨论形成，并为教学目标服务。

PBL 的整个过程包括探讨问题（problem-exploration）和解决问题（problem-solving）两个阶

笔记栏

段。具体可概括为设置问题情景—脑力激荡、提出问题—收集资料（自学）—小组讨论，分享学习结果—活动汇报—问题后的反思等步骤。

（1）设置问题情景：在学生具体学习之前，教师应先给出相应的情景（称为触发器，trigger），这种情景是学生今后在现实工作中要遇到的同样的或类似的情景。高质量问题情景的设置是 PBL 教学成功实施的基础。PBL 情景案例编写原则：①案例应能引出所学领域相关的概念、原理，并与先前的知识联系起来。②案例应是开放、真实的病例。③案例应足够复杂，涉及病人的文化背景、生活环境等社会人文因素，包含许多相互联系的部分，每部分都很重要。④知识点应有所侧重，从易到难，包含基础和临床知识，同时，融入护患沟通、社区护理、职业道德等。⑤案例应随着问题的解决逐渐提供给学生，因此，一个完整的案例应包括二幕或二幕以上。⑥案例应确保前阶段所呈现的条件没有把问题的关键因素暴露出来。如案例第一幕："张女士，51 岁，正处于事业发展高峰，工作任务繁重，为了提高工作效率，经常牺牲休息时间，身体长期处于超负荷运转的紧张状态。近 3 个月来又为了儿子的新房装修，忙进忙出，购买装修材料、与施工人员协商、监督装修质量。有时忙得吃饭都忘记了，连喝水都没有时间，自觉休息和睡眠质量得不到保障，导致全身乏力。昨日起腰部皮肤有刺痛感，如有细小的针尖在不停地扎。"

（2）提出问题：学生以小组形式进行第一次讨论，围绕情景，进行脑力激荡，根据现有知识基础提出具体的学习"问题"。全体课程下的 PBL 涉及的问题不以学科为界限，而是围绕要处理的情景提出所有相关的学习问题。指导老师在开展教学活动前应全面了解学生的情况，包括学习成绩、学习态度、个性特征、以往参加 PBL 的经历等；在讨论时，鼓励学生建立良好的小组成员关系，确保所有学生都参与到活动中，鼓励学生提出各种问题，并相互评论。当学生的讨论离题太远时，指导老师可给予适当的引导。指导老师不要直接向学生表达自己的观点或提供有关的信息，尽量避免提出一些能把学生"引到"正确答案上的问题的相关知识。在 PBL 教学的开始，指导老师需要更多地发挥支持作用，而随着活动的进行则慢慢地隐退，更多地让位于学生的独立探索。秘书负责记录提出和解决问题的过程，包括学生们的想法和假设以及所确定的学习要点和行动计划。如根据以上案例学生可能会提出以下问题："张女士为什么会出现浑身疲劳？为什么会出现腰部皮肤的针刺感？新房装修材料与张女士出现的症状有关吗？"。

（3）学生的自学过程：确定学习问题和行动计划后，在小组内分配学习任务。学生根据各自的任务进行自主学习，分头去探索确定的学习要点。具体方式有：查阅参考书，应用图书馆和其他学习资源，如模型、标本、病理切片、X 线片以及网上教学数据，必要时还可自己做实验或观看电影、教学录像等。学习大纲在该阶段发挥重要作用，包括各基础学科的主要概念，有关参考书和文献目录及其他教学材料。

（4）小组讨论：小组成员再次集合，沟通、分享他们所获得的信息，基于所学新知识再次检验问题，提出解决问题的方法及问题的答案。在分享学习成果时，小组成员要评价自己和他人的信息，通过信息的获取途径，判断其来源是否可靠。

（5）活动汇报：各小组采取各种不同形式报告自己的结论和结论得出的过程，如图表、口头报告、角色扮演等。PBL 强调的不只是解决问题，而是要让学生理解问题解决背后的关系和机制。

（6）问题后的反思：为提炼所学知识，学生要有意识地反思问题解决的过程。考虑问题之间的异同点，促进概括能力和对新知识应用情景的理解。同时，学生对自己和他人的表现进行评价，指导老师亦对学生的表现进行评价，包括在整个问题解决过程中的推理能力，利用各种资源发掘信息的能力，在小组任务中发挥自身作用的情况，以及获得、精炼知识的过程。学生对自主学习和合作学习活动进行反思，对其高级思维技能的发展具有重要意义。

5. PBL 的特点

（1）以学生为中心：PBL 改变了传统的教学方法以教师为主导、学生被动接受知识的局面，在教学中，以学生为主体，学生通过自主学习获得知识。

（2）以培养学习能力和解决问题能力为主要目的：通过 PBL 使理论知识与临床实践紧密联系起来；以小组为单位学习，通过文献资料的查阅和临床实际案例的分析、讨论，让学生学会学习；同时，锻炼了学生分析问题和解决问题的能力，也有助于其评判性思维能力的发展。

（3）激发学生的学习动机，增强自主学习能力：通过提出有挑战性的问题，可以引发学生的好奇心和求知欲，使学生主动参与学习，从而提高学习效果。同时，使学生在设问和释问的过程中产生自主学习的动机和欲望，逐渐养成自主学习的习惯，并在实践中不断优化自主学习的方法。

6. 影响 PBL 推广的因素

（1）教师因素：PBL 教学法需要教师具有较强的基础知识和丰富的临床、教学经验。教师经过培训后方能承担指导老师的工作。且 PBL 采用小组式教学，每组配备一名指导老师，这需要一支庞大的师资队伍。

（2）学生因素：PBL 教学法要求学生有较强的自学能力、推理能力和评判性思维能力，学生的个性特征、学习风格和动机水平都可能影响他们对 PBL 的接受程度。

（3）教学资金：实施 PBL 教学法需保证学生有足够的参考书和电化教学设备，计算机系统和网络系统也应非常便利，这需要足够的教学资金支持。

（二）以案例为基础的教学法

以案例为基础的教学法（case-based learning，CBL）与 PBL 一样，也是体现"以学生为中心"的教学理念，学生变传统的被动学习为主动学习。但 CBL 与 PBL 不同的是，CBL 在教学时，提供具体的案例，且教师根据案例内容事先提出了具体的问题。而 PBL 提供案例或相关背景资料，只是为了创设临床情景，提供的案例往往是不完整的，具体的问题由学生提出。

1. CBL 概述 CBL 是在教师指导下，根据教学目标和内容的需要，采用案例组织学生进行学习、研究、锻炼能力的方法。CBL 亦是考查学生学习成绩与能力的方法。案例是对一个实际问题的客观描述。

2. CBL 的产生与发展 CBL 起源于 20 世纪 20 年代美国哈佛大学商学院（Harvard Business School）。20 世纪 80 年代，CBL 教学法受到师资培训的重视。1986 年美国卡内基小组（Carnegie Task Force）提出《准备就绪的国家：二十一世纪的教师》（*A Nation Prepared: Teachers for the 21st Century*）的报告书中，特别提出 CBL 教学法在师资培训课程中的价值，并将其视为一种相当有效的教学模式。我国自 20 世纪 90 年代开始引入 CBL 教学法。近年来，CBL 教学法在护理教学中得到广泛应用。

3. CBL 的过程

（1）编选案例：这是最基础的工作。案例大多是一份文字材料，包括案例的主要"情节"和重要数据，存入"案例库"供随时提取。教师应亲自参加调查研究，取得第一手资料。也可发动学生深入调研，进行案例编写，有助于提高学生分析问题的能力。上课前，教师要根据教学需要选择一个或多个案例，或者选择前后相关的一串案例，以便逐步深化要研究的问题。编选的案例要求符合教学目的，能反映教学内容中最基本的知识结构；能起范例作用，能使学生举一反三；要比较全面，不但要有成功的经验，而且应有失败的教训；具有较强的仿真性、启发性和实用性；结构严谨巧妙、文字生动、引人入胜，并经常推陈出新。

（2）呈现案例、学生自行准备：在正式集中讨论前 1~2 周，教师发放案例材料。让学生阅读案例材料，查阅指定的资料和读物，搜集必要的信息，并积极思索，初步形成关于案例中问题的原因分析和解决方案。教师可列出一些思考题，让学生有针对性地开展准备工作。该步骤必不可少且非常重要，如学生准备不充分，会影响整个 CBL 的过程和效果。

（3）分析案例：这是 CBL 教学法的关键和中心环节。CBL 教学法课堂教学的主要形式是学生讨论，教师可根据教学内容、班级人数、教学场地采取以个人发言为主的小型分析讨论会、小组集体讨论或代表发言的班级辩论会等方式，其中小组集体讨论是最常采取的方式。案例分析还可

笔记栏

197

采取角色扮演、实地考察等方式进行。教师根据学生的年龄、个性等不同，将学生划分为若干小组，小组成员要多样化，各个学习小组的讨论地点应该彼此分开。讨论结束后各小组派代表发表本小组对案例的分析和处理意见，接受其他小组成员的提问并做出解释，此时本小组的其他成员可以补充。教师可提出几个意见比较集中的问题和处理方式，组织各小组予以重点讨论。CBL 教学法注重创设教学环境，教师充当组织者和主持人的角色，不应对学生的活动进行过多干涉。教师仅在学生由案例的个别事件上升到普遍意义时，加以指导或引导。

（4）总结阶段：在揭示案例代表的类型特点之后，教师要进行归纳、评述，使学生进一步从理论上把握案例所反映的一定规律性的知识、技能、方法和思想，并引导学生将其推广、应用到类似的情景中，从理论认识回到实践中。第 2、3 阶段是实现 CBL 教学"触类""举一"的过程，第 4 个阶段就是"旁通""反三"的过程。

4. CBL 的特点

（1）较强的综合性：案例较一般的举例内涵丰富，案例的分析、解决过程较为复杂。学生不仅需要具备基本的理论知识，而且应具有审时度势、权衡应变、果断决策的能力。CBL 教学的实施，需要学生综合运用各种知识和灵活的技巧来处理案例中的问题。

（2）深刻的启发性：CBL 目的在于启发学生独立自主去思考和探索，注重培养学生独立思考的能力，启发学生建立一套分析问题、解决问题的思维方式。

（3）突出的实践性：案例来源于临床实践，CBL 教学促进学生实现从实践上升到理论，再从理论回归到实践的转化。

（4）过程的动态性：在教学过程中存在教师个体与学生个体的交往，教师个体与学生群体、学生个体与学生个体、学生群体与学生群体的交往，亦即师生互动、生生互动。

（5）结果的多元化：CBL 的结论有时没有固定的答案，学生根据自己的分析得出各自认为最佳的解决方案。

（三）混合式教学法

混合式教学法（blended learning，BL）是将面对面教学和网络学习相整合，综合使用同步技术和异步技术来传递教学内容的一种新型教学方式和学习理论。混合式教学法是国际教育技术界对网络化学习（e-learning）深入思考之后提出的新概念。混合式教学法把传统学习方式的优势和网络学习方式的优势结合起来，既发挥教师引导、启发、监控教学过程的主导作用，又充分体现学生作为学习过程主体的积极性、主动性与创造性。混合式教学法是对传统式学习和网络化学习的超越与提升，它强调的是在恰当的时间，应用合适的学习技术，达到最好的学习目标。混合式教学法为高校护理教学改革提供了一种新的思路和方法，可充分发挥高校已有信息化环境的作用和价值。

1. 混合式教学法概述　混合式教学法指综合应用不同的学习理论、学习资源、学习环境、学习方式与学习风格等来实施教学的一种策略。简单来说，混合式教学法就是各种教学方式的有效结合。一般来讲，混合式教学法体现了多种教学环境的混合，自学和协作学习的混合，离线学习和在线学习的混合，多种学习评价的混合，以及多种学习结果的混合。从学习者的角度来看，混合式教学法指从所有可以得到的并与自己以前的知识和学习风格相匹配的设备、工具、技术、媒体和教材中进行选择，帮助自己达到学习目标；从教师的角度看，BL 是指组织所有可以得到的设备、工具、技术、媒体和教材以达到教学目标。

2. 混合式教学法的产生与发展　自 1996 年第一篇发表在美国《培训杂志》的关于 e-learning 的论文起，教育技术人员和培训领域工作者开始了对在线学习和培训的研究，逐步建立起关于 e-learning 的理论体系。但是美国培训与发展协会 2001 年报告显示，80% 的企业培训仍然采用传统课堂教学的形式，e-learning 的发展并不理想。以此报告为标志，e-learning 逐渐进入低潮期，人们开始对技术环境下的学习进行反思，关于线上与线下相结合的混合式教学逐渐走进人们的视野。2003 年，国内学者首次对混合式教学进行系统介绍。二十多年来，混合式教学法在中国的知名度不断提高，其研究遍布学校教育、在职培训、成人教育等各个层次和领域。

3. 混合式教学法的过程　混合式教学法的目的是促进学生有效地深层次学习，为实现此目标，混合式教学法通常借助网络课堂的协作学习平台和传统的教室，采取课堂讲授、小组协作学习、案例分析、问题解决等多种教学活动形式相结合，集体学习、小组学习、个别学习等多种活动组织形式相融合的方式。教学过程主要包括课程设计、课程导入、组织教学活动、复习和评价等环节。

（1）课程设计：混合式教学法的课程设计大体可以分为前端分析、活动与资源设计和教学评价设计3个阶段。

1）前端分析：即对课程教学的基本情况进行分析观测，以明确课程开展混合式教学法的可行性。包括3个方面的工作：①学习者特征分析：评定学习者的预备知识、学习风格和学习偏好等，掌握学习者的相关特征。②学习目标分析：根据教学内容的实际情况确定学习应达到的目标。③教学环境分析：评估课程教学所具备的外部环境条件。

2）活动与资源设计：活动设计在混合式教学法课程设计中占有特殊重要的位置，是混合式教学法能否成功开展的关键。混合式教学法的活动是课堂活动、课外实践、在线学习、在线交流等组合形成的序列。教师在明确课程整体学习目标的基础上，对相应学习活动的顺序做出安排，确定学习过程中信息沟通的策略，并充分考虑为学习过程提供哪些支持。如明确哪些内容适合课堂教学，哪些内容适合让学生自学或开展协作学习。明确为学生提供的学习支持，包括学习方法指导、答疑与辅导、指导学生完成学习任务以及技术问题的解决等。

3）教学评价设计：考虑以什么方式对学生的学习活动及其成果进行评价，通常有以下几种评价方法：课程知识的考试（如在线测试）、活动记录（如发表帖子的数量、质量，上线的时间、次数等）、电子学档（如反思记录、总结报告、案例分析报告、小论文）以及课堂观察等方法。

（2）课程导入：首次上课时向学生介绍本课程的学习目标、课程内容、网络/课堂组织形式、学习支持方法、各阶段学习任务、教学评价的方式，以便学生能正确理解课程活动。另外，教师还要对学生如何学好课程进行学习方法的指导。

（3）组织教学活动：混合式教学法的整体过程往往包含多次课堂教学和学生自主完成学习任务的活动。一组课堂教学和学生自主学习活动构成了一个单元，混合式教学法的教学活动是由若干个单元组成的。混合式教学单元可按如下过程进行设计和实施：

1）活动导入：为每一个单元的起始环节，主要内容是向学生陈述单元学习的任务目标。教师可通过描述任务目标、示例说明任务、展示提供的学习资源和具体布置任务四部分工作，使学生充分理解任务目标。

2）制订计划：学生自主确定单元任务或相关问题所涉及的因素，并就解决问题、完成任务的实施步骤形成详细的计划。如要求学生以小组形式完成单元任务，则应要求小组成员共同商定实施计划，并可根据总任务拟定子任务，明确小组成员分工。相对而言，真实教室里的现场氛围更利于该环节和活动导入环节达到理想的效果。

3）实施计划：学生个体或小组按照计划逐步完成任务，学生根据各自不同的时间安排和学习习惯，独立完成自己承担的具体工作。为确定小组内部的协调，以及向学生提供来自同伴或教师的必要支持，学生和教师需通过虚拟学习环境建立教师与学生之间以及学生与学生之间的双向交流。

4）评价与分享：学生与教师、同伴共享学习成果，以补充、巩固和升华单元学习的收获。该环节包括3种操作形式：学生通过汇报成果或在线发布报告进行知识的整合；学生对比自己与其他同学的成果，反思其成败；教师反馈。

（4）复习和评价：教师参考学习活动结束后提交作品的质量、平时作业的完成情况、平时测验（含在线测试）成绩、实验报告和口头报告的结果、最终测试的成绩等组织成绩评定。

4. 混合式教学法的特点

（1）通过线上与线下的有机结合提供多种形式的学习：混合式教学法通过信息技术提供的便

利条件，根据实际需要，灵活组合以班级为单位的集体学习、以小组为单位的协作学习和以个体为单位的个别化学习形式。

（2）利用技术力量实现学生个性化学习：混合式教学法教学过程中，在线学习主要依赖自主在线完成，学生可控制学习的时间、地点、路径和进度，满足自身个性化的学习需求。

（3）赋予学生自主学习的权利让学生学会学习：一方面，混合式教学法改变了传统课堂上接受学习的状况，促使学生主动参与，积极探究，有利于培养学生搜集和处理信息的能力、获取新知识的能力、分析和解决问题的能力以及交流与合作的能力；另一方面，自主学习使学生主动掌握整个学习过程，自发、自觉地投入学习，有利于促进学生形成良好的学习习惯和品质，找到适合自己的学习方法。

5. 影响混合式教学法推广的因素

（1）教学资源：混合式教学法对基础设施建设、经费、在线教育资源、技术工具等方面的资源配置要求较高。

（2）教师技术能力和基于技术的教学能力：混合式教学法对教师新技术使用技能和教学能力等方面的要求进一步提高，除传统教学中教师必备的学科内容知识和一般教学知识之外，混合式教学法还要求教师具备应用信息技术的能力、系统化教学设计的能力和基于新技术的教学实施能力。

（四）情景教学法

1. 情景教学法概述　情景教学法（situational teaching method，STM）是通过所设定的教学情景来启动学生学习的内在动力，发挥学生的主体作用，调动学生学习的积极性、主动性和创造性的一种教学方法。它通过情景设置，增加教学过程中的情感因素，突出学生的主体地位，培养学生的学习兴趣，提供学生更多参与教学的机会，使学生能面对情景做出选择和判断，掌握解决问题的途径和方法。

2. 情景教学法的产生与发展　情景教学的概念，首先是由约翰·斯里·布朗（John Seely Browm）、艾伦·柯林斯（Allan Collins）和保罗·杜吉德（Paul Duguid）于1989年在一篇名为《情景认知与学习文化》（*Situated Cognition and the Culture of Learning*）的论文中提出的。他们认为："知识只有在它们产生及应用的情景中才能产生一定的意义，知识绝不能从它本身所处的环境中孤立出来，学习知识的最好方法就是在情景中进行。"情景教学法被国内学者引入后受到广大护理教育工作者的重视，并在护理教学中广泛应用。

3. 情景教学法的过程

（1）创设任务情景：通过情景创设使得学习在与现实情景基本一致或相类似的情景中发生。任务情景的创设应能蕴含或体现与所学领域（单一学科或跨学科）相关的概念、原理和方法，最好能包括若干重要的侧面，便于组织分工、合作。在创设任务情景时，应以有吸引力的方式提供任务的背景信息。在实际教学过程中，教师尽可能营造类似于真实的学习情景。如在使用高仿真模拟人的同时，结合教学器材和模拟病房布局模拟临床物理环境，使学生以护士角色对病人进行各项护理，从而发展综合护理技能。

（2）确定设疑问题：在上述情景中，选取与学习主题相关的真实性事件或问题作为学习活动的中心内容，通过设疑使学生感到新奇，诱发学习的需要指向学习的任务，引导学生进行探索。

（3）探究解疑：教师通过向学生提供解决问题的有关线索，而不是直接告诉学生如何解决问题，由学生自主探究，寻找问题的解决方案。学生可根据各自探索的结果进行讨论、交流，通过不同观点的交锋、补充，修改各自的看法，加深对当前问题的理解。此过程可以学生个体或以小组为单位进行。

（4）效果评价：通过观察学生在解决问题过程中的表现进行效果评价。

4. 情景教学法的特点

（1）真实性：情景教学法通过创设真实和逼真的情景，使学习者融入真实情景，为知识理解与生活、工作经验的互动创造充分的机会，促进知识与经验的互动。

（2）参与性：情景教学法通过让学生置身于类似真实的情景，主动观察、模仿情景中所隐含的知识和技能，同时促使学生积极承担学习、工作中扮演的角色，主动解决实际面临的各项问题，有利于提高学生在学习过程中的参与程度。

（3）应用性：情景教学法使学习在真实情景中产生，使学习与真实工作环境结合，鼓励学生创新思考，使其能灵活应用所学的知识和技能，夯实学习内容，避免知识僵化，促进知识迁移。

（五）项目教学法

1. 项目教学法概述　项目教学法（project teaching method，PTM），也称为"基于项目活动的研究性学习"，是指师生通过共同实施一个完整的项目而进行的教学活动。项目教学的指导思想是将一个相对独立的任务项目交给学生独立完成，从信息的收集、方案的设计与实施，到完成后的评价，均由学生具体负责。通过项目的实施，使学生了解和把握完成项目的每一环节的基本要求和整个过程的重点、难点。教师则在教学过程中起到咨询、指导和答疑解惑的作用。

2. 项目教学法的产生与发展　项目教学法萌芽于欧洲的劳动教育思想，最早的雏形是18世纪欧洲的工读教育和19世纪美国的合作教育，到20世纪中后期逐渐趋于完善，并成为一种重要的理论思潮。20世纪80年代以来，项目教学法在基础教育、职业教育、高等教育和成人教育中得到广泛的应用，近年来，在护理教学中也逐渐得到采用。

3. 项目教学法实施过程

（1）项目的设计与选取：项目教学的内容应来自真实的护理工作情景中典型的工作任务。项目的设计与选取应符合以下特征：①实践性：项目的选取应符合护理专业的实际，引进真实项目。②启发性：项目应蕴含一定深度的问题，能启发思考，诱人深入。③典型性：所选项目应能反映同类事物的一般特性，起到举一反三、触类旁通的作用。④目的性：项目选用要适应护理教学的目的和要求，要能提高学生分析问题和解决问题的能力。

（2）制订计划：学生根据项目主题，以小组形式，收集各种信息，讨论项目计划方案。分组时，教师一方面要考虑学生能否相互融合，另一方面要考虑每一小组内学生理论知识和操作能力的基础情况，让他们采取互补的方式合理搭配，有利于同学之间相互学习，学生会根据内容将一个项目分成若干小项目。

（3）实施项目：学生按项目方案进行具体的实施，是项目教学的核心部分。学生在教师的指导下分工合作，按计划完成工作任务。在此过程中，教师需随时为学生提供各种正确的启发和引导。

（4）评价总结：项目方案完成后，进行项目成果评估是项目教学的关键。这一环节主要包括3个部分：①引导学生自我评价，对方案实施中存在的问题进行纠正。由项目小组选派一名学生向其他成员介绍自己的项目计划及实施情况。包括自己在实施中的收获，如解决问题的方法、技巧以及遇到的问题与困惑。最后对自己的项目计划和实施情况做出自我评价。②小组互评：在观摩其他小组的项目实施过程及听取小组成员自评后，组织各组成员进行互评。③教师点评：在项目教学中，教师应对学生好的行为予以表扬，对不恰当的行为或不规范的操作予以纠正。

4. 项目教学法的特点

（1）教学内容以工作任务为依托：项目教学法是围绕教学任务或单元，设计出一个个学习环境及其活动，一个个项目、技术及其方法，它的一个重要价值在于消除了传统的学科教学所造成的诸多弊端。在护理教育的项目教学中，组织教学内容通常以教学项目的方式对教学内容进行整合，而教学项目往往是从典型的护理工作任务中开发出来的。教学内容突破了传统的学科界限，是以项目为核心，按照工作逻辑构建教学内容。

（2）教学活动以学生为主体：项目教学中采用较多的是工作小组的学习方式，这不仅有益于学生特长的发挥，而且有助于每个学生的责任感和协作精神的形成，体验到个人与集体共同成长

笔记栏

的快乐。同时，项目教学改变了以往学生被动接受的学习方式，创造条件让学生能积极主动地去探索和尝试。

（3）教学成果多样化：项目教学创造了学生充分发挥潜能的宽松环境，其学习成果不只是知识的积累，更是护理职业能力的提高。护理职业能力是一种综合能力，它的形成不仅仅是靠教师的教，更重要的是在护理实践中形成的，这就需要为学生创设真实的护理工作情景，通过以工作任务为依托的项目教学使学生置身于真实的或模拟的工作情景中，在项目教学中追求的不是学习成果的唯一正确性，因为评价解决问题方案的标准不是"对"或"错"，而是"好"或"更好"。在项目教学中，每个学生根据自己的经验，会给出不同的解决任务的方案与策略。因此，学习的结果不是唯一的，而是多样化的。

（六）微格教学法

1. 微格教学法概述　微格教学法（microteaching method，MM），意为微型化教学，又称"微型教学""微观教学""小型教学""录像反馈教学"等。"微"是指微型、片段及小步的意思，"格"这里是指分类研究教学行为的规律。微格教学法是在系统论、信息论和控制论的方法指导下，按照教师预期的教学行为目标，充分利用真实记录下的教学情景实况录像，通过反馈和反复的训练调整，帮助受培训者训练某一技能、技巧的教学方法。

2. 微格教学法的产生和发展　微格教学法形成于 20 世纪 60 年代美国的教育改革运动，最先被应用于师范生的教学技能训练。斯坦福大学（Stanford University）的德怀特·爱伦（Dwight W. Allen）等人在"角色扮演"教学方法的基础上，利用录像设备实录受培训者的教学行为并分析评价，以期在短期内培训一定的教学技能，后来逐步完善形成了一门微格教学课程。在 70 年代末，微格教学已逐步被一些国家作为培训教师教学技能的一种有效方法。以后在英国、澳大利亚、泰国等多个国家应用。我国在 80 年代初开始引进这种教学方法，起初主要用于教师的培训，后来逐渐被应用于各学科的教学中。目前，微格教学法逐渐被应用到护理教学中。

3. 微格教学法的实施过程　微格教学法以小组为单位进行，在学生教学技能和临床护理技能训练中的实施过程基本一致，但具体内容有所侧重，分述如下：

（1）微格教学法在教学技能训练中的实施过程

1）理论学习：学习微格教学的训练方法、各项教学技能的教育理论基础、教学技能的功能和行为模式。

2）确定训练目标：在进行微格教学之前，指导教师首先向学生讲清楚本次教学技能训练的具体内容及目标、要求。明确具体的技能项目，如"提问的技能""讲授的技能"等。每次训练集中培训一两项技能，以便学生容易掌握。

3）观摩示范：为了增强学生对所培训的技能的形象感知，需提供生动、形象和规范的微格教学示范视频或教师现场示范。在观摩微格教学示范视频过程中，指导教师应根据实际情况给予必要的提示与指导。示范可以是优秀的典型，也可利用反面教材，但应以正面示范为主。

4）分析与讨论：在观摩示范片或教师的现场示范后，组织学生进行讨论，分析示范视频的成功之处及存在的问题。通过学生相互交流、沟通，集思广益，形成该技能训练的最佳方案。

5）编写教案：微格教学的教案不同于一般教学的教案，它要求说明所应用的教学技能的训练目标，并要求详细说明教学过程设计中的教学行为是该项教学技能中的什么技能行为要素。

6）微格实践：以角色扮演的形式进行，学生轮流扮演教师角色、学生角色和评价员角色，由指导教师负责组织指导，摄像操作人员负责记录（可由学生担任）。一次教师角色扮演为 5~15 分钟，并用摄像机拍摄下来，由评价员填写评价单。

7）反馈和评价：在教学结束后，及时组织学生观看实践录像，由指导老师和学生共同参加。教师角色扮演者自我分析，指导老师和学生一起讨论评议，进行师生相互作用分析。

8）修改教案后重新进行角色扮演：对反馈中发现的问题，按指导老师和学生集体的建设性

笔记栏

202

意见修改教案，准备后进行重教。若第一次角色扮演比较成功，可不进行重教，直接进行其他教学技能的训练。在单项技能训练完成后，要有计划地开展综合技能训练，以实现各种技能的融会贯通。

（2）微格教学法在护理技能训练中的实施过程

1）知识学习：学习微格教学的训练方法及护理技能的目的、作用、注意事项等理论知识。

2）确定训练目标：明确具体的操作技能，如"铺床""无菌技术"等，确定相应的技能训练目标。

3）观摩示范：提供护理技能的视频或现场示范。

4）分析与讨论：组织学生分析示范者做得较好的地方和可能存在的不足之处。

5）编写实践方案：确定被训练的技能和目标后，学生根据技能目标、步骤、注意事项等编写详细的实践方案。

6）微格实践：学生根据实践方案进行实践，如每位学生完成"铺床""无菌技术"操作，将操作过程进行全程录像。

7）反馈和评价：学生自我分析，检查实践过程是否达到了所设定的目标，是否掌握了所学的护理技能，指出有待改进的地方。指导老师和小组成员对其实践过程进行集体评议，找出不足之处，教师还可以对其需改进的问题进行示范，或再次观看示范录像，以利于学生进一步改进和提高。

8）修改实践方案重新实践：学生修改、完善实践方案，再次实践。

4. 微格教学法的特点

（1）学习目标明确、具体：从简单的单项技能入手，制订科学的训练计划。每一项技能的达成目标要求翔实、具体，常用行为目标表述具有可操作性。在对技能进行科学分类的基础上构成完善的目标系统。

（2）学习规模小、参与性强：学习采用分组的形式，每组人数一般 3~5 人，最多不超过 10 人。每位学生展示自己对某项技能的理解、掌握及运用情况，并参与对实践效果的自评与他评，不断总结经验。

（3）教学实践过程声像化，反馈及时、客观：利用声像设备把每位学生的实践过程如实、客观地记录下来，为小组讨论及自评提供了直观的现场资料。学生能及时看到自己的行为，获得自我反馈信息。

（4）示范与模仿创新相结合、单项训练与综合训练相结合：为了增强学生对各项技能的感性认识，对某项技能除做理论阐述外，同时提供一些优秀范例（文字的、声像的或现场的）。在观摩、评论的基础上结合给定的题目进行实践方案设计，并鼓励学生积极发挥主动性，在模仿的基础上勇于创新。微格教学使学生在掌握各单项技能训练的基础上，后期进行综合技能的训练，实现了单项训练与综合训练的结合。

（七）叙事教学法

1. 叙事教学法概述 叙事教学法（narrative teaching method）是指教师通过教师本人、学生、临床护士、病人或借助各种信息媒介（如影视、文学、艺术作品等）讲述故事，在对话和讨论中解释、分析和重构故事背后的深层意义，以达到教育目的的一种教学方法。叙事教学法营造出一个真实的情景，使学生在身心方面最大程度地投入学习情景，充分协调地发挥语言、情感、想象和创造力等心智能力。

2. 叙事教学法的产生和发展 叙事（narrative approach）即讲述故事，这一概念最早来自文学领域中的叙事学，是一种对叙事理论进行研究的学科。20 世纪 80 年代被广泛应用于心理学、社会学、人类学、教育学等社会科学学科，美国著名护理教育家迪克尔曼于 1993 年首次将叙事教学法引入护理教育领域。近年来，叙事教学法在护理教育领域得到了广泛的应用，授课内容涉

笔记栏

及成人护理学、职业安全与健康、精神科护理学、老年护理学、护理伦理学、社区护理学、院前急救、护理学基础及临床实习教学等。

3. 叙事教学法的实施过程

（1）创设情景：可以通过文学作品、艺术作品和影视作品，以及讲故事和记录反思日记的方法来达到创设情景的目的，如在学习精神科护理学时，可以利用课余时间组织学生观看反映精神病病人生活的电影，通过观看影片可以让学生对精神病病人有更深刻的认识，让学生更加直观地了解精神病病人的内心世界，了解精神病病人及其家人生活的艰辛和痛苦，使学生产生同理心。

（2）激发情感：教师通过对叙事资料的解读，引导性地提问学生，如观看精神病病人生活的电影后，组织学生对所观看的影视作品展开讨论：电影制作人想要利用影视作品表达一种什么观点？在现实生活中，如果你遇到电影中的情形该怎么办？使学生真实体会到病人生理和心理的具体变化，使学生通过参与，增强对自身和他人情感变化的敏感性，逐渐具备良好的情感观察表达和调控能力。激发情感要求教师始终投入真情，特别是对护理的爱和对病人的爱，用真情和激情唤醒学生的爱心、同情心和责任心等人文关怀情感。

（3）进行实践：教师为学生提供实践平台，让学生亲身体验，如参与精神病病人的护理，或参与社区卫生服务和临床关怀实践等，让学生能够有更多的机会与病人及护士进行互动，使学生在实际场景中提高人文关怀品质。

（4）引导感悟：教师要引导学生以倾听、反思和回应的姿态走进病人的故事，以共情的方式了解病人的疾病体验，最终获得情感的升华，进一步感悟护理工作的价值。

4. 叙事教学法的特点　叙事教学法具有故事融合性、师生双主体性、情感性和情景性的特征。

（1）叙事教学法独有的故事性特点，使得师生在互动的过程中更具有生动性和趣味性，可以提高课堂教学的吸引力，发挥师生双主体作用，使学生积极主动地参与到课堂中。

（2）在叙事教学法中，故事的选择多种多样，可以是发生在自己身上的事，也可以讲述其他人的故事，可以由教师叙述，也可以由学生叙述，通过这种多元叙述方式，可以在叙述者和听众之间迅速建立一种情感上的联系，营造积极热烈的课堂氛围，推动教学内容入脑入心，使学生实现情感价值观的升华，提升课程育人效果。

（3）在叙事教学法中，故事只是作为教学过程的引子和材料，叙述者的职责是深入挖掘故事背后所蕴藏的人文或价值理念并传递给学生，让学生积极主动地思考交流，反思自己，形成正确的价值理念。

 学科前沿

10 项创新教学法：有潜力引领教育创新之路

《创新教学报告》是一份由英国开放大学主导编写的系列报告，每年发布一期，旨在向全球教育界人士介绍当前已初步展现影响力、具有潜在重大影响的创新教学法。2023年《创新教学报告》介绍了使用人工智能工具教学、元宇宙教育应用、多模态教学、本土化教学、数字媒体场景环境中的关怀教学法、播客教学法、基于挑战的学习、创业教育、关系教学法和学习空间中的融合教学法 10 个教学法，以及与之对应的实践案例，并加以点评。

来源：

李青. 从技术创新到人文关怀——英国开放大学《创新教学报告》2023 版解读［J］. 远程教育杂志，2023，41（06）：10-19.

（王桂云）

小　结

　　教学设计是教师在一定的教育理论指导下，基于先进的学习理论和教学理论，以及恰当的教学技术与方法，根据专业和课程目标，以解决教学问题、提高教学效果、实现专业和课程目标最优化为目的而制订的指导教师和学生教与学的一种教学规划。教学设计是教师实施课程教学的一个重要环节，对于提高教学工作的科学性和系统性，培养教师科学思维，提高教师教与学生学的能力具有重要意义。教学方法是在教学过程中运用的方式与手段的总称，是教学设计中的关键内容。本章主要介绍了教学设计、教学方法。章后附有思考题，以帮助学生复习，加深对理论知识的理解。

ER7-3
本章思维导图

思考题

1. 简述常见教学方法的特点及运用。
2. 观摩一堂《内科护理学》课程的课，尝试分析教师运用了哪些教学方法？结合所学知识，进行分析点评优点与不足，并给予改进意见。

ER7-4
思考题解题
思路

笔记栏

ER8-1
本章教学课件

第八章

教学环境

ER8-2
导入案例解题
思路

导入案例

一所位于南方的某医科大学，四季如春，校园内绿树成荫，鸟语花香，教学楼与宿舍楼布局合理，充满人文与医学的气息。该校特别注重校园文化的建设与医学教育的融合，校园内设有多个主题花园，每个花园都有独特的医学文化寓意，如"生命之树"园，象征着生命的诞生与延续；"药用植物园"，种植着各种药用植物，让学生在实践中学习药理知识；"健康步道"，沿途设有健康小贴士，鼓励师生积极参与体育锻炼，促进身心健康。

除了自然美景，学校还定期举办各类医学相关的文体活动，如医学知识竞赛、临床技能大赛、护理技能大赛、健康文化节等，旨在丰富学生的精神生活，提升其专业素养和团队协作能力。此外，学校还特别注重学术交流，每年邀请国外著名医学专家举办讲座，组织学生与兄弟院校交流学习，拓宽视野。

学校高度重视教学环境的建设，教室配备了先进的多媒体设备，网络覆盖全校，学生们可以通过校园网访问海量的电子资源，进行在线学习。学校还开发了智能教学平台，支持个性化学习计划，鼓励学生自主探索医学知识。学校建设了高标准的实训中心，包括模拟病房、手术室、护士站、急救中心、各类实验室等，帮助学生从理论到实践的过渡，为未来的职业生涯打下坚实的基础。同时，学校拥有非常优质的临床教学基地，包括3所三级甲等综合医院、5家社区卫生服务中心，正在合作建设医养结合机构。

南方某医科大学通过精心规划的校园环境和教育设施，为学生创造了一个集学习、实践、休闲为一体的全方位教学环境，不仅促进了学生专业知识的掌握，还培养了他们的人文素养、团队精神和国际视野，体现了现代医学教育的综合性和前瞻性。

请思考：

1. 校园环境中的哪些要素对教学产生了积极影响？
2. 教学环境设计应遵循哪些基本原则？
3. 如何优化医院临床教学环境，以提升护理学专业学生的临床技能和专业素养？

学习目标

通过本章学习，学生能够：
1. 描述教学环境的概念、组成及类型。
2. 解释学校与临床教学环境的特点。
3. 运用教学环境设计原则指导临床教学环境设置。

教育是培养人的一种社会活动，与社会和人的发展密切相关。人生活在自然环境中，形成社会环境，同时改造自然环境和社会环境，也就是说，有人才有社会。教学环境作为教师可以创设

笔记栏

的环境之一，是教学活动的重要组成部分。教学环境对学习、心理状态（如倦怠感和压力）、学生参与度、师生满意度、成功表现及教师教学等均有影响。广义的教学环境包括社会政治经济制度、科学技术发展水平、社区文化、家庭条件以及亲朋邻里关系等，所有这些在某种程度上都制约和影响着教学活动的成效。狭义的教学环境限定于学校教学活动，指的是学校教学活动的时空条件、各种教学设备、校风、班风、教风和师生关系等。

　　学生是学校教学活动的主体，围绕学生的一切事物均被视为教学环境。护理教学环境除学校教学环境外，还包括医院、社区卫生服务中心（站）等临床教学环境。为了使教师能较好地掌握与学生学习有关的教学环境知识，本章重点介绍学校教学环境和临床教学环境。

第一节　概　述

一、环境的含义

　　《辞海》中关于"环境"一词的解释是：广义的环境是指围绕着人类的外部世界；狭义的环境是指人类赖以生存和发展的社会和物质条件的综合体。根据上述解释，所谓环境就是指环绕中心体的周围体。

　　马克思和恩格斯认为，环境包括人与自然以及人与人之间形成的社会关系。人与自然的关系构成自然环境，而人与人的关系构成社会环境。

　　环境的概念在不同学科中有不同的解释。

　　在环境科学中，根据《环境科学大辞典》，环境是指以人类为主体的外部世界，主要是地球表面与人类发生相互作用的自然要素及其总体，它是人类生存和发展的基础，也是人类开发利用的对象。自然环境是人类赖以生存和发展必需的所有条件和自然资源的总称，即大气、土壤、水、气温、生物、太阳辐射等。在自然环境的基础上，人类通过长期的有意识的社会劳动所创造的人工环境，我们称之为社会环境，它是对我们所处的社会政治环境、经济环境、法治环境、科技环境、文化环境等宏观因素的综合。

　　在哲学中，环境定义较为抽象和复杂，相对于某一特定主体而言，该主体周围分布的客体空间构成的相互关联系统即为该主体所处的环境，通过研究人类与环境的相互关系谋求人与环境的协调发展。

　　在心理学中，环境是指在人的心理、意识之外，对人的心理、意识的形成产生影响的全部条件，包括身体内部的运动与变化，也包括个人身体之外存在的客观现实。在其概念中，环境并非仅限于人所在的外部环境，人的心理建构也是环境。环境对人的心理的意义并不是外在的影响，而是共生的历程。人是一切社会关系的总和，个体的心理与行为与其所处的群体和社会环境有着密不可分的关系。作为社会大家庭的一员，个体总是生活在特定的社会环境和群体之中，并和其他的个体和群体结成各种各样的关系，进而产生各种群体和社会心理现象。

　　在教育学中，《教育大辞典》中关于"环境"的解释是：①直接或间接影响个体的形成和发展的全部外在因素，包括先天环境即胎内环境、后天环境即自然环境和社会环境等。②以人的主体为中心，围绕自我的事物，包括外部环境和个体内部环境。外部环境包括先天环境和后天环境，个体内部环境包括生理环境和心理环境。教育学的研究对象是人，关注的是人的身心全面发展问题，是以"人"作为环境中心体。由此不难发现，教育学中环境概念的内涵进一步丰富，外延进一步扩大。教育学中的环境是指围绕着人群的空间及其可以直接或间接影响人类生活和发展的各种因素，包括社会因素、文化因素等。由此，环境可划分为社会环境、文化环境等。如果根据空间和范围划分，环境还可划分为社区环境、家庭环境、学校环境、医院环境等。

笔记栏

在护理学中，环境作为护理学的4个基本概念之一，被护理学家从各自的理论出发赋予了深刻的含义。护理学创始人弗洛伦斯·南丁格尔（Florence Nightingale）认为，环境是影响生命和有机体发展的所有外界因素的总和，这些因素能够延缓或加速疾病和死亡的过程。护理理论家多萝西亚·伊丽莎白·奥瑞姆（Dorothea Elizabeth Orem）认为，存在于人的周围并影响人的自护能力的所有因素均为环境。护理理论家卡利斯塔·罗伊（Callista Roy）把环境定义为围绕和影响个体或群体行为与发展的所有因素的总和。护理学家贝蒂·纽曼（Bettye Neuman）认为，所有影响人的内、外环境因素均属于环境。环境可分为内环境、外环境和创造的环境。创造的环境是人在不断地适应内外环境的刺激过程中产生的。由此可见，护理学家有关环境的定义都是从有关人的健康和护理的角度提出的。

总之，环境是影响人类生存和发展的所有内部因素和外界条件的总和，环境因素能对人产生积极或消极的作用。环境不仅有自然环境和社会环境之分，有内环境和外环境之分，还可划分为物质环境和文化环境。

人不仅能够适应环境、改造环境以求自身的发展，而且能够有意识地选择、组织、利用环境的资源与影响来为年轻一代获得更好的发展服务。这种有意识有目的地为年轻一代获得更好的发展而有计划地组织起来的环境影响就是教育。美国著名教育家约翰·杜威（John Dewey）指出"有意识的教育就是一种特别选择的环境。这种选择所根据的材料和方法都特别能朝着令人满意的方向来促进生长"。因此，护理教育者在护理教学环境的创设中要充分考虑自然因素、社会因素、文化因素和学生自身因素等对学生的影响，创造性地布置恰当的教学环境，或者说"为培育人而有意识地创设情景"，满足教师讲授知识和学生学习知识的需要，提高护理教学质量。

二、教学环境的组成

教学环境（teaching environment）是指对教学的发生、存在和发展产生制约和控制作用的多维空间和多元因素的环境系统。教学环境作为一种教育者有意识地为培养人而精心设置的特殊环境，是按照人的身心发展的特殊需要和培养人、造就人的社会需要来组织和安排设计，是各种有形"硬环境"和无形"软环境"的综合。教学环境最大的特点在于，把经过选择的、重新组编的、长期积累起来的文化知识作为精神客体与学生互动，以促进学生的发展，使他们成人、成才。

构成教学环境的因素很多，既有物质的、有形的因素，也有精神的、无形的因素。环境因素中有的对教与学产生明显影响，有的对教与学不产生明显影响。对教与学产生明显影响的教学环境包括物质教学环境和心理教学环境。物质教学环境包括自然环境、教学空间、教学设备和教学组织形式；社会心理教学环境包括教学信息、人际关系、课堂心理气氛、教与学的形式。而作为现代教学系统中重要组成因素的现代教学环境则是指在教与学的实践活动中，为优化教学效率和效果而建立的系统化教育技术设施与条件。

三、教学环境的作用与调控

教学环境作为一种特殊的育人环境，最基本的功能就是促进学生全面和谐地健康发展，实现育人的目的。

（一）物质教学环境

物质教学环境是由学校内部各种物质的、物理的要素构成的一种有形的"硬环境"，是学校教学活动赖以进行的物质基础，由自然环境、教学空间、教学设备和教学组织形式等因素构成。

1. 自然环境　指学校所处的自然地理位置和气候条件。校园的花草树木、湖水乃至校园的空气、噪声（是否在一定分贝之内）、光线都属于教学的自然环境。优美的自然环境有利于学生的身心愉悦，可以在一定程度上提高学生的学习效率。

2. 教学空间　教学活动是在一定空间中发生的，不同的教学空间影响着学生对教学的理解及其教学行动。狭义的教学空间主要指教室，广义的教学空间则应当包括校园、教室、实验室、图书馆、运动场馆、教师办公室、宿舍、食堂、浴室，以及各种绿化设施如草坪、花坛、水池等。

（1）教学空间作为教学活动的承载者，具有场所、背景性特征，凡是教学活动都离不开教学空间。一个良好的教学空间（教室）应具备以下基本条件：首先，要有足够的场地；其次，要有良好的通风、采光、照明条件，要保持适当的温湿度和消除噪声。研究表明，教学场所内的空气、光线、声音、温湿度和气味，对教师和学生的身心活动有直接的影响。它们一方面可以引起教师和学生生理上的不同感觉，另一方面能使教师和学生在心理上产生情绪，形成情感。例如，教室里空气新鲜能使人大脑清醒，心情愉快，从而提高教学效率。在教学活动中，教学空间一方面以自身的完善程度制约和影响学校教学活动的内容和水平；另一方面以自身的一些外部特征影响教学活动参与者的心理和行为。例如，医学院校有多专业的临床技能实训中心，一定程度上能改变实践技能教学的方式和方法，培养学生的慎独精神和独立操作能力、合作学习能力；学校有藏书丰富的图书馆，一定程度上能改变课堂教学的方式和方法，培养学生的自学能力。

（2）教学空间也是进行教学管理的手段。首先，教室空间布局不是随意的，它遵循着一定的规则。如教师上课的讲台、讲桌占据着教学空间的绝对区域，且背靠黑板，这是"以教为中心"制度文化在教学空间上的映射，体现着教师对课堂教学行为的控制。其次，空间是教学活动的承载者，教学活动的内容、方式的变革必然会引起教学空间格局的调整。

（3）教学空间本身也是一种关系、一种塑造的力量。所有的教学都是在特定的空间中、并通过空间展开的，各种教学活动安排都体现出与空间之间的深刻关系。这种空间的功能划分、物体的放置、文化氛围的营造等都不是随意的，都蕴含一定的规则和教育目的。

3. 教学设备　设备是构成学校物质教学环境的主要因素。随着现代教育技术的发展，教师上课仅靠一支粉笔、一块黑板的时代已经成为过去，大量新教学手段不断涌入教室，教学的设施环境变得越来越丰富。黑板（白板）、课桌椅、实验仪器、电化教学设备、图书资料、体育器材等都属于学校教学设备。进入教育信息化时代后，电化教学设备成为教学信息的第三载体。多媒体教学环境以信息网络为基础，从电气化设备（板书演示设备、多媒体演示设备、多媒体计算机、大屏幕显示系统、扩声设备等）、图书、讲义课件等到教学活动全部实现信息化，为促进教学、丰富师生的信息资源提供强有力的支持。目前各种以计算机为核心的特定功能的教学设备在学校教学中广泛应用，如语音室、计算机房、视听室、多媒体教室、录播教室、互动教室、虚拟教室等，使现代物质教学环境发生了前所未有的变化，为现代学校提供了良好的教学环境。

4. 教学组织形式　教学组织是影响教学质量的重要环境因素之一。学校教学组织环境主要是指班级教学的时间安排、班级规模和座位编排方式。

时间是学校内部一种无形而强有力的环境因素，不同的时间分配和安排将学校内的一切活动有序地组织了起来。在教学活动中，能否科学合理地安排分配时间，对师生生理和心理都有很大的影响。传统的班级授课制按照固定的时间安排教学活动，在一定程度上确保了教学活动的节奏性、稳定性，但也带来了因学习时间长而增加学生疲劳感或因内容不同而造成时间的浪费等负面影响。现代教学理论要求教学时间的长短应根据教学内容、学生可接受程度来确定，客观上要求摆脱传统的僵硬化、固定化时间分配的束缚，使教学时间安排具有一定的弹性和柔软性。

笔记栏

　　班级规模和座位编排方式是影响教学活动效果的重要教学空间环境因素。班级规模主要指班级内学生的人数，它与教学质量密切相关。美国教育学家格拉斯和史密斯运用综合分析法，得出小班教学可以为提高教学质量，创造良好的教学环境和学习气氛。小班教学，学生的学习兴趣更浓、学习态度更好、违反纪律现象较少，教师与学生（师生）和学生与学生（同伴）之间关系融洽，学生有较强的归属感，并且课堂气氛更加友好愉快，教师有更多的机会进行个别辅导、因材施教，教学活动和方式更加多样化，学生也更积极地参与到课内外学习活动中。因此，学校应对班级规模进行适当调整和控制，在条件允许的情况下，尽可能将班级人数控制在适当的程度，以保证每个学生有良好的学习质量，保证他们的身心得到健康发展。

　　座位编排方式主要指教室内学生课桌椅的排列摆设形式，这直接影响师生在教学活动中的交互作用、学生之间的人际交往、学生参与学习活动的动机和学习态度、教学信息的反馈，并最终影响整体教学效果。传统班级授课制采取固定的秧田式座位编排形式，所有学生均面向教师，便于教师控制全班及与学生之间互动交往，但不利于体现教学活动的灵活性。现代教学论要求教学空间的设计必须以学生的学习和发展为中心，根据学生的需要，采取弹性化、多样化和多功能设计，为学生学习提供融班集体教学、小组教学和个别教学为一体的教学组织环境。

（二）社会心理教学环境

　　社会心理教学环境是由学校内部各种无形的社会、心理要素所构成的一个复杂的"软环境"，与学校物质环境共同构成了学校教学环境的整体。尽管与物质环境相比，社会心理环境是一个看不见、摸不着的无形的环境，但它对于师生的心理活动和社会行为，乃至整个学校的教育、教学活动都有着不可忽视的、巨大的潜在影响力。社会心理教学环境由教学信息、人际关系、课堂心理气氛、教与学的形式等因素构成。

　　1. 教学信息　学校是一个信息高度密集的场所，来自不同渠道、不同方面的各种信息构成了学校特有的信息环境。教学过程就是一个信息传递和接收的过程，教学活动中所传递的信息是学校信息的主要部分，教师和学生都可以成为信息的输出源和接收源。此外，学校还通过各种渠道接收着来自各种社会关系、各类社会群体、商业机构等方面的广泛而庞杂的社会信息，与社会环境进行各种方式的信息交流。建构主义理论认为学习过程是学生建构信息与知识的过程，强调以学习者为中心，教师和外界环境为学习提供必要的支持和引导，帮助学生在有意义的、真实的情景中学习和应用知识。

　　随着现代信息技术的迅猛发展，学校教学信息不仅仅局限于教材所提供的信息资源，还包括通过现代信息技术媒体传播的信息资源。互联网技术、数字技术和移动通信技术的发展，正在改变着人类获取知识的方式和渠道。知识传递的方式，从过去传统的单向传递为主，转变为多向互动。以全球覆盖的互联网技术和各种电子设备为基础，信息技术为现代学校教学创设和提供了丰富的教学环境。覆盖范围广泛的互联网技术实现了全球范围内的资源共享，打破了时间和空间的界限，拓宽了师生获取信息的范围，也方便了师生的远程信息交流；各种电子教学设备的应用在一定程度上减轻了教师的任务量，其丰富的功能板块也便于各种教学活动的实施，教学信息呈现出多媒体化的形态。各种教学信息通过各种现代教学媒体作用于教师和学生，给学校教学活动带来根本性的变革和影响。信息化教学环境以独特的优势，便于教师监控和指导学生的个性化学习，促进了自主学习、混合式学习、翻转课堂等新型教学方式的发展。现代教学环境系统以各种形式与外界环境进行信息交流，且信息交流呈交互性特点，客观上为学生提供了良好的自主学习环境、为教师提供了良好的考核评价环境。

　　2. 人际关系　社会学将人际关系定义为人们在生产或生活活动过程中所建立的一种社会关系。心理学将人际关系定义为人与人在交往中建立的直接的心理上的联系。

　　学校作为一种社会组织，其内部必然存在各种社会交往活动和建立在这些活动基础上的各种人际关系。学校中主要的人际关系有学校领导与教师之间的关系、教师与教师之间的关系、教师与学生之间的关系以及学生与学生之间的关系。其中教师与教师、学生与学生，尤其是教师与学生的关系，构成了学校教学基本的人际关系，它们是影响教学活动的最直接、最具体的人际环境。

师生关系是学校教育中最重要的两个主体之间的关系，也是教育环境中最基本、最重要的人际关系，它不仅折射出社会关系和教育理念，而且影响教育过程的进行和教育目标的达成。有研究指出，当前的师生关系基本上是"二元对立的"，具体表现为"教师中心"模式、"学生中心"模式、"教师主导、学生主体"模式以及"师生互为主客体（或称双主体）"模式。教师尊重学生，民主平等地对待学生；不以学生的成绩优劣、家庭贫富而区别看待；对每个学生的好奇、好问、好探究的天性，都要珍惜、爱护、循循善诱、给予帮助。这样，学生才愿意亲近教师，发挥学习主动性，敢于向教师质疑、询问，无顾虑地在课堂上发表个人的见解，师生才能紧密配合与互动，教学质量才能显著得到提高。

和谐健康的人际关系，有利于促进教学效果的整体提高。长期以来，班级上课使一个班的学生长期在一起学习、交往、生活，形成了互爱、互尊、互助、民主平等、和谐亲密的人际关系，过着丰富多彩又制度化的班组生活，有力地促进学生的社会化。然而，传统的班级虽然在某种程度上实现了同年龄学生之间的共生关系，但却阻碍了异年龄、异质团体人际关系的形成。促进同年龄、异年龄、异质团体之间的联系性和开放性，是现代学校培养和发展学生丰富的人际性和社会性的基本前提。

不同的同伴关系会引起不同的情绪体验。一个得到同伴支持，需要得到满足的个体会产生积极的情绪、情感；相反，一个受到同伴排斥，需要不能满足的个体容易缺乏安全感，产生焦虑。良好的同伴关系可以为学生提供安全感和归属感，产生积极的情感体验，有利于培养学生积极探索的精神，有助于个体创造力的发展；良好的同伴关系也可以使个体在团体中通过同伴之间的交流，模仿和学习其他成员的创造方法和创造技巧，促进个体创造力的发展。然而，良好的同伴关系会要求成员间的一致性，保持一致性给个体造成的心理压力也可能会抑制个体创造力的发展。有研究发现，不断增长的与同伴保持一致性的压力将降低学生在探求新的解题思路方面的积极性，导致学生盲目顺从、不敢创新，甚至压制创新、抑制个体创造力的发展。

3. 课堂心理气氛 课堂是学校实施教学活动的主要场所。课堂教学是教师、学生和教学环境三者之间相互作用的活动过程。课堂教学的效果不仅取决于教师怎样教，学生怎样学，还取决于课堂心理气氛。课堂心理气氛是构成教学的软环境之一，是由教师的教风、学生的学风以及教室中的物质环境因素形成的一种心理状态。具有良好教风的教师一定是教学认真，对学生负责，以提高学生综合素质为己任，能够结合实际将前沿的知识与分析方法融于教学，培养学生的学习兴趣，不断提高学生的学习能力和自我更新能力。同时，良好的学风使得学生总是保持旺盛的学习干劲，刻苦学习，上课认真，努力掌握课程内容，课外积极钻研，主动学习，从而形成良好的学习习惯和学习风气。教风与学风之间是相辅相成的，教风影响学风，学风对教风又有制约作用。此外，教室中的物质环境对课堂心理气氛具有重要影响，如教室中地面、墙壁、窗帘的颜色，教具的大小、形状和色彩，多媒体设备的位置、音响效果，桌椅摆放的顺序、间隔、通风（气味）、光线、温度、噪声以及清洁卫生状况等，都会影响课堂教学的心理气氛。通常情况下，课堂心理气氛有积极的和消极的两种类型。积极的课堂气氛特征是：课堂环境符合学生的求知欲和身心健康发展要求；师生双方都有饱满的热情；师生之间配合默契；学生之间关系融洽。消极的课堂气氛特征是：课堂环境不能满足学生的学习需要和身心健康发展要求；师生双方缺乏主动教与学的热情；师生之间配合难达默契；学生之间关系疏远。

4. 教与学的形式 教学活动是师生共同参与的活动，教师的教与学生的学是教学活动不可分割的有机整体。没有学生参与的教，是不成功的教；没有教师指导的学，也是不成功的学。在教学活动中，教和学的形式构成教学活动的两大重要的心理环境因素。随着现代化教学手段进入教学领域，给教学形式带来了根本性变化。美国心理学家怀特曾用"文字学习"和"电子学习"两个概念来区分传统学习方式和现代学习方式，指出当代"电子学习"的出现"使人类学习发生了革命性的变化"。例如，在线教学正在颠覆传统的教学和学习过程。传统的学生学习过程大致可以分为课堂上知识传输和课后知识内化阶段，而在线教学诞生后，学生接受知识的过程前移到上课之前，学生在线上通过个性化的学习完成，上课时教师引导学生在课堂上进行探究、反思、讨论，组织学生合作学习、习题演示，进行纠错和归纳。伴随着学生学习形式的变化，教师教授的形式和教师角色也必然发生相应的变化，这些均会对教学活动产生重要的影响。

教学的物质环境和社会心理环境相互联系、相互制约，物质环境的优劣会导致社会心理环境的变化，而社会心理环境的好坏也能导致物质环境的改观。因此，现代教学环境是由物质教学环境和社会心理教学环境的交互作用而构成的一种环境系统。随着现代教学环境内涵和外延的变化，现代教学环境的要素结构决定其具有特殊功能。

四、现代教学环境的功能

教学环境特有的要素结构和环境特征决定了其特有的功能原理。教学环境作为一种特殊的社会环境，在个体发展过程中所发挥的巨大作用日益明显。

1. 导向功能　教学环境不仅仅是教学活动赖以进行的物质依托和舞台，构成教学环境的各种环境因素本身就具有教育意义。因此，导向功能仍是现代教学环境的基本功能。从教育学角度来说，教学环境的导向功能是指教学环境可以通过各种环境因素集中一致的作用，引导学生主动接受一定的价值观和行为准则，使他们向着社会所期望的方向发展。教学环境是按照人的身心发展的特殊需要、国家教育方针和学校培养目标的具体要求组织起来的育人场所，它集中体现了社会主流文化的精神和价值取向，体现了国家和社会对年轻一代成长发展的期望。这些要求和期望渗透在学校的各种环境因素中，形成一种具有教育和启示意义的教育资源，引导着学生的思想，规范着学生的行为，塑造着学生的人格。如从学校建筑、校园布局、师生关系和学风，到学校的办学理念、教学方法等，每所学校都会形成自己的特色，象征某种精神和理想，给人以启发和引导。随着教育观念的发展，人们对环境潜在教育功能的认识愈益深刻。学校管理者和教师在创设和布置教学环境时可以把各种教育意图寓于生动形象的教学环境和美好的情景中，以更易于被学生理解并引起情感共鸣的方式方法给学生以无形的熏陶和感化，达到"随风潜入夜，润物细无声"的教育效果，提高学校育人的质量。

2. 凝聚激励功能　凝聚激励功能是现代教学环境的心理功能。教学环境研究理论认为，良好的教学环境具有很强的凝聚力，它可以通过自身特有的影响力，将来自不同地理区域、家庭背景的人聚合在一起，使他们产生归属感和认同感。同时，良好的教学环境可以有效激励师生员工的工作热情和工作动机，提高他们工作的积极性，从而推进学校教育、教学工作的顺利开展，提高学校教学工作的质量。教学环境是师生共同创建的，整洁幽静、绿树成荫的校园，宽敞明亮、色彩柔和的教室，生动活泼、积极向上的课堂教学气氛，严谨求实、团结奋进的班风和校风，这些都能给师生心理上带来极大的满足感和愉悦感，能充分激发师生内在的动力。优良的班风和校风更是一种强大的精神力量，这种无形的力量一旦形成，便可作为一种最持久、最稳定的激励力量，激励师生振奋精神，团结向上。

3. 传播整合功能　在当今信息时代，信息环境成为学校教学环境的重要组成部分。基于互联网的教育信息化建设已成为我们国家教育发展的战略重点，以慕课、微课程、翻转课堂、混合式教学为代表的基于互联网的在线教学模式应运而生，并且走向实用。在线教学突破了学习时间和空间的局限性，可以实现个性化线上学习，共享优质课程资源，扩大优质教育资源覆盖面，有利于促进教育公平和构建学习型社会。互联网教学为融合线上线下教学、促进学生的自主学习与合作学习、改革传统的教学方式和手段创造了条件，有利于提高教学质量，提高学习效益。随着信息技术的迅猛发展，互联网提供了丰富的学习资源，"时时可学、处处能学、人人皆学"的局面正逐步从愿景变成现实，教育数字化正逐渐渗透到学习型社会的每一个角落，各类教育平台提供了丰富的课程，可以满足个性化的学习需求。学生不仅可以从书本上、教师那里获得知识，而且可以通过网络跨越学校、城市和国界获取大量的、新鲜的、实用的知识。通过信息技术与课程的融合，不仅能够提高教学的直观性、保障课堂教学效率，还有利于培养学生主动思考的能力，是体现学生主体地位和促进其自主成长的主要途径。

4. 娱乐释放功能　教学环境不仅是教师教、学生学的教学园，它还应是学生学习和生活的乐园。各种教学环境与师生的身心健康密切相关，校舍建筑错落有致，校内外林木葱郁，花坛色彩调和，校园宁静、空气清新而富有生气，能形成学生愉快的情绪、轻松的心境；教室、实验室和图书馆窗明几净，整齐和谐，使教师和学生有洁净、清新、愉悦之感。当身临优美的校园环境时，必然感到心情开朗，疲劳顿消，既陶冶了情操，又焕发了对生活的信心和勇气，长期在其中学习和生活，有助于培养学生宽容、豁达的心理素质。同时，现代网络化教学环境也为教学提供了广阔的教学空间和丰富的教学手段，学生不仅能从网络获得知识，还可以增加学习的乐趣，有利于想象力与创造力的培养，满足好奇心与自我实现需求，在开阔视野、激发潜能、培养兴趣爱好等方面发挥着重要作用。

5. 美育功能　一个良好的教学环境是一部立体的、多彩的、富有魅力的、无声的教科书，它能潜移默化地对学生进行美的熏陶和塑造，具有极大的美育功能。良好的教学环境有利于激发学生的美感，培养学生正确的审美观和高尚的审美情趣，丰富他们的审美想象，提高他们感受美、鉴赏美和创造美的能力。审美是人的一种高级心理活动，人与环境之间有着直接的审美联系。优雅的教学环境往往隐含着一些审美因素，如不同的空间结构、空间组合和空间比例，会给人以不同的审美感觉，使人产生不同的审美体验。从每一栋教学楼的构建到每一间教室、实验室的设计，从黑板的形状到讲台的比例，从人文景观的创建到环境色彩的选择，都体现出不同的审美风格，体现出人们对空间结构美的追求，同时也使人产生心旷神怡的美的感受。例如，清华大学建有数十处校园人文景观，这些具有校园文化意义的建筑小品和艺术创作大都建在风景秀丽的山水园林及主要建筑物环境中，对大学生长期潜移默化的教育和影响，其作用无可替代。

五、教学环境设计的基本原则

教学环境与教学活动息息相关，环境的优劣直接影响着教学活动的进程。为了最大限度地发挥教学环境的积极功能，降低教学环境的消极影响，就必须科学地设计教学环境。教学环境设计的基本原则，是指在设计教学环境时必须遵循的基本要求。结合教学环境的特点和功能期望，教学环境的设计需要遵循如下原则：

1. 整体性原则　即从整体上对教学环境的各个方面进行调整和规划，以便把各种环境因素有机地协调为一个整体，发挥最佳效益。

尽管构成教学环境的因素复杂多样，但是教学环境是一个发挥功能的整体。整体的设计需要包含对主次的划分、局部的设计、画面的统一这3个方面，在设计过程中需要以服从整体效果为目的，懂得优化与取舍、整体与细节的关系。因此，在设计教学环境时，教育管理者和教师应当密切合作，统筹安排，既要重视校园物质文化环境的设计，又要积极创造良好的校风；既要改进领导方式，又要革新师生关系，改革教学结构，更新学校组织结构等。只有树立全局观念，从整体出发，才能使各种教学环境因素协调起来，使教学环境向着有利于促进学生身心健康和提高教学质量的方向发展。

2. 针对性原则　即针对特定的教学目的，有意通过或突出教学环境的某些特性，形成特定

笔记栏

的环境条件来影响学生，促进学生的身心发展。

人在改变环境的同时，环境也在改变着人。为了达到特定的教学目的，可以根据具体的情况，适当突出或增强环境的某些特性或要素，有针对性地教育学生。例如，有些学生因人际关系（师生间、同伴间）不良而影响学习，那么教师就需要特别注意这些学生，与之建立民主平等和谐的关系，使学生在热情、温暖的氛围中，激发起强烈的学习兴趣。在讨论课上，可以将课桌摆成一个或数个圆圈，消除座位的主次之分，增加学生之间、师生之间的言语和非言语交流，最大限度地促进课堂中的社会交往活动，形成平等融洽的人际关系，增强讨论的气氛，提高讨论效果。朝南的教室由于经常有阳光照射，温度较高，室内基色以浅冷色为宜，如浅蓝、浅绿、淡青等色彩，可使学生感到凉爽、舒适、安静；朝北的教室由于射入的阳光少，温度较低，若再使用冷色作室内基色，就会显得更阴冷，给学生以压抑和阴森感，在这样的教室内宜用浅红、浅橘黄、米黄及浅褐色作基色，增加教室内的生气和活泼感，使学生产生温暖、快乐的感觉。在利用信息技术开展教学的过程中，教师需要充分地把握信息技术的优势与特点，并且根据其优势与特点进行教学创新，在促进教学有效开展的同时，实现教育的现代化发展，促进学生的全面成长。在运用这一原则时，教师必须周密安排，确定相关的教学目的，不能随意行事；同时，还要认真分析面临的具体情况，不能生搬硬套，否则就可能事与愿违，达不到预期的教学目的。

3. 转化性原则　即对各种经验和信息进行一定的选择转化，使之积极地促进学生的身心健康，尽可能消除不良影响。

当今社会是一个信息化的社会，更是一个价值多元的社会，学校不可能孤立于社会而存在，它必然受到社会环境多方面的影响。青年学生刚刚步入社会，社会经验少，识别、辨析能力差，往往不易正确地分辨和选择，有可能对积极的信息和价值持怀疑甚至排斥态度，却对消极的信息和价值笃信不疑。因此，在设计教学环境时，教师要根据学生身心发展的特点，对涌入学校的各种信息和价值进行及时的调节和控制，并加以适当选择转化，将自发的信息和价值影响转化为学生可接受的有目的的信息和价值影响，培养学生分辨信息和价值的能力，自觉抵制不良信息和价值倾向的影响。

4. 校本性原则　即不能脱离本校的实际情况，在充分利用学校已有的有利条件的基础上，做好教学环境的建设。

一般说来，不同地区、不同学校在环境条件上是有差别的。但同时，任何学校在环境方面又都有其各自的特点和优势。充分发挥和利用其已有的环境优势，有利于推动学校整体教学环境的改善，如：南方的学校可以利用雨量充足、空气湿润等自然优势，在校园里广植花草树木，绿化校园环境，用自然美来陶冶学生；革命老区的学校可以利用当地光荣的革命传统对学生进行革命理想教育，以促进良好校风、学风的形成等。即使处于同一地区的学校，也因其客观的地理地貌、历史传统的不同而有各自的特点和优势。因此，教学环境的设计应从实际出发，以校为本，突出优势，扬长避短。

5. 主体性原则　即充分重视学生的主体作用，培养学生自控环境的能力，使学生学会控制和管理教学环境。

教师是创设教学环境的主人，学生同样是教学环境的主人。教学环境的改善和建设离不开学生主体的参与、支持与合作。例如，校园的绿化和美化、环境卫生的清洁和保持、教室的布置、良好的校风和班风建设以及学校纪律和秩序的维护等，都与学生紧密联系在一起。由此，在设计教学环境的过程中，教师应充分调动学生的主动性和积极性，培养学生对教学环境的责任感，提高学生控制和管理环境的能力。在此基础上，学校还可结合日常教学活动为学生创设一定的情景条件，比如开展丰富多彩的读书及科技活动，通过校史展览、校庆、校友返校日等活动宣传学校优良传统，以此来激励师生对学校的光荣感和自豪感。学校领导和教师在日常生活中应以身作则，为学生树立良好的榜样，通过自身良好的工作作风和教风来带动学生。良好教学环境的创设应得到最广泛的支持，已经形成的良好教学环境应得到持久的维持，教学环境将会在学生自觉自愿的不懈努力下更加和谐而美好。

（杨　婵）

第二节　学校教学环境

学校教学环境是一个由多种不同要素构成的复杂系统，主要由学校内部的各种物质环境和人文环境构成。广义的学校教学环境是指影响学校教学活动的全部条件，它可以表现为物质的和精神的，包括物质环境和社会心理环境。这两类环境也可作为相对独立的子系统存在，并具有各自不同的构成要素。狭义的学校教学环境特指班级内影响教学的全部条件，包括班级规模、座位模式、班级气氛、师生关系等。

各学校由于人才培养目标不同，学校教学环境会有很大的不同。医学院校作为培养医务工作者的主要场所之一，学校教学环境的设计更有其特殊的要求。例如，临床模拟病房作为实验室，其框架结构、面积大小、容纳人数、仪器设备种类等方面与普通实验室都有很大区别。

一、物质环境

教学的物质环境是由学校内部的各种物质、自然因素构成，如校舍建筑、教学工具、时间、空间等。教学的物质环境又可再划分为结构环境、内设环境、自然环境。

（一）结构环境

由于专业的不同，教学目的不同，教室的用途也不同。由此，教室在结构设计上，其高度、面积、门窗的设计都有不同的要求。国内外理论课教室多数分为大型讲授课教室与小班研讨课教室。大型讲授课教室多设计成阶梯形、扇形、半圆形等。小班研讨课教室主体为会议室类型，没有讲台，一桌一椅被"中心会议桌"和围成圈的可活动椅子取代，学生之间面对面，有利于相互交流和学习。用于实验授课的教室（实验室），其面积在考虑容纳学生人数的同时，还应考虑实验教学设施和设备的多少、位置及摆放。近年来，虚拟教室、云教室的推广和使用得到了很大的关注，而智慧教室（未来课堂）更是成了时下研究的热点（见第十三章"智慧护理教育"）。

1. 理论授课教室

（1）大型讲授课教室：讲授课教室以阶梯教室最为常见，面积大、容纳人数多，小的能容纳3~4个班级，百余人；大的能容纳10余个班级，可作报告厅使用。其最大特点在于教室地面是呈阶梯状逐渐升高的，离讲台越远，地面越高，从而座椅就越高，这样就使得远离讲台、座位靠后的学生既能够清楚地看见黑板和讲台，也方便与教师自由交流。一般情况下，阶梯教室不作为个别班级的固定教室而是作为公用教室，空闲时可供学生自习或者由有活动的班级（例如召开班会）灵活预定使用。阶梯教室一般是自成体系，建在特定的地方，也可建在与其他教室或实验室毗邻的教学楼里面。无论建在哪里，阶梯教室已经成为大学校园的一道风景线，成为大学开放的胸怀、自由的学术氛围的象征。

（2）小班研讨课教室：小班研讨课教室不再设讲台，授课像聊天。固定的笨重桌椅，改为轻便的新型课桌椅，学生们都能轻松推动。根据课堂需要，这些课桌椅可随时改变摆放顺序，形成一个个小组讨论的方阵。教室内设有玻璃书写板，有想法、有意见则可随时写下来。教师可以随时走到学生中间，和学生进行零距离的讨论和交流，非常有益于教学相长。

笔记栏

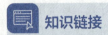 知识链接

补充国外高校教室改造案例

美国麻省理工学院 TEAL 教室：麻省理工学院特意设计 "TEAL（technology enabled active learning）" 未来教室空间，以提高学生课程出席率与参与度。在 TEAL 教室中，教师讲台立于教室中央，方便教师在教室中走动与学生交流。13 个圆桌围在讲台四周，每桌可容纳 9 名学生。教室四周共悬挂 13 个白板和 8 个投影屏幕，任何角落的学生都可一目了然。

日本东京大学 KALS 教室：KALS（Komaba active learning studio，Komaba 主动学习工作室）由东京大学设计开发。桌子被设计成豌豆形，可灵活拼接组合。每个小组都拥有个人回应系统。分教室空间和等候区，由玻璃墙隔开，其透明度可以改变，方便教室外的人了解教室空间的使用情况。

俄勒冈州立大学 LInC100 教室：又名舞台教室，2015 年秋季投入使用，可容纳 600 人。相比传统的讲厅，它看起来更像 TED 的演讲会场，舞台在正中央被座位环绕，大型屏幕则环绕整间教室，让每位学生都能看得清楚。讲课的教授站在中央舞台上戴着耳机、麦克风，像是正在开演唱会的流行歌手。这间特别的教室有个特别的昵称——"菲尔·唐纳修教室"，因为 LInC100 的设计有一部分是从《菲尔·唐纳修秀》这个以观众为背景的圆桌论坛型谈话节目中吸取的灵感。

来源：

王鉴. 论课堂的历史形态及其变革［J］. 西北师大学报（社会科学版），2006，43（2）：85-90.

2. 护理实训中心 护理实训中心一般包括护士站、模拟病房、健康评估实验室、仿真模拟标准化病人单元、仿真模拟急救中心（含急诊预检、分诊、急救、重症监护等）、基础护理实验室、内科实验室、外科实验室（含模拟手术室）、妇产科实验室（含产前检查、母婴同室、婴儿沐浴房、新生儿室、早产婴儿室）、儿科实验室、老年居家实训室等，部分院校还建有模拟隔离病房、模拟产房、康复训练室、心理咨询室等。

模拟病房常作为示教室，用于教师讲授和演示临床医护操作技术以及学生模仿教师完成临床医护操作技术，其面积不宜过大，容纳学生人数不宜过多，以同时能容纳 1~2 个床单位和操作技能所需设备为宜，以确保授课质量。如作为操作练习室，用于学生在教师指导下的课上练习操作和课后自我复习操作，其面积依据需要摆放床单位的多少而定，可参照医院的病房来设计。例如，设计为只有 1 张床位的小病室（单间），或是 6~8 张床位的大病室，甚或更大，取决于楼宇的整体和局部设计原型。

医学院校的实验教学环境，特别是临床医学专业和护理学专业用的专业课程实验室环境，为学生从书本学习到进入临床实习，并适应临床实习环境建立了桥梁。在学校建设中，特别是为了克服学生首次进入医院实习时所产生的紧张感和恐惧感，实训中心的建设将成为医学院校建设不可或缺的部分。

（二）内设环境

在医学院校中，教室和实验室环境结构的特殊性，为其内部环境的设计奠定了基础。无论教室还是实验室，其内部环境的基本要素包括：照明灯、电源、讲台（讲桌）、黑板或白板、粉笔或彩水笔、板擦、书桌、座椅等。随着现代教学技术的发展，目前大多数院校的教室或实验室配有多媒体设备，如话筒或麦克风、扩音器、电脑、投影仪、光碟机、音箱、中控机等。

实验室在临床医学专业和护理学专业教学中占有重要地位，目前我国许多医学院校开始建

设实训中心，为临床医学专业和护理学专业的专业实验课程教学提供了硬件环境。实训中心的内设环境除基本实验室外，病区内设有医护办公区、护士站、治疗室、监护室、病室及走廊等，同时，上述所有区域的内部配套，在设计中基本保持与临床医院的实际要求一致。如各区域的上、下水道；护士站配有住院病人一览表、病历车（架）、电脑等；治疗室内划分无菌区、非无菌区、污染区；监护室和病室内配有设备带等。计算机信息化管理是实训中心的重要组成部分。例如，通过高质量网络化实现实践教学实时声像直播；实践教学网络化实时记录和历史资料网络点播；触摸屏登录、点播及查询等。再如，由触摸屏登录端、管理机、服务器、服务端软件、管理端软件等组成的开放实验室管理控制系统，可完成自动为学生分配实践床位，全程对实验室的运行情况进行监控，保障实验室的运行安全。基于多媒体和网络技术的服务模式，学生可以根据自己的需要查询多媒体视频资料和预约护理实践项目；教师可以随时了解学生的学习情况；管理部门可以实施高效能的现代化管理，包括教学安排、资源调配、开放实验室、预约管理等，打破教学活动时间和空间的限制。虚拟仿真实验教学是教育信息化建设和实践教学技能中心建设的重要内容。现代化的数字技术，为护理实践教学提供了良好的教学环境（见第十三章"智慧护理教育"）。

实验教具作为教学环境的一部分，因不同的实验课程，有很大不同。例如，生理课用的蟾蜍，病理生理课用的小白鼠，外科手术学用的猪或犬，护理学专业课程用的普通模拟人或多功能模拟人、输液泵、呼吸机、心电监护仪等。实验教具对学生实践能力培养、医学知识传播和医学文化建设方面具有重要意义。

综上所述，创设教学环境是在学校环境中开展情景学习的关键。教师应依据教与学双方的各种因素选择合适的物质教学环境，并进行创造性设计，在完成教学目标的同时，提高教学质量。学生在教师创设的教学环境中，通过动手、动脑参与到教学中，实现学生主体的实际地位。

（三）自然环境

学校自然环境是指学校所处的自然地理位置和气候条件，它们从总体上规定了学校大体的环境面貌。教育是在依托自然环境的基础上开展的，自然环境与教育的关系不可忽视。教育作为培养人的活动，首先关注的就是人，在优美的环境中，学生可以感受到作为自然人的那份喜悦，使整个身心达到宁静状态，思维开阔。同时，教育对自然环境给予反馈，学校师生用自己在现存的自然环境中获得的关于生态的感悟和自然观去营造这个环境，达到"教育与自然共生"，使学校的建筑风格与自然环境达到和谐一致。

二、人文环境

人文环境如校风、班风、教风、学风、课堂气氛、师生人际关系，也被称作校园精神文化，即"学校精神"。与物质环境不同，人文环境是一个看不见、摸不着的无形环境，对学生心理活动、社会行为，乃至整个学校的教育、教学活动都有着重要的影响，有时甚至超过物质环境。校园精神文化是校园文化的最高层次，主要包括校园历史传统和被全体师生员工认同的共同文化观念、价值观念、生活观念等意识形态，是一所学校本质、个性、精神面貌的集中反映。良好的人文环境应把文化建设与优良校风、班风、学风、行为规范结合，从而促进校园文化的发展。医学院校培养的是医务工作者，医务工作的服务对象是人，大多数的服务对象又是患有疾病的人，这就要求医务工作者具有高度的责任心、同情心和耐心。因此，医学院校的人文环境建设尤为重要。

1. **校风**　校风是一所学校的特色，是校园里的全体师生在思想、行为上表现出的共同倾向，是师生们精神面貌的集中体现，并且校风具有无形的教育力量，是一种有效的教育因素。在体现形式上，校风主要表现在校训、校歌、校徽和校旗上。良好的校风具有深刻"强制性"的感染力，使不符合环境气氛要求的心理和行为时刻感受到一种无形的压力，使每一位学校成员的集体感被日趋巩固和扩展，形成集体成员心理特性最协调的心理相容状态；良好的校风对学校成员具有内在动力的激发作用，催人奋进；良好的校风对学校成员的心理发展具有保护作用，对不良的心理倾向和行为具有强大的抵御力量，能有效地排除各种不良心理和行为的侵蚀和干扰。因此，学校要重视校园人文环境建设，做好校史、校志宣传，遵循继承性、规律性、创新性以及独特性的原则，全校师生都应投身到校风建设过程中，承担起各自的职责。通过各种有效途径和方法，激励学生继承弘扬学校优良传统，激发学生学习的积极性和创新进取精神。

2. 班风　班风是班级的精神面貌，是班级内在与外在的共同表现，是经过长期细致的教育和严格的训练，形成的一种班级整体的行为风气。班风一经形成，便成为一种约束力，反过来又影响班级团体中的每个成员。班风塑造了学生的态度和价值，又影响他们在教室里的学习活动，因此，它对班集体成员的约束作用最终不是靠规章制度，而是依靠群体规范、舆论、内聚力等一些无形的力量。良好的班风为学生的成长、发展提供一种有效的动力和压力，有利于使班级成员形成亲切、和睦与互助的关系，养成勤奋进取、文明礼貌的行为，自觉遵守班集体的行为规范，维护班集体荣誉。良好班风的形成有利于培养、塑造学生良好的形象，从而推动学生品德素养的发展，促进集体的良好作风。班风一般是由班主任带头、以品格风尚良好的学生为榜样而自然形成。学生干部对班风的形成具有重要作用，因此，学生干部的选用和培养是班风建设的一个重要方面。

3. 教风　教风是教师在长期教育实践活动中形成的教学特点、作风和风格，是教师道德品质、文化知识水平、教育理论、技能等素质的综合表现。良好的教风是一种强有力的教育因素，它具有强烈的示范性和感染性。教师的一举一动、一言一行都会成为学生的榜样，对学生的人格品质、道德素质的养成具有深刻的影响。教师的课堂教学，不仅仅是用言语向学生传授知识和道德伦理，教师对学生的期望、态度、课堂行为、在课堂上的教学方法（策略）等也都是重要的教育内容和手段，对激发学生思维、发展学生的创造力、帮助学生理解和记忆、理论联系实际等都有积极的促进作用。学校是育人的场所，是人才的摇篮，而教师是人才的培养者，应在"三育人"（即管理育人、教书育人、服务育人）的过程中发挥主力军的作用。教师只有树立为人师表、教书育人、治学严谨、认真负责、耐心细致、开拓进取的教风，才能引导和促进学生形成勤奋学习、积极向上、严谨求实、尊师重教、遵纪守法、举止文明的优良学风。总之，没有良好的教风就难以形成良好的学风。

4. 学风　学风是指学生集体在学习过程中表现出来的治学态度和方法，是学生在长期学习过程中形成的学习习惯、生活习惯、卫生习惯、行为习惯等方面的表现。优良的学风像校风、教风一样，对学校教育教学质量的提高，对学生人格品质的发展和完善，对培养学生成为德、智、体、美、劳全面发展的接班人都有重要意义。

5. 课堂气氛　课堂气氛是指在课堂中师生之间和学生之间围绕教学目标展开教与学的活动而形成的某种占优势的综合精神环境。课堂气氛是在教学过程中产生、发展起来的，是教学活动顺利进行的心理基础，也是进行创造性教学的必要条件。课堂气氛的优劣直接制约和影响师生关系以及双方信息与情感的交流，从而制约和影响教学过程和结果。

积极的课堂气氛是一种理想状态的课堂气氛。它主要表现为：师生双方有饱满的热情，教与学态度端正、目标明确；课堂活动井然有序；学生求知欲强烈、注意力集中、思维活跃；师生间情感交流充分，学生参与面广，双方处于积极互动的状态；师生共同洋溢着为实现教学目标而获得成功的喜悦与满足感。积极的课堂气氛，主要标志是严肃认真、宽与严、热与冷、张与弛的有机统一。这种课堂气氛使教师教的主导作用和学生学的主体作用得到充分的发挥。

消极的课堂气氛是一种被动的带有明显缺陷的课堂气氛。它通常表现为：教师以权威的长者或智者自居，学生作为被动的学习对象接受教师的教导；相当一部分学生上课精神状态欠佳，情绪压抑，注意力分散，做小动作或其他事情；师生间缺乏交流，学生害怕参与教学活动，每当教师提问学生，学生有倒霉和大难临头的感觉。

课堂气氛的好坏直接影响着教学的效果。影响课堂气氛的因素很多，主要有教师、学生、教材、教学方法和手段、校风及班风。其中，起决定性作用的因素是教师。良好的课堂气氛需要教师以民主的方式去组织教学活动。这种教学作风有利于培养学生热爱学习的内在动机，挖掘学生的学习潜能，促进师生之间知识与情感的双向交流与反馈，唤起学生学习的兴趣和热情，使学生主动参与教学过程。教师对学生参与教学活动应及时给予认可和赞赏，使学生产生成功的满足感。总之，良好课堂气氛的创设，需要教师从多层面加以考虑，综合运用多种手段，同时需要教师的悟性、创造性劳动的积累。

6. 人际关系　人际关系在学校里具有多重性，学校的人际环境是由学校的领导、教师、职工、学生之间的相互联系构成的。人际环境对人的影响是通过人与人的交往、群体舆论和监督来实现的。良好的人际环境能使人心情舒畅，从而使学校的组织效能得到充分发挥，提高教师教书育人的积极性和学生学习的主动性，从而提高教育、教学效果，促进师生的自身发展和身心健康。学校的领导、教师、职工、学生之间互相理解，团结互助，形成一种奋发向上的气氛，有利于促使学生勤奋学习，自强不息，否则将使学生感到烦闷、压抑、缺乏活力。优化学校的人际环境，实现广大师生员工的密切合作，有助于形成一个团结统一的集体，从而更好地发挥整体效应。

7. 制度　制度是人文环境的重要方面，健全的制度体系是校园精神人文环境健康发展的保证。学校的各项制度作为校园文化的内在机制，通过规范师生的行为方式对学校活动产生影响，是维系学校正常秩序必不可少的保障机制。学校各项制度的制订可保证校园各方面工作和活动的开展与落实。学校规章制度的建设，不仅要不断完善制度体系，而且要坚持以人为本的思想，不断增强服务意识，重视学生综合素质的培养，促进学生的全面发展。但仅有完整的规章制度是远远不够的，还必须将各项规章制度予以执行和落实。在执行和落实各项规章制度的同时，如何体现人性化和个性化，也是需要教育工作者不断探索的课题。

8. 个人层面　在教学环境的建设中，评估数据主要来源于学习者的感知和评判，比如利用调查问卷进行收集。在个人层面上，任何可能影响学生感知和判断的事物都可能改变他们对教育环境的评价。对一些充满竞争和压力的环境，有的学生可能对此环境习以为常，甚至还有激励作用。因此，个人层面的变量可以影响学生对教育环境的感知和判断，这些变量包括个性特征和个人偏好，诸如内向和外向、包容度或模糊度、个人发展目标、参与反思等。高适应力的学生对生活质量和教育环境的评价均高于低适应力学生。个人层面的某些因素往往是干预教学环境建设的关键点，可通过完善关键点建设来提升教学环境。除了长期变量外，短期事件也可能影响个体对环境的感知。个人生活危机、负面的（或正向的）学术反馈、当天的情绪都可能影响学生对教学环境的评判。因此，教师必须对可能产生影响的事件保持敏感。

此外，学校教学环境具有一定的可控性和选择性，教育者对学校教育环境中的各种要素要自觉地加以控制，按照一定的需要做出取舍，挖掘其中对学生的身心发展具有积极意义的因素，克服和排除不符合学生发展需要的因素。但是，客观地说，环境影响中的自发因素不可能都优化为自觉因素，一些自发因素甚至与学校培养目标相矛盾，削弱或抵消着学校教育的作用。这就需要学校在可能的范围内扩大自身对环境的影响，通过丰富的课外人文环境的构建、实践教育活动的开展等，干预自发的环境影响，并渗透到一定的社会环境中，发挥环境影响的有利因素，消除不良因素。例如，学校有目的地组织学生或学生自发地开展深入社区的志愿者服务活动，从一个侧面体现了校园的人文环境。志愿者活动对医学生而言，具有将理论知识和实践相结合的价值；对学校而言，具有素质教育的实际价值；对社会而言，更具有不可估量的、远期的社会价值。从我国目前从事护理教育和临床护理工作的人员来看，护理教育者及教育对象以女性为主。虽然部分院校招收一定数量的男性教师和学生，清一色的"女性王国"被打破，使性别"垄断"有所改

笔记栏

变，但女性教师和学生对护理教育环境的影响，仍然是护理教育者需要重视的重要教育环境要素之一。

（邬　青）

第三节　临床教学环境

护理学专业学生（学生）学习的重要场所除了学校，还包括医院（包括附属医院、教学医院等）、社区卫生服务中心（站）或社区实习基地、医养结合机构，这些都是临床教学环境。临床教学环境是学生获得护理技能、角色社会化、树立护理专业责任感的场所，是实现学校培养目标的最后一道关口。面对日益飞速变化的医疗环境以及各个院校学生规模的不断扩增，给学生提供有利于学习结果最大化的学习环境变得尤为重要。"临床教学环境"作为一个整体概念，是指影响学生学习效果的各种因素的总和，如临床医务人员、服务对象及其家属、学生自身、教学机会、学习资源等。临床的物质环境和人文环境时刻都会对学生产生一定的影响。临床教学质量的优劣直接关系到学校向社会输送护理人才的质量。而这些方面相互影响、相互作用，对临床教学效果及质量发挥有重要的影响。临床教师能否充分利用临床医疗环境，创设临床教学环境，对保证临床教学效果、提高临床教学质量、提高学生的综合素质具有积极意义。依据开展临床护理教学的场所不同，临床教学环境可分为医院临床教学环境、社区临床教学环境和医养结合临床教学环境。

一、医院

医院是特定人群进行防病治病的场所，是专业人员在以治疗为目的的前提下，创造的一个适合病人恢复身心健康的环境。医院环境具有服务专业性、安全舒适性、管理统一性、文化特殊性的特点。医院的主要任务是医疗，并在此基础上发挥教学、科研、预防和社区卫生服务的功能。医学院校的附属医院和教学医院的教学功能更加明确。要获得"教学医院"的资格，医院首先必须具备较强的教学实力、科研能力和人才培养条件，尤其在师资队伍、临床实践、科学研究等方面，具有一定的水平、特色和优势，体现出教学育人的本质。医院的临床教学环境主要包括人员、制度、护理模式、学习机会、医院和病区科室环境。

（一）人员

进入医院的各类人员是医院人文环境的重要组成元素。例如，医务工作者（包括本院职工、进修人员）、病人及家属、后勤服务人员，以及不同专业、年级、学历层次的学生等。医院各类人员的言语、态度和行为都会对学生产生举足轻重的作用，对学生的临床学习效果产生直接影响。

1. 病房护士长　病房护士长是管理和控制学生临床环境的主角，他们的行为将对学生产生直接影响，是护理实践的角色榜样。病房护士长的行为影响着护理人员及学生对学习的态度、对病人的服务态度、专业实践能力的培养、临床护理工作质量以及人生观和职业观，是影响临床学习环境的最主要因素。

（1）病房护士长的行为：护士长有责任引导临床护理人员的行为向有助于学生学习的方面发展，即有责任并愿意解释、回答学生的问题，尊重、激励学生，正确对待学生的进步与缺点，当学生需要帮助时，会随时进行指导。平时，护士长要表现出自信并信任学生，帮助学生过程中注意声音、语调的适当运用，避免行为傲慢、轻视讽刺学生，时时刻刻给学生鼓励和支持。另外，临床护理教师是学生接触临床实践的启蒙者，其师德、师才、师风直接影响着学生的心理和行为，护士长有责任遴选优秀的临床护理教师，并将不同带教能力的临床护理教师与不同学历层次的实习学生相匹配，以提高临床教学质量。

（2）病房护士长的管理方式：首先，护士长应该作风民主，并且能充分认识到护士及学生躯体和情感方面的需要；鼓励和加强临床教师广泛地参与学生的教学过程，管理方式应该高效灵活、组织性强；加强临床护理人员的教学意识并对其委以责任，鼓励他们创新并尝试各种教学方法，尽可能为学生提供学习机会。其次，在护士长的日常管理中，教学管理应占有一定比例，尽可能安排学生参加医疗查房、护理查房，查阅病历记录，参加抢救小组及参观新技术、新业务。再次，护士长的管理工作应该尽量使临床护理实践与学生在校所受教育保持一致，这就需要护士长利用其对护理团队的核心指导作用，使护理团队成为内聚力强大的群体，彰显其角色榜样作用，带领护理人员加强学习、积极钻研业务，努力提高业务水平，培养出具备较高带教水平的指导教师。

2. 临床护理教师　在临床护理教学活动中，临床护理教师控制着教学环境，在为学生安排护理对象、创造学习情景、提供临床实习条件等方面，体现了教师在临床教学过程中的主导地位，是临床实习环境的一个重要组成部分。为了实现"学生具有良好的思想品质和职业道德，较广泛的人文、社会科学知识，较坚实的医学基础理论，较强的临床分析和思维能力，较熟练的专业实践技能和较扎实的解决临床实际问题能力"的目标，必须根据临床教学的特点全面加强临床师资队伍建设，准确评估临床师资整体教学水平，对于临床教学管理尤其是整合现有教育资源、合理安排教学活动、充分开发和利用教学环境、促进教学相长至关重要。

临床护理教师与学生长期接触，其言行、举止、思想、专业水平、工作态度等都对学生的临床工作和思想产生潜移默化的影响。对于学生而言，师生之间的关系可能比临床教师的专业能力、个性特征更重要。因此，重视和尊重学生、纠正错误但不贬低学生、理解和支持学生等教师行为均被认为是有效的教师行为，对临床教学效果具有重要影响。学生对待病人的服务态度、护理操作的规范性，受临床护理教师的影响较大。所以临床护理教师要起到榜样的作用，以热情友好、宽容和善的态度对待学生，使学生感到易于接近，从而得到更多的支持和帮助。此外，临床护理教师应尽可能地为学生提供各种学习机会，鼓励学生提问，积极地和他们讨论问题，指导学生的护理活动，让学生扮演正确的护士角色，促进学生自尊、自信的发展，并能积极主动地学习。

一名合格的临床护理教师在工作中应为学生提供各种学习机会，引导学生将以前学过的单一知识加以综合运用，鼓励学生进行体验式学习。要根据学生的不同层次、学校的教育理念以及社会对护理工作的要求，用不同的教育方式和方法进行教学。此外，临床护理教师自己也应以身作则，不断学习、更新知识，工作严谨、慎独，为学生树立良好的榜样。

由于临床教学的复杂性，临床护理教师既是护理实践的参与者，又是护理教育者，对临床学习环境起着举足轻重的作用，所以要以严格的考评尺度来选择临床护理教师，使学生得到称职教师的言传身教，从而提高实习质量。

3. 学生　学生并不仅仅是一个被动地接受教育的角色，其本身就是临床学习环境的一个重要组成部分，良好的学习环境能鼓励学生为自己的学习负责，临床护理教师应充分调动学生的学习主动性。同一区域不同层次或专业的实习学生之间会产生影响，每位学生的学习能力、与病人沟通的能力、合作意识及理论知识在临床护理中运用的能力不同，临床护理教师对此应做好合理安排。学生之间在学习上相互帮助与支持，共同面对问题，共同讨论解决问题的方法，共同作出决策，这种方法对于学习的各方面都十分有益。学生在实习前应接受基本素质教育，明确护理工作的使命，自觉履行医务工作者的职责。

焦虑是学生临床学习过程中不容忽视的心理问题。对于学生来说，临床学习环境是一个陌生环境，多数学生在进入临床学习时会产生不同程度的心理压力，比如对工作本身和学习目标感到紧张、不熟悉操作过程、现实教学环境与理想之间的反差等，均会影响学生的临床学习。

笔记栏

因此，教育者需要关注学生在临床环境中的焦虑，给学生提供一个愉快的工作环境。同时，要强化法律意识、工作安全等教育，使学生树立正确的责任感和使命感，积极参与学习，提高自身素质。

4. 护理服务对象　护理服务对象是来自社会的人群，其特征可能影响学生的学习环境，如疾病的类型、病种、服务对象之间的相互影响、服务对象的性格特点、是否与医护人员配合等都可能影响学生的实习。护理对象（病人）作为医疗过程中一个特殊的消费群，其维权意识的增强、知情同意权的享用，使其对整个诊疗过程都要求了解清楚，他们有权利用法律维护个人的合法权益，由此强化了医护人员的责任和义务。因此，护理教学过程中需要培养学生的人文素养并提高学生的法律意识，使其掌握良好的沟通技巧，避免不必要的矛盾和纠纷。护理对象的拒绝或者责备、操作不当引起的护患纠纷等，对还没有足够信心完成护理任务的实习学生来说，会造成很大的心理压力和挫折感。病人家属的指责也会影响实习学生的自尊心和自信心。临床护理教师在护理操作前应帮助学生分析实际操作中可能会出现的问题和意外及其应对方法；在操作时帮助学生取得病人信任并稳定情绪，必要时给予适时指导；在操作结束离开病房后耐心指出学生的不足之处和改进方法，特别是在病人面前，不要过多地责备学生。临床护理教师应告知学生，由于所学和经验有限，在实习中遇到困难或者操作失败是一个正常的学习过程。此外，临床护理教师应多为学生创造动手操作的机会，逐步提高学生综合运用知识、技能分析和解决问题的能力，以提高学生的临床学习效果。

5. 其他医务工作者　如医生、药剂师、营养师等医务工作者，他们对待学生的态度、自身的实践能力以及教学意识等也同样影响学生的临床学习过程。如果护理工作的价值得不到其他专业工作人员的认同，会对学生的心理状态造成很大影响，可能会导致其产生自我怀疑、情绪低落等消极的心理状态。

（二）制度

医院的各项制度、常规医疗活动以外的专项活动也是医院人文环境的重要组成要素，对学生的临床实习起着潜移默化的作用。这就需要临床护理教师进行专业知识临床教学的同时，充分利用该人文环境的特点，培养学生的责任心、爱心、耐心和为人类健康服务的奉献精神；提高学生的人际交往和沟通能力，实现全方位的综合素质教育。

（三）护理模式

护理模式也是学生临床学习环境的影响因素之一。应用护理程序实行整体护理是一种行之有效的护理方法。在实行整体护理的病房，学生可以系统地学习护理病人的方法和过程，锻炼分析问题和解决问题的能力。在应用功能制护理的病房，由于以任务为中心，学生虽然学会了如何完成任务及某种操作技能，却失去了系统地照顾病人的机会，从而影响了分析问题、解决问题、综合判断能力的发展。因此，要根据学生的具体要求选择具有各种护理模式的病房供学生实习。

（四）学习机会

所有的临床工作人员，包括护理人员以及其他专业人员、技术人员都应该尽可能地为学生提供临床学习机会，让学生参与更多的护理活动，既要积极放手让学生实习，又不能整个交给学生、依赖学生。有的临床护理教师指导学生时缺乏耐心，让学生自己做，学生也不知道自己做的是否规范，时间久了，就可能形成不规范甚至错误的操作；有的临床护理教师对学生总是不放心，怕出差错，不愿放手让学生实习，这样学生就很难学到书本上没有的知识；由于病房护理人员的短缺，有时将学生当成人力使用，甚至让学生参与许多非护理专业的工作，也是影响学生临床学习机会的因素之一。同时，学生的种类、层次及数量也影响学生的学习效果。如果实习人数过多，学生的学习机会将被瓜分，每个学生的实习效果就不能被很好地保证。因此，护士长和临床护理教师应帮助学生制订学习计划，合理安排学习机会，定期组织专题讨论，邀请临床专家进行讲座，提供示教室、教科书和专业杂志让学生自由阅读，增加学生继续教育的机会，并在实际

笔记栏

工作中做到手离眼不离。

（五）医院、病区与科室环境

1. 医院环境　医院的地理位置、结构建筑、性质和规模都是有可能对学生产生直接影响的重要因素。学生从学校进入到医院和在医院实习的过程中，将不断接受和适应来自医院的各种物质环境刺激，实践在校内课堂上所学的各类疾病病人的整体护理及护理管理等内容。

（1）医院的地理位置：如所处地区、交通情况、环境污染、周围经济文化发展情况等都会对学生的实习过程产生影响。

（2）医院的规模：根据医院的性质、任务、规模、隶属关系等，医院可分为不同的级别。医院的床位数、人员配备、设备情况等都会对学生产生影响。此外，综合性医院和专科医院由于其内部环境的不同，也会影响实习学生最终的实习效果（包括专业知识掌握程度、护理操作熟练程度等）。

（3）医院的建筑结构和空间设置：根据各部门的任务不同，医院被划分为医疗区、教学区、科研区、行政办公区和后勤区等。医疗区又可分为门诊区、急诊区和住院区等。根据医院的功能，医学院校附属医院和临床教学医院（基地）一般设有专门的教学区，可建有教室、模拟病房、操作练习室等。任何医院都具有一定的教学功能。在临床环境中，对结构设置的关注非常重要。学生是医疗团队中的一员，非常有必要拥有一个适当的工作环境。虽然大多数的临床学习在病房中进行，然而学生还需要有休息室、值班室，并能够使用电脑，这样他们就不会觉得自己影响或妨碍了临床工作。学生同样需要空间与教师互动，探讨并制订病人的诊疗、护理计划。

（4）医院的院内环境及设施：包括光线、噪声、清洁度、仪器设备等。理想的医院物质环境应该是室内清洁、光线适宜、温湿度合适、无特殊气味，同时要有相应的调节环境温湿度的设施。院内环境及设施的好坏会对学生造成直接的影响。院内环境较好，可使学生心情愉快，积极参加临床教学实践活动；院内环境过差，可能会使适应性较差的学生受到理想与现实巨大差距的冲击，造成一定的心理压力，甚至会产生焦虑、抑郁等情绪反应。

医院环境是学生将书本知识应用于实践的最佳环境；是理论和实践相结合，培养学生动手能力、创新能力的重要场所；是培养学生专业化的思维方式，促进护士角色形成，帮助学生从实践中探索规律、总结经验，让学生获得经验和提高能力的场所；同时也是临床教师利用该环境进行临床实践教学的真实场所。

2. 病区环境　病区的物质环境包括颜色、气味、声音、湿度、温度、建筑结构等，这些均会对学生心理产生影响。如果病区嘈杂、工作杂乱无章，学生在此环境中学习很难集中精力，导致情绪焦虑、烦躁，有时已经掌握好的操作也会出现错误。

病区的人文环境同样会对学生的心理行为产生影响。病人对学生的态度、各自不同的性格特点以及是否与医务工作者合作，都会影响学生的学习。有的病人会给予学生支持鼓励，为学生创造一种愉快和谐的工作氛围，使学生有足够的信心完成工作。但有的病人见到学生就害怕，不愿意让学生护理，这在一定程度上加重了学生的心理压力。

3. 科室环境　不同科室本身固有的环境氛围对学生的实习也会产生不同的影响，如危重病人较多的 ICU 和 CCU，其病房工作的应急性较大，病人病情变化快，护理人员需要根据病情变化及时做出各种反应，这对于临床应变能力并不是很强的学生来说会有一定的压力。而在耳鼻喉等病区，大部分病人病情较轻，且术后恢复较快，病区环境相对轻松，会使学生心理压力减轻，以更加积极的状态应对实习。因此，临床护士长和临床护理教师应组织管理好病房，为学生创造一种良好的病室氛围，要意识到临床学习对学生所产生的压力，关注学生心理状态的变化，及时鼓励学生，并给予适当的调整和干预，使其获得最佳的学习效果。

总之，为了提高临床护理教学质量，有教学任务的医院应为学生制订一系列标准的临床教学

笔记栏

环境，临床护理教师亦应注意临床教学环境的不断改善，努力消除临床教学环境对学生实习的负面影响，为学生的临床实习创造良好的条件。

二、社区卫生服务中心（站）

社区卫生服务是为了适应医学模式的转变、人民生活水平的提高及社会需要而产生的，是整体医学观在医学实践中的体现，也是社会卫生事业的重要组成部分。社区卫生服务中心（站）作为提供社区卫生服务的独立机构，是医院的前沿和延伸，其工作任务和内容决定了它的地位和价值。社区卫生服务中心（站）与其他临床医疗服务相互协调、优势互补，已成为世界公认的初级保健服务的理想模式。社区卫生服务中心（站）的工作人员，必须具有医疗卫生执业资格，因此，全科医生和社区护士的培养成为医学院校医学人才培养的重点之一，社区卫生服务中心（站）成为培养医学人才的重要机构之一。

社区卫生服务中心（站）的护理工作具有相对独立性和自主性，与医院内的临床教学环境有许多不同之处，主要体现在物质环境、工作场所和服务对象上。

1. 物质环境 社区卫生服务中心（站）的地理位置、建筑面积和服务对象的特殊性决定了社区卫生服务中心（站）的物质环境，如内设环境、设施设备、医疗用品摆放与医院有很大差别。虽然与医院的物质环境不同，但社区卫生服务中心（站）必须具备和满足医疗卫生机构基本的物质环境条件。

2. 工作场所 当服务对象面向家庭和社区时，全科医生和社区护士的工作场所就不再固定在社区卫生服务中心（站），而是延伸到病人的家庭和社区，使得社区护理教师和学生的教学环境拓展到了家庭和社区。社区护理教师必须充分利用家庭和社区环境的实际情况进行临床实践教学，在提供社区卫生服务的同时，也应满足临床教学的需要。此外，社区卫生服务的场所正在逐步向托儿所、幼儿园、老年院、大中小学校、企事业单位中的医疗卫生服务部门拓展。服务场所的拓展除了对社区卫生服务人员的专业素质提出了更高要求，也对社区护理教师的实践教学能力提出了挑战。

3. 师资队伍 带教教师的遴选是开展社区实践教学活动的前提条件。以《首都医科大学教师资格认定办法》为例，申请社区实践带教任务的教师，需通过社区护理教研室推荐、教学督导专家初审，申请之后即开始对教师进行岗前培训。具有带教资格的教师必须明确岗位职责和教学任务，具备相应的社区护理基本理论知识和社区护理经验，尤其是老年病、慢性病、环境及职业病的防治等，达到教学相长的作用。

4. 服务对象 社区卫生服务的工作场所已不再局限于社区卫生服务中心（站）内，而是扩大到了社区乃至包容整个社会，因此其服务对象也已不再局限于个体病人，而是扩大到了家庭、各类群体和社区中的健康人群。不同的家庭、不同人口群体所形成的人文环境氛围大不相同，这就要求社区护理教师在完成社区卫生服务工作和开展临床教学的同时，进一步培养学生的人际交往和沟通能力，提高学生的综合素质。

三、医养结合机构

医养结合机构是指兼具医疗卫生资质和养老服务能力的医疗机构或养老机构，主要包括养老机构设立或内设医疗机构以及医疗机构设立养老机构或开展养老服务两种形式。医养结合机构是积极应对人口老龄化的重要组成部分与必然选择，它既拓宽了养老领域的路径选择，又使得医疗卫生领域融入了养老理念。医养结合机构可为入住机构的老年人提供养老、医疗、护理、康复、辅助与心理精神支持等服务，不仅满足了老年人对于日常护理的需求，也能为老年人提供常见病诊断、老年慢性病管理和医疗保健等服务。

1. 物质环境 医养结合机构服务设施的经营性质可以分为公办和民办两类。公办和民办的设施功能大体一致，主要提供生活居住、集中供养、文化娱乐、医疗保健等各项功能。房间类型根据规模不同可分为高级套间、单间、双人间、多人间等。室内采用无障碍设计，安装现代化的医疗设备和人性化的看护设备，实施可视化管理，随时关注到每位老人，确保老人们日常生活的高质量与合理化。机构配备各种不同的功能房间，包括：中西医诊室、康复中心、健康管理室、输液室等，同时还配备专业的医疗护理人员，在日常生活中为老人提供健康咨询、医疗护理等服务，保证医疗与养老的同步性与便利性。机构配备老年人专用电梯，以满足老年人的日常活动所需。公共场所是老年人日常活动的关键场所，设计应多样性、丰富性，为老年人的生活质量提供保障。公共场所分为大型的活动空间和小型的休憩场所，大型活动场所有图书馆、影视厅、露天花园等；小型的休憩场所有棋牌室、茶艺室、健身房等。另外，医养结合机构应为老年人提供紧急事故处理、紧急疾病送医等绿色通道便利服务。

2. 人文环境 医养结合机构应把爱的理念贯穿于医院服务的每个环节，将人文关怀纳入日常护理规范中，既要关注老年人的生理需求，也要满足更高层次的精神需求，不断推进学科发展建设。比如居室细节方面以人性化设计为主，家居氛围的装修风格，可以为老人提供展示和回忆空间，增强老人的归属感。户外空间提倡与老人的生活空间保持一定的联系，塑造一种半开放的社交空间，增加养老建筑与外部环境的联系，减轻养老建筑的封闭感，增加老人与社会的联系。根据老年人年龄大、易跌倒，以及高龄、行动不便等特点，从预约医生至检查结束回房，安排护士全程服务。定期开展健康教育，让更多的老年人了解自己所患疾病相关知识，同时以积极、正确的心态关注健康，维护健康。

3. 实训基地要求 医养结合是一种集生活照料、基础养老服务、护理和医疗等于一体的养老模式，是医疗和养老服务两种资源的相向而行，基于此，医养结合实训基地要求多元化，突出养老服务的专业特色。护理课程实训基地主要依托医疗机构的老年病科、康复科，学校在专业课课程实训中要注重培养学生预防、康复、护理、养老和临终关怀等方面的专业技能。同时，学校应对接医养结合机构，比如敬老院、康复专科医院、残疾人服务部门、社会福利院等，使学生通过实习和社会实践，加强对医养结合社会需求的直观认识，明确学习目标，增强服务社会的责任感。学生通过观摩实践，了解行业需求，激发学生的创新精神。

4. 服务对象 医养结合机构主要面向慢性病老人、易复发病老人、大病恢复期老人、残障老人以及生命终末期老人提供养老和医疗服务。服务项目包括但不限于：基本服务（生活照料服务、膳食服务、清洁卫生服务、洗涤服务、文化娱乐服务）；医疗护理服务（老年人常见病/多发病诊疗、急诊救护服务、危重症转诊服务、安宁疗护服务、健康管理服务、康复服务）；心理精神支持服务；失智老年人服务等。

总之，实验教学环境的准备，其目的是使学生有一种身临其境的感觉，要精心设计；而临床教学环境的准备，其目的是使学生接受、适应实际临床环境，应是在满足教学目的的前提下，更贴近实际临床环境。

四、教学环境的测评

教学环境是医学教育的重要组成部分，进行教学环境的评估非常重要。任何关注教学环境的教师或机构都希望获取关于他们教学环境现状的可靠数据，通过有效评估继而采取改进教学环境的措施。所以，量化教学环境的质量和特性具有重要意义。

关于护理学习环境的早期研究开始于20世纪80年代，随着这一问题越来越受到人们的重视，相应的测量与评价工作也不断增多与改进。可以采用问卷调查、访谈、观察等多种方法对护理教学环境进行评估。国外一些护理教育者研发了教学环境的评价工具，并开展了相应量表的评价与应用，取得了较好的效果。目前，我国也有护理教育者对护理教学环境中各种因素，特别是社会-心理因素进行研究，并设计了"护理临床学习评价量表"，包括6个维度：人际关系、工作氛围及团队文化、学生参与性、任务定位、创新性和个性化等。

需要指出的是，每项测评工具对教学环境都有各自的定义，在使用某一测评工具前，使用者都需要先明确该工具对教育环境的定义。如果选择使用了"错误的"工具，仍然可以收集到数据，但这些数据的意义和理解就可能与关注点不匹配。

国内外主要教学环境测评工具，见表8-1。

表8-1　测量教学环境的代表性工具

工具	研发时间 / 年
制度化环境中老年人生活空间评估量表（LSA-IS）	2020
社区卫生服务机构护理工作环境量表	2018
教师对医学教育环境的评估（AMEET）	2014
JohnsHopkins 学习环境调查（JHLES）	2013
门诊诊疗教育环境评估（ACLEEM）	2013
课程价值清单（CVI）	2013
本科临床教学环境评估（UVEEM）	2013
Dundee 合格教育环境评估量表（DREEM）	2012
护理临床实习环境评价量表	2011
研究生医院教育环境评估（PHEEM）	2010
临床学习环境评估量表（CLES+T）	2008
护理临床学习环境评价量表	2007
医学院学习环境调查问卷（MSLEQ）	2005
麻醉手术室教育环境评估（ATEEM）	2004
Pololi&Price 测量工具	2000

（邬　青）

ER8-3
本章思维导图

小　结

本章重点阐述了与护理教育关系密切的教学环境，包括概述、学校教学环境和临床教学环境3个方面。恰当的教学环境设计，可以使教师灵活运用各种教学方法，充分利用教学时间；教师创造性地准备教学环境，可以带给学生想象的空间——"环境创造人"。教学模式、教学方法直接关系到教学环境的准备，甚至在一定情况下，教学模式、教学方法可能决定教学环境。如讨论法教学，学生分组的大小、座椅位置的安排，都会给学生带来一种潜移默化的影响，会影响到学生毕业后作为教师组织学生进行讨论法教学的形式，以及作为病房护士或社区护士组织服务对象进行健康教育的形式。临床教学环境，其物质环境和人文环境更为复杂、多变，有赖于师生通过共同努力创设并适应环境。

笔记栏

思考题

1. 简述教学环境的组成及其作用。
2. 简述现代教学环境的功能。
3. 简述学校教学环境的分类。
4. 简述临床教学环境不同场所各自的特点。

ER8-4
思考题解题
思路

笔记栏

ER9-1
本章教学课件

第九章

临床教学

ER9-2
导入案例解题
思路

导入案例

  在某大学附属医院护理教研中心，教师们正积极探索临床教学的新路径，力图将临床实践与理论知识更紧密地结合，以培养具有实践能力和专业素养的学生。其中，部分教师主张，临床教学应着重于模拟实践与技能演练，通过反复操作与演练，使学生能够熟练掌握各类护理技术，从容应对各种复杂的临床场景。然而，另一些教师则持有不同的看法。他们认为，临床教学不仅要培养学生的实践能力，更要注重其临床思维与决策能力的培养。因此，他们主张将临床教学与最新的护理研究和实践证据相结合，引导学生运用理论知识对临床问题进行分析与判断，从而作出科学、合理的护理决策。这两种不同的教学理念在护理研究生中引发了广泛的讨论。

请思考：

1. 你赞同哪种观点？请阐述理由。
2. 在安排临床教学计划时，我们可以采用哪种临床教学方法？

学习目标

通过本章学习，学生应该能够：

1. 描述临床教学的基本概念、组织形式及护理个案书写的目的。
2. 理解临床带教老师的角色特点及选拔。
3. 阐述临床教学常用教学方法的具体实施步骤及优缺点。
4. 阐述组织临床教学评价的过程、评价、反馈、影响因素和应对措施。
5. 应用临床教学考核方法，组织临床教学考核。

  临床教学（clinical teaching）作为护理教育体系中不可或缺的一环，不仅是护理教学的关键组成部分，更是一种融合了理论与实践的独特教学模式。在这一过程中，学生不仅需要将课堂上学到的知识应用于临床，更需要在实践中不断发现问题、分析问题，并寻找解决问题的最佳方案。这种能力的培养，对于护理学专业学生来说至关重要，因为这直接关系到他们未来在护理工作中的表现。此外，临床实践过程也使学生更加深入地理解护理工作的本质和意义，培养他们的专业态度和职业道德，为其走上护理工作岗位打下坚实的基础。因此，有效的临床护理教学组织管理、科学的临床护理教学方法及严格的临床护理教学考核对学生职业发展起着至关重要的作用。

笔记栏

第一节 临床教学概述

一、临床教学的概念

（一）临床和临床教学的概念

临床（clinic）一词原指病人床边的意思，因医生在床边为病人诊断和治疗疾病而得名。随着社会和医学科学的发展，"临床"的内涵延伸至任何为病人或服务对象提供健康服务的场所机构，临床人员、服务对象及服务场所均发生了变化。对于护理人员来说，临床护理活动已不再局限于床边、医院，正在向家庭、社区乃至整个社会的各种预防、医疗卫生保健及康复机构延伸，服务对象也不仅仅是病人，还包括需要健康服务的个人或人群。

临床教学最早起源于文艺复兴时期的欧洲。当时，医学和护理学逐渐从神学的束缚中解脱出来，开始向着科学化的方向发展。在这一背景下，临床教学应运而生，成为培养医学和护理人才的重要途径。1720年，荷兰莱顿大学的赫尔曼·布尔哈夫（Herman Boerhaave）教授在莱顿市中心的圣则济利亚医院开创了临床教学的先河。他向来自世界各地的护理学生讲授其著名的临床课，通过亲身示范和讲解，将医学护理理论与临床实践紧密结合，使学生能够直观地理解并掌握护理技能。这一举措不仅极大地提升了教学质量，更为后世的临床教学树立了典范。

临床教学的核心在于帮助学生将既往学到的基础医学知识与有关临床诊断、治疗、护理技能相结合。在这一过程中，学生需要将理论知识应用于临床实践，通过实际操作和亲身体验，不断加深对护理专业的理解和认识。同时，临床教学也注重培养学生的专业技能、态度和行为，使他们能够具备进入保健系统和继续教育所必需的能力和素质。值得一提的是，临床教学不仅仅是特定教学场所进行的教学的过程，更是一个社会化的过程。学生在临床教学中，不仅要学习和掌握专业知识与技能，还要学会与病人、医生、护士以及其他部门人员进行有效的沟通和协作。这一过程有助于培养学生的社会实践能力，提高他们的沟通交流和自我学习能力。因此，临床教学在护理教育中具有举足轻重的地位——它不仅是培养学生专业技能和态度的重要途径，更是推动医学和护理事业发展的重要力量。

临床教学是护理教育的重要组成部分，是实现理论知识与临床实践紧密结合，培养职业态度、专业技能、临床思维能力的重要阶段。通过临床教学使学生在为服务对象提供护理服务的过程中，逐步认识和掌握以病人为中心的整体护理理念和护理技能，学会处理与服务对象、医生、护士及其他部门人员之间的合作关系，锻炼社会适应能力，增强职业责任感和事业心。因此，临床教学水平直接影响护理教育质量，关系到是否为社会输送合格护理人才的重大问题。

临床教学因其特殊性，与课堂教学有一定的区别，如表9-1。

表 9-1 临床教学与课堂教学的区别

项目	临床教学	课堂教学
教学环境	复杂，包括自然环境、人文环境、医院环境、社区环境	简单，包括自然环境、人文环境
教学形式	直观、形象	理论、抽象
教学对象	护理实习生	在校护理学生
教学方法	多样化，通过实践吸收知识	教授为主，课堂中师生互动
教学内容	多元化，范围更广	多元化
教学组织	随机性强，会影响教学计划	固定，执行
培养思维	临床思维、评判性思维	研究性、探究性思维
师生关系	密切	一般

笔记栏

（二）临床教学的教学目标

1. 强化护理实践能力　通过提供丰富多样的实践机会，让学生在真实的临床环境中亲身参与，将所学知识与技能付诸实践，并不断从中获得反馈与修正。这种实践导向的教学方法有助于学生在实践中深化对护理知识的理解，提升技能操作的熟练度，从而增强他们的临床实践能力。

2. 培养临床工作思维　学生在真实、复杂且充满不确定性的临床环境中观察、参与、评价护理活动，有助于发展学生分析和解决问题的能力、评判性思维以及临床决策能力等，提升临床护理思维，以保证安全有效的专业实践。

3. 形成有效沟通与合作能力　与病人和团队成员之间的有效沟通是护理工作中不可或缺的一部分。临床教学多以小组为单位开展，学生学会如何与病人建立信任关系，倾听他们的需求；同时也学会与团队成员协作，共同解决护理工作中的问题，形成良好的工作、学习氛围，有助于其顺利完成实习任务，达到教学目标。

4. 提高组织管理能力　护士每天面对大量的护理任务并要在一定时间内完成，要将这些任务排列好优先顺序并井井有条地完成，需具备一定的组织管理能力。因此，在临床护理教学中，必须注重学生组织管理能力的培养，使他们在未来复杂环境中能高效、规范地完成护理工作。

5. 坚定护理专业价值观　通过提供专业的角色榜样和丰富的实践机会，让学生深刻理解和体验护理工作的意义和价值。同时，引导学生反思和修正自己的专业价值观，形成更加明确、坚定的信念和态度。这种价值观的培养有助于学生在未来的护理工作中保持高度的职业道德和责任感，为病人提供优质的护理服务。

（三）临床教学的原则

1. 理论与实践相结合原则　此原则为临床护理教学的基石。学生在课堂学习的理论知识，需通过临床见习或实习得以实践，使知识得以运用并深化。在实际病例的讲解、分析与讨论中，巩固和加深对理论知识的理解与记忆。

2. 道德行为导向性原则　临床教学大多与病人直接接触，在此过程中，带教老师需恪守医德，展现人道主义精神，并遵循当代道德要求，尊重病人的尊严和权益。带教老师不仅要为学生树立榜样，更要引导他们在与病人的沟通交流及护理中，展现出关爱、尊重、诚信和负责任的态度，使临床教学不仅是技能的传授，更是道德品质的熏陶。

3. 教学形式生动直观性原则　前面已述临床教学与课堂教学有明显区别，由于临床教学病人的随机性强，病情变化具有紧迫感等，因而临床教学的形式较课堂教学更加生动、具体与直观。这是临床教学的最大特点，也是临床护理教学的重要原则。

4. 教学过程的综合性原则　在临床护理教学中，尤其实习阶段，带教老师要引导学生将所学过的理论知识纵向联系、横向比较，从不同的角度加以综合。

二、临床教学的组织形式

临床护理教学强调的是理论与实践相结合，在教学过程中，需要根据学生的层次和学习目的不同，选择不同的教学形式。目前，临床教学的组织形式主要分两种：临床见习和临床实习。

（一）临床见习

临床见习（clinical observation）是指在临床专业课的课堂讲授期间，为了使学生获得课堂理论与护理实践相结合的完整知识而进行的一种临床实践教学活动。一般是在理论课学习之后，教师带领学生到医院相关科室或社区卫生服务中心，通过看、问、想、操作、讨论等教学活动，使理论与实践相结合，巩固和加深学生在课堂学到的理论知识。

1. 临床见习的分类　依据见习目的和时间安排的不同，临床见习可分为课前见习、课间见习和集中见习3种形式。

（1）课前见习：指在讲授临床理论课之前，组织学生去临床场所见习一段时间的教学组织形式，通常是参观性质的。一般由学校教师或临床教师按照教学目标组织学生参观医院相关科室环境和仪器设备等，帮助学生对临床理论课建立感性认识，激发他们的学习兴趣，为课堂授课和临床实习创造条件。例如学生在学习消化系统疾病病人护理之前，到消化内科病房了解常见病的临床表现、常规诊疗，可以有效加深学生对理论知识的理解与记忆。

（2）课间见习：是目前临床护理教学中最常采用的一种教学组织形式。课间见习与课堂授课紧密联系，基本同步进行，或者将一些课堂内容安排在见习过程中完成。例如常用康复治疗技术这一章的学习，由于专业性强、不易理解，安排在临床见习中可以让学生直观地掌握知识要点，达到教学目标。但这种教学形式可能在病例选择方面出现困难，如找不到典型病例或病例数量不够。为了满足教学需要，可能会多次使用同一护理服务对象；若要避免多次使用同一护理服务对象，就会增加临床教学安排的难度，或只能选择非典型病例。

（3）集中见习：是在一门或几门临床理论课授课结束后，组织学生在相应的临床场所对各个领域的内容进行集中见习。根据教学目的和内容的不同，集中见习的时间可以是 1~4 周。例如外科护理学理论课讲授完毕，安排学生到医院外科各病房见习。由于学生系统掌握了理论知识，对外科临床护理的整体认识较高，这种形式可以不受特定项目的限制，方便临床场所的安排，能够减轻护理服务对象的负担，增加学生、护理服务对象与临床带教的满意度。但这种形式容易出现理论课与实践课的间隔时间过长，学生在见习某个内容时对学过的理论内容已经有所遗忘的情形，因此必须重新复习才能够接触护理服务对象。

课前见习能激发学习兴趣，促进学生自学理论知识；课间见习能强化学生的记忆类知识点；集中见习能强化学生的理解和应用类知识点。因此，在临床见习安排过程中应注意将多种见习形式合理组合，有效提高临床见习质量。

2. 临床见习的基本环节

（1）见习前的准备：包括见习的组织和见习对象的选择。

1）见习的组织：护理学专业课的见习主要由院校各课程组（或教研室）根据教学大纲的要求进行统筹安排，课程组（或教研室）负责人或课程教师在见习前与教学医院或社区的教学管理部门、护理管理部门及相应临床科室进行沟通，使之了解教学进程和见习的内容与要求，给予有效配合。

2）见习对象的选择：教师应在见习前做好评估工作，依据教学目标选择见习对象，见习对象需与见习学生的数目和见习时间的长短相匹配。

（2）见习的实施：见习期间总体要求是认识各种疾病及护理要点与操作技能，同时熟悉临床工作方法。学生在教师指导下，着重学习如何迎接病人、护理问诊、护理查体、识别各种异常体征、书写护理病历等；学习临床思维方法、临床诊疗、护理技术操作。通常采取分组见习的方式，每组 6~8 人为宜，每组安排带教教师 1 名，多由院校护理学专任教师担任，也可由临床护理教师担任。教师需熟悉本学科见习的教学大纲，明确教学目标、内容和方法，认真执行教学计划，达到教学目标。

见习期间，教师应依据临床特定的教学内容或问题，有计划地组织讨论会，对某个方面的问题进行深入讨论，帮助学生掌握知识点。讨论内容可以由教师选择，也可由学生提出。为了落实保护性医疗制度，讨论会一般不在床边进行，多数安排在示教室。对于内容少、时间短的讨论会，或学生在床边提出的短小问题，若对病人无不良影响，可以在床边进行。见习期间，即使有教师指导，学生也不能进行侵入性操作。

（3）见习的效果评价：可采用多种方法进行见习效果评价。①观察法，即观察学生在见习中的行为并记录。②撰写见习报告。③进行见习内容的理论和技能考核。④访谈见习学生，了解学生见习的兴趣、对见习教学方法的感受、见习的组织安排及内容的认同度等。

笔记栏

（二）临床实习

临床实习（clinical practice）又称毕业实习或者生产实习，是指学生在全部课堂教学结束后，集中时间进行临床综合训练的一种教学形式。临床实习是学生理论联系实际、培养综合能力的关键环节，是实现知识向能力转化必不可少的过程，是继续完成和达到教学计划所规定培养目标的最后阶段，是完整的专业教学计划的重要组成部分。临床实习是学生在临床护理教师的指导下承担部分护理工作，由此巩固强化理论课所学的知识和技能，培养良好的职业道德、职业情感和行为的过程，是检验教学质量的重要手段之一。临床实习的主要环节包括：

1. 充分认识临床实习的目的　临床实习的最终目的是通过护理学专业实践，使学生将所学的理论知识和技能正确地运用于护理实践，从而巩固和充实理论知识，逐步获得和掌握护理学专业的各种技能，培养科学的思维能力、优良的工作作风和崇高的职业道德，为毕业后独立从事护理工作打下坚实的基础。

2. 选择和确定临床实习场所　选择符合"临床实习基地"标准的实习场所，并与之建立良好的合作关系是学生圆满完成实习的重要条件。因此，学校常规会选择具备一定资质和带教能力的综合医院作为自己的实习基地，并对带教教师的资质提出要求。

3. 制订实习计划与大纲　首先应根据课程计划编写相应的实习大纲、实习讲义，并制订实习管理制度。在此基础上，院校教师应与临床教师共同制订完整且切实可行的实习计划。实习计划一般包括：目的要求、起止时间、实习科目、轮转安排、带教师资、实习内容、形式和方法、实习考核和评定等。

4. 加强临床实习的指导及组织工作　指导和组织工作是落实实习计划和实现实习目标的关键环节。每个实习基地都必须在基地负责人（一般是负责教学的副院长、教学管理部门负责人、护理部教学负责人）的领导下，组织科护士长、护士长，或有专长的教学老师成立该基地的实习管理组织机构。每个实习科室均应设置 1 名专门负责实习带教的临床教师，具体安排实习任务，认真执行实习计划，严格组织考核，以保证实习计划的进度及质量。学生进入临床实习后，院校教学管理部门和班主任（或辅导员）应经常与实习基地保持联系，定期到各实习基地了解学生的实习情况，及时与实习基地相关部门沟通，并协助解决学生在实习过程中发生的问题。

临床教师带领学生进入病房学习，称为临床带教，简称为带教。在带教过程中要注意各实习阶段的侧重点不同，实习初期侧重基础知识及基本技能的掌握及沟通能力的培养，实习中后期要侧重培养解决问题的能力、评判性思维能力和临床决策能力。

三、临床教师的角色及基础素质

临床护理教师是临床教学的实施者，教师的水平直接影响着临床教学的效果。因此，充分认识和理解临床护理教师的角色内涵与意义，选拔合适的人才担任临床护理教师尤为重要。

（一）临床教师的角色

"角色"源自戏剧，自 1934 年起用于描述个体在社会中的身份与行为，现已广泛应用于社会学与心理学。社会学将其定义为与社会地位相符的期望与特征集合。在医院管理中，员工因职责不同而扮演不同角色。每个人的角色多样且可变，随组织发展与管理需求而调整。同样，临床护理教师也扮演了众多的角色，既承担专业护士角色，又承担教师角色；既是护理实践的参与者，又是护理专业的教育者。护理实践参与者包括提供照顾者、健康教育者、管理者和决策者、合作者和协调者、利益的维护者等诸多角色。护理专业教育者的角色则延伸至更多，包括技术顾问、咨询者、支持者、研究和改革者、评估观察者、计划者以及促进者等。

临床教师的护理实践参与者与教育者的角色都十分重要。教师的临床实践能力对于学生的作用在于帮助他们综合基础理论知识与临床实践，使他们学习到护理人员应该怎样与被照顾者沟通、交流，如何思考问题、解决问题。但是，作为临床教师，与护理实践参与者的角色相比，教育者的角色应该是第一位的。

1. 护理实践参与者

（1）提供照顾者（care-giver）：在各种健康保健机构和场所运用护理程序为服务对象提供照顾、进行健康宣教等是护士的基本技能。护士帮助服务对象减轻痛苦、恢复健康、维护健康、预防疾病发生，同时满足他们生理、心理、社会、精神等各方面的需要。护士的工作内容还包括保持良好的环境，协助照顾服务对象，预防交叉感染，与其他工作人员合作执行诊疗和护理计划等。临床教师与其他教师最大的区别在于必须参与到学生的临床实践中去，去照顾服务对象，在各种护理活动中通过示范与榜样的作用引导学生，培养学生的专业知识与能力。

（2）健康教育者（health educator）：护士作为专业的医疗服务人员，其职能并不仅限于医疗护理，更在于在多个场合中担任健康教育者的角色，他们在健康机构、家庭以及社区等各种场所，都能发挥至关重要的作用。在医院这一特定的环境中，护士不仅需要关注病人的生理状况，更需承担起教育病人及其家属的职责。护士会详细解释疾病的治疗方案，告知家属护理要点以及康复期间的注意事项，这不仅有助于病人和家属更好地理解和配合治疗，还能帮助他们适应患病期间及日后的生活，减轻因疾病带来的心理压力。而在社区这一更广泛的层面上，护士需要通过健康讲座，教授居民如何预防常见疾病、避免意外伤害、如何保持健康的生活方式，这不仅能够帮助居民提高自我保健能力，还能在一定程度上降低社区整体的疾病发生率。此外，护士还具有教育其他健康服务者的责任。随着社会的进步和人们对健康问题的日益关注，社会对健康教育的需求也在不断增大。

（3）管理者和决策者（manager and decision-maker）：每位护士都肩负着管理与决策的双重职责。对于普通护士而言，他们是病人的健康守护者，更是护理服务的直接管理者。他们精心管理服务对象，确保每一位病人都能得到细致入微的关怀。在日常工作中，护士需要为服务对象制订个性化的护理计划，组织各项诊疗活动，确保每一个步骤都严谨而有序。护士需要落实各项护理措施，积极解决病人的健康问题，为病人的康复提供坚实的保障。同时，护士也是病人决策的重要参谋，帮助病人在面对健康问题时做出明智的选择。此外，护士还需有效控制医疗费用，确保病人的经济负担得到合理分担。而对于机构的管理者来说，他们需要全面管理物质资源、人力资源和资金的使用，确保机构的正常运转；同时要对机构的发展有清晰的认识和规划，制定本单位的发展方向，为机构的长期发展奠定坚实的基础。

（4）合作者和协调者（cooperator and coordinator）：为了更好地满足人们的健康需求，护士要与服务对象、家庭以及其他健康专业人员紧密合作，作为协调者指导、计划和组织各种人员为病人提供服务。在护士、医生、营养师和康复技师等人员组成的多学科小组中，大家要在病人的需求、治疗和康复方案等方面达成共识，并且相互配合，更重要的是要让病人及其家庭参与到诊治和护理过程中来，使他们获得来自各种不同的健康专业人员和非专业人员的照顾。

（5）病人利益的维护者（defender of patients' interests）：护士肩负着维护病人利益的重要职责。在病人面对纷繁复杂的健康信息时，护士有责任帮助病人理解从其他健康服务者那里获得的信息，并补充需要的信息，以确保病人能够全面、准确地了解自己的病情和治疗方案。同时，护士还要协助病人作出明智的决策，根据病人的需求和偏好，提供个性化的建议和指导。除了帮助病人理解信息，护士还有保护病人利益和权利不受损害的责任。他们要时刻关注病人的权益状况，确保病人在接受治疗过程中得到公正、公平的对待。所以护士是病人利益的维护者或代言人。

2. 教育者

（1）评估者与计划者（assessor and planner）：临床教师主要是评估临床教学环境、观察学生对临床教学的态度及在临床中的表现，并对学生的期望和标准进行评定，公平地评估每一位学生。临床教师还要观察病人，了解他们的情况，并与周围医务人员讨论、协商，对一些可能出现

笔记栏

233

的问题做好周密计划。作为计划者，临床教师要评估学生的准备情况，尽量为每一位学生提供学习机会。在计划评价时，承认学生做出的努力，以维护学生的自尊并树立其自信心，为学生的进一步提高提供建议。

（2）促进者和支持者（encourager and supporter）：临床教师是学生学习的促进者，一方面要督促学生将理论应用于实践，另一方面要鼓励学生自学，并为其提供资源。教师要鼓励学生的创造天性，赏识学生独立操作的能力，并且要激发他们的创造力；不要擅作主张，忽视学生的意图和期望。临床教师还是学生的支持者，要鼓励学生清楚学习需求，帮助其明确所关注的事情，发展他们独立解决问题的技巧等，同时提供减轻学生学习压力的方法。

（3）咨询者和技术顾问（inquirer and counselor）：作为咨询者，临床教师要鼓励学生与服务对象交流时勇于发现问题，积极提问，共同讨论其感受或承受的压力，帮助学生解决处理具体问题时遇到的困难，为他们提供相应的知识和方法，协助其选择最佳的解决方案。具体做法有：引导学生认识与分析他们每天遇到的问题；鼓励学生记录想象与现实的不同；对学生提出的问题进行计划与合作讨论；为讨论提供便利。作为技术顾问，临床教师也为其他工作人员和学校教师提供技术信息和指导。

（4）研究者和改革者（researcher and reformer）：临床教师在工作中遇到护理实践、护理教育、护理管理、护理伦理等领域的问题时，需要运用科学研究的方法去解决，同时还要勇于改革，将护理研究成果应用于实践中，检验成果，改革护理服务模式。临床教师在带教过程中，可以根据学生的实际情况，判断学校教育中的课程设置是否合理，为学校的课程设置改革提供了客观的实践依据，因此，在课程设置发展方面起着重要的作用。临床教师要与学生建立合作关系，共同开展科研与改革工作，拓展学生个体的智力水平和实践能力，给予更高标准的考核。临床教师还应该关注教育心理学及认知科学研究的新进展，运用教育学理论及认知、学习、记忆、动机等方面的知识来评价新的研究，并改革教学方法，增强教学效果，提高教学质量。

（二）临床教师的基本素质

临床教师作为护理教学工作中重要的一员，必须满足一定的条件和要求，才能保证临床教学的质量。一般对临床教师有如下要求：

1. 个人素质　临床教学老师应该符合高校教师的基本要求。首先，要有渊博的专业知识和文化科学知识，除要精通本学科的基础理论、专业知识、专业技术外，还必须有较高的文化修养。其次，要懂得教育科学规律，学会教育技巧，更好地调动学生的积极性、主动性和创造性，激发学生的求知欲。再次，临床教师要勇于探索，要富于进取精神和学术开创力。最后，要有高尚的道德品质、良好的医德医风，做学生的楷模。

2. 知识结构　包括临床教师的基础医学和护理专业知识、文化科学知识、教育学和心理学知识等。临床教师的专业知识必须精深，不仅要掌握和理解临床教学大纲的要求，而且要远远超出它的范围。随着现代医学模式的转变，临床教师在具有一定专业、学科知识的前提下，还应该具有广博的基础文化知识。另外，教育学和心理学的知识对于提高教学效果也具有重要作用。

3. 能力结构　临床教师的能力结构包括教学能力、自学能力、研究能力、思维能力、表达能力、应急能力和组织管理能力等。在组织教学中，能做到理论联系实际，抓住重点和难点，深入浅出地传授知识和技能，根据制订的教学大纲和目标，组织实施教学活动。在组织教学中还要注意结合临床具体情况，进行教学改革，树立符合时代要求的教育观念。

4. 职业道德　临床教师要热爱本专业的教育工作，热爱学生，关心学生的成长，具有良好的职业道德，乐于助人，为人师表，以身作则。在工作中具有高度的责任心，严于律己，关心体贴服务对象，耐心细致地根据学生的具体情况因材施教，做到既教书又育人。

笔记栏

四、临床教学管理

临床教学工作是连续不断的过程，具有统一性和持续性，科学的临床教学组织管理是提高教学质量的有力保证。

（一）建立健全护理教学管理系统

为顺利完成教学任务，必须建立健全教学管理系统，领导和实施教学的全部工作，这是完成教学工作的组织保证。应由医学院校领导、护理学院及医院护理部（教育处）的有关人员组成护理临床教学管理团队，共同完成临床教学管理任务。

护理院校、教学医院护理部领导可互派成员参加对方的教学活动，定期研究教学工作，组织实施教学计划，加强教学管理。把临床教学纳入各自部门的重要议事日程，共同管理教学，并调动全体教师的积极性，主动做好教学工作。临床教学管理系统组成后，即由院校及教学医院负责教学的人员挑选并聘任热心教学，具有理论水平、教学经验、管理能力、素质好的临床教师组成教学委员会，研究、布置、检查、总结教学工作，按计划完成教学过程中的各项任务。实习科室由教学小组负责管理，既管理教学又管理学生思想、生活等各方面的工作。

（二）明确临床教学管理职责

1. 护理院校职责

（1）加强学生的毕业实习教育，介绍实习目的与注意事项，加强素质教育，使学生明确实习的重要性。

（2）教育学生自觉遵守医院的规章制度，珍惜理论与实践密切结合的学习机会，严格遵守操作规程，杜绝差错事故发生。

（3）按照学生的层次和教学目的备好实习手册，认真学习并研究手册内容。

2. 教学医院职责

（1）思想上重视临床教学：护理院校下达实习计划后，医院领导要在医院各种会议上反复强调医院的职责及临床教学的重要性。落实临床教学任务，并提出具体工作要求，使全院工作人员都能重视临床教学工作。与此同时，加强医院科学化管理，为学生创造良好和谐环境，这样做不仅有益于教学工作，而且有利于提高护理服务质量。

（2）加强临床教学的组织领导：对承担实习的科室实行院级、科级分层管理，管理人员各司其职，共同负责教学工作，学院教学委员会负责教学安排、检查。学生到医院时，要负责向其全面介绍医院情况，包括规章制度、各科轮转计划、对实习的要求和生活管理等。科室负责落实实习计划和临床教师。

（3）落实实习科室职责：实习科室由科主任、护士长及有教学经验的主管护师等人员组成教学管理机构，负责组织实施毕业实习计划。实习科室要做好以下工作：①根据实习大纲，积极做好科内的教学准备工作、迎接实习生。激励全科医护人员为培养合格人才做贡献，体现教学人人有责的思想，护理人员更要发扬南丁格尔的奉献精神，严于律己、以身作则，从思想上做好教学的一切准备。②依据实习大纲，制订本科室切实可行的教学计划。对科内特殊疾病的检查、治疗及护理技术操作，应让学生参加或做辅助性的工作，充分调动学生的学习积极性。③做好病区教学准备工作，使各项工作制度化、规格化、条理化，以规范化的作风影响并要求学生，在物品和仪器方面为学生创造条件。④积极做好病人的思想工作，使其主动配合教学工作，参与专业人才的培养过程，同时培养学生对病人负责的态度。⑤严格选拔师资。临床教师在毕业实习中对学生起着表率作用，为保证教学任务的完成、不断提高教学质量，教师的素质至关重要，所以选好并培养好带教老师是保证实习质量的关键。

（4）明确临床教师职责和工作程序：临床教师的主要职责是落实临床带教任务，给学生提供具体的理论联系实际的学习机会，帮助学生完成实习计划。临床教师可以按照下列工作程序进

笔记栏

235

行工作安排：①首先向学生介绍病房情况，消除学生的陌生感。②明确教学计划并将计划告诉学生，让学生积极参与，共同了解教学的目标和内容。③实习过程中，临床教师依据教学目标要求，指导学生学习护理有关知识和技能，培养学生的观察能力和运用护理程序对病人进行身心整体护理的能力，同时要严格做到放手不放眼，放做不放教，为学生实习把好质量关。④注意培养学生与其他专业人员的合作精神，要让学生认识到只有大家密切合作，才能完成对病人的整体护理工作。⑤学生在科室实习结束，要做好检查、总结和鉴定，向下一个科室教师介绍学生情况，保证教学的连续性。

（5）建立教学联系与检查制度：教学医院要定期召开实习科室临床教学组长、实习生组长及带教老师座谈会，掌握实习进度，了解实习生思想动态和教师对实习生的反映。同时，护理临床教学委员会根据教学计划要求，组织有关人员到实习科室检查教学完成情况，为教学计划的制订提供依据。检查时要注意对学生的操作技能及理论知识进行考核，并记录成绩；分别定期召开师生座谈会，听取师生对教学的意见和建议；对临床教师进行教学评估，由实习学生填写评估表，对教师的教学水平、责任心、带教操作、讲解分析等方面进行评估；实习结束时，及时进行全面的总结，做好经验交流，共同提高教学质量。

（三）加强对实习生的管理

实习学生从学校到医院，从课堂到临床，由学习基本知识转变到为病人服务的过程中，学习环境、对象和方法都发生了改变。教学医院必须了解学生的情况，有针对性地做好思想工作，同时加强生活管理，保证实习任务的完成。

1. 严格思想品德教育与管理　要严格要求学生遵守医院规章制度，遵守大学生和实习学生守则，爱护和关心病人、尊敬老师、团结同学、虚心学习。要使每个学生明确护理工作的严肃性和责任性，养成良好的职业道德，树立远大目标，要有为护理事业献身的精神。

2. 加强学生职业素质教育　实习是学生向护士角色过渡的阶段，也是道德观念形成的阶段，通过临床实习，学生直接管理并服务于病人，其实践活动体现了基本的职业特征。实习期间，学生既要按照社会需要塑造自我，又要对各种社会现象做出分析和选择，还要对即将进入的社会环境做好心理准备。职业素质教育的主要任务是做好学生由知向行的转化工作。教师要以身作则，寓教育于服务之中，培养学生的职业自豪感和工作责任心。

（徐　蓉）

第二节　临床护理教学的方法

本节不仅详尽阐述了临床带教制的核心概念与实施要义，还进一步介绍了临床教育中常用的示范演示法、情景模拟教学法、实践体验反思法、个案分析法等教学方法。这些教学方法相互补充，共同构建了一个全方位、多层次的护理教学体系，旨在全面提升实习学生的理论知识水平、临床操作技能以及综合评估与应变能力。

一、临床带教制

（一）临床带教制概述

临床带教制是由一位临床教师负责带领一位或几位学生，在临床实践工作的同时开展教学活动，是一种常用的个体化的教学方法。在临床带教的过程中，临床教师起到角色榜样的作用，引导学生巩固知识、发展专业技能，监督学生高质量地完成临床护理工作。临床带教制充分体现了"以教师为主导，学生为主体"的教学模式，是一种行之有效的教学方法。

笔记栏

（二）临床带教制的组织方式

带教制的组织方法，尤其是临床教师与学生的合理搭配十分重要，以下对常见的一对一带教制、"1+1"带教制、多对一带教制分别进行阐述。

1. 一对一带教制　一对一带教制是临床最常用的带教方法，学生进入临床科室后，由所在科室的一位固定教师带教，其排班与教师相同。一对一带教制的优点是可以提供全程连续性的临床教学指导，临床教师可完全掌握学生的知识学习情况及操作熟练程度等。然而，由于学生在一个科室实习时间较短，学生可能没有机会向科室其他老师学习经验及技巧，且学生的评价及考核，可能会受带教老师的个人看法或个人情感的影响。

2. "1+1"带教制　"1+1"带教制是指学生进入临床后，除轮转科室的固定临床教师外，还有一位陪伴学生整个实习阶段的指导老师，这位指导老师因与学生经常沟通及交流，了解学生的工作学习进度及性格特点，不仅可为科室临床教师提供有效的带教建议，还可与各科室的临床教师一起对学生进行评价。"1+1"带教制除具备一对一带教制的特点外，还可以弥补一对一带教制的不足，为学生提供人文关怀及思想道德教育，并做出更公平、准确的评价。

3. 多对一带教制　多对一带教制是指学生进入临床科室后，所在科室安排 2~3 名教师进行带教。多对一带教制与一对一带教制不同，除可由多人对学生进行临床指导及评价考核外，临床教师及学生的排班方式也相对灵活，可进行多种组合。但是多对一带教制对学生的学习能力及沟通能力要求较高，学生需要在短时间内适应不同临床教师的教学方式，有可能影响学习效果。

（三）临床带教制的实施方法

临床带教制在实施时可根据"评估—制订目标—实施教学—评价—反馈"的过程来开展。

1. 评估　临床教师需要在学生进入各临床科室实习前以及实习过程中，评估和了解学生的情况，为学生制订合理的教学计划，及时调整教学方法。主要的评估方向：①知识和技能：评估学生目前所处的学习阶段、已掌握的知识及操作技能，进而展开下一步的指导及教学计划。②个体特征：根据不同学生的性格特点、学习能力及工作能力为学生安排带教老师及制订教学计划。③心理评估：评估学生走出校园进入临床工作的心理转变，及由一个科室轮转至另一科室的适应情况等。

2. 计划　临床教师在评估完之后，需与学生共同制订短期、中期、长期的学习目标，并根据学习目标列出学习计划和安排。

学习目标应包括整个教学结束后需要达到的学习目标，以及在各个学习阶段学习临床知识和临床技能的目标。制订目标时可根据"ABCD"的原则进行：A（audience）即学习的主体，在临床带教中即为学生；B（behavior）即所要做到的事情，例如能够说出利尿剂的作用原理；C（condition）即达到学习目标所需要的情景或环境条件；D（degree）即学习的程度，例如能够100%准确地复述胰岛素的种类和起效时间。其中 A、B 两项是学习目标的必备要素，C、D 两项可根据具体情况进行增减。例如"学生能够说出本病区内常用的血管活性药物"这个学习目标就只包含了 A、B 两大要素；而"学生能够在临床教师的监督下100%正确地为 ICU 住院且有气管插管的病人进行口腔护理"这个目标就包含了 A、B、C、D 四大要素。学习目标应具有时效性和可操作性，以便学习后进行考评。

为使学生能够尽快适应临床工作的角色，临床教师制订的学习目标应简单清晰、重点突出。可将学习目标分为基础学习目标、专科学习目标和重点目标等，使学生进入科室后能够很快地明确自己在科室需要学习的内容，有的放矢地完成学习。

结合学习目标，临床教师应与学生一同制订相应的学习计划，并根据本病区的实际情况做出学习安排。

3. 实施　临床教师需要根据工作环境和工作情况适时开展教学，教学内容可分为理论知识

笔记栏

和操作技能两大类。

（1）理论知识可以通过护理小查房和"床边"提问等方式进行教学。

1）护理小查房是临床护理工作中必不可少的组成部分。临床带教主要是以学生为主导的护理小查房，提高学生对临床问题的观察、思考、分析及解决能力。临床教师需协助学生选定合适的病人，指导学生制订小查房的前期准备及计划，纠正学生在查房中出现的不规范措辞及查体手法等。

2）"床边"提问并不是特指在病人床旁进行提问和考核，而是在对病人病情进行评估后进行的即兴提问。提问围绕病人的病情、治疗进展、目前存在的护理问题及相应的措施、健康宣教等展开。"床边"提问旨在引导学生把学到的理论知识融会贯通地用到临床护理中，临床教师所提的问题需要结合病人的实际情况，比如把病人存在的临床表现与教科书上的典型症状和体征进行比较；再如对病人可能出现的情况、潜在的健康问题进行判断和分析，提出恰当的护理诊断，并制订相应的护理计划；或者针对病人所用药物的注意事项，可能出现的不良反应等进行提问。"床边"提问应以不影响临床工作为前提，选择恰当的时间和地点对学生进行提问和指导。

除此之外，临床教师还可选择合适的病例引导学生对疾病相关的基础知识、病理生理知识、治疗、护理等知识进行归纳总结，形成"思维导图"，充分利用临床工作的便利条件促进学生更好地理解专业知识。

（2）操作技能可通过真人操作示范进行，即在真实的临床环境为真实的病人进行真实的操作。在临床带教中，真人操作示范是最常用、也最行之有效的操作技能培训方式。所有操作技能的形成都要经历4个阶段，即操作定向、操作模仿、操作整合和操作熟练。真人操作示范教学为学生提供了良好的操作定向和操作模仿依据，是学生熟练操作的必要前提。

真人操作最重要的是确保病人的安全，因此临床教师应严格遵循"放手不放眼"的原则。此外还应充分顾及学生的心理状况，爱护学生，鼓励其多与病人接触、沟通。教学时可适当运用一些小技巧保护病人与学生双方的利益，例如站立在学生身旁或身后，学生一旦做出不利于病人安全的动作，立即通过轻拍肩膀等方式提醒学生暂停手中的工作，由临床教师接替负责完成余下的工作，操作结束带领学生离开病房后再进行分析和总结。这样既不会因为学生的不当操作为病人带来风险，又保护了学生的自尊心与自信心。

4. 评价　临床带教的评价可分为两类，即过程评价和结果评价。

（1）过程评价：在教学过程中适时地对学生进行考查，通过学生完成学习目标的情况进行评价，包含临床能力评价、护理小查房完成情况的评价、职业道德及个人品质的评价3个主要方面，其中临床能力评价又包括操作技能评价、沟通宣教能力评价及记录书写评价等。过程评价在学生回答问题、进行临床操作、与病人沟通交流、健康宣教、书写护理记录时即可进行，是临床带教过程中极其重要却容易被忽略的部分，它的意义在于从多方面、多角度对学生的综合能力进行评价，但由于过程评价很大部分需要采用临床教师的意见，因此临床教师的公正性在过程评价中至关重要。

（2）结果评价：通常在整个带教过程结束或学期结束后对学生进行考评，是针对实习期的整体情况给出的评价，包含操作考核成绩、理论考核成绩和临床护理个案完成情况，也需要结合教学大纲，与其他临床教师、教师组长、学院老师共同制订评价标准，根据学生在实习期内的工作表现、学习目标完成情况、考核情况等给予总评。

5. 反馈　对临床带教的反馈能够促进教学管理、教学方式和方法的改革，确保教学质量不断提升。反馈应有多个方面和角度，包含临床教师对学生的反馈、学生对带教老师的反馈、学生对病区和医院带教管理的反馈、临床教师对病区和医院带教管理的反馈等。其中学生和老师之间的双向反馈可在带教过程中适时进行，及时的沟通交流可增加师生之间的相互了解，增进感情，充分建立相互信任的关系，并帮助临床教师及时调整带教计划和方法。教学医院与学校应注意密切配合，加强沟通，建立相互信任和尊重的关系。医院和学校可定期为学生、临床教师、学校老师召开座谈会，来自临床教师和学生的意见、建议可帮助管理者更好地规划和安排临床带教，带教中遇到问题时可在座谈会上共同商讨解决办法，进而提升临床教学的管理。

（四）临床带教制的优缺点

作为一种常见且沿用多年的教学方法，临床带教制的特点显而易见。对于学生而言，临床带教制能够确保学生学习的连贯性，循序渐进地学习，促进理论与实践的联系，建立和培养临床思维；能够减少甚至杜绝学生在临床实习过程中的失误和差错，保障病人安全；临床教师的言传身教，能够潜移默化地影响学生，培养学生的专业素养，帮助其树立正确的职业观。对于临床教师而言，承担临床带教工作可巩固其对专业知识、专业技能的掌握，促进其加强专业学习、增进业务能力，所谓"教学相长"；教学过程中伴随着学生的成长，临床教师可获得职业成就感，实现自身价值；可加强临床教师自身的责任心、上进心和情绪管理能力。

临床带教制对临床教师的要求较高，能够承担带教任务的护士必须能够高效地完成临床工作，具备扎实的临床知识储备和丰富的工作经验，热爱护理工作，具备较高的职业素养，对带教工作感兴趣、有教学的热情，具备基本的人力资源管理能力和较好的情绪管理能力等。临床带教制尤其是一对一的带教模式很可能会受到个人因素的影响，这也是实施临床带教制的不足之处。在实际的带教过程中，临床教师往往会感到没有足够的时间和精力开展带教，每日大量的临床工作加上临床带教任务给他们带来了较大的工作压力，不同的实习生可能背景、性格各有不同，需要临床教师投入大量的时间和精力到教学当中，可能会使其对带教工作感到厌烦、失去信心和兴趣，进而影响临床教学质量。一对一带教的教学质量在很大程度上依赖于带教老师的能力和水平，因此对临床教师的培训和管理显得尤为重要。

二、示范演示法

（一）简易五步教学法

简易五步教学法（5-step method）是美国外科医师协会的高级创伤生命支持课程中使用的一种操作技能培训方法，也是在临床带教过程中最常被使用、能够使学生有效掌握操作技术的教学方法。其完整教学流程如下：

1. **教师讲解** 教师口头讲解实施操作的原因、目的、适应证、禁忌证、操作时机以及操作方法，帮助学生理解该项临床操作的相关理论知识，明确必须严格遵循的原则。

2. **教师示范操作** 教师按照标准和规范准确、完整地做一次操作，这一环节的目的是让学生建立对该项操作的整体印象，帮助学生在脑海中形成直观、完整的记忆，为之后练习操作提供范本。因此这一过程中，教师不必进行过多的口头解释。

3. **教师示范同时讲解** 教师在一次实施操作过程中，需要在每一个步骤都进行讲解，并强调一些注意事项，甚至可以教授一些操作的技巧和经验。这一环节可让学生明确操作的流程和细节，同时也可以针对学生不理解的内容进行解答。

4. **学生口述** 学生口头复述操作的每一个步骤，帮助学生理解和强化记忆操作步骤。在学生复述时，教师应及时指出其遗漏或不准确的步骤。这一环节可以帮助学生加深印象，增强学生的自信心，为后续进行真人操作奠定基础。

5. **学生操作** 学生在教师监督下实施操作，为确保病人安全，条件允许的情况下可先在实验室或模拟病房中进行操作或练习，再进行真人操作。学生操作前，教师应向病人进行解释，征得病人同意和配合，操作过程中以及操作结束后，教师可给予及时的反馈和指导。

对进入临床实习的学生，采用简易五步教学法可帮助学生掌握与操作相关的理论知识，缓解学生面对真人操作时的紧张情绪，为其临床操作学习和练习奠定基础。因此在学生进入科室前，

笔记栏

239

护理部及带教科室可提前制订出基础技能操作培训计划，确保临床教师能够有较为充裕的时间开展操作教学。

（二）技能培训工作坊

工作坊（workshop）也称专题研习工作坊，是一种将实践、研究及教学融为一体的参与式培训模式，最早出现在教育与心理学的研究领域之中，其后被各领域广泛应用。工作坊一般以在某个领域富有经验的导师为核心，一定数量学生在导师的指导下，以临床知识传授、研讨为基础，培养、考核实践能力。工作坊是一个具有反馈改进效果的闭环培训模式，由目标设立、准备、实施、评价与反馈、总结组成，旨在通过培训与交流，激发学生的兴趣与主动性，促使其熟悉流程，掌握技能，达到教学相长的目的。其基本架构详见图9-1。

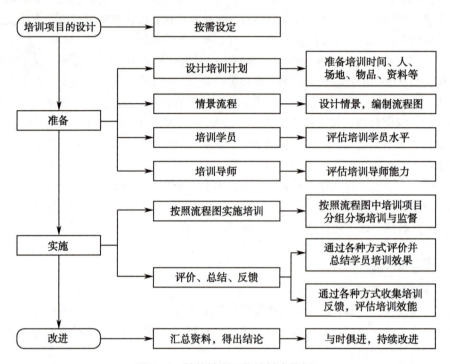

图 9-1 技能培训工作坊基本构架

工作坊的设计及实施流程如下：

1. 分析培训需求，确定培训目标 临床护理具有专科性强、范围广、更新快、操作要求高等特点，为了达到期待的培训效果，培训前应进行需求分析，掌握学生的现状及存在的问题，了解学生的期望和真实意愿，进而针对性地确定培训目标，设计培训课程。目前对临床护理学生的需求分析主要有以下5种方法：

（1）问卷调研法：以标准化的问卷形式列出一组问题，要求调查对象就问题进行打分或者选择，内容包括培训对象的现状调查、需求调查、培训建议等。

（2）观察法：通过观察学生在日常临床工作及实习的表现，发现问题，获取信息数据。

（3）经验判断法：有些培训需求具有一定的通用性或规律性，可以凭借经验加以判断，如心肺复苏（CPR）技能培训。

（4）胜任能力分析：指护士胜任临床工作所具备的知识、技能、态度和价值观等。临床常通过考核方式了解学生与临床需求存在的差距，并针对结果对重要、出错率高的项目进行评估，分析进行培训的必要性。

（5）访谈法：通过与学生面对面的交流来获取培训需求信息，了解学生的期望与目标，从专业和工作要求角度分析培训需求。该方法可与问卷调查法结合使用，通过访谈来补充或核实调查问卷的内容，探索护理方面深层次的问题与原因。

2. 文献查证　临床护理培训需求往往都是护理专业前沿热点问题、重点难点技术或技能，要求工作坊涵括最前沿的知识与技能，因此在设计工作坊时应结合最新研究进展。

3. 设计培训计划　培训计划包括课程概述（阐述本次培训的目标、内容、意义）、培训支持性文书、培训时间、培训地点、培训导师、培训学生、辅助人员、注意事项、课程时间安排、环境布置、物资准备、评核标准、反馈评估表等。

4. 设定情景流程图　培训情景流程图是工作坊实施的全过程流程图。培训导师需要提前根据人、环境、培训内容、培训物资的准备等方面进行细节评估与安排，设置符合实际的流程图，其基本模式如图9-2。

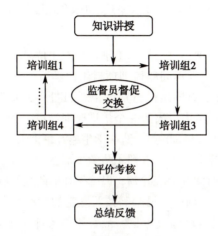

图 9-2　临床护理培训情景流程图

5. 人员准备　工作坊的参与者主体为学生和导师，必要时可增加监督者（培训分组超过2组时可设置）。

（1）培训学生需做到：①准备个人学习经历资料。②按照工作坊导师要求了解课程安排，评估是否具备参加该培训的能力，提前与导师沟通特殊情况，如是否存在不能参加课程的身体疾病等。③按照要求提前学习培训的相关理论知识。④遵守纪律，严格按照时间流程参与培训。

（2）培训导师需做到：①熟悉培训流程及知识点，具备良好的工作坊授课能力、达到该培训项目需要的专业知识水平；能够高质量完成教学、考评、总结过程。②了解学生的情况。工作坊是互动式培训方式，导师需提前了解学生的工作学习背景及基本知识水平，以利于因材施教，达到教学相长的目的。③根据课程安排做好培训准备。提前熟悉培训安排及培训物资，提前告知学生需做的准备。若有2名以上导师，导师需提前沟通、模拟配合培训过程。④根据课程要求把控节奏与进度，能够及时解答学生的疑惑，在课程中灵活运用设置缺陷的方法，帮助学生掌握难点及重点。⑤不断更新知识，根据反馈内容持续改进教学内容、流程与水平。

（3）监督者：当工作坊的培训分组超过2组时，需增加一名监督者，监督者负责在环形顺序培训中监督每组的进度及时间安排，确保每一组学生按时进入下一组培训项目。

6. 培训实施　根据图9-3实施临床护理培训。

（1）知识讲授：培训前要求学生提前学习相关的理论知识，包括操作流程、核心技能知识点、注意事项等，一般不超过总培训时间的1/4，确保实践效果与时间。

（2）技能培训：培训中根据需要将培训项目中的重点、难点技能或知识点分列成不同培训项

笔记栏

241

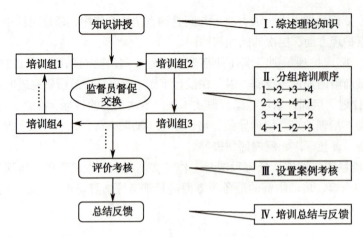

图 9-3　临床护理培训实施流程图

目组（1个或以上）环形顺序培训，每个培训组别至少有 1 位导师，同一环形培训内所有组别的培训时间一致。学生分队同时进入不同的培训项目组内学习，每组培训结束进入下一个培训项目，直到所有参与的学生参加所有的培训组别为止。如图 9-2 所举例，工作坊若分为 4 个项目组，4 队学生同时进入 4 个项目组中，当第一个培训时间结束，队 1 学生离开培训组 1 进入培训组 2，队 2 学生离开培训组 2 进入培训组 3，队 3 学生离开培训组 3 进入培训组 4，队 4 学生离开培训组 4 进入培训组 1，以此环形培训，直到 4 队学生都参加了 4 个培训组的学习。在每组更换中，必要时可安排监督员控制时间并提醒导师，以确保环形路径的顺畅。

7. 评价考核　在工作坊的培训中，导师需按照既定的标准对学生进行考评，并根据考核结果有权决定学生是否需要接受再培训或考核。最常用的考评是客观结构化临床考试（objective structure clinical examination，OSCE），即考官在模拟临床场景中，通过考核学生对标准化病例的分析能力，以及在模拟人上的诊疗及实际操作能力，来评价考生临床能力与技巧的方法。此外，在培训过程中，导师也常常灵活增加观察法与理论考核法对学生进行综合评价。

8. 总结与反馈　总结及反馈是临床护理培训必不可少的部分。导师将对培训流程、知识点、学习考核情况做简单总结，学生对所有流程进行反馈性评价，以利于工作坊的改进。

9. 注意事项

（1）严格时间控制：工作坊是一个具有很强时限性的培训，需要导师（必要时有监督员）宏观把握培训进度，特别是在环形顺序培训阶段，一旦有一队学生无法顺利进入下一培训组别，将影响其他组别的进度。

（2）所有人必须参与实践：在工作坊中，无论哪个培训组，学生都必须参与实践学习。导师在指导中示范标准操作（或通过视频播放标准操作），学生参与模拟，并在导师指导下纠正错误动作或知识，不断改进，从而掌握标准的操作流程与技能。

（3）良好沟通：在培训过程中，无论是导师还是学生，双方都要有良好的沟通态度，学生需遵从导师的指导，导师需尊重学生，及时解答学生的疑惑。

三、情景模拟教学法

情景教学法被定义为利用一个情景或者活动的模拟再现，允许参与者经历一个仿真的情景且不承担现实风险以达到教学目的的教学方式（该方法具体概念和背景在本书第七章第二节"教学方法"有详细介绍）。利用模拟人进行医院的护理实践教学场景设计，促使学生在实践中理解和掌握理论知识，提高综合评估及应变能力、掌握多项操作技能优势。

（一）案例式情景教学

案例式情景教学是情景教学法的主要应用形式之一。在教学过程中，带教老师通过创设与临床教学内容相辅相成的具体病例情景，将理论知识演化成直观内容，激发学生的学习兴趣；将理论学习与临床实践相结合，引导学生对所学专业进行追求与探索。此方法有利于提高学生解决实际问题的能力，帮助其吸收核心知识。

情景模拟教学是最常见的案例式情景教学之一。缺陷情景模拟教学是根据护理技能培训或考核中存在的真实缺陷、思维障碍等创建缺陷情景，并将缺陷情景在考核中再现，以考查学生的综合素质和应变能力，为技能培训提供参考。缺陷情景法能够加深学生对缺陷的印象和工作中不足的认识，从中得到警示，激发学生的学习兴趣和求知欲。

在护理技能考核中使用缺陷情景法，可在模拟情景中创建不同种类的缺陷情景，如无菌物品内混入已过期物品，给予标准化病人错误的病人身份识别卡，或给予标准化病人与模拟场景下的病人姓名同音不同字等。通过视频、带教老师演示等方式再现，使学生产生身临其境的感受，将直观、形象、生动的情景和丰富、深刻、具体的实践操作相结合，改变被动的培训状况。带教老师引导学生通过找准护理操作缺陷的根源，准确把握操作规程及细节，加深对培训内容的理解，可预防或避免现实工作中护理差错事故的发生。

（二）标准化病人情景教学

标准化病人是从事非医疗技术工作的正常人或病人，经培训后，能发挥扮演病人、充当评估者和教学指导者3种角色功能。标准化病人教学方式应用于我国护理实践教学中有其独特的优势。标准化病人教学较传统实践教学法更有利于提高教学效果，培养学生的实践能力、临床护理技能与沟通技巧，有利于提高学生的综合素质，而且在一定程度上缓解了临床护理教学中存在的风险和矛盾。但是标准化病人不能逼真地模拟所有体征，只能完成基本临床训练，不能完全替代病房实践。例如：标准化病人可能过于配合，导致学生在训练时过分顺利，反而在面对真正病人的复杂情况时无所适从。另外，情景教学中标准化病人的应用消耗大量的人力、物力和后勤资源，且标准化病人很难招募和训练。

（三）高仿真模拟人模拟教学

高仿真模拟人常应用于实习学生抢救危重创伤病人的培训，通过应用高仿真模拟人模拟真实场景、真实病例，实习学生在抢救过程中不断积累经验，增强责任心和成就感，使实习学生在非技术性能力上得到了很大提高。但仿真模拟人模拟教学应用于临床教学也存在一定限制：①高仿真模拟人虽可表现众多生理和病理体征，但是体征的评估多通过听、触获得，视、叩的效果差，一些体现重要信息的体征，如呼吸困难、发绀、水肿等不能表现。②高仿真模拟人价格昂贵，与其相配套的场地和医疗器械所需的资金较多，模拟人的维护及进行模拟教学需要大量资金和人员维持。

 知识链接

虚拟现实技术

随着科技的发展，新兴的虚拟现实技术作为一种有效的辅助手段，已广泛应用在医疗领域。虚拟现实（virtual reality，VR）技术，又称虚拟仿真技术，是一种新兴的人机交互技术，它利用计算机和相应的应用软件构建一个逼真的、虚拟的世界，能让人身临其境，融入逼真的"情景"中去感受、体验"虚拟的"真实培训场景，带给体验者沉浸感十足的体验。VR技术在护理领域用于护理理论教育、护理技能培训、临床护理等，产生了积极的效果。

笔记栏

学生进入临床实习后，由于临床护理技能大多在病人身上进行练习，存在一定风险，因此学生操作机会较少，导致对自身的专业技能水平不自信，在临床工作中容易陷入焦虑状态。VR技术营造的虚拟环境可以在护理技能培训过程中，培养学生的探索精神，提高其临床思维能力、自主学习能力和自信心，增加技能训练的效果，同时也降低了在病人身上实践训练所带来的风险。

VR技术应用于临床技能培训的优势：VR技术打破时间、空间的限制，不仅能帮助学生更好地学习知识，还能节约实验室资源和人力资源；VR技术调动视觉、听觉、触觉等感官功能，从而提升使用者的积极性、临床思维、实践操作和创新能力，减少不良事件的发生。

VR技术应用于临床技能培训的不足：由于VR系统的建设、VR系统教学工作的开展均需要大量资金支持，影响其大规模地使用和推广；另外，使用VR技术时不少用户出现头晕、恶心、疲乏、定向障碍等症状，源于视觉感知的运动和前庭系统提供的信息之间缺乏一致性；学生在虚拟环境中进行护理操作，因缺乏真实手感造成病人的不适体验，只能通过机器上的对话框提示发现，并不能真正体会病人的痛苦，缺乏人文关怀。

来源：

[1] 张聚，魏丽丽，谷如婷，等. 虚拟全景视频在手术室护理临床教学中的应用 [J]. 中华护理教育，2023，20（11）：1329-1334.

[2] 李欣璐，汤靓，梁娜，等. 大专学生外科护理学实训虚拟现实系统应用效果评价 [J]. 护理学杂志，2023，38（16）：92-95.

[3] 范春梅，梁晓灿，石静，等. 护理专业本科生参与虚拟现实技术教学体验研究的Meta整合 [J]. 中华护理教育，2023，20（02）：151-157.

四、个案分析法

（一）PBL教学法

以问题为基础的教学法（problem-based learning，PBL）强调以问题为导向，鼓励学生主动探索、分析问题并寻求解决方案，与临床带教制相辅相成，共同促进护理教学质量的提升（详见第七章第二节"教学方法"）。通过PBL教学法，学生能在真实或模拟的临床情景中，围绕具体病例或问题展开讨论和学习，不仅加深了理论知识的理解，还锻炼了临床思维能力和解决实际问题的能力。这种教学方法极大地提高了学生的参与度和学习兴趣，有助于培养具备评判性思维、自主学习能力和团队合作精神的未来护理人才，从而在临床护理教学中发挥着至关重要的作用。PBL具体实施步骤如下：

1. 介绍PBL　首先带教教师及学生对有关PBL具体内容和概念进行熟悉。

2. 选题　按照临床实习教学大纲要求，遴选现实中的经典护理问题或个案（根据教学要求在住院病人中选择典型病例，包括现病史及相关的既往病史资料，其中病史、查体及实验室检查、辅助检查中可能会有缺项），准备学习资料。在临床实习前把这些资料提供给学生预习，让学生自己根据该个案资料写出可能需要讨论的问题。

3. 准备　安排实习学生分组讨论。带教老师围绕前面提出的问题，向学生提出进一步的学习要求，并提供可供查阅的相关参考文献、书籍、网站等，同时，要求学生对病人的病史资料进行进一步收集整理，必要时可以进行再次问诊。按照带教老师要求，学生可能会发现新问题，并尝试寻找答案。通过这样一个过程，学生对本次学习的相关知识点进行归纳总结，并分组进行汇报。

4. 实习　带教老师可以把实习学生带至病人床旁进行问诊、查体，此过程要求问诊全面、查体兼顾重点，同时注意查体时给予病人适当的人文关怀，并尽可能补充病历所缺失的信息。该过程由同组学生进行点评、补充。教师作为旁观者，不过多干涉学生的查体及问诊，可以在旁听过程中记录学生在实践中的不足之处。

5. 讨论　师生返回示教室，各组学生自由讨论。大家根据床旁实习过程中的问诊和查体，补充病历资料中有关病人的内容，然后由学生进行分组讨论，结合相对比较完善的病例资料，从中提炼本病例的特点。此时，教师可以作为整个活动的引导者，根据该病人临床实际诊疗过程，再次就病人的诊疗活动进行提问，由学生小组进行讨论。

6. 总结　教师在整个教学活动中只是进行必要的引导，在最后的环节，针对学生在讨论、床旁实践中的护理诊断和对应的具体措施，进行必要的解释和补充，验证问题的答案。通过讨论过程激发学生主动学习的积极性，鼓励学生根据典型个案做到举一反三。

（二）CBL 教学法

以案例为基础的教学法（case-based learning，CBL）是医学教育中的一种新型教学模式，是在 PBL 的基础上发展而来。此教学法深刻体现了以临床实际病例为引领的教学理念，其核心在于围绕真实或模拟的临床诊疗情景构建学习框架，确保实习学生成为学习过程的主体，而临床教师则扮演启发与引导的关键角色。在这一模式下，临床教师精心挑选具有代表性的临床病例，依据临床实习教学大纲与学生需掌握的核心知识点，巧妙设计一系列层次递进的问题。随后，组织学生分组进行深入讨论，旨在再现临床决策过程，让学习直接对接实战。这一转变彻底颠覆了传统临床实习中过分依赖老师灌输性讲授的模式，转而聚焦于激发实习学生主动探索临床问题的热情，促进他们临床思维模式的形成与成熟，并显著提升其解决实际临床问题的能力。CBL 具体实施步骤如下：

1. 带教老师根据教学计划、课表等设计教学目标及课件，选取具有代表性的案例资料制成幻灯片或视频，确保难度适宜，避免超出教学大纲要求。

2. 实习学生在教师带领下，仔细阅读典型病案资料，阅读完成后组织学生互相交流讨论，引导其自主思考，对其提出的问题进行汇总并分析解答，消除实习生疑问，提高实习学生思考、分析、解决问题的能力。教学过程中应注意调节课堂氛围，适时扩展知识面，及时总结教学中出现的重点及难点。

3. 完成教学后回顾整个教学过程，并对实习生学习情况进行总结、评估。

（三）叙事案例教学法

传统教育方法多偏重于培养强化护士的临床操作能力，把病人的护理过程机械化，忽略了"以病人为中心"的核心理念，然而"只有听得懂他人的疾苦故事，才能开始思考如何解除他人的苦痛"。叙事医学是叙事文学与医学的结合，强调沟通、共情、陪伴，被评价为医学人文的"落地工具"。叙事教学于 20 世纪 80 年代在美国兴起，而叙事教学在护理教育领域的应用始于 20 世纪 90 年代，由美国护理教育家 Diekelmann 教授将叙事教学引入护理教育中。叙事教学是一种通过叙述、解释和重构教育者和学生的故事及经历，探索他们共同的意义和理解，以达到教育目的的教学方法。叙事案例教学法是将叙事医学与案例教学法进行融合的一种新的教学方法，综合吸收案例教学法对于学生临床技能培养优势，又融合叙事医学对于学生沟通能力、共情能力等的提升优势。叙事案例教学法具体实施步骤如下：

1. 准备　课前对学生进行分组，4~5 名学生 1 组，给学生发放相关典型案例，并让其进行相关知识的自学预习。提供线上录播课，引导学生进行课外自主学习，录播课内容一是主要介绍叙事医学的起源、理念、发展等基本内容；二是着重讲授平行病历的内容及书写方法。组织线上会议，提供优秀平行病历样本，引导学生进行线上的自主学习及讨论。

2. 实施　第一课时，教师阐述经典案例故事、播放影视作品或者邀请临床病人亲自讲述自

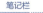
笔记栏

245

身疾病，以案例为导向，提出相关问题，并鼓励学生表达自己对访谈印象深刻的内容和感受。另外，也可以由助教扮演标准化病人，学生对其进行问诊，标准化病人进行相关症状的描述，而后教师引导学生提出问题。同时，加强学生与标准化病人的沟通培训，结合叙事医学知识，深度挖掘标准化病人的心理状态，与其产生共情。各个小组根据不同问题查阅资料并讨论，以写出满意病历为目的，并提出最佳诊疗方案。

3. 总结 第二课时，每个小组选 1 名学生作为代表，将学习收获以 PPT 的形式在课堂上进行汇报，并由其他小组及教师进行点评讨论。课程结束后，布置作业，每名学生交一份平行病历，教师在下一课开始前选出 1~2 个平行病历和学生一起讨论总结。

五、护理教学查房

护理教学查房是临床护理教学中不可缺少的部分，是检验学生是否真正掌握综合知识，能独立护理病人，提高自学能力及推理能力的一种重要形式，也是护士教育中重要的实践教学环节。

（一）护理教学查房的概念

护理教学查房是指在临床护理教师的组织和安排下，以学生为主，通过师生互动对真实病例进行讨论、归纳、总结的临床教学活动，是医学实践教学的重要环节，是培养医护人员临床诊疗思维能力和临床实践能力的有效途径。

护理教学查房由临床带教老师按照教学大纲、教学计划、课程要求，选择具有专科特点的典型病例，结合临床实际情况进行。教学查房围绕从病人入院时的护理体检到制订护理计划及措施等方面进行讲解，指导学生掌握如何进行护理评估、收集病史资料、了解病人心理状态、提出相应的护理诊断及制订护理计划和实施。在进行护理查房过程中，教师可以同步结合示范教学和实践练习等多种教学方法，利于学生系统性地掌握关键操作技巧，进而提高学生分析问题和解决问题的能力。

（二）护理教学查房的意义

护理教学查房主要面向护士及学生，其目的是促进各层次护士及学生的业务学习、巩固护士及学生的医学基础知识；加深其对整体护理中护理程序的理解，培养发现问题、解决问题的能力；同时丰富临床经验，锻炼语言沟通和应变能力。

1. 巩固基础知识，深化知识的理解 作为一种被广泛使用的教学手段，护理教学查房将学生在临床上所见到的诸多实际问题，通过讲解、讨论分析和归纳整理等方法，印证所学的书本知识，使理论密切联系实际，让学生能真正掌握所学的临床护理知识，同时培养和锻炼学生的操作能力、观察能力、分析思维能力和临床实际工作能力，进一步深化对课本知识的理解。此外，通过与病人面对面的交流以及亲身参与护理工作，学生可以更准确地评估病人的整体需要，理解其生理和心理状况的相互影响。这种整体性的观察和评估能力，对于提供全面的护理计划至关重要。

2. 积累临床经验和增强应变能力 在查房过程中，学生通过不断地实践，面临不同的临床情况，学会运用评判性思维技能来识别可能的问题并提出相应的解决方案，积累宝贵的经验，提升应变能力。

3. 锻炼沟通能力 良好的沟通能力对于护理工作者来说是必不可少的技能。在查房中，学生需要与病人、家属以及医疗团队进行有效的沟通，以确保信息的准确传递和整体护理的顺利进行。

4. 提升教学水平和临床带教能力 对于负责教学查房的教师而言，这是提升教学方法和能力的机会。教师需要在查房中展现出高水平的专业知识，并通过有效引导学生参与，促进学习者的主动学习和评判性思维，达到教学相长、从而提高临床教学质量和管理水平的目的。

教学查房不仅仅是传授医学知识和护理技能的平台，更是一个综合性的培养过程，可以促进

笔记栏

学生的整体素质提升。在教学查房中，学生能够接触真实的病例并解决问题，这些都是书本上无法获得的宝贵经验。此外，学生还能评判性地思考自己及同伴对病人所提供的护理措施，与一同查房的教师、同学交流有关病人护理实践变革的看法，并与同伴分享临床知识，找出自己存在的差距，进而激发学生的学习兴趣和探索精神，鼓励他们不断追求专业成长和个人完善。

（三）护理教学查房的形式

1. 按教学查房的内容分类

（1）以病人为中心的护理程序查房：由护士长或带教老师主持，学生汇报病例及护理计划的制订与实施情况，围绕护理程序框架，对搜集到的病人资料、护理诊断、护理措施及其效果，进行深入分析、讨论和补充。讨论内容包括：①学生收集的资料是否全面，护理诊断是否确切，根据护理问题采取的护理措施是否得当，效果如何。②对病人的效果评估、护理小结、出院指导的准确性和全面性，以及存在的问题。③评估学生处理实际问题的能力，如病情改变时的应对措施，以及病人是否得到了满意的护理效果。

（2）以护理质量为中心的评价性查房：由护士长主持，病区护士、实习学生、进修护士参加。在查房前，责任护士和学生需要复习所负责病人的病史、诊断和护理计划，并汇报达成的护理目标和待解决的问题以及应对措施。查房时，护士长会对每个责任小组的危重、新入院、大手术或疑难病例进行抽查，听取责任护士的报告，并以病人为中心进行评价和提供即时反馈，帮助护士解决难题。

（3）以护理技术为中心的操作性查房：是以护理技术操作为主要内容的一种护理查房形式，是以常规护理技术、难度较大的护理技术、不经常用的操作以及新技术作为教学查房内容。如脑室引流管的护理、胸腔闭式引流瓶的更换、中心静脉压的测量等。查房时由经验丰富、操作熟练的高年资老师指导，采取理论联系实际的方法，讲解操作程序、注意事项及管理方法。查房过程中对学生进行必要的提问，以培养其善于动脑、勤于思考的良好习惯。操作性查房不仅能规范学生的临床操作流程、提升护理技术水平、增加病人的满意度、降低医疗纠纷的风险，还能激发学生的学习热情，进而提高其专业素养。

2. 按教学查房的指导思想分类

（1）传统的护理教学查房：较多的是讨论疾病的护理，将某种疾病的病因病理、临床表现、治疗等作为讨论的重点。这种形式的护理查房重知识的传授而轻能力的培养，其效果并未改变学校课堂传授灌输式的教育方法，最终只能达到获得、累积知识的目的，且知识范围较局限。

（2）整体护理教学查房：目前分两种主要查房方式，其一是以问题为基础的护理查房；其二是以护理程序为框架的护理查房。在实施整体护理查房过程中，可以将两种查房形式有机结合，即在以病人为中心的思想指导下，以护理程序为框架，以解决护理问题为目的的护理查房。

（四）护理教学查房的方式

查房的方式可以是多样化的，教师应根据查房内容、查房对象及临床实际情况运用恰当的方式安排教学查房，帮助学生理解和灵活运用护理程序，培养临床思维。常用的护理教学查房方式如下：

1. 预告式教学查房　事先将查房的内容告诉学生和参与者，要求积极准备，针对病例复习疾病知识，查阅有关资料，寻找答案；通过询问病情，学会与病人沟通交流，了解病人的身心状况；同时提出自己的观点、建议或方法。可通过讲解的方法或组织讨论的形式进行。

教师针对选择好的病例进行精心备课。首先通过问诊、体检、翻阅病历，熟悉病情演变过程及治疗、护理经过，了解各项辅助检查及化验结果；然后按照以学生为中心，以问题为基础的原则，将疾病的概念、病理生理、临床表现、治疗原则及护理诊断、护理措施等知识，在自己学深、学精的基础上设置相应的问题；同时穿插临床护理工作中易出现的失误、易忽略的知识点及

笔记栏

以往学生反映较多的问题，开展讨论。

预告式教学查房适合疑难病例和有争议问题的讨论。特点是气氛热烈、趣味性强、印象深刻，结果令学生长久记忆，甚至终生难忘，特别适用于学生的临床教学。优点是能使学生积极开动脑筋，充分理论联系实际，培养了学生主动学习的能力和开创性的思维方法。

2. 随机式教学查房　随机式教学查房以临床护理中临时遇到的有教学意义的个案为查房内容。

查房的组织者往往是护士长或带教组长，在临床工作带教中敏锐发现问题，及时组织查房。因为是临时的、随机的，没有时间精心准备，这就需要教师在平时有丰厚的积累，对各种检查的指标、数据及其临床意义了如指掌，并能很好地把握和设置主题，了解学生的需要和欠缺。

随机式教学查房适合急危重症病人的查房，病人病情变化快，在积极组织抢救的同时或之后马上进行分析、讨论、总结。随机式教学查房适用于学生的教学及年轻护士的培训，能迅速提高他们的实际工作能力和应变能力，是一种灵活的继续教育方式。其特点是能充分检验学生的理论基础、应用知识的灵活程度、理论联系实际的能力、处理急症和突发事件的应变能力。

随机式教学查房内容可广泛涉及病案分析、新业务、新技术、新知识、健康教育、人文理论、护理伦理、法律和课程思政教育等。

（五）护理教学查房的实施

教学查房是以具体病人为中心，以护理程序为框架，以解决病人护理问题为目的，突出对重点内容的深入讨论，并制订解决方案。教学查房的实施过程如下：

1. 准备

（1）组织安排：制订教学查房计划。

1）制订本次查房的重点和所要达到的目标。

2）病例的选择：根据教学查房的目的选择合适的查房对象，可选择具有专科特色的病例或者危重病例、疑难病例等。本科室内的常见病例可帮助学生认识和掌握护理程序，培养临床思维能力；危重、疑难病例可以帮助学生掌握专科护理知识，了解相关领域的新进展。

3）人员的分工与职责：人员包括护士长、教学组长、带教老师及实习学生等。①人员分工：主持人、主查人、责任人，其中还需要安排1人对查房过程及结果进行记录和存档。②人员职责：如采用预告式查房，告知参加人员提前熟悉病历，查阅文献资料，做到心中有数。

4）时间与地点：负责人确定查房地点，并提前通知学生。教学查房时间一般40~60分钟。

（2）人员、物品、资料的准备

1）带教老师的准备：①评估学生的基本情况，包括基础理论、与本次查房内容有关的知识掌握情况。②根据教学大纲或者学生的需求确定本次查房活动的主题，与参与查房的学生共同制订选取典型的病例方案。③确定此次查房学生需要提升的能力以及掌握的知识点。④确定具体时间、地点、参与者。需要注意的是，教学查房通常应避开病人接受治疗的高峰时期以及医生查房的时间，避免影响病人的正常治疗。⑤确定查房的组织者、参与者和主查人，并为活动参与者分工。⑥准备相关的病案资料与物品。

2）学生的准备：重视学习的机会，积极参与，协助带教老师进行相关准备工作，提前熟悉病人及病例，复习有关理论知识，查阅相关文献资料，并做好相关准备工作，如检查病历、各项检查报告及所需器材等，使教学查房取得预期效果。

3）环境的准备：包括病房和示教室环境的准备，保证环境宽敞、明亮，清除杂物，示教室准备好教学所用仪器设备，如电脑、投影仪等。

4）病人的准备：教学查房负责人应提前与病人及家属沟通，以取得配合。告知病人及家属本次教学查房事宜及需要配合的事项。在查房开始前30分钟检查病人的准备情况。

5）物品的准备：准备查房需用物品，如病历、听诊器、体温计、血压计、压舌板、洗手物品、手电筒或相关专用物品等，置于床尾或其他适当位置。

6）资料的准备：根据所选病例查阅相关资料，根据循证护理的原则更新教学内容，选择最优、最适宜临床实践的护理方法。

2. 具体实施流程

（1）说明查房目的：到病人床旁，按规定站位进行排列，主持人说明本次查房的目的及需要重点讨论、解决的问题。主查人可以是护士长、带教老师、护理组长或高、中级职称的护理业务骨干。

（2）汇报病史：责任学生报告病人情况，重点说明病人目前的护理诊断/问题、护理计划、护理措施、达到的护理效果以及尚需解决的护理问题。

（3）护理评估：主查人根据责任学生的报告和护理病历记录情况询问病人重要病史并进行护理体检，评价护理效果。

（4）组织讨论：主查人依据所收集到的主、客观资料，从生理、心理、社会三方面进行分析，结合责任学生或护士所提护理问题，有导向地组织护士或学生进行讨论，同时进行讲解和提问，病人或家属也可询问和请求指导。

3. 评价与指导 评价与指导是教学查房最重要的环节，通过主查人的提问、讲解、提炼、总结和点评，才能确保查房按既定计划顺利执行，才能使护士和学生明确本次教学查房的重点、学习效果、实施过程中的优缺点，以促进今后的学习和不断提升。评价与指导的内容包括：

（1）评价：根据护理程序进行评价：①评估是否全面、护理诊断/问题是否确切。②护理计划是否符合病人实际，修订是否及时。③护理措施是否到位，健康教育是否有效。④护理效果是否达到预期目标。⑤评价责任学生或护士的工作情况。

参加查房的责任学生或护士对以上内容提出不同的观点并参与讨论。主查人针对目前提出的护理诊断、措施及下一步重点解决的问题给予指导或补充，并根据疾病或并发症的转归和现存的护理危险因素，预测潜在的、可能发生的护理问题。

（2）讨论：结合提出的护理问题，根据国内外护理进展有导向地组织讨论。

（3）提问与讲解：对查房的重点内容进行提问，使查房能按计划进行。

（4）总结：护士长或组长对护理措施与问题进行最后的总结，做出正确的结论。

（六）PBL方法在教学查房中的应用

PBL查房模式是以临床问题作为激发学生学习动力和引导学生把握学习内容的方法，所有参与者均需回答问题、参与讨论、发表自己的见解，因而每人都要查阅资料、了解病情、充分准备，才能完成查房任务。其实质是以学生为中心，老师为引导，以小组讨论为主的教学形式。此方法突破了传统的教学模式和陈旧的教学理念，是目前国际上较流行的一种教学方法。与传统查房模式相比较，它以重能力培养代替重知识传授，以学生为中心代替以教师为中心，以小组讨论代替传统讲授制。它以问题为先导，强调调动学生主观能动性，促使学生能够发现问题并寻求解决问题的方法。在解决问题的过程中学习知识和技能，实现了从"知识中心型"向"能力中心型"教育的转变，从而培养了学生的自我提高能力，锻炼了学生的组织能力、口头表达能力和人际交往能力。同时对带教老师也提出了更高的要求，因老师要随时掌握讨论方向并解答难点和疑问，激发了带教老师的责任感，起到了教学相长的作用。

PBL教学查房模式具体实施流程如下：

1. 教师准备阶段 首先，教师根据教学目的和病区专科特点，提前2~3天筛选出具有代表性且教学价值高的病例，确保病例能涵盖专科疾病的主要教学内容。其次，准备相应的导学资料或问题，这些资料可以包括病情介绍、治疗方案以及潜在的护理问题。

2. 学生自主学习阶段 首先，学生从接到病例开始，即运用整体护理程序对病例进行分析，收集资料，发现问题，并结合有关解剖、生理、生化、行为心理等知识，形成初步护理诊断和护

笔记栏

理问题。其次，通过个人学习或团队协作，针对识别出的护理问题，查阅最新文献、标准护理流程等资源，制订切实可行的护理计划和执行措施，将知识进行整合。最后，探讨和准备查房时需提出的问题和疑点，并准备好相应的报告内容。

3. 查房互动阶段 选定一名学生主持查房，并根据教师分配的任务，开展病例报告。责任学生详细汇报病例，包括病情摘要、护理查体结果以及初步护理诊断和措施。然后组织其他小组成员基于汇报内容展开讨论，提出自己的观点和补充，主持人针对关键问题发起深入讨论。

4. 指导和反馈阶段 主持人按照计划，提出精心设计的问题，引导学生围绕关键话题进行思考并掌握相关的理论知识。护士长或带教老师针对讨论内容进行引导和定向，提出建议和问题，确保讨论结果具有深度和广度。查房结束后，教师对查房过程和结果进行综合评价，并提出具体的、有针对性的反馈，帮助学生更好地理解问题并提高护理技能。

5. 反思和整合阶段 学生在整个查房过程结束后要进行自我反思并收集反馈，分享自己的学习经历，进一步整合学习成果。教师根据学生的反馈和整体表现，调整后续的教学内容和方法，以优化教学策略和提高教学质量。

PBL教学查房强调"以学生为主体""教师为引导者"，而教学主体的互换从根本上克服了传统教学查房模式的弊端，使"要我学"变为"我要学"，通过以思维科学为基础、以问题为中心，培养学生综合运用知识解决问题的能力，并最终达到提高学生综合技能的目的。但PBL教学查房在实施过程中也面临一些挑战：查房实施过程时间较长，导致课程安排紧张；需要大量的教育资源和资料，尤其是临床案例和文献资源；学生自学能力的不均可能影响小组讨论的效率和深度；对于学生的评价方式较为复杂，尤其是对于小组互动和个人贡献的评价；部分教师可能不适应从知识传递者转向学习引导者和协调者的角色。

针对以上问题，教师要调整策略：①做好精细化时间规划，明确每个环节的时间限制，确保讨论高效且有焦点。②优化资源配置，提前准备并提供学生所需的资源，建立线上数据库和PBL案例库方便学生使用。③增强学生能力，提升学生自主学习和团队合作的能力，在讨论前提供指导。④结合同行评价、自我评价以及教师评价，采用多元化评估策略来评价学生的表现。⑤为教师提供PBL教学法的专业培训，让其掌握有效引导PBL查房的策略。通过采取以上措施，可以减少PBL教学查房中可能出现的问题，从而更有效地实现其教学目标和提高护理教学质量。

 知识链接

循证护理在教学查房中的应用

循证护理是指护理人员在计划其护理活动的过程中，审慎地、明确地、明智地将科研结论与临床经验及病人愿望相结合，获取证据，作为临床护理决策依据的过程。其核心思想是运用现有最新、最可靠的科学证据为病人服务。

循证护理是在传统护理教学查房的基础上，根据查房内容确定循证护理问题，将最佳证据、临床经验和病人需求相结合，以优化护理决策。在查房过程中，教师指导护理学生通过研读最新的研究文献，分析病人情况，发掘相关护理问题，并提出基于证据的干预措施。学生将学习如何根据证据制订护理计划，运用批判性的思维进行分析，同时考虑病人个体化需求。循证护理的实践旨在提高护理质量，确保病人得到基于最新科学证据的护理。通过教学查房，学生得以实践循证护理原则，提升其临床思维与决策能力。

来源：

胡雁，周英凤，邢唯杰，等. 护理学专业学生循证思维的培养［J］ 中华护理教育，2021，18（10）：869-874.

（七）护理教学查房的注意事项

1. 查房时选取的病例应具有代表性，并基于实际情况，避免创造虚假案例影响学生的学习感知。每次查房宜限定在 1~2 个具有典型性或较为复杂的疑难案例，涉及相关知识较广、疾病相对复杂且病情相对稳定，非急性期的病例。

2. 应严格遵循实习大纲和教学要求，细致探讨关键教学内容。要引导学生积极参与和思考，并预留足够时间进行讨论，在讨论中，教师应聚焦问题核心，激发学生钻研问题的本质。

3. 学生应养成良好的记录习惯，详尽记下查房过程中遇到的问题及处理策略，以便为将来的临床实践提供经验参考。

4. 学生要着装整齐，仪表端庄，严肃认真，体恤病人，有爱伤精神，得到病人信任。

5. 查房教师应提前准备，熟悉病人病情和背景资料，并依据教学大纲设计查房内容，确保能够有效传授知识和技术。教师应更新和丰富自己的理论知识，利用最新的理论为指导开展查房。查房中应结合临床实践分享经验，理论与实践相结合，呈现相关的新进展和知识，并适时引入思政教育和职业行为规范等内容。

6. 应采用多样的教学方法，如提问、讨论、床边示教等，以促进学生的参与感和实践技能。鼓励学生积极参与查房，包括记录病情、提出问题和参与讨论，培养临床思维和解决实际问题的能力。

7. 控制参与查房的学生人数和整个查房的时长，确保质量和效率。

8. 查房过程中要尊重病人，保护病人隐私，征得病人同意后再进行必要的教学活动，避免在病人床旁讨论敏感问题。查体、问诊及健康教育可在床旁进行，而护理问题的补充、护理措施的讨论应回到办公室或教室进行。充分尊重病人的感受和意愿，查房结束要对病人及家属的参与表示感谢。

9. 教师应以身作则，展现专业素养，通过行为上的示范强化学生的职业道德和临床技能。

10. 查房结束时，主持查房的教学老师要针对查房及病例进行总结，对某些特殊问题做进一步的讲述及强调，帮助学生进行归纳、总结以增加感性认识。同时，查房教师要鼓励学生自我反思，进一步提升学习成果。

护理教学查房是一种实践教学方法，通过与真实病例的互动讨论来提升护理学生的综合知识运用、独立工作与临床推理能力。这一过程侧重于学生的主动参与和师生间的互动交流，同时关注病人的全面需求，目的是促进学生将理论知识与临床实践有效结合。在此过程中，教师的充分准备、精心组织和及时反馈调节对教学查房的成功开展起到至关重要的作用。PBL 教学模式的引入、多学科合作和循证护理的运用，不断丰富了查房的方法，有利于培养学生解决问题能力、团队合作和终身学习能力，提高了教学的效果。同时，在查房过程中强调尊重病人、保障隐私及合理安排时间和控制人数等事项，确保教学的顺利进行和效果的提升。

ER9-3
护理教学查房

六、护理个案的书写与指导

（一）护理个案概述

护理个案通常指的是在临床护理实践中，针对某些具有特殊性或典型代表性的病例进行深入的研究和护理经验总结。这种护理方式旨在通过个案的深入剖析来探索疾病的临床护理特征和共性规律，从而提高护士的专科知识水平和操作技能。护理个案是病例报告的一种类型，属于资料分析的范畴，也是学术论文的一种形式。

护理个案是临床护理教学中的一个重要环节，能够培养护理学生运用护理程序，将临床思维与临床实践相结合的教学方法。通过书写个案使学生习惯于按护理程序模式进行护理，有利于学生评判性思维能力的发展，提高临床整体护理能力。护理个案书写也是检验学生综合分析能力、沟通能力、观察和判断能力、独立护理能力的一种重要形式。

笔记栏

（二）书写护理个案的目的

护理个案可分享特殊的护理经验，是护理人员必备的专业技巧。随着护理教育和专业的发展，护理个案已成为评估护理专业能力的一种重要方式。书写护理个案的目的在于提高护理人员在工作中提出问题、分析问题、解决问题的能力，在临床实践中变被动为主动，逐步形成评判性思维。临床护理学生书写护理个案的目的主要有以下几点：

1. 加强理论与实践的结合 通过书写护理个案，学生能够将所学的理论知识更好地应用到实际护理工作中，提升理论联系实际的能力。

2. 学习整体护理流程 个案的书写帮助学生理解和掌握护理过程的各个环节，包括护理评估、诊断、计划、实施和评价等。

3. 培养观察和评估能力 书写个案过程中需要对病人状况进行细致的观察和准确的评估，有助于锻炼和提高学生的观察敏锐性和评估能力。

4. 提高临床决策能力和专业性 通过分析病人的需求，制订合理的护理干预措施，使学生能够逐步提高自己的临床护理决策能力。增强学生对护理工作的责任心，强化其专业身份认同感。

5. 提升沟通和团队合作能力 在书写个案的过程中，学生需要与病人、家属以及其他医护人员沟通，有助于培养良好的沟通技巧和团队合作精神。

6. 学习法律法规和文书管理 个案书写能让学生了解医疗记录的法律意义和重要性，学习遵守保密原则以及文书记录的规范性。

此外，通过书写护理个案还可促进学生的自我反思，形成终身学习、不断自我提升的良好习惯，在今后的护理工作中不断学习和成长，为将来成为一名合格的护理人员打下坚实的基础。

（三）护理个案的选题原则

1. 选题 护理个案应选择具有特殊性或典型代表性的病例，总结在护理过程中的经验和体会，是对一个病例的深入剖析，以探索疾病在护理工作中的个性特征和共性规律。在选题的时候，可以依据以下的特点进行：

（1）新发病例或近些年的流行病。

（2）典型、有代表性的专科病例。

（3）专科危重、特殊或大手术病例。

（4）专科疑难、罕见病例。

（5）新开展的技术或项目，采用新的治疗方式、护理模式或新的护理管理模式。

（6）联合并发症或多发性疾病的稀有病例。

（7）护理工作中的特殊情况，并且不能避免、有可能再次发生的病例。

（8）常见疾病的特殊情况。

2. 选题原则 个案的选题原则是确保选题符合研究目的，同时能够为护理实践提供有价值的、实用的信息。在进行护理个案选题时，还需要考虑个案的独特性和对未来护理实践的指导意义，以及是否有助于提高病人护理的质量和安全，案例是否适合用于教学目的，是否能够涵盖护理课程中的重要知识点。具体选题原则如下：

（1）真实性：个案应来源于真实的临床实践情景，确保病人的问题切实存在，而非虚构的案例。

（2）典型性：选取具有普遍性或特殊性的病例，通过个别或特定的案例反映广泛的护理现象或特殊的护理问题，以增强学习效果。

（3）操作性：个案需提供足够信息，使学习者能够进行深入分析和讨论，制订合理的护理计划和干预措施，并有利于实际操作和评估。

（4）时效性：护理个案的选题应能够反映护理知识和技能的发展变化，能够适应新兴的护理理念和技术要求。针对当前护理实践中的紧迫问题或者具有代表性的病例，确保所选个案具有实践意义和学习价值。

（5）教育价值：个案护理的学术价值，不仅在于作者表达对病人发生的"特殊问题"的敏感性、判断力及其应对方式，还在于能挖掘从中汲取的经验或教训，给读者以启发和借鉴，有助于护理人员通过案例分析，提高临床推理能力和评判性思维技能。

（四）护理个案的格式和内容

目前国内大部分护理期刊上刊出的护理个案研究论文书写格式不完全统一，其中较为常见的护理个案包括前置部分、正文、后置部分。其中正文由前言、病例简介、护理、护理体会/讨论四部分组成。

1. 前置部分　包括题目、署名、摘要和关键词。

（1）题目：题目是给读者的第一印象，具有引导读者阅读全文和方便读者文献检索的功能，要求切题、准确概括正文内容和个案特点，使用规范的医学术语。读者通过文题能明确地了解研究性质、研究对象和研究目的，以此来吸引读者阅读全文，同时利于同类研究者检索到该个案。

为了使个案论述的主题能在标题中被读者清晰地识别和领会，在斟酌个案题目时，要确保标题的精准性，以便让读者迅速理解论述的核心内容，这需把握3个要点：①明确性，即在标题中需体现研究结论是基于对一例病人的观察分析而得出。②简明性，即在标题中要尽可能简洁地概括研究对象的独特特征，同时要足够具体，确保读者能一眼看出是哪方面的特殊性。例如，可以提及病人的特定疾病、罕见病症等信息。有助于抓住目标读者的注意力，并快速传递必要的背景信息。③针对性，即标题应当准确反映出研究目的聚焦的特定问题，这个问题应由病例的特别之处所引发。

（2）摘要：简要介绍论文的内容梗概或主要内容，最好中英文对照。

（3）关键词：经过精选的最能代表论文主要内容的词或词组，通过这些关键词即可查到或检索该论文，关键词的数量以3~5个为宜。

2. 正文部分　由前言、病例简介、护理、护理体会/讨论四部分组成。

（1）前言：阐述选择该个案的目的和理由，叙述病例选择的依据，引出本文要介绍的个案。可以根据自己所写病例的特点及论述的主题，选取最适合的开头方式，目的是强调该病例的特殊性，激起他人的兴趣和关注，引导其阅读全文。常见的开头方式有：①开门见山式，即直接写病例介绍。②以病例为导语式，即在文章的开头，用一两句话交代在什么时间、地点，护理了什么病人，基于什么原因，实施了什么不同寻常的护理。③以护理问题为导语式，即在文章的开头，用简洁的语言直接叙述病人不同寻常的护理问题。④综合式，是指以病例和护理问题为导语相结合的方式，作为文章的开头。

（2）病例简介：内容包括一般资料、入院原因、体格检查、实验室检查、辅助检查、既往史、过敏史、诊断、治疗方法、护理等。病例简介部分应重点描述与文章要解决的问题有关的症状和体征，详略得当，突出护理，避免照抄医疗病历。

（3）护理：文章的重点部分。围绕个案，有效应用护理程序，阐述存在的主要护理问题和具体护理措施，尤其突出护理新尝试、新见解和新做法。护理措施描述应具体、详细，不抄教科书；强调"做了什么"，而不是"应该做什么"；有理有据，体现科学性。护理措施应体现护士评判性思维，对临床有指导价值。

（4）护理体会/讨论：护理个案撰写的讨论部分是全文的精华所在，它虽然篇幅不长，但是能够突出文章主题，起到画龙点睛的效果。在这一部分，作者需要对护理过程中获取的经验或教训展开深入探讨与分析，并集中阐述经验或教训的价值。

撰写讨论时须保持与个案主题的紧密联系，对于任何事件的讨论都应多角度审视，而每个角度的探讨都应该与主题保持一致。如在探讨突破常规的护理方法时，重点应当是展示这些方法背后的理论支持，明确说明这是一种科学和有效的方式，而非基于个人的空想或拿病人进行无根据的尝试。关于讨论部分的写作策略，需要注意以下几点：

1）确保讨论环节的护理措施与护理问题紧密相关，它们之间的联系应当是逻辑清晰和相互关联的，以确保篇章构成一个完整的体系。撰写时，务必保证内容的连贯性，避免离题。

2）使用第一人称的视角来描述自己所遇到的问题、采取的行动，以及这些行动背后的动机和根据，使讨论更具说服力。

3）讨论中引用的理论要直接并强有力地支持作者的观点或行动，并需要在文章的参考文献中详细列出其出处。

4）如果能通过病人的影像资料或照片（如护理前后的对比照片、改革措施实施后的照片等）更直观、简明地展现主题，就应优先采用视觉素材。但是，在使用这类材料前，必须得到病人的知情同意。

3. 后置部分　参考文献。参考文献的质量和数量反映出论文的水平和质量。最好引用最近 3～5 年内的中英文文献，如在该研究领域有开创性贡献的旧文献也可适当引用。参考文献的标注要认真书写，以体现护理个案的严谨性与科学性。现国内大部分的期刊要求，参考文献著录格式按照《信息与文献参考文献著录规则（国标 GB/T 7714—2015）》进行标注。

（五）护理个案的评价

可从实用性、科学性、可行性、先进性、针对性等 5 个方面对护理个案进行评价。

1. **实用性**　从临床护理中选择病例或问题，护理措施或建议对临床具有一定的指导或帮助。
2. **科学性**　资料采集真实客观，护理评估方法正确，护理诊断正确，有优先顺序。
3. **可行性**　护理措施重点突出，可行性强。
4. **先进性**　查阅文献进行循证，结合国内外最新进展提出护理措施。
5. **针对性**　能应用评判性思维分析护理问题，护理措施及建议切合个案，针对性强，有个人思考和见解。

（六）护理个案书写的指导

1. **指导学生选择特殊、典型、具有专科特色和代表性的病例**　护理个案写得成功与否，与病例选择密切相关。围绕选题原则在实践、循证的基础上总结有效、创新的护理经验，供同行参考和借鉴。

2. **指导学生利用多种方式收集资料**　资料收集应准确、全面，学生书写个案前，可通过访谈、观察、查阅病历、教学查房、文献检索等方式进行资料的收集。应提醒学生注重收集与护理评估和护理措施相关的资料，切忌照抄医疗病历。

3. **指导学生提出个体化的护理措施并有效评价**　学生书写个案时需具体情况具体分析，护理措施应详细、具体、有针对性和可操作性。护理评价的方法和衡量标准应具有可操作性。

4. **指导学生根据其个人感受，结合国内外进展展开讨论**　在护理体会部分，学生应注意从护理该个案的经历阐述个人的思考和见解，阐述护理过程中的收获和经验教训，以及对未来工作的启示；在个案的讨论部分，学生应针对特殊的或创新的护理措施、新开展的技术项目，查阅相关文献，结合国内外进展展开讨论，为护理实践提供理论依据和有力的循证支持，并且可提出值得今后进一步探讨的问题或研究方向。

（徐 蓉 田 薇）

第三节　临床教学考核与实施

临床教学考核是培养高质量护理专业人才的重要组成部分，可以确保学生能够有效地将理论知识应用于实际的临床环境中，并以此评价和提升护理学生在各专科领域的专业知识和技能，也能够综合评估学生的临床综合护理能力，包括职业态度、沟通能力和应变能力，这些能力对于未来的医学专业人员来说至关重要。临床教师根据教学的不同阶段选择合适的考核方法，以客观、公正地评价学生对临床知识及技能的掌握程度。

一、理论考核

（一）理论考核的重要性

理论考核是临床教学过程中不可缺少的一环，它能够直接反映学生对临床护理理论知识的掌握程度。通过书面形式的考核，学生能够将理论知识系统化、内化，并在今后的实践工作中灵活运用。它既可以验证教学成果，也为继续教学提供了方向和反馈。

（二）理论考核的方式

1. 书面考核

（1）题型设计：书面考核通常包括主观题和客观题。主观题可以是案例分析等综合性或开放性问题，需要学生独立思考后作出详细的回答，这类题型有助于考查学生的分析、归纳能力。客观题一般包括单选题、多选题等，这类题型有助于快速评估学生对基础知识的记忆和理解。

（2）内容选择：考核内容应当与临床护理教学目标紧密相连，充分覆盖基础护理、专科护理和案例分析等方面。专科护理作为考核的重点，所涉及的题目不仅应当遵循教科书的基本框架，还应当结合临床实践中的最新理论和技术动态。考试题目可以有部分低层次目标，如记忆力、理解力等，但绝不能占主导，要适当出一些测试高层次目标的题目，如综合、分析、评价等，注重对学生评判性思维、决策制订和解决问题能力的评价。

2. 口头考核

口头考核，不仅考查学生对知识的掌握程度，更侧重于评价学生的临床思维能力、沟通能力和综合应变能力，为将来成为优秀的临床护理人才打下坚实的基础。口头考核可分为正式和非正式两种形式。如利用等级评分表对学生在临床护理病历讨论会中的口头表达进行的评价就是正式考核；对学生进行床边提问就属于非正式考核。口头考核方法可以用来评价学生用言语交流思想和观点的能力，这种能力对临床护理实践是非常重要的。理论考核的内容还可以涉及临床护理工作中的行业规范、应急预案、核心制度等工作要求，用来检测学生对职业规则的知晓程度。

理论考核的最终目的是提升学生的整体护理能力，不仅是对知识的记忆和理解，更强调能力的培养。考核中设置的实际临床问题，让学生从多个角度进行考虑并给出解决方案，培养了学生的临床思维，使学生在面对实际护理工作时，能够综合运用所学知识，提供专业的护理服务。通过全面、科学的理论考核机制，护理人才的素质和实践水平必将得到显著提升，这对于保障病人的健康和安全有着至关重要的意义。

二、临床实践能力考核

临床实践能力考核是护理学专业学生学习、实践成熟度检验的重要手段，它不仅能对知识的掌握程度和实践操作技能进行系统的检验，而且是衡量学生对护理理念、程序和标准执行是否得当的重要手段。通过全面的监测和评价，可以对学生在实际护理中的行为规范程度、安全操作意识以及工作效率进行有效的诊断和评价，从而确保每一位学生都能够在毕业后进入临床工作时展现出娴熟和规范的护理技能。

（一）临床实践考核的目的

临床护理实践考核旨在确认学生掌握了必要的知识和技能，以便他们能够在实际工作环境中提供高水平的护理服务。主要目的有以下几个方面：

笔记栏

1. 验证理论知识与实践的融合 确保学生不仅仅是理论知识扎实，而且能够将这些知识应用于实际的临床护理工作中，即将理论与临床实践有机融合。

2. 评估学习成果 通过临床实践考核，能够对学生在实习期间的学习成效进行全面评价，检验学生是否达到了护理专业的要求标准。

3. 促进专业技能提升 考核过程中，学生可发现自身的不足，从而激励自己在护理技能和临床思维能力等方面持续进步与提高。

4. 保障病人安全 确定学生是否具备独立进行临床护理工作的能力，确保未来从事护理工作时，能够为病人提供安全、有效的护理服务。

（二）临床实践考核方法

1. 床边考核 床边考核是临床实践能力考核常用的方法。一般由考核组指定病人，学生完成必要的操作后，由主考教师按照考试提纲或实习大纲的要求提出问题，然后根据学生的操作和回答问题情况进行打分。床旁考核可以分为临床操作技能考核和临床综合护理能力考核。

（1）临床操作技能考核：主考教师根据需要考核的操作项目，选择合适的病人配合考试。考生根据考核项目，逐一完成评估、准备、实施、评价、针对操作项目向病人做出恰当的注意事项指导等考核内容。主考教师在学生结束操作后，可以针对操作项目提出问题。这种考核主要评价学生对护理操作技术掌握的熟练程度，也可以评价学生在操作过程中的临床应变能力。

（2）临床综合能力考核：主考教师根据实习大纲的要求确立学生需要掌握的临床病种，根据病种选择恰当的病人配合考试的进行。考生根据主考教师提供的病人简要病历，在病人床旁通过各种护理评估手段，搜集病人有价值的临床资料，确立护理问题，制订护理措施，并完成病人需要的护理技术操作。在这种考核形式中，主考教师通过真实的病人和临床环境，可以现场观察学生的临床护理操作技能，可以灵活地应用病人的实际问题检测学生的临床思维能力，可以观察和考核学生对临床护理技能的认识和总体反应性，以及在各种情况下，学生区别轻、重、缓、急的能力，从而对学生做出临床综合能力评价。

床边考核的不足之处在于缺乏标准的考核环境，评分易受主考教师主观因素的影响，而且由于病例选择和教师安排的问题，这种考核方法不适用于对大批学生进行考核。

床边考核常用于临床实习的形成性评价中，可以随时评价学生对临床学习内容的掌握程度，临床教师能够根据学生的实际情况随时调整教学安排。床边临床综合能力的考核也可以用于终结性评价中，作为学生毕业考核的考核形式。

2. 模拟考核 模拟考核也是临床考核常用的一种考核方法，通常会有模拟病人（标准化病人，standardized patient，SP）和模拟情景两种考核方式，也可以结合在一起进行。标准化病人是指没有医学知识或者从事非医疗技术工作，经过系统训练，能够准确表现病人临床特征的健康人或慢性病人，他们客观地记录和评估学生的表现，同时充当病人、评估者、指导者的角色。与其他完整的测验方法不同，SP本身不是一种独立的考试方法，它通常是许多临床能力评估方法中的一部分。模拟情景测评方法是利用模拟实际工作场景的方式，对个人的能力和潜在素质进行评估的一种方法。模拟考核如同现实环境一样，学生从接待病人开始，按照临床护理过程，询问病史病情，进行护理查体，做出护理诊断和处理，最后从提供的各种选择中做出决定。模拟考核也可以选择完整过程的某一部分对学生进行考核。这种考核方法评分比较客观，对每一个问题做出的正确选择都是考核前确定的标准化的评分规定；教师可以系统地观察学生的综合临床护理能力（技能、态度、与病人沟通能力等）；师生均可通过考试得到及时反馈；考试时间安排不受病种、时间、地点的限制。组织模拟考核前，参加考核的学生和标准化病人都要经过训练。模拟考核常用于临床实习终结性评价中，多在出科考核或者毕业考核时应用，能够客观、综合、全面地评价学生的实习效果。

3. 客观结构性临床考试 客观结构性临床考试（OSCE）是一种知识、技能和态度并重的临床护理能力评估方法，通过案例和标准化病人分站点模拟临床场景考核护理人员临床实践技能，能较为全面地考查护理人员在面临不同情景时的评估能力、决策能力、临床思维能力及其理论知识的临床实际应用水平，同时也是一种知识、技能和态度并重的临床能力评估的方法，在临床教学评价中被广泛关注和应用。

OSCE 考核全面展示了护士对于病情观察、技能操作、应急能力、心理关怀、临床宣教等多方面专业能力的完成情况，避免了传统考试的偶然性和变异性，减少了主观性。案例的设计完全是基于真实的临床案例来进行场景模拟，评分标准紧紧围绕临床案例的核心，删去了与临床实际不常用的评分点，更讲究贴近病人、贴近临床，并引导教学重心由知识传授向能力培养偏移，更能激发学员们学习的积极性和主动性。

4. 应急能力考核　应急能力是评价一个护士临床能力非常重要的方面，通过这些考核训练，可以确保学生在真正的临床紧急状况中能够快速、准确地采取适当的护理措施，其具体考核内容有以下几个方面：

（1）急救情景模拟：可模拟多样化和复杂化的案例，如将心搏骤停情景与呼吸道梗阻、过敏性休克等其他紧急情况相结合，以此考验学生在紧急情况下的判断力和处理能力。同时，也可利用虚拟仿真教学平台，为学生构建一个接近现实的学习环境，模拟出病人在不同紧急情况下的生理反应，如心跳、血压、血氧饱和度等，这些生理参数的变化会给学生即时的反馈，能够全面考核学生的紧急处置能力和急救技术的掌握程度。

（2）安全与应急预案：通过设置特殊场景，考查学生在特定情景下的反应和决策过程。例如，胸腔闭式引流管脱落的紧急处理、突发火灾的应急预案处理流程等。此外，还可以涵盖跨学科的知识，比如急救时的法律责任、伦理原则以及护患沟通技巧。

（3）病情评估和决策：重点考核学生的病情观察能力，对病人突发症状的快速识别、评估和进行合理决策的能力；在处理应急事件过程中考核人员对学生的参与和表现进行评估，注意观察其冷静应对和技术操作的准确性；还可在考核过程中设计突发变化，考查学生在压力下做出调整和重新评估的能力。

（4）急救设备使用：可以通过模拟实战演练，让学生在限定时间内完成设备的准备、操作及故障排除，以提高他们的技术熟练度和问题解决能力。

（5）抢救流程与团队协作：通过角色扮演和多职能团队合作来进行。设立不同职务的团队成员，比如医生、护士、辅助科室人员等，制定标准化的抢救流程并进行模拟演练。在模拟抢救过程中，不仅考核个人的技术能力，也重点考查团队成员之间的沟通、分工协作和领导能力。通过团队合作解决复杂问题，培养学生的团队精神和集体荣誉感。

临床教学的考核方法应充分考虑学生全方位的成长，不仅要考查学生的理论知识和专科技能，也要重视其职业态度、沟通能力、应变能力等综合素质的培养。临床教师应根据教学的不同阶段和具体目标，选择与之匹配的考核方式，以达到最佳的教学与考核效果。

三、临床教学考核的组织与实施

临床教学考核的组织与实施是确保学生具备必要的知识和技能的关键环节，要以教学目标为依据，运用可操作的科学手段，通过系统地收集有关教学的信息，对教学活动的过程和结果作出价值判断，并为被考核者的自我完善和有关部门的科学决策提供依据的过程。临床护理教学考核是一个有计划、有目的的过程，需要按照一定的程序来实施。对于考核中可能存在或出现的问题，考核者事先要有充分的认识，并采取必要的预防措施。

（一）临床教学考核的实施过程

临床护理教学考核的实施过程包括考核前的准备、实施考核和考核后反馈 3 个阶段。

1. 考核前的准备　考核者（临床教师）和被考核者（学生）都要做好相应的准备。

笔记栏

（1）考核者的准备：考核前，考核者要明确考核的目的、方法和要求，对被考核者要有一定了解，具备考核方面的相关知识和能力，准备好考核要使用的工具。同时，还要制订考核计划，确定考核目标、时间安排、考核内容、考核形式等。

（2）被考核者的准备：被考核者最主要的准备就是对将要考核的内容的准备，做到心中有数，并做好必要的练习、培训。另外，要采取措施，调适好心理状态，减轻应试压力。

（3）病人的准备：如果考核过程中涉及病人，事先需要对病人做好解释工作，取得配合。

2. 实施考核 考核者正式对学生进行考核。考核要按照事先制订的计划来实施，如时间、地点、方法等。实施过程中，临床教师要做到客观、公正、公平，为学生创造轻松、无压力的氛围，使学生能以最佳的状态充分地表现自己的临床学习成果。

3. 考核后反馈 临床护理教学考核的目的不仅仅是对学生的临床实习表现做出判断、评分，更主要的是要向学生提供反馈，以利于学生进一步地学习、提高。反馈的形式可以是言语的，即对学生描述临床教师所观察到的、教师的评语以及需要进一步学习的内容；也可以是视觉的，即将正确的方法示范给学生；还可以是书面的。反馈的最终目的是让学生不断进步，直到达到标准。做出正确有效的反馈，应遵循以下要点：

（1）将具体、精确的信息反馈给学生。

（2）对于护理操作程序的考核，不仅给予学生言语的反馈，还要向学生示范正确的操作。

（3）要在考核结束时及时给学生反馈。反馈的时间距离考核的时间越长，反馈的效果越差。

（4）反馈的频率要根据学生的特点而定。学生刚开始临床学习或依赖性较强时，要给予频繁、大量的反馈；学生具备一定的自我考核能力后，可适当减少反馈频率。

（5）反馈结果也需要提供给有关教师及教学管理机构，以便对实习计划做出相应的调整，同时根据考核结果调整教学内容和方法，提升教学质量。

（二）教学考核的影响因素与对策

临床护理教学考核的方法不同于认知领域的考核，常常受到各种因素的影响，主要包括：考核者、学生、考核方法的选择。

1. 考核者 考核者的经验、期望和个人倾向都可能无意中影响考核的公正性，也对考核的客观性、准确性起着至关重要的作用，主要表现在以下几个方面：

（1）态度：考核者对待考核是否严谨、认真，是否能够严格遵守考核标准；考核者自身对操作技术的认知水平也会影响考核结果。

（2）动机：考核者是否具有积极的考核动机，是否与考核的目的相一致，会对考核的进程和结果产生影响。

（3）主观因素：在考核过程中，考核者常有意或无意犯下两种错误。一种是在考核者受到学生特性的影响时产生，如果考核者对学生的印象好，就可能给予较高的考核分数，相反考核分数就会较低。另一种错误是当考核者就是学生的临床带教老师时，由于在实习过程中经常接触而彼此间很熟悉，在考核时就会放松标准，学生的考核分数就会超出他的实际水平。

（4）经验：考核者是否参加过考核工作，对考核工具和考核内容是否熟悉等也会影响考核结果。

（5）其他：考核者是否有足够的考核时间，考核者的个性特征也会影响到考核结果。

为提高考核的公平性和客观性，首先要慎重选择考核者，选择业务水平高、心理素质好、有临床教学经验、护理操作规范、客观公正、认真负责的临床教师担任考核者。其次，在考核前要对考核人员组织培训，统一考核标准、操作步骤和扣分原则，熟悉考核量表等。此外，培训考核者使用标准化的考核工具及程序是减轻这种主观影响的关键。例如，实施客观结构化的考核方法，能够通过标准化的病例来减少考核的主观差异。

2. 学生 与理论考核相比，临床护理技能考核需要学生完成一系列精细动作，而且考核形式通常是一个考生面对一个主考人或一个考核组，所以学生往往会由于过度紧张而发挥不出真实的水平，降低做出判断的能力。影响考核的主要因素可以从多个角度进行衡量，主要包括：

（1）准备程度与熟练度：影响考核的主要因素是学生对将要考核的内容的准备程度。除了充分掌握必要的理论知识外，临床操作与实施过程的熟练程度也是考核的重点。学生应通过模拟练习和真实临床场景的训练，增强操作的准确性和熟练度，这不仅有助于应对实际的护理工作，也能在高压的考核环境下保持镇定，从而提高考核的成绩。

（2）心理因素与压力管理：心理准备也是临床考核中不可忽视的一部分。通过心理辅导、放松技巧和模拟考核可以帮助学生减少焦虑感，增强心理韧性。在考核过程中，考核者应关注考生的情绪变化，通过建立良好的师生关系和积极的反馈来帮助学生调整状态，确保他们可以发挥出自己的真实水平。

（3）临床经验：临床经验的积累对学生理解复杂情况和做出快速准确决策至关重要。通过多种临床场景中的练习，从简单到复杂的病例，可以帮助学生适应临床教学的不同要求，提高他们处理突发情况和挑战的能力。

（4）沟通和团队合作：良好的沟通和团队合作能力有助于为病人提供高质量的护理。学生在临床实践中的成功很大程度上取决于他们与病人、家属及医疗团队成员进行有效沟通的能力。此外，团队合作能力在危机管理、决策制定和日常护理活动中是不可或缺的。

（5）考核环境与方法：考试环境应该尽可能地模拟真实的临床环境，环境中的干扰因素，如过多的噪声、不适宜的光线，都可能干扰学生的表现。而考核方法的选择则需要平衡实际性和可控性，既考验学生在临床实践中的应用能力，又能够做到公平、标准化的评估。

（6）健康状况和生理因素：学生的身体健康和精力水平直接关系到其临床表现。充足的睡眠、均衡的饮食和适当的体育锻炼都对维持良好的身体状态有帮助。学校和教师应强调健康管理在临床护理教育中的重要性，帮助学生认识到健康对于成功完成临床实践的必要性。

为了确保考核过程的有效性和公平性，必须针对这些因素采取具体对策，比如通过考核前培训、模拟考核来增强学生的自信心。其次，考核者在考核前和考核中都应该给予学生稳定情绪的机会，给予适当的鼓励，使学生恢复自信，保持从容镇定。此外，通过制定明确的考核标准和标准化的考核流程来减少主观偏见的干扰。

3. 考核方法的选择　不同考核方法结果的可靠性、有效性、客观性是不同的，各有其优点与缺点。如床边考核虽然真实性较好，但在病例选择上很难做到难度相同。模拟考核虽然能保证病例的统一性，但有些阳性体征很难在标准化病人身上体现，也影响考核的可靠性。因此，应根据不同考核方法的特点，扬长避短，尽量采取控制措施弥补有缺陷的地方，使其影响减少到最低。此外，对于学生临床能力的考核是采用间断性考核还是连续性考核，对考核结果也会有一定的影响。间断性考核往往有时段上的抽样误差，而连续性考核则可以克服这个缺陷，但需要投入更多的精力和时间。在考核中，临床护理教师应根据教育考核的基本原则，结合各种考核方法的优缺点合理选择考核方法，注重多角度、多阶段地考核学生的临床护理能力，注重学生临床思维能力的培养，注重考核结果的反馈，发挥考核的激励和调控功能。

（田　薇）

小　结

本章介绍了临床教学的基本概念、组织形式、临床教师的角色特点及选拔，临床教学常用方法以及临床教学考核的常用方法。在临床教学方法中，重点介绍了临床带教法、护

ER9-4
本章思维导图

笔记栏

理技能训练、护理教学查房、护理个案书写4种常用的教学方法，体现了临床教学的特点。在临床教学考核方法中，重点介绍了理论考核和临床实践能力考核两种常用方法，同时具体阐述了临床教学考核的组织与实践，以及影响临床教学考核的因素和应对措施，从而保证临床教学考核的客观性、公平性、准确性。

ER9-5
思考题解题
思路

●●●●● 思考题 ●●●●●

1. 简述临床护理教学查房的意义。
2. 根据护理个案的写作指导，结合临床案例，尝试撰写一篇符合规范的护理个案报告。
3. 请基于 PBL 教学查房模式探讨如何提升护理专业学生的临床思维与决策能力。

笔记栏

ER10-1
本章教学课件

第十章

教育的评估与评价

 导入案例

ER10-2
导入案例解题
思路

小方是一名护理学专业的大四学生，目前正在实习。她即将结束在心内科的实习任务并参加出科考试。考试要求是在真实临床情景中为病人进行一次静脉输液操作，由带教老师在床旁观察进行评分。小方的护理对象是一位刚入院病人，由于病人血管较难穿刺，小方又太紧张，第一次穿刺未成功。小方希望病人能再给自己一次机会，但病人家属拒绝进行第二次穿刺。因此，带教老师对小方的出科考试判定为不合格。事后，小方非常沮丧和委屈，她认为带教老师仅仅通过最后一次出科考试的成绩，就判定自己在心内科的实习不合格非常不合理，因此小方找到了自己的带教老师，希望老师能做出更全面的评价。

请思考：

1. 该科室组织的出科考核是否达到了评价学生临床护理能力的目的，还可以使用哪些评价方式？

2. 带教老师对小方的评价应如何体现形成性评价与终结性评价结合的理念与方法？

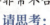 **学习目标**

通过本章学习，学生应该能够：

1. 陈述教育评估以及护理教学评价的概念与分类。
2. 简述下列概念：教育测量、教育评估、教育评价、教学评价。
3. 陈述教师教学质量评价的基本内容和途径。
4. 陈述临床护理能力评价的方法。
5. 遵循试题及试卷编制原则编制试卷。
6. 比较学生评价的形成性评价和终结性评价不同方法的要求和适用范围。

教育评价是评价者对教育活动或行为主客体价值关系、价值实现过程、结果及其意义的认识活动过程。2020 年中共中央、国务院印发《深化新时代教育评价改革总体方案》，这是新中国第一个关于教育评价系统性改革的文件。2023 年 5 月，中共中央政治局第五次集体学习时再次强调，"要紧扣建设教育强国目标，深化新时代教育评价改革，构建多元主体参与、符合我国实际、具有世界水平的教育评价体系"。教育评估与评价是教育过程的重要组成部分，并贯穿整个教育过程的始终。它通过不断地为教学活动提供反馈信息而促进教学活动的改进，提升教育质量。作为护理教育者，必须了解有关教育评估与评价的基本概念和基本理论，并在此基础上掌握护理教育中学生评价和教师评价的具体内容和方法，从而有效地发挥教育评估与评价的功能。

笔记栏

第一节　教育评估与评价的发展

一、基本概念

（一）测量、评估与评价的概念

1. 测量　是根据一定的规则，对事物进行量的测定。它是一个数量化的过程，即给某一个体或事物的某种特性打分或计数。如：测量人体的体重、血压等，这些人体的特性都可以通过具体工具的测量，获得具体的数值；同时这些具体的数值可以为我们提供人体这些特性的信息。我们将对其某一特性进行数量化的过程称为测量。

2. 评估　相当于测量，它除了可用于对事物进行量的测定外，还可以用于测定事物非量化的价值，例如对人的某种行为特点、态度等特性进行测评，如：采用观察法可以评估病人在住院期间的情绪状态，是否有焦虑、恐惧等。

3. 评价　是判断个体特性价值的过程，即对照一定的标准进行判断。可通过测量或评估获得个体特性，然后对照一定的标准进行判断的过程。如：护理学生在毕业的临床实践结束后，需参加毕业考试，成绩合格者准许毕业并获得学位，但若某学生毕业考试成绩为 54 分，对照标准（60 分为及格）来判断，该学生未能达到标准，根据学校学籍管理标准和毕业标准进一步综合判断，其结果是该学生可以毕业，但不能获得学士学位，这就是一个评价的过程。

从以上的概念可以看出测量、评估和评价之间存在一定的关系：①"测量"一般用于可量化的事物，而"评估"则既可用于可量化的事物，又可用于非量化的事物。②测量和评估的本质是事实判断，即客观存在，事实判断是以客体的本质和规律为对象，它探讨客体"是怎样的""是什么"，探讨事物的现象、本质和规律等属性。③在测量或评估获得信息资料的基础上，才能开始评价的过程。评价是依据一定的标准进行事物的价值判断，因此，评价实质上是价值判断。价值判断是以客体与主体需要的关系为对象，它探讨客体的价值属性，并以认识、情感、意志等多种形式的综合来反映客体与主体需要的关系。价值判断和事实判断是人们把握客观世界的两种不同方式，两者反映的对象、意义和参加的心理成分都有着质的区别。事实判断是价值判断的基础，只有在弄清事实的基础上才可能做出合理的价值选择。

（二）教育测量、教育评估与教育评价概念

1. 教育测量　教育测量（education measurement）是指应用测量手段对教育活动所做的量的测定。对教育投入、教育过程、教育结果、学生的能力等方面通过教育测量获得资料。如：测量教育投入的资金量、投入的教学和教学辅助人员的人力资源情况等，都可用具体数字量化。

2. 教育评估　教育评估（education assessment）是对所设计的评估内容，根据一定的评估标准进行测量，并对测量结果进行统计、分析、整理、归类的过程。教育评估可涉及教育活动的各个层面，如评估社会对学校教育的需求，教师教学和学术水平、学生的思想品德等因素对教育质量的影响。教育测量是教育评估的重要手段之一。

3. 教育评价　教育评价（education evaluation）是在一定教育价值观的指导下，参照现有的教育目标，按照科学的评价标准，通过系统地收集信息，采用科学的方法对教育活动中的事物或人、教育过程和教育结果做出综合价值分析和判断的过程。教育评价包括对学生学习成果的评价、对教师授课效果的评价，以及对各种教育活动、教学目标、教师质量和教育结果的评价，其目的在于推动教育改革、提高教育质量、加强教育宏观管理以及促进决策。

4. 教学评价　教学评价（teaching evaluation）是教育评价的重要组成部分。教学评价是以教学目标为依据，运用可操作的科学评价手段，系统地收集有关教与学的相关信息，按照一定的标准对教学活动的过程和结果进行测量并做出价值判断，从而为改进教学、提高教学质量以及有关部门制定科学决策提供依据。

二、国内外教育评估与评价的发展

教育评价作为教育活动的一种形式，是伴随着教育活动而自然产生和发展的。国内外教育评价的发展过程均经历了不同的发展阶段。

（一）国外教育评估与评价的发展

国外教育评价的发展过程大体经历 3 个时期：教育评价产生和发展的萌芽期，教育评价的形成期和教育评价的发展期。

1. 萌芽期　在教育评价的萌芽阶段，教育评价的主要对象是学校的教育成就和效率，评估和评价的依据是学生各种能力测验的数据，评估和评价的主要手段是教育测量。在这一阶段，教育评估和评价的中心内容则是围绕对学生评估和能力的测量，重点在于如何客观地测量学生的能力，因而有许多的学者致力于研究和开发用于测量能力和智力的客观化和标准化的工具。他们将学生的考核限定在对于"事实"和"信息"等知识的测量，通过将知识量化为客观试题，简答题根据答题的"准确率"和"速度"推断思考能力、理解能力等高阶思维能力。随着教育测量的发展，通常可用学生能力测量的结果如升级率、退学率等来评价学校教育效果或者用于鉴定学校的水平和论证资格。

2. 形成期　教育评估与评价的形成期的突出特点是出现了以教育目标为依据的"泰勒评价模式"，形成了一套比较完整的学校评价体系，学校的鉴定制度日趋完善。1933—1941 年，在卡内基基金会的资助下，泰勒教授开始了美国教育史上最著名的"八年研究"，也就是"课程与评价的研究"，首次提出了"教育评价"，并构建了至今仍意义重大的目标导向的泰勒评级模式。其主要的研究结果是：①教育是改变人类行动方式的过程。②教育评价是一种衡量达到教育目标的过程。③应从各个方面对教育活动进行评估和评价。④评估和评价的方法不仅仅是依靠纸和笔的测验，而且包括观察、调查和评定。为了鉴定"八年研究"的成果，泰勒教授以新的教育学理论为指导，吸收心理学的研究成果，以全面发展人的主要才能为目标，来研究和设计教育成果的评估方法，并于 1942 年提出"史密斯 - 泰勒报告"，这份具有划时代意义的教育评估宣言向全世界宣告：只有用教育评估的思想和方法，才能达成新课程的目标，才能实现全面发展人的才能的目标。目标导向的教育评价促进了教育目标分类、标准化测试等评价方法的发展，更加注重评估评价的系统性和综合性，也使得学校认证及评价工作得以发展，拓展了教育评价理论在不同领域的应用，如课程内容、教育计划、教学手段、教师行为及学生学习效果等。评估和评价的基本依据是教育目标，评估和评价的主要手段包括教育测量、观察和调查。

3. 发展期　这一阶段教育评估和评价的思想和方法随着科技和社会的发展不断变化，改变了泰勒模式的主导地位，出现百家争鸣的形势，如 1956 年布鲁姆（Bloom, B. S.）发表的教育目标分类学——认知领域；1963 年克龙巴赫（Cronbach, L. J.）在《通过评价改进课程》中提出：评价者不仅仅要关心教育目标，检验教育目标达到的程度，更应关心教育的决策；评价和评估应注重教育过程，而不仅是教育结果。1966 年斯塔弗尔比姆（Stufflebeam, D. L.）提出教育决策的中心 CIPP 评价模式，其中包括背景（context）评价、输入（input）评价、过程（process）评价以及结果（product）评价。1975 年比贝（Beeby, C. E.）认为评价应为系统地收集信息和解释证据的过程，在此基础上进行价值评定，目的在于行动。同时，美国成立了国家鉴定委员会，主持全美的教育鉴定工作。该阶段的教育评价是追求准确性的差异化评价，关注评价中不同主体的价值诉求，试图通过多元主体的价值协商共建评价过程和结果，以获得对于评价对象的准确认识。教育评估和评价的范围越来越广，目的越来越明确，手段越来越科学，形式越来越多样化，教育的评估和评价已经成为推动教育进步的一种科学管理方法。

（二）我国教育评估与评价的发展

我国的教育评价历程可以划分为概念深化、转型探索、创新发展 3 个时期。

笔记栏

1. 概念深化期　1992 年党的十四大报告首次提出"将教育摆在优先发展的战略地位"，随之正式开启国家层面的教育优先发展时代，并推动了《中国教育改革和发展纲要》的颁布，规定了教育评价的地位、作用，并在其规划下建立了全国性的教育评价研究组织，培养了一批教育评价研究方向的硕士生、博士生，推动了中国教育评价的理论研究走向深入。这一时期我国学者不断引入并借鉴国外教育评价的概念、特点和模式，不断深化教育评价领域的基础概念，厘清了教育评价领域的基本范围和研究主题，价值判断与价值取向、多元评价和教育评价等基本概念在学术领域大量涌现，我国教育评价走向概念深化阶段。

2. 转型探索期　1999 年中共中央、国务院发布《关于深化教育改革全面推进素质教育的决定》，将素质教育作为党和国家的战略决策并明确了其内涵及实施举措。教育评价的重点由"知识评价"转为"素养评价"，由此，教育理念从"应试教育"向"素质教育"转化，这对教育评价提出了新的挑战。我国教育评价进入转型探索时期，即改革传统的教育评价制度，建立素质教育评价机制，构建素质教育评价体系。这一时期我国教育评价的重心主要体现在以下三方面：一是整体推动素质教育，促进学生全面发展，提出制定建立符合素质教育的教育质量评价机制，综合评价学生德智体美等各方面的能力与素质，有效评估素质教育工程的实施情况。二是聚焦基础教育改革，推行成绩等级制度，通过等级反映学习者知识与技能水平，以培养学生自信心，尊重学生身心发展，并提出将成绩等级制作为考试评价改革的重点。三是强调优化教师评价，突出考查技术能力，强调健全教师考核评价机制，建立促进教师业务水平与能力不断发展的评价体系和考核办法，并提出建立激励机制。

3. 创新发展期　党的十九大报告明确提出："必须把教育事业放在优先位置，深化教育改革，加快教育现代化，办好人民满意的教育"。这为促进教育改革发展及办好人民满意的教育提供了遵循，也为新时代教育评价改革确立了目标。2020 年，中共中央、国务院发布的《深化新时代教育评价改革总体方案》是新时代教育评价改革的行动纲领，强调评价的发展性，促进教育评价回归到"育人"本位上来，以新时代教育评价改革驱动我国教育领域全面改革，牵引高等教育由重"质量"转向重"发展"。这一时期为了使教育评价发展满足时代提出的新要求，教育评价进入创新发展阶段，主要体现在以下三方面：一是注重创新评价方法，积极将新兴技术引入教育领域，探索强化新技术与评价方法的深度融合，通过"改进结果评价、强化过程评价、探索增值评价、健全综合评价"等方法，确保评价结果科学客观、真实有效，强化评价功能。二是斟酌选用量化指标，扭转评价功利倾向。2018 年全国教育大会强调，要解决教育领域中"唯论文、唯帽子、唯职称、唯学历、唯奖项"问题，因此审慎选用量化指标，建立立体化评价指标体系，通过全面调整指标评价体系以扭转教师评价和教育评价功利化倾向。三是建立评价联动机制，统筹评价标准体系。《教育部等六部门关于加强新时代高校教师队伍建设改革的指导意见》中提出建立院校、教学、学科和教师评价政策联动机制，因此，教育评价不再止步于多元参与或多元评价，开始尝试探索多方联动的评价机制，探索建立多元多维成效评价体系，为评价体系规范化、协同化奠定基础。

三、教育评价的分类

（一）正式评价与非正式评价

运用科学的方法和工具进行测试来获得资料，并对不同的资料进行整理、分类，再经统计学处理和比较分析，这一过程就是正式评价。例如，当前教育部制订的普通高等学校教育评估体系，日常教学中的期末考试、标准化考试以及临床结业考核等，均是正式评价。正式评价的另一特点就是评价获得的资料是被法定机构认可的。相反，非正式评价则是个人的、主观的评估，它可以从对学生每天行为的观察、从学生的练习以及非正式的接触或交谈中逐渐获得资料。虽然非正式评价是个人的、主观的，但有时通过非正式评价获得的资料也可以是非常真实的，它可以作为正式评价必要的补充。

笔记栏

（二）量化评价与质性评价

量化评价是指采用定量计算方法，对评价的内容进行数量化的过程；而质性评价是使用描述性语言对评价对象"质"的特征、程度、状态和性质等非量化的资料进行收集、整理和分析的过程。例如，试卷测试后的成绩用百分制记录，收集的学生学习资料是定量资料，这些都是量化评价。对于某一门课程考核标准采用"及格"或"不及格"就是定性评价，对学生态度的评价往往也是一种定性评价，例如：新生入学后，评价他们对护理专业的认识。

（三）诊断性评价、形成性评价与终结性评价

根据评价的目的不同，可将评价分为诊断性评价、形成性评价、终结性评价。

1. 诊断性评价　是指在一项教育活动开始之前所做的评价，其目的是确定被评价对象的状态水平、存在问题等，即确定问题。

2. 形成性评价　是在教育活动运行过程中随时进行评价，其目的是改进，即随时了解动态的教学过程，反馈信息，及时强化、调整，使教学活动在监控中不断完善，以便顺利达到预期目标。例如，在一门课的讲授过程中随时进行评价，可以了解学生对课程的掌握情况，了解课程的设置是否合理，并据此对教学进行必要的改进，形成性评价主要强调的是不断改进。

3. 终结性评价　是在教育过程某一阶段终结时，对其总体状态和阶段效果进行的评价，其主要作用是进行阶段性总结。终结性评价强调结果，为今后改进提供依据。一般在课程结束后采用期终考试的形式，用以了解学生是否已经达到了教学大纲所规定的目标。

（四）外部评价与内部评价

根据评价过程中主体、客体关系可将评价分为外部评价（又称他人评价）和内部评价（又称自我评价）。例如：对学生评价时，按照传统习惯，教师是评价学生的关键人物。我们常常以教师为中心对学生的各个方面进行评价，评价的最终结果更多地考虑教师的意见和见解，这时教师对学生的评价就可归结为外部评价。随着人们对以"学生为中心"的学习和教学过程的重视，学生已成为教学的主体，在对学生的评价中就越来越多地包括了学生本人对自己的评价，这部分信息就是内部评价。

（五）合格评估与水平评估

根据评估的功能不同，可将评估分为合格评估和水平评估。

1. 合格评估　又称认证、鉴定评估、达标评估等，是指通过设立一套最低标准，由评估机构组织专家评判学校是否达到合格的最基本条件，并由评估专家根据各校具体情况提出改进建议的一种评估分类。合格评估强调的是对高等教育质量最低限度的保障，一般只有"通过"和"不通过"两个档次，对评估结果不强调划分等级和区分度。如护理硕士学位点合格评估，通过对学位点人才培养最低标准的质量评估，找到学位点护理研究生教育工作中的"短板"，以帮助参评院校改进教育质量。

2. 水平评估　也叫分等评估、选优评估，是指根据评估目的制订评估目标及指标体系，评估机构组织专家评判学校达标的程度或能力，度量被评估者水平的高低。水平评估与合格评估不同，不是仅仅满足于最低标准，而是要给出等级判断或对被评估者进行排序，它比合格评估更强调量化。水平评估的结果大多可以某种形式公开，便于社会进行学校之间的比较。如教育部一级学科水平评估，可根据评估结果对学科整体水平进行评估。

评价的分类方法多种多样，如按照评价的对象还可以分为宏观评估和微观评估；按照评价的标准分为绝对评价和相对评价。每一种评价分类方法各有特点，在实际应用中可以根据具体情况同时采用多种评价方式相结合，以便相互弥补，以达到全面、科学和准确收集信息资料的目的。例如，对学生内科临床实习情况的评价，可以采取诊断性评价来确定其在开始实习之前的情况，确定学生没有护理脑卒中病人的经历，临床教师根据教学大纲的要求和学生的具体情况，安排其在神经内科的实习计划中落实脑卒中病人的护理内容；然后，在实习过程中，可用

笔记栏

形成性评价及时调整计划；实习结束时，可用终结性评价，收集资料评估计划完成的情况。对学生的实习、教师的带教情况既可以采取定量评价，如完成护理操作的次数、教师示范操作的次数等；也可以用定性评价，如学生的学习态度、对待病人的态度，教师的带教、备课的态度等。评价中还可以采用内部评价和外部评价相结合的方法，使评价获得的信息更全面、公正和真实。

四、评价考核质量的基本指标

信度、效度与实用性是影响有效评估（effective assessment）质量的 3 个指标。

1. 信度　信度（reliability）即可靠性，如果多次测量结果稳定、一致，则该测量工具的可靠性好，信度高。如用有弹性的橡皮筋来测长度，多次测量结果很难一致，可靠性就差；相反，选取不具弹性的尺子，则可靠性较好。

大部分的信度指标都是以测验中同一组被试样本所得的两组分数的相关系数，即信度系数来表示。信度系数越高，信度越好。在教育和心理测量领域，信度的测量主要基于领域抽样理论和项目反应理论。

信度系数的计算主要有 3 种方法：

（1）稳定性系数——重测法：对同一群体用同一项目在不同时间先后测试 2 次，然后求 2 次测验分数的相关系数。时间间隔根据测验的性质和目的而定，从几分钟到几年不等。

（2）等值性系数——复本法：互相等值的测验，叫复本。等值测验是指在题目的数量、题型、内容、难度、区分度以及时限等方面都相同的测验，不过题目不能完全一样。

（3）内部一致性系数：指构成测验的各测试题在得分上具有较高的正相关。计算内部一致性系数的方法主要有分半法（多按奇数号题和偶数号题统计考生分数）、库德理查逊公式（通过各个题目的答对率估计测验的内部一致性）和克龙巴赫 α 系数（Cronbach's alpha）。分半法比较粗略；库德理查逊公式适用于客观题采用二分记分法的测验；克龙巴赫 α 系数由克龙巴赫在 1951 年发表的《测验的 α 和内在的结构》一文中首先提出，其适用范围较上述几个求内部一致性系数的方法更广。

2. 效度　效度（validity）即有效性，一种测量有效是指该测量准确地测到了所要测量的内容，其中包含 2 个要素：测试测量什么特性？测到了怎样的程度？

评价效度的方法有很多，较为一致的看法是将测验的效度分为 3 类：内容效度、结构效度和效标关联效度。

（1）内容效度：指测验题目对欲测量的内容和行为反应测定的有效程度。为保证有较高的效度，应满足：①有准确的考查范围（大纲、教材等）。②测验题目有较好的代表性（比例、数量等）。采用编制测验蓝图的方法可以获得较高的试卷效度。一般采用定性分析的方法评价内容效度，为使结论客观、合理，需要做到：①请有关专家和有经验的教师评定。②依据测验目的，准确界定测量范围。③逐一分析测验题目所考查的内容和能力水平，与评价者的方案相对照。④作出评定结论。

（2）结构效度：指测验的结果对理论上的概念特征所能正确反映的程度。"结构"在教育心理学理论中是指对抽象的、不可观测的概念或特质（如智力、焦虑、动机等）的构想。编制的测验及测试结果，能测量出这些特性，就认为该测验具有结构效度。评价结构效度，一般采用逻辑推论、定性分析的方法，需要做的工作包括：①建立理论框架，研究所测项目的结构，以解释被试者的反应与测验目的之间的关系。②根据理论结构，推出一系列预测，提出有关测验成绩的假设，并收集验证结构效度的证据资料。③用逻辑和实证的方法，研究分析假设，从而得到某种概念或特性的定义，或者否定假设。

（3）效标关联效度：是以测验分数和效标之间的相关程度表示的效度。所谓效标是指根据测验所要测量的特性或是预测的行为所确立的参照标准。用作效标的准则一般有测验所要预测的行为、另一种测验的结果以及权威性的估测等。评价效标关联效度一般采用统计学方法，常用的有相关法、预期表法和检验分类能力。

信度是效度的必要条件，但不是充分条件。一个测量工具要有效度必须有信度，没有信度就没有效度；但信度好，效度不一定好。例如要测学生的创造能力，却采用测学生认知能力的项目来测量，多次测量结果再一致，也不能反映学生的创造力水平，表明测验的有效性差。

3. 实用性　实用性（practicality）也称为可用性（usability），是指评价程序要高效、经济。Miller 等人认为，分析评价程序的实用性时要注意以下问题：①评价是否容易建立和使用？②评价的组织、评分以及对结果的解释所花费的时间是否合理？③评价的构建、管理和评分所花费的财力是否合理？④是否容易对评价结果进行准确的解释？

（董超群）

第二节　教育评价的基本理论

任何评价方法都基于一定的理论指导。为了从更广的范围与更深的层次来探讨教学评价的本质、属性、功能、规律和实践，就要从多角度及多层次来探索、丰富和深化教学评估与评价理论的研究。对教育评价基本问题的不同解答，形成不同的教育评价思想。完整的、内在一致的教育评价思想方法，构成一定的评价理论。特定的教育评价方法，是特定教育评价思想理论系统化的集中体现。本节重点介绍教育评价的理论依据、范式和方法，以及常用的教育评价模式。

一、教育评价的理论依据

1. 教育哲学与价值观　价值观是哲学的重要范畴，马克思主义哲学对价值范畴的界定和认识可以帮助人们正确把握评价中事实与价值、真实性与合理性、相对性与绝对性等关系问题。

2. 以系统论为核心的现代管理科学　系统论的思想和方法使现代管理组织系统化、决策科学化、方法定量化、手段现代化。评价中主要应用系统论中的整体原理、反馈原理、有序原理和动态原理。

3. 现代数学理论和方法　数学方法是综合运用数学有关概念、理论对客体进行定量描述，利用抽象思维，通过建立数学模型、计算、逻辑推导和分析判断，从量的方面揭示客体本质和运动规律的科学研究方法。利用计量学的研究成果，数学方法为教育教学评价开拓广阔前景；应用模糊数学，可使教育教学评价定量化研究取得突破性进展；现代计算技术和电子计算机，为教育教学评价提供了现代化手段。

二、教育评价的范式与方法

随着评价理论的发展，人们对于如何建构和实施评价研究产生了各种不同的看法，涌现出很多评价范式和方法。依据侧重点不同，可分为以下类别。

1. 测验－目标法　这是教育评价中最早使用的一种现代意义上的方法。泰勒首先发展了这一方法，强调使用教育测验程序来评判是否达成目标；哈蒙德（Hammond）对这一最基本的方法做了修改，提出 EPIC 模式，引入教学变量和学校变量；普罗沃斯（Provus）提出差异模式，强调目标与成效的对比，以找出差距；波帕姆（Popham）的"教学目标法"（IOX）和更早的问责模式也都属于这种测量方法。

2. 决策－管理法　许多评价的目的是为决策者的管理提供帮助，并由此发展出许多评价模式。最早是斯塔弗尔比姆（Stufflebeam）的 CIPP 模式，CIPP 评估模型包括四项评估活动：①背景评估（context evaluation）。②输入评估（input evaluation）。③过程评估（process evaluation）。④成果评估（product evaluation）。此方法的变型有加州大学洛杉矶分校评价研究中心的 CSE 模式和巴顿（Patton）的 UFE 模式。

3. 研究法　早期的教育评价专家通过研究的方法开展评价工作，如心理学研究。如果说"测验－目标法"和"决策－管理法"把评价作为一种测量或决策，研究法则把评价看成一种创造知识的研究活动。

4. 政策分析法　该方法通常用来处理国家级的教育问题，其与决策管理法的相同点在于两者都以决策为核心；其与研究法的相似之处在于都很强调研究的方法论。维斯的分析法在理论和实践上对此类评价产生了巨大影响；罗斯（Rossi）和弗里曼（Freeman）的以理论为本的评价模式将社会科学的方法应用到社会政策评价中；沃利（Wholey）和巴顿（Barton）分别开发了国家级评价和地区级评价方法。

5. 判断法　该方法主要依据的是专家们的专业判断。斯塔克（Stake）早期的示意模型认为判断性数据是评价最基本的组成部分；斯克里文（Scriven）随后提出的目标游离模式认为判断不应局限于目标，而应着眼于实际完成情况。

6. 多元－直觉法　这类方法的共同点是价值的多元化。如斯塔克（Stake）的应答模式、古巴（Guba）和林肯（Lincoln）的参与评价模式、里佩（Rippey）的交互式评价模式。豪斯（House）认为这类方法都是高度以客户为中心，且在自由主义的观念下追求主观主义的伦理和认识论。

三、常用的教育评价模式

前面提到的评价方法和范式涉及几十种不同的评价模式，这里主要选取影响较大且有代表性的几种模式简要介绍。

1. 行为目标模式　行为目标模式又称泰勒模式（Tyler model），由美国著名教育评价学家泰勒于 20 世纪 30 年代提出。泰勒认为教育评价就是确定实际教育活动达到预定教育目标程度的过程。该模式的基本特点是以目标为中心或以目标为导向，把教育方案的目标表示为一系列可测量的学生行为，并据此确定教育活动的效果，判断实际教育活动达到预期教育目标的程度。泰勒模式是教学评价理论的最初形态，难免有欠缺之处，例如：评价重视结果，忽视过程；忽略教育价值问题和人性发展；忽略对没有预料到的结果的处理；没有对目标的合理性进行评价。

2. CIPP 模式　CIPP 模式（CIPP model）由美国评价学者斯塔弗尔比姆（Stufflebeam）于 20 世纪 60 年代提出。该模式认为教育评价是"为决策提供有用信息的过程"。CIPP 模式由以下 4 个环节构成：①背景评价：是对教育目标本身合理性的评价，判断是否满足教育对象的需要。②输入评价：是对条件的评价，包括计划、方案的可行性。③过程评价：是对实施情况持续不断的检查。④成果评价：是对教育成就的测量、解释和判断，为再循环评价服务。CIPP 模式和泰勒模式均以目标达成情况来评价结果，不同之处在于 CIPP 模式把对目标本身的评价也引入了评价过程，并充分重视目标的合理性和可行性。

3. 目标游离模式　目标游离模式（goal free model）由美国教育家和心理学家斯克里文（Scriven）于 1967 年提出。该模式认为，实际进行的教育活动除了收到预期的效应外，还会产生各种非预期的效应。因此，评价范围不应局限在方案目标内，评价的重点应关注"方案实际干了什么"，而不是"方案想干什么"。该模式被看作是"以需要为基础的评价"。目标游离模式不受预定活动目的的影响，是一种自由评价，具有更大的民主性。

4. 应答模式　应答模式（responsive model）亦称反应式评价模式、当事人中心模式，由美国学者 R.E. 斯塔克（Robert E. Stake）首先提出。他认为要让评价效果能真正产生效用，评价者需要去关心活动决策者和实施者所关心的现实的或潜在的问题，建议把问题作为评价的先行组织者，同时强调"多元现实性"和价值观念的发散性。该模式强调评价要从关心这一活动的所有人的需要出发，通过信息反馈，使活动结果能满足大多数人的需要。

（嵇　艳）

第三节　学 生 评 价

学生评价是指在一定教育价值观指导下，根据一定的标准，运用现代教育评价的一系列方法和技术，对学生的思想品德、学业成绩、身心素质、情感态度等的发展过程和状况进行价值判断的活动。新时代教育评价改革重在"改进结果评价、强化过程评价、探索增值评价、健全综合评价"。因此，学生评价注重形成性评价和终结性评价相结合，探索发展性的增值评价，强调对学生的多种能力进行综合评估。在课程教学的不同阶段，通过使用多种评价方法对学习过程和结果进行评价，实现"以评促学""从评中学"的目的。在护理教学中，教师对学生进行形成性评价时常用的评价方法通常包括书面作业、小组项目、病例讨论等，进行终结性评价常用的评价方法包括测验、毕业论文等。

一、形成性评价

（一）书面作业

书面作业（written assignment）是护理教学中一种主要的教学和评估方法。通过书面作业，学生能够：①对文献进行评判和分析，并给出书面报告。②检索、评价并整合护理实践的证据。③对概念和理论进行分析，并应用到临床情景中。④提高解决问题的能力和推理能力。⑤增强提出自己观点并条理清晰地同他人交流的能力。⑥锻炼写作能力。此外，临床课程中的书面作业，如临床日志、护理计划书、概念图和行为过程记录等，可以帮助学生梳理护理计划的思路，能让学生审视自己的情感、信念和价值观等，从而对自己的课程学习进行反思，让学生明确自己需要在哪方面加以改进。但并非所有书面作业均能满足上述每一目标，教师在设计和布置书面作业时要基于教学目标进行，而不能仅仅将其作为课程中的一项任务。教师通过精心挑选和设计书面作业，来帮助学生达到课程所要求的结果。

1. 论文型书面作业　护理理论课程中可以使用多种类型的论文型书面作业。包括：①循证实践论文，要求学生评价和分析证据，并汇报证据在临床中的应用。②分析型论文，要求学生分析相关概念和理论及其在临床中的应用。③比较型论文，要求学生将不同的护理干预和它们潜在的证据基础进行比较。④应用型论文，要求学生思考课堂讲授和教学参考书中的内容如何应用到病人的护理中。⑤用于提高评判性思维能力的小论文，要求学生分析不同的方案，从不同的角度进行论证。⑥案例分析，又称为案例展开或案例方法，是评估学生解决问题、临床决策等高层次学习活动的有效方法。案例设计中的场景可以有关于病人、家庭、社区、整个卫生保健系统以及其他临床情景。除了作为书面作业，案例法也适合用于小组评价，如临床会议中的小组讨论和同伴评价。

2. 临床日志　书写临床日志（journal writing）为学生提供了描述临床事件和临床经历并进行反思的机会。学生的写作能力并不是重点，重点是鼓励学生说出内心的想法，与教师进行交流，对临床实践进行反思。随着计算机和网络的发展，学生可以通过电子邮件、个人博客、论坛来发送或发表临床日志，方便教师及时阅读、回复，给予反馈。不同学者对是否要对临床日志进行评

笔记栏

269

分具有不同观点。反对评分者认为日志的重点是学生对临床实践的反思，评分影响学生对临床感悟和认知的表达。支持评分者建议通过以下途径进行：根据日志的数量而不是反思的内容评分；把日志作为档案袋的一部分内容进行评分；学生自己提出标准，随后参照个人的标准对自己的日志进行评价；把写日志作为临床课程要求的一部分。

3. 护理计划书　护理计划书（nursing care plans）可以帮助学生了解护理程序以及如何利用文献和其他资源书写护理计划。临床教学中应用护理计划书时，教师要特别注意护理计划书的质量，如学生是否对具体病例进行分析、评估数据、进行鉴别诊断；是否对不同的干预进行评价、提出干预的证据、给出其他的建议；是否对护理结果进行评价，而不是抄写教材内容。

4. 概念图　概念图（concept maps）是由美国康奈尔大学的 Novak 在 20 世纪 70 年代末提出，后逐渐被引入教学。Ruiz 和 Shavelson 对于概念图在科学教育评价中的运用做了深入研究，提出概念图的评价是"评价任务""反应方式"和"评分体系"的综合体。根据这一观点，作为评价工具的概念图由 3 个部分组成：①要求学生提供表明他们在某一领域的知识结构的任务（task）。②学生的反应方式（response format）。③将学生所绘的概念图进行准确的、稳定的评定的计分体系（scoring system）。概念图若用于护理教育中的临床评价时又被称为临床相关图（clinical correlation maps）、临床地图（clinical maps）和心智构图护理计划（mind mapped care plans）。它是直观展示临床护理中各个概念之间关系的一种工具，可以用于临床前的讨论，通过对资料进行梳理和组织，形成概念图；可在临床过程中进行修订；也可用于临床后的评估和讨论。心智构图护理计划则强调将概念和护理计划相结合，从而解释概念间的关系和联系。

（二）临床能力评价方法

临床能力评价是基于预定的教育结果，对学习者在临床实践中的能力做出判断的过程。临床实践不仅包括对病人、家庭和社区的照护，还包括其他临床环境中的经历、模拟经历以及各种能力的表现。多数情况下，临床评价是通过观察学生的表现，对学生的能力进行判断。因此，临床评价并不是完全客观的，而是相对主观的过程，涉及教师和其他评价者的判断，受教师和其他评价者价值观的影响，这是临床评价很重要的一个特点。教师要意识到自己的价值观可能导致判断偏差，在临床评价中避免评价的不公正性。在护理教育中，临床能力评价是学生评价的重要方面。除了常用的观察法，目前还开发出其他多种临床评价方法，如模拟评价、档案袋评价、小组评价等，这些临床能力评价方法均隐含了形成性评价的思想和理念，帮助教师对学生的临床能力进行评价，以改进下一步的教学。

1. 观察法　观察法（observational method）是评价学生临床表现的主要方法，虽然该方法被广泛应用，但其信度和效度仍受到以下因素的影响：①观察受教师价值观、态度和偏见的影响。②观察学生表现时，教师的关注点可能有所不同。③教师的观察可能有错误的判断。④临床环境中的每一次观察只是学生临床实习中的一次表现，不能代表学生实习的综合表现。⑤教师以往的观察结果及观察能力引导教师目前"观察什么"。

观察是通过记录和分析学生学习表现并提高学生学习质量的重要途径。教师对学生进行观察时，采用不同的方式对观察到的内容进行记录，常用记录方法包括轶事记录（anecdotal notes）、检查表（checklists）和等级评分表（rating scales）。

（1）轶事记录：轶事记录是教师对学生在临床学习中自然表现的行为进行的叙述或描写记录。轶事记录通常包括 5 个要素：观察的日期、学生姓名、教师签名、观察的环境、对学生行为的记录。轶事记录对观察到的表现进行客观、细节化的描述。

（2）检查表：检查表列出了一系列所要观察的具体行为或活动，并留出地方供教师检查学生是否表现了这些行为。检查表通常列出的是一项操作程序或护理技术的步骤，有些检查表也特别列出了不恰当的步骤以及正确的步骤。尼特科（Nitko）和布鲁克哈特（Brookhart）提出，编制检查表（对表现进行打分）的步骤包括：①列出正确的步骤或表现。②添加学生常犯的具体错误。

③将上述条目以表格的形式列出，用于核查学生的操作流程和步骤。

（3）等级评分表：等级评分表是用来对所观察到的学生在临床中的表现作出判断并记录的表格，对等级的描述方式通常包括4种类型：①字母，如A、B、C、D、E或A、B、C、D、F。②数字，如1、2、3、4、5。③质量标签，如优秀、很好、好、中、差。④频数标签，如总是、经常、有时、偶尔、从不。

尼特科（Nitko）和布鲁克哈特（Brookhart）总结了使用等级评分表常犯的8种错误，其中宽容评价误差（leniency error）、严格评价误差（severity error）和中间倾向误差（central tendency error）这三类错误常出现在1~5级评分表中；光环效应（halo effect）、个人偏见（personal bias）和逻辑误差（logical error）则可出现在任何一种等级评分表的评价中；此外还有评价者漂移（rater drift）和可靠性降低（reliability decay）两类常见错误。

2. 模拟法 模拟法（simulation）是让学生在无风险的临床情景中进行相关活动。学生可以通过模拟提高自己的临床能力和实践。模拟不仅用于护理教学，还用于临床评价。许多护理院校都购置了模拟人、建立模拟实验室，用于教学和评价。

奥伯曼（Oermann）和加伯森（Gaberson）认为，将模拟用于临床评价时，首先要确定"利用模拟评价哪种临床能力或结果"，明确之后，要考虑以下问题：①评价哪些具体的临床能力或结果？②采用哪种模拟类型：要展示何种技能？明确哪些问题？模拟治疗、干预或是药物管理的能力？③该模拟需要教师自己编制还是护理教育中已有？④如果模拟需要自己开发，谁来负责和管理？⑤该模拟是否只用于形成性评价？如果是，需要设计多少实践单元？教师和专家需要在多大程度上指导？谁提供监督和指导？⑥该模拟是否用于总结性评价？如果是，教师需要决定评分流程，评定结果如何整合到最终的临床成绩中？采用及格、不及格评分系统还是其他评分系统？⑦谁来开发评分表或其他评分方法？⑧在课程哪个阶段实施模拟？⑨模拟的有效性如何评价？谁对其负责？

（1）标准化病人：标准化病人（standardized patient，SP）又称为模拟病人（simulate patient），指经过标准化、系统化培训后，能准确表现病人的实际临床问题的正常人或病人。

SP用于临床评价具有以下优点：①克服了以往临床教学或测验中难以找到具有针对性的病例的问题，SP可以根据需要使用，提高了测验的有效性。②每个考生都可以面对同样的病人和问题，提高了评估结果的可靠性。③SP可以作为评价者对受试对象做出更加合理的评判，这是以往任何测验手段所不能做到的。④SP的考试手段可以有效规避考试中涉及道德伦理方面的问题。⑤省略了考官参与观察和评分，节省了考试的开支。⑥SP考试方法更接近于临床实际。但SP的应用也有缺点，主要表现在训练"演员病人"要有大量的资金和时间的投入，训练成本比较高。

（2）客观结构化临床考试：客观结构化临床考试（OSCE）最早于1975年由英国Dundee大学的哈登（Harden）提出。OSCE并不是某一种具体的考核方法，只是提供一种客观的、有序的、有组织的考核框架，在这个框架中，每一个教学机构或考试机构可以根据自己的教学大纲、考试大纲加入相应的考核内容与考核方法。它是通过模拟临床场景来测试学生的临床能力；同时也是一种知识、技能和态度并重的临床能力评估的方法。考生通过一系列事先设计的考站进行实践测试，测试内容包括：标准化病人、在医学模拟人上实际操作、临床资料的采集、文献检索等。考站设置分长站、短站，时间从5分钟到20分钟不等。由主考人和/或SP对考生进行评价。

3. 真实临床场景中的评价 真实临床场景中的评价（evaluation in real clinical scenarios）包括迷你临床演练评估（mini-clinical evaluation exercise，Mini-CEX）和操作技能的直接观察评估（direct observation of procedural skill，DOPS）。两者是重要的形成性评价方法，通过在真实临床情景中对学生临床技能操作进行多维度观察与评判，并给予学生面对面的反馈与指导，帮助学生提

笔记栏

升临床操作水平。基于真实临床场景中的评价在胜任力导向的医学教育过程中尤为重要，能够及时发现学生存在的问题，积极给予有效反馈，真正体现"以学生为中心"，并帮助学生明确目标和进一步学习的方向，提高学生的自主学习能力。

（1）迷你临床演练评估：是指导教师直接观察并且对学生进行评估、反馈的形成性评价方式。以学生接诊真实病人的临床诊疗过程为评估内容，指导教师直接观察学生对病人进行重点问诊、重点查体、病情交流及做出诊疗决策的过程，按照统一的评估量表，对学生进行评估并予以反馈、指导。评估时间为每次 20～30 分钟。指导教师在观察过程中原则上不提示、不指导、不评价，不做出任何影响学生诊疗过程的行为，包括语言、眼神及其他肢体动作等。操作结束后，指导教师逐一评估学生优点和不足之处。评估项目包括：医疗面谈、体格检查、沟通技能、临床判断、人文关怀、组织效能、整体表现。在汇报与反馈阶段，学生结合已获得的病人信息，向指导教师简要汇报和分析病情。指导教师的评估后即时反馈是 Mini-CEX 的重点环节，分为口头反馈和书面反馈，反馈遵循针对性、互动性、建设性、鼓励性的原则。

（2）操作技能的直接观察评估：是一种直接观察学生操作的重要的形成性评估方法。指导教师通过直接观察学生在真实的临床场景中操作技能的表现，对学生的临床操作步骤与效果进行观察与评价，事后给予学生面对面的反馈与指导。DOPS 反映了指导教师基于信任将操作交予学生，在保护病人安全的同时，观察学生的操作，事毕予以"三明治式"的及时评价反馈。DOPS 的框架式评价表格一般包括职业素养、相关知识、准备工作、止痛镇静、技术能力、无菌技术、后期管理等 7 个方面。

4. 多媒体剪辑法　多媒体剪辑法（media clips）包括视频、音频等剪辑，常用于临床会议前的讨论、在线活动、小组活动等，使病人和临床情景可视化，比书面描述场景更有效。多媒体剪辑用于评价时，剪辑片段不宜过长，以使学生把注意力放在要评估的关键问题上。通过播放病人或临床的相关情景片段，可以评估学生对概念和理论的应用、临床资料的收集、护理问题的明确以及必要的干预能力。

5. 档案袋评价　档案袋评价（portfolio）是指教师依据教学目标与计划，请学生依特定目的持续一段时间主动且系统地收集、组织与反思学习成果的档案，以评定其努力、进步、成长情形。档案袋评价具有目标化、过程化、组织化、多元化、个别化、内省化、沟通化和整合化的特点。随着信息技术的发展，以电子版本收集和储存档案袋，称为电子档案袋（electronic portfolios）。

档案袋评价分为成果、过程、评价、综合 4 种档案，评价目的各异，且每个学生呈现的档案各具特色，因此要详细规范制作档案过程十分困难。档案袋制作过程如下：①准备与规划档案袋评价。②界定档案袋评价的目的。③决定档案袋评价的类型。④制订档案作品标准。⑤把档案作品标准转换为档案项目。⑥拟定评价标准。⑦制作使用说明。运用档案袋评价要注意与其他评价并行，采用渐进式、引导式模式，实施多次、阶段式的反思。

6. 总结讨论会　临床教学过程中重要一项是学生要有口头表达能力，能分享病人的信息、让其他人参与讨论并以小组的形式进行汇报。总结讨论会（conferences）可以用于评估学生这方面的能力。评估标准主要关注学生能否：①逻辑清楚地向小组成员汇报。②主动参与小组讨论。③发表与主题相关的看法。④展示与讨论内容有关的知识。⑤提出不同的观点，引导小组成员评判性思维。⑥承担领导角色，推动小组讨论并达成共识。

7. 小组项目法　小组项目法（group projects）指一组同学为完成某个特定的项目任务而组织在一起进行团队合作。小组的组织形式可以是短期的，如只是在某段时间内共同完成一个汇报（presentation）；也可以是长期的，如以临床实习小组的形式开展合作性学习。大多数临床评价方法关注学生个体的表现，而小组项目可以用于评估学生的合作能力。小组项目的评分方式有两种，一种是以项目为单位评分，每个小组的所有学生都共享一个分数；另一种是让学生自己陈述对小组项目的贡献，得出个体的分数。学生互评也常在小组项目中使用。

8. 自评法　自评法（self assessment）用于形成性评价而不用于终结性评价。通过自评，学生可以明白自己的优势以及需要改进的地方。教师要提供积极的、支持性的学习环境，使学生愿意分享自评结果。

为保证临床评价的效果，教师要针对学生的表现提供持续的反馈，便于学生改进。反馈可以以口头形式进行，向学生解释其表现，也可以由教师现身说法。反馈应遵循以下原则：①反馈要具体、明确。②对于程序性、操作性的技能，教师最好以演示正确操作的方式进行反馈。③反馈要及时，最好在学生表现之后马上给予反馈。④要从不同方面给学生反馈。⑤反馈应是诊断性的，要让学生明白自己的问题所在。

拓展阅读

基于置信职业行为的核心胜任力评价

置信职业行为（entrustable professional activities，EPAs）是近年在医学实践与教育领域出现的一种临床能力评价新"范式"。临床能力或胜任力的本质是一种能力"标签"，需要通过观察学习者执行具体的专业活动来判断其是否具备某种胜任力。据此，2005 年，荷兰医学教育家 ten Cate 提出 EPAs 概念，指学习者在被信赖的条件下独立执行的专业活动。在临床实践中，上级医务人员需要通过密切监督或观察学习者独立决策和执行关键的专业活动，决定自己何时可以"置信"学习者，即基于对学习者能力的认可与信任，给予学习者一定的自主和独立操作范围，使其完成指定操作，根据结果做出 1~5 级的评价。不同级别的学习者被允许执行不同的任务：1 级，观察专业活动；2 级，在直接监督下执行专业活动；3 级，在部分监督下执行专业活动；4 级，在无监督状态下独立执行专业活动；5 级，可以监督新手完成专业活动。

来源：

TEN CATE O. Entrustability of professional activities and competency-based training[J]. MedEduc, 2005, 39(12): 1176-1177.

二、终结性评价

（一）测验

测验是护理教育中常用的评价方式。课程教学中，常常通过测验学生的成绩来判断教学效果。虽然国外有调查显示，目前护理教育中教师更倾向于采用论文、小组合作项目和案例分析来评估学生的课程学习情况，但在给出学生最终的课程成绩时，测验成绩仍占最大比重。因此，为保证测验的质量，护理教师应熟练掌握测验的编制步骤与原则。

1. 测验的编制步骤

（1）确定测验目的：测验目的要与教学进程相关联，如在教学前进行诊断性测验、分班分级测验；在教学中应用形成性测验；在教学后进行总结性测验。不同教学进程中的测验在测量目标、测量重点、样本性质、试题难度、结果运用方面有所不同。教学前的测验，目标在于考查学生是否具备教学所需的先备知识和技能，测量重点是教学开始前具备的起点知识和技能，通常选出知识和技能的有限样本，难度较低，测验结果用于补救学生起点的不足或分派至学习小组。教学中的测验，目标在于监督或诊断教学进展，测量重点是事先界定的教学段落或多数人共同的学习错误，难度随教学段落而变化，通过持续性的反馈改善并指导学习。教学后的测验，目标在于提供师生教学与学习的反馈，测量重点是整个课程，选择所有目标的广泛样本，所涉及的难度范

笔记栏

273

围通常较广，测验结果用于确定等级、确认成绩评价教学。

（2）设计双向细目表：教师确定测验目的后，对教学目标和教材内容进行界定，以教学目标为横轴、教材内容为纵轴来设计"双向细目表"（table of specifications）。双向细目表的编制，又称为考试蓝图（test blueprint）的设计，通常包含4个步骤：①确定测验的教学目标与教材内容。教学目标的分类可参考布鲁姆教学目标分类，教材内容可依据教材单元或章节来分。②选取试题类型。通常分为主观题和客观题，主观性试题是指应试者在解答问题时，可以自由组织答案，评分者对给分标准难以做到完全客观一致，需要借助主观判断确定，易受主观因素影响，故称之为主观性试题，又称作自由应答型试题；客观性试题是因评分客观而得名，这种试题一般由主试通过试题把答案的形式提供给被试，格式固定，因其给分标准易于掌握，评分可以完全克服主观因素影响，故称为客观性试题，又称作固定应答型试题。不同试题类型有其独特的功能、编制原则与限制。③评估教材内容、教学目标、各试题类型的相对重要性。就"教材内容"而言，各章节的不同比重可依据其教学时数或重要性来分配；就"教学目标"而言，不同目标层次的配分要顾及本次测验是着重较低层次还是较高层次、教师预期的测验难度、学生的认知发展等；就"试题类型"而言，各试题类型的配分也要顾及高低层次思考、预期测验难度和学生认知发展。④决定各细格的配分与各类试题题数。题数多少需考虑试题类型、测验难度、测验时间、学生能力与预期信度和效度。

（3）编拟试题：编拟试题时要注意下列事项：①以测验双向细目表为指引。②多编拟一些所需的测验题目，便于核检时选择。③每道测验题目必须清晰明确，且能具体指出要测量的学习结果。④测验题目要顾及受试者的水平。⑤每道测验题目要避免为其他测验题目提供作答线索。⑥测验题目的正确答案和评分标准必须具体明确，且必须经过专家审核。⑦测验题目必须经过再检查、校对的过程。

（4）审核与修改测验试题：测验试卷复印之前，应仔细审核。检查重点包括：①试题类型与欲测量的学习结果的适切性：避免盲目沿用前辈或他人使用过的试题。②每道试题与其对应的双向细目表中细格的契合度：保证试题引发的反应与欲测量的目的一致。③试题文字表述的清晰度：避免模棱两可的句型结构。④试题内涵的精简度：试题过于冗长会造成阅读负担，干扰测量的效度。⑤试题答案的准确度：试题答案应取得专家的一致同意。⑥试题的规范度：应符合命题原则并减少无关材料的影响。

（5）编排试卷：试题的编辑应遵循以下原则：①依据试题类型排列，简单的类型在前，复杂的类型在后，是非题、选择题一般放在最前面，其后为填充题和简答题，最后为论述题。②将同类型的试题编排在一起。③每道试题不应被分割成两页。④选择题的选项应置于题干的下一行。⑤试题应明确标号。⑥版面安排应易于评分与计算成绩。⑦直排或横排应统一，所有试题的排版方向要统一，各层级字体、级数要一致。

一份试卷的指导语应包括整体指导语和各试题类型指导语。整体指导语包括以下项目：试卷共几张几页；是否交回；答案写在哪里；试卷包括几大题；配分、总分如何；如何作答；是否倒扣；以何种笔、何种颜色作答；试卷、答题纸是否可打草稿。各试题类型的指导语起到补充说明整体指导语不足的作用，一般至少包括题数、配分、总分等信息。

编排试卷常见的缺失包括：①缺作答方法，很多教师认为学生都知道所以不必写，久而久之造成学生不看作答方法的习惯。②各类试题缺乏完整的指导语，如对分数配给、单选或多选、作答位置的明确说明。③编排过挤。④试题编排违反原则，如题目跨页等。

2. 各类型试题的编制原则　常见的题型包括选择题、是非题、填空题和论述题等。其中，选择题因其具有信度高、效度高、难度易于控制、阅卷方便快捷、结果客观公正等特点，在标准化考试中广泛运用。

（1）选择题编制原则：选择题在客观测验中应用最多，能测量学生不同层次的认知水平，如记忆、理解、应用和分析等。目前，我国注册护士执业考试均采用选择题，选择题包括题干和选项，选项包括正确答案和干扰答案。题干的编制应简明、尽量少用否定式陈述句。选项编制的原则包括：①选项一般设置 4~5 个备选答案。②选项的长度应基本相等。③避免"以上都（不）是"的选项。④选项涉及大小等级，应升序排列。⑤答案的位置应随机安排，不能对正确答案有暗示。⑥干扰项的设置要有干扰性，避免相同的错误选项。

护理考试中，具有代表性的选择题类型有单选题（A1、A2 型题）、共用题干单选题（A3、A4 型题）、配伍选择题（B1、B2 型题）、多选题（X 型题）及案例分析题等，其中常用的是 A1 型题、A2 型题、B1 型题、X 型题、案例分析题，具体特征如下：①A1 型题是单句型的最佳选择题，A2 型题是病例摘要型最佳选择题。②A3 型题是病例组型最佳选择题，A4 型题是病例串型最佳选择题。③B1 型题是最佳配伍题，由 2~3 个题干和 5 个选项组成，选项在前，题干在后，一组题干共用上述 5 个选项，且每个题干对应一个正确的选项，选项可以重复选择或不选；B2 型题是扩展最佳配伍题，由多组题干和 10 个选项组成。④X 型题属于广义的多选题，由一个题干和 5 个供选择的选项组成，题干在前，选项在后，选项中有 2~5 个正确答案，其余选项为干扰答案。⑤案例分析题是一种模拟临床情景的串型不定项论述题，用以考查考生在实践工作中所应该具备的技能、思维方式和对已有护理知识的综合应用能力。

（2）是非题编制原则：是非题适合于测量学生识记和理解层次的目标，也可检验学生对重要原理或概念的理解。题目测试应当是有价值的、重要的内容，陈述应该是只有对或错两种形式，应是无条件的对或错。避免使用"通常""有时"或其他暗示性的特殊限定词。每个题目只能有一个中心问题或意思。在题目的数量上，使属于"非"的题目稍多于"是"的题目。题目的陈述必须清楚明了，不得含糊其词。题目的文字避免直接抄录教材内容。

（3）填空题编制原则：填空题适合于测量学生对事实和具体信息的记忆。预留空白而要求学生填充的部分必须是简明而重要的概念。避免从课本上抄录整个的句子。使填空部分预留的空白有一样的长度，以避免产生暗示。每一题的空白不宜太多，以保持一个填空为宜，尽量不将空白放在句首。每个空缺应当只有一个正确的答案。

（4）论述题编制原则：论述题能测量学生高层次的认知能力，如分析、综合、评价能力等。所出题目要能测量学生对基本内容进行思考并将其运用于新的情景。文字表述清楚正确。试题的难度应保证学生有足够的时间来答题。

3. 试卷的质量分析　为了进一步完善试卷，必须对试题和试卷的质量进行分析，目的在于提高试卷质量，保证通过试卷获得信息资料的可靠性。试卷质量的分析主要通过难易度、区分度、信度及效度等重要的量化指标进行评价。

（1）试卷的难度：难度是指试卷的难易程度，通常用难度指数加以描述。试题难度的描述方法较多，我们只介绍较为简单又容易理解的计算公式。这种方法主要根据试题答对的百分比来估计难度。公式为：

1）客观试题：$P=R/N$

其中 P 代表试题的难度；R 代表答对的人数；N 代表全体被测试人数。

2）主观试题：$P=X/M$

其中 P 代表试题的难度；X 为样本平均得分，M 为试卷总分。

难度不是一个独立的指标，仅根据难度的高低还不能对试卷做出质量判断。P 越大，说明答对的人数越多，题目也就越容易；P 越小，答对的人数越少，题目越难。题目太难或太容易，试题就无法区分被测试对象之间的差别，同时测试的信度也很低；而难度适中的题目测试的信度较高。试卷难度的选择主要根据测试的目的、对象和性质。测试的目的是衡量评估学生掌握某学科知识技能程度的水平，所选工具要求能够将不同水平的评估对象通过试卷的考核分离出来，因而试卷要具备较大的区分能力，题目的难度偏重中等，整个试卷的难度分布以 0.3~0.7 为宜。

笔记栏

275

（2）试卷的效度：效度是指由数据所提供的差异反映出所要测量的各个项目之间的真实差异程度。一个测验必须能测出它所要测定的功能或达到其测量的目的才算有效，但是，到目前为止，估计测验的效度还没有十分有效的方法，通常使用的有内容效度和效标关联效度。

试卷一般看重对其内容效度的鉴定，首先看试卷是否达到测量目标的要求，再看试题的知识覆盖面和学习水平层次是否达到考试蓝图的设计要求，还要看是否有偏题、怪题或过难过易的试题。除了进行内容效度鉴定外，还可以进行效标关联效度的鉴定。效标关联效度是以一次认为是最有效的测验成绩作为效标，计算出本次测验成绩与效标之间的相关系数（以 r 表示），相关系数的值在 –1 到 +1 之间，r 为 +1 表示正相关，r 为 –1 表示负相关。相关系数可以运用多种公式进行计算，下面介绍一种常用的公式：

$$\gamma_{sy} = \frac{\sum xy}{n \times \sigma x \times \sigma y}$$

$\sum xy$ 是每个学生在 X 测验中的离均差（x）与在 Y 测验中的离均差（y）的乘积相加之和。
◆ n 为参与的学生数目。
◆ σx、σy 分别是 X 测验和 Y 测验的标准差。

如果相关系数高，说明本次测验与效标的测量效果一致，测验的效度就高。

（3）试卷的信度：信度是指试卷的一致性和可靠性的程度，信度大体包括内部一致性信度和稳定性信度。前者是本测验内部部分之间相关的程度，追求其等同相关系数。后者是指同一测验先后两次在同一被测总体中实施，两次测验结果的相关程度。试卷整体信度即稳定性信度的计算方法也较多。

1）重测法：同一套试题，对同一组考生实施两次考试，求两次考试的相关系数。该方法干扰因素难以控制，实用价值不大。

2）等式法：编制难度相同的两套试题，对同一组学生进行两次考试。这是比较理想的方法，但精心编制两套等价试题比较难。

3）内部一致性系数：指构成试卷的各试题在得分上具有较高的正相关。计算内部一致性系数的方法主要有分半法（多按奇数号题和偶数号题统计考生分数）、库德理查逊公式（通过各个题目的答对率估计测验的内部一致性）和克龙巴赫 α 系数（Cronbach's alpha）。

（4）试卷的区分度：是指试题区分被测的特征差异或鉴别其优劣、高低程度的能力。一般而言，一道试题，如果被测对象能力水平高，其得分高，如果被测对象能力水平低，其得分低，这就表示这道题有较高的区分度，它能够把学生成绩好的与差的区分开来。下面我们介绍用极端分组法计算区分度。

1）客观试题：D=PH–PL
2）主观试题：D=（XH–XL）/N（H–L）

D 代表区分度。PH 代表高分组中答对该题的人数比例；PL 代表低分组中答对该题的人数比例。XH 代表高分组学生的总分；XL 代表低分组学生的总分。N 代表总人数；H 代表该题最高分；L 代表该题最低分。高分组为总分前 27% 的被测者，低分组为总分后 27% 的被测者。

根据区分度的计算方法，区分度的范围是从 –1.00 到 +1.00，区分度为 0 表示没有区别；区分度为负数，说明学得不好的学生的正确率比学得好的同学还要高，这时教师就要对这道试题特别注意，仔细分析原因，例如是题目含糊不清还是标准答案有错误，以便及时修订或更正。美国测验专家 Ebel 根据长期测验提出评价试题的区分度标准，如表 10–1 所示。

表 10–1　评价试题的区分度标准

区分度	试题评价	区分度	试题评价
0.40 以上	很好	0.20 ~ 0.29	尚可，仍然需要修改
0.30 ~ 0.39	良好，修改后更佳	0.19 以下	差，必须淘汰

笔记栏

（5）试卷质量的综合分析：我们虽然可以从测验的信度、效度、区分度和难度4个不同的角度分析试卷质量，但是对试卷全面的分析，应该适当考虑这4个因素对试卷的整体影响，也就是一份高质量的试卷的评价应该考虑信度、效度、区分度和难度之间的相互关系。

1）区分度与难度：区分度与难度有一定的交叉关系，在一定的范围内，难度值（P）越小，则区分度（D）越高。但是如果难度值过小，区分度反而下降；如果难度过大，区分度自然也难以保证。一般认为：

P＞0.5　D＞0.2　试题难度适中，区分度良好。

P＜0.5　D＞0.2　试题偏难，但仍有较好的区分度。

P＞0.5　D＜0.2　区分度较差，如果内容是学生必须掌握的，试题尚可使用。

P＜0.5　D＜0.2　无区分度，又过分难，应该放弃不用。

2）难度、区分度与信度：各试题的区分度越大，试卷的信度越大，也就是难度中等的题目组成的试卷的信度较大。

3）区分度与效度：试卷的区分度是以测验的实际得分与测验总分的相关性来表示的，因此区分度越大，测验的效度也就越高。

4）试卷信度高是效度高的必要条件：由信度与效度的理论定义不难看出，要具有较高的效度，必须具有较高的信度；而较高的信度不能保证必定具有较高的效度。试卷测试前后两次的结果相似，可以说明试卷的稳定性较高，试卷测试具有较高的信度，这并不能说明试卷与教学大纲有较高的符合率，即试卷内容有效性高。

（二）毕业论文

毕业论文，或称为毕业设计，是护理学专业学生在毕业前需完成的一项研究或设计，国外亦有称为顶峰作业（capstone）。本章节主要讨论的是本科阶段的毕业论文。本科生毕业论文的本质是学生运用已学知识于毕业前进行一项基本的科学研究。毕业论文对于护理本科生而言，是一次科学研究的初步探索，是学习如何研究和创新的重要途径；对于计划在本科毕业后进入研究生阶段学习、有志于科研的学生来说，是开启未来学术研究之路的开始。

1. 毕业论文的性质与作用　毕业论文实践是高等医学院校本科教育中不可或缺的一个实践环节，也是本科护理教学中将理论知识与临床实践能力相结合的重要环节。《护理学类教学质量国家标准》中明确要求，护理学院（系）必须通过完成毕业论文（设计）的形式，使学生熟悉科学研究的基本方法。通过撰写毕业论文，可以培养护理本科生综合运用所学知识和技能的能力，提高其独立分析和解决实际问题的能力，也可以考查护理学本科生科研素养、基本技能、基本理论和基本知识等。此外，毕业论文也有利于提高学生的综合能力，进而为就业和职业发展奠定良好的基础。因此，毕业论文的质量高低不仅直接反映了学生的综合素质，也是衡量护理本科教学质量和教学实习基地本科生培养质量的重要依据。优化完善毕业论文是提高学生论文设计能力和创新能力的重要途径，有助于提高护理人才培养的质量。

2. 毕业论文的类型与要求　《护理学类教学质量国家标准》对护理学本科生毕业论文的类型与要求规定如下：护理学院（系）必须通过完成毕业论文（设计）的形式，使学生熟悉科学研究的基本程序和方法。毕业论文（设计）可以采用多种形式，如个案报告、文献综述、科研论文等，但不论何种形式，均应体现培养学生在临床实践过程中发现问题、解决问题的能力的宗旨。毕业论文的选题应与临床专科护理实践紧密相关，护理本科生应在导师及导师小组的指导下，深入护理实践领域，选择护理学科的重要问题，开展文献研究、临床调查、病例分析等，设计研究方案，收集研究资料，在护理实践和调查的基础上，对存在的问题进行分析，提出合理的建议，撰写毕业论文。

3. 毕业论文的质量评价与过程监控

（1）制订论文质量评价体系：本科毕业论文从论文选题到研究设计，从资料处理到论文写

笔记栏

作，是一个初步的、但较为系统完整的科研训练。各护理院校应根据对本科毕业论文质量的不同要求，构建科学合理的论文质量评价体系，用于指导本校本科毕业论文质量评价，使评价标准和指标权重更具合理性和客观性。

（2）加强对论文的学术指导：各护理院校可采取实习生导师制或导师小组指导的方式，从学生选题到论文答辩全程给予学术指导。通过全面和具体的指导，帮助学生实现从科研理论到科研实践的转变，提高科研设计和科研实践能力、资料处理及论文写作能力，从而提升科研素养。

（3）完善论文过程质量监控：各护理院校应加强在论文开题、进展报告、中期检查、毕业答辩等培养环节的进展督促和质量把关，完善各环节的实施细则、考核要求和考核方式。充分发挥答辩委员会在毕业论文学术评价中的关键作用，全面考查学生的理论基础、专业知识、研究能力、成果水平和论文质量，并给出客观公正的评价。通过督导检查、规范答辩环节等，有力促进护理学本科生毕业论文质量提升。

（4）开展优秀学位论文评选：近年来，护理教育界尤其重视本科生学位论文质量，众多护理院校，包括部分高水平大学，均举办不同层面的护理本科优秀毕业论文交流，全面贯彻落实国家对本科毕业论文的要求，确保学士学位授予质量，进一步推进一流本科专业建设，培养一流本科护理人才。

三、学生评价中的相关问题

（一）学生评价中的心理效应与心理调控

1. 学生评价心理概述 评价心理是评价者和被评价者对评价实践活动以及评价过程中的各种关系、交往等现实活动的反映过程，也包括在评价过程中评价双方的思想、情感等内心活动及其行为表现方式。

在学生评价过程中，评价者和被评价者产生多种多样的心理活动和表现会对评价结果、评价效应产生影响，可能导致评价结果不准确、评价"失真"的情况。为了提高评价的信度，就必须考虑和分析评价者和被评价者的心理现象，注意与这些心理现象相应的组织调控与思想教育。

2. 评价者的心理状态与调控

（1）作为评价主体的教师的心理状态及其调控：常见的教师心理偏差包括：①首因效应：指最先获得的学生信息和印象，影响教师对同一学生全面了解的心理现象。②晕轮效应：也称"光环效应"，是指由获得个体某一行为特征的突出印象，或对被评的某一项特征形成好或坏的印象后，将此评价特性印象泛化，进而将其扩大成为整体行为特征的心理效应。③定势效应：也称刻板效应，是指在人们头脑中存在关于各种类型人的固定形象。④情绪偏差：在心理活动过程中，个人的情绪往往会影响评价者对外界信息做出反应的程度和方式，影响评价者对于信息的判断。⑤求全心理：也称理想效应，期望值太高是这种心理偏差产生的主要原因，"恨铁不成钢"是求全心理的主要表现。⑥顺序效应：指因评价的先后顺序不同，而对学生的评价结果产生干扰的一种心理态势，表现为"先严心理"和"先宽心理"两种形式。

上述心理现象不仅是评价者心理过程、心理状态、心理特征等的表现，也是其思想觉悟、道德水平、能力素质、知识经验的反映。因此，心理调控既要有技术性措施，也要有思想教育、纪律教育和专业素质的保证，包括加强教师的理论学习，提升其思想境界和评价学生的专业素质；培养教师的良好心态，调控自身情感；尊重客观事实，做好资料积累等。

（2）作为自我评价主体的学生的心理偏差及其防范：自我评价是学生评价的一种重要形式，在自我评价中，不少学生往往错误地高估自己或低估自己。学生在自我评价中常见的心理偏差包括：根据别人对自己的评价来评价自己；参照别人的水平来评价自己；通过主观色彩很强的自我

笔记栏

278

分析来评价自己。纠正上述偏差可以从 3 个方面进行：①教育学生正确认识别人对自己的评价。②教育学生注意把握与别人比较时的可比性。③教育学生学会把别人的评价、与别人比较和自我评价统一起来，进行综合分析，力求客观。

3. 被评价者的心理与调控　被评价者在受评过程和结果反馈过程中也存在各种复杂的心理现象，如疑惧心理、防卫心理、应付心理、逢迎心理和攀比心理等。要减少学生受评的消极心理，首先要对学生加强教育引导，提高他们对评价活动的认识水平；教师还要选取恰当的评价结果反馈方式，保护学生的自信心和自尊心；也可以通过提高学生在评价活动中的参与程度来提高他们对评价的认可程度；另外，教师还要重视对学生进行心理方面的指导，帮助他们获得心理学方面的知识，以良好的心态对待评价，学会自我调控。

（二）与学生评价相关的社会、伦理和法律问题

1. 社会问题　测验经常影响到决策，如入学或就业，会为个体带来积极或消极的结果，因此具有一定的社会影响。与测验和评价相关的社会问题包括：测验偏差（test bias）、评分通胀（grade inflation）、影响学生自尊心、把测验作为一种社会控制手段等。

测验偏差是指将测验用于某些群体时，受测群体的某些因素（如学业潜能、智力、心理）与测验内容的交互作用，会出现系统性或持久性的误差。造成测验偏差的原因包括文化偏差和语言偏差。

评分通胀也是目前各个教育层次中比较普遍的现象，在护理教育中尤甚。尤其是临床评分过高，导致学生对自己的护理实践能力产生过高期待。他们认为评分通胀与以下问题有关：①学生认为在教育项目中，自己是消费者，有一定期望值。②学校对教师和课程的评价与学生分数挂钩。③教师认为评分会影响学生的自尊。④临床评分问题。⑤护理教育中兼职教师数目增加。

一些观点认为，测验导致学生焦虑、恐惧、受挫，影响到其自尊。虽然一定程度的自尊对于学生应对护理教育中的挑战是必要的，但在测验中表现良好和维持较高水平自尊关系不大。教师应帮助学生做好应试准备，以降低其焦虑水平。

2. 伦理问题　伦理准则帮助护士和病人相互理解、相互尊重，这些准则也可以用于协调师生关系。目前的生命伦理准则包括有利原则、尊重原则、公正原则、互助原则。这些准则可以用于处理测验和评价中的常见问题。如测验结果能否公开就涉及隐私权、自主权和真实性，公众质疑不公开的结果的真实性，而学生的分数和其他评估数据又涉及隐私权。随之而来的问题还有，学校能否将学生的测验结果用于研究或项目评价？这些结果归谁所有？教师之间能否相互传播学生的评估资料？

3. 法律问题　学生评价中的法律问题，如种族或性别歧视、违反正当程序、特殊测验的不公正性、心理测量学方面的问题（如测量的信度和效度）等。

（嵇　艳）

第四节　教师评价

教师评价是对教师工作的价值做出判断的活动。教师评价可以为教师的工作提供反馈，促使教师不断提高教学能力，不断改进或完善教学，从而促进其完成教学任务并实现教学目标。本节介绍教师评价的观点和方法以及对教师课堂教学和课程教学的评价。

笔记栏

一、教师评价的观点

（一）教师评价的角色定位和特点

1. 教师的角色定位 社会、学校、家长和学生都给予了教师来自社会不同方面的期望和要求，教师也就扮演了不同方面的角色。国内外学者从不同的角度对教师的角色特征进行了研究，主要有：①教书育人的角色，要教会学生终身学习。②学习者的角色。③学习的指导者与合作者的角色。④集体的领导者和管理者。⑤心理辅导者的角色。⑥研究者的角色。

2. 现代教师评价的特点

（1）在评价机制上，强调自我控制与同行评议相结合。自我控制主要基于内部动力比外部压力更有用的假设，取代以往教师只接受上级评价的形式。自我控制包括自我激励、自我评价和自我调整。基于同行评议的假设是，在评定教师的教学水平与能力方面，同行处在最有利的地位，可以提出具体与实用的建议。

（2）在评价过程上，强调教师主体作用的发挥。这就要求我们在编制评价方案的时候，要让教师参与整个编制过程，使他们了解评价的意义以及评价方案的依据。

（3）在评价技术上，注重一致性、全面性和简单性。一致性主要指收集评价信息时要注意时间、空间和知识上的一致；全面性指评价信息的来源要全面，综合运用多种方法对教师各个方面的工作进行全面的评价，针对某一方面评价时要全面收集影响这一方面各种因素的信息，收集各类学生的全面信息；评价活动应尽可能简单，方案越复杂、花费时间越多，评价方案就越难实施。

（4）在评价策略上，强调原则性与灵活性相结合。教师评价是一项政策性很强的工作，要依据政策和法律的要求进行；考虑到教师工作本身的特点和规律，要同时保持灵活性。

（二）教师评价的类型

1. 传统教师评价与发展性教师评价 传统教师评价，又称奖惩性教师评价，主要关注教师教学的优劣性和教学效益，通过考核教师的资格和能力，作为教师的聘任、晋升、加薪、解聘等的依据。发展性教师评价，以促进教师专业发展为目的，着眼提高教师专业水平，以保证教育教学质量的不断提高与发展。

发展性教师评价具有以下特点：①在评价目的上，注重教师的专业发展，强调评价的形成性功能。②在评价组织上，注重教师主体作用的发挥，强调评价信息的广泛沟通。③在评价内容上，注重全面性，强调教师过去的表现与未来发展的结合。④在评价方法上，注重分析性，强调多种方法的综合运用。⑤在评价效果上，注重内部导向，着眼于调动全体教师的积极性。

从理论上讲，两种评价制度具有不同的评价理念。奖惩性评价，假定只有通过外部的奖励才可能调动教师的积极性和创造性；而发展性评价，则假定教师作为受过较高层次教育的人，一般以自我激励为主。从实践方面，两种评价制度在评价活动中，所选择的评价方法和途径截然不同，奖惩性评价的方法主要是终结性评价；而发展性评价的方法则主要是形成性评价。奖惩性教师评价形成的动力是自上而下的，往往只能引起少数人共鸣和响应，难以调动全体教师的积极性；而发展性教师评价重视教师内因的作用，可以促进教师需要和学校需要的融合，促使教师心态和学校气氛的融合。

2. 教师胜任力评价、教师绩效评价和教师有效性评价 教师胜任力评价主要评估教师所需要的素质或胜任力，包括教师的知识、人格以及能够适应不同教学环境的教学技能和教学态度的集合。教师绩效评价是指对教师的工作行为进行评定以了解教师工作的质量。通常是在工作中通过课堂观察，由学生评价、教师自评、同行评价、领导评价、专家评价等方式作出主观性评定。教师有效性评价是对教师施加给学生的影响进行评价，即评价在教师的影响下学生在重要的教育目标上进步的情况，通常是通过同一测量工具的前测与后测之间的差异来评价学生取得的进步，或利用调查问卷了解学生对教师和教学效果的看法。这三种类型的评价在功能上是有着明确区分的。教师胜任力评价用于职前教育及培训，以监控教师职前教育及培训的进程与效果；教师绩效评价和教师有效性评价则是在教师在职期间用以评价教师工作质量。

二、教师评价的方法

（一）评价准则与标准

1. 评价准则 教师评价的准则是指对教师评价内容进行规定，它规定评价的具体内容。评价准则是评价活动方案的核心部分，是人们价值认识的反映，表明人们重视什么、忽视什么，具有引导教师努力方向的作用。

教师评价准则的确定主要有以下5种方法：①从教育目标出发确定教师评价准则，这种评价方法把教师教学的效果作为评价的准则。②从心理学原理出发确定教师评价准则，这种方法把教师运用心理学原理的程度作为评价的准则。③从教师经验出发确定教师评价准则，这种方法把具有丰富教学经验的教师的意见作为评价的准则。④从教师职责出发确定教师评价准则，这种方法要求教师从教学过程中履行的职责分析入手，将要履行的各项职责作为评价的准则。⑤从教学效果出发确定教师评价准则，与从教育目标出发确定准则不同，该方法不是把教学效果本身作为准则，而是考虑教学效果的变化。

在实际评价过程中，应用比较多的是从教师职责分析出发确定评价准则，习惯从教师素质、工作过程、工作绩效三方面对教师进行评价。

2. 评价标准 教师评价的标准是指相对于评价准则所规定的方面，它是事物质变过程中量的规定，包括相对标准和绝对标准两种。在教师评价的指标体系中，准则与标准相互联系。

（二）量表评定法

教学评定量表是根据教学的特性而编制的，由评价指标与标准、评定等级与参数、权数与定量描述等构成，是对教学行为进行评判的标准化量表。

（1）设计评定量表的步骤：①拟定评价指标与标准的初稿：首先将教学目标进行层层分解，分解成可操作的具体指标，设计者要熟悉国内外的有关情况，并对指标和标准的可行性有所了解。②理论推导及归类合并：运用逻辑和调查统计等多种方法，对所有指标与标准进一步分析综合，归类合并。③专家评判：聘请专家学者及有经验的工作人员召开讨论会，讨论草稿方案的科学性、方向性、可行性。④预试论证：采取随机抽样的方法选取一定的样本进行预评，为进一步的修订提供实验方面的依据。⑤定稿实施：经过以上过程，还需对草案再集中讨论一次，然后定稿。定稿后仍需选点再试行一段时间，根据试行的结果再次修改，才形成正式的教学评价指标与标准体系。

（2）教学评定量表的编制：教学评定量表形式包括形容词量表、数值量表、行为量表和综合评定量表等，其中最常用的是数值量表与行为量表。两者的共同之处在于都必须先确定有关的指标体系和标准体系；不同之处在于，数值量表直接在评价等级下标上数值，而行为量表则在各个评定等级下以语言的方式进行描述。

数值量表的编制步骤如下：①确定好指标体系与相应的权重。②划分等级并用文字描述每一个等级（如优、良、中、差等）。③确定等级参数，凭经验赋值或根据语言算子法来确定。

行为量表的编制比较复杂，其设计程序包括：①组建观察小组，由各个学科的教师或专家、评价研究人员组成。②对观察小组的成员进行培训，如如何记录、如何分析观察到的行为。③进行课堂观察，要求观察者描述课堂教学中的有效或无效行为。④选出具有代表性、最典型的系列行为。⑤确定等级与标准。

行为量表是以评价对象容易观察到的实际行为依据编制而成的，在教学评价中，研究者通过观察教师课堂表现及其行为的频率，研究这些课堂行为与某一教学效率的关系，从中选择具有代

笔记栏

281

表性、典型的教学表现与行为制成量表，来评定教师的课堂教学质量，直观且具体。而数值量表的优点在于便于制成表格，并且容易进行量化处理，是所有评定量表中使用频率最高的量表。

（三）综合评判法

学者一致认为应该对教师的教学进行综合评判，并为此提出了许多有关综合评判的数学模型，如加权平均法、多级估量法、模糊综合评判法等，其中高等教育教学评价中使用较多的是模糊综合评判法。

模糊综合评判的思想在教学的综合评判中有极大用途，但其分析方法与过程比较复杂，在实际运用中有诸多不便。主成分分析法能在一定程度上反映事物的模糊关系，能简化研究问题的复杂性，使研究者针对某一评价领域建立数学模型，具体操作和结果的解释较通俗易懂，可以用于教师课堂教学评定量表的构建。所谓主成分分析是指在不损失或极少损失原有信息的前提下，将原来多个彼此相关的指标转换成新的少数几个（最多等于原指标个数）彼此独立的综合指标。这种综合指标使得原有指标的方差信息获得综合。综合后的新指标被称为第一主成分、第二主成分等。主成分分析用于教学的定量评价，不仅能够减少原有指标的个数，以便在更高的层次上对评价指标进行综合，而且还能够更全面、更具体地分析和评估教师的教学情况。对被评对象而言，它既可获得总体评价的效应，又可从部分或个别效应上进行分析对比。

三、教师课堂教学评价

课堂教学是大学教学系统的一个子系统，该系统包括教学主体（学生）、教学主导（教师）、教学运行机制（教学目标、教学内容结构、教学方法、教学手段、教学方式、教学过程的设计和实施）、教学管理以及对教学效果的分析和评价。

教师课堂教学评价通常有三种方式：一是对教学过程进行评价，即对教学过程的构成要素，如教师、学生、教学方法和教学环境等进行评价；二是对学生活动进行评价，即以学生的心理发展为评价中心，以学生在课堂上的行为表现为评价基础，对学生在课堂教学中是否得到了认知、情感、动作技能等维度的发展和进步进行评价；三是对教学效果进行评价，它往往是在教学结束之后对学生的进步所进行的评价。区别于学生活动评价的地方在于教学效果评价往往是在课堂教学之后通过考试等测量手段来进行，而非通过学生在课堂上的行为表现来推测其可能的收获。在这三种评价方式中，教学过程评价是目前主要采用的，也是相对较为成熟的教师课堂教学评价。

（一）课堂教学评价指标体系

评价教师的课堂教学效果，一般从教学内容、方法策略和效果等方面考虑。

1. 教师对教学目标的把握和阐释　首先是如何将课程总目标分解为每节课分目标，每节课都应用适宜的教学目标；其次是一节课有哪些知识点，各知识点的学习目标类型和层次是否适当；最后，制订学习目标时是否考虑到了班级学生的特点，对某些特殊学生在目标上是否有不同的要求。

2. 教师对教学内容的处理　例如，是否能按照科学的分类标准对教学内容进行恰当的分类；所选内容的深度、广度是否合适；所选择的重点、难点是否符合学生实际；是否考虑到学生智力和技能的培养与发展；对教学内容的安排是否具有系统性和启发性；是否能反映思想性和科学性；能否为学生提供学习参考资料和研究性学习指导。

3. 教师对教学策略的选择和设计　能否根据教学内容的不同，选择适合的教学方法，并考虑到不同教学方法的组合应用；所选择的教学方法是否适合启发式教学，是否能发挥学生学习主体的作用；教学媒体的选择是否合适；教学过程的结构是否合理等。

4. 教师对课堂教学的管理　教师能否调动学生的学习积极性；能否根据教学过程中的反馈及时调整教学过程、进度和方法；能否激发学生的非智力因素。

5. 教师的素质修养　如备课是否充分；是否有较强的课堂教学组织能力和应变能力；是否

有较强的应变能力；是否注重教书育人等。

6. 学生在课堂教学中的言行表现　学生注意力是否集中，师生配合是否默契，能否建立生动活泼的课堂教学氛围；课堂纪律是否良好。

（二）评价方法

课堂教学评价的常用方法包括以下四种：

1. 教学文献查阅法　即查阅教师单元课教学设计和一次课的教案、过程评价方案和作业计划等。

2. 听课法　该方法涉及听课与记录、整理听课记录、进行教学评价三方面的工作，其中教学评价有两种常用形式，一种是对这节课的质量进行定性描述，另一种是指标体系对照法，即使用听课评价表，这也是督导听课和同行评价常用的方法。

3. 录像评价法　一般包括录像准备、课堂教学过程录像纪实、教师访谈纪实和录像分析4个步骤。

4. 调查法　一般不单独使用，而是作为前几种方法的补充，可采用问卷调查、座谈法和访谈法等。

四、课程教学评价

1. 课程评价内容和特点　与一堂课的教学评价相比，课程教学评价内涵更丰富、更全面，也更系统，更能反映教师的教学观、教学价值观和教学质量观。课程评价的对象包括参与课程实施的学生、教师和学校，即对课程效果的评价；对课程计划的评价，即课程理念与课程结构的反思；对课程目标合理性与达成度的评价；对课程设置与培养目标一致性的评价。随着科技的发展和现代教学技术在课程教学中的推广应用，课程的教学目标、内容体系、教学模式和教学策略都在发生变化，已成为一个多要素、多结构的动态的系统工程，因此必须运用系统论的理论和方法，进行整体的谋划和设计，在此基础上进行精心的贯彻和实施，并在实施过程中收集反馈信息，进行反思、调控和修正。

开展教师课程教学评价，要突出几个方面：①树立课程教学整体设计的观念和思想。②全面考虑学生在课程全程教学中的参与度，注重其高水平认知和探究能力的培养。③强调课程学习的整体意识，提高学生综合学习、综合分析和综合解决问题的能力。

2. 评价方法　课程教学评价的常用方法包括：①文件查阅法：主要查阅课程教学大纲、课程整体设计和单元课教学设计以及部分教案（书面、电子版教案）、课程作业学业过程评价和终结评价等。②说课评议法：由课程负责人介绍本课程教学设计的思路、实施方案、成果以及进一步的计划。③现场检查法：如课堂教学听课、实践教学现场检查等。④学生评议法：包括发放学生问卷，学生访谈、座谈、填表打分法等。

（董超群）

小　结

本章介绍了护理教学评估与评价中的基本概念和基本理论、学生评价及教师评价的常用方法。学生评价中，除了测试和毕业论文，还需要书面作业和其他多种临床能力评价方法的综合运用，尤其是强调形成性评价的模拟、真实临床场景中的评价、档案袋、小组评价等形式。现代教师评价强调发展性教师评价，科学地进行教师课堂教学评价和课程教学评价，有助于改进教师的教学，促进教师的专业化发展。

ER10-3
本章思维导图

笔记栏

ER10-4
思考题解题
思路

1. 阐述教育评价的基本类型有哪些。
2. 尝试为护理学专业的一门整合性课程《老年智慧康养护理》设计一份评价方案。
3. 阐述传统教师评价与发展性教师评价的区别。
4. 结合自己的学习经历和学校情况，思考当前我国护理本科教育评价改革的主要方向。

笔记栏

第十一章

教学管理

ER11-1
本章教学课件

ER11-2
导入案例解题
思路

导入案例

　　某医学院校拟遵循国家相关标准和规范修订护理硕士研究生的教学计划，在课程设计、教学进程等方面征求意见时出现分歧，学校强调注重临床实践的同时加强学生科研思维和科研能力训练；临床教学基地更关注学生的安全管理；导师则更强调学生的科研成果产出。因此，作为医学院校的教学管理人员，严格制订教学计划，确保教学工作正常运转、保障教学质量、实现培养目标、提高人才培养质量至关重要。

请思考：

1. 编写或修订教学计划的程序是什么？

2. 在教学计划实施过程中，如何确保教学质量？

3. 如果你是一位临床教学基地的导师，将如何进行学生管理？

学习目标

通过本章学习，学生应该能够：

1. 描述教务管理的概念、基本任务及基本内容。

2. 描述学生管理的内容和方法。

3. 解释临床教学基地的建立与管理要求。

4. 运用教师管理的方法、理念和原则，进行教师管理。

5. 运用教学管理的方法指导教学管理实践，提高教学质量。

　　不同高校有众多不同的专业，每个专业均有不同的课程体系，各专业各类型课程的开设又需要一定数量的专业教师，这些均属于学校教务管理的范畴；此外，校内校外的教学资源应用广泛，如何能使高校的教学按照计划有条不紊地运转、并对教学质量进行有效的监控，均是教务管理的重要职责。本章主要从教务管理、教师管理、学生管理和临床教学基地管理4个方面进行讲述。

第一节　教 务 管 理

　　高校教务管理（educational administration）是指教学运行管理，其主要职能是保证教学工作的正常运转。有学者认为教务管理是教学管理的一个重要组成部分；亦有学者认为教务管理就是教学运行管理，所有教学管理活动都是教务管理活动，教学管理也是教务管理的重点。综上所述，高等学校教务管理是高等学校管理者运用一定的理论与方法，采用一定的措施和手段，对学

笔记栏

校教育活动进行计划、组织、指挥、协调、控制、监督和评价，引导、组织和激励教师实现学校教育目标的一种管理活动。

一、教务管理的意义

学校具有为社会主义现代化建设培养专门人才、开展科学研究、从事社会服务等多种职能。学校的工作也是多方面的，包括教学工作、思想政治工作、体育卫生工作、后勤总务工作等，它们互相作用，维系着学校的运行和发展。但不论何种类型的学校，其基本职能和根本任务都是培养人才，与之对应，学校工作的主体始终都是教学工作。教学管理作为一项具有组织性、协调性和引领性的工作，其得当与否直接影响着教学内容的选择、教学方法的发展和教学改革的方向，并最终反映在学生的培养质量和学校的工作质量上。也正因为如此，抓好教学管理工作，稳步提高教育质量，在学校管理中占有重要的地位。高等学校教务管理水平是高等学校教育质量的重要决定因素之一。

教务管理工作的意义存在于以下几个方面：

第一，通过有效的管理实现教育目的。一切教育管理活动都是为了贯彻执行党和国家的方针、全面推进素质教育、促进学生全面发展，培养出合格的人才。

第二，通过合理调配和使用教学资源，保证教学活动的顺利进行。

第三，提供对教学全过程的监督和评价，为教学活动的进一步发展提供了可能。

教务管理是高校诸多管理工作中的一项重要内容，有效的教务管理是确保高校教学工作正常运转、保障教学质量、提高办学效益、实现高素质人才培养目标的保证。

二、教务管理的基本任务与基本内容

教务管理是按照教学规律和特点，为实现教学目标，对教学过程进行的全面管理。其主要任务是研究教学及其管理规律、改进教学管理工作、提高教学管理水平；建立稳定的教学秩序、保证教学工作正常运行；研究并组织实施教学改革；努力调动教师和学生教与学的积极性。

（一）教务管理的基本任务

教务工作的任务是由教学活动和管理的职能作用决定的，其主要任务有四项。

1. 整体规划教学工作 教务管理部门要促使全体教师树立正确的教学指导思想；全面理解所实施的教学计划、教学大纲和教科书，结合本校实际，保质、保量、按时完成教学任务；建立并不断完善教学工作的规章制度，建立良好的教学秩序，保证全部教学活动有序、高效进行；调节教学工作内部各个环节与其他工作之间的关系，保证教学活动顺利进行；合理有效地使用教学仪器设备，不断完善教学条件；组织教学研究和教育教学改革，不断提高教学质量。

2. 督导检查日常教学 教学检查是教学计划实施的一项重要保证措施，是对计划执行情况的监督和控制。教学检查是教务工作中的一个重要环节，并且要贯穿于管理的全过程。教学检查的内容，除接受上级主管部门的监督、检查、考核外，主要是对学校教学工作进行经常的、定期的、专项的检查，包括检查教学计划的执行、教学工作的进程、教育教学的质量、学生德智体诸方面的现状及水平等。

3. 组织实施教师发展 教务工作人员、教师素质的高低直接影响着学校教学质量。因此，学校要引进优秀教师并注重培养现有教师，促进教师发展，这是办好学校、搞好教务工作的关键。

4. 调动教师教学积极性 教务管理工作千头万绪，但其中最重要的是对人的管理。只有教师的积极性被调动起来了，才能提高教学质量，实现教学目标。所以说管理人的实质，在于调动人的积极性。

（二）教务管理的基本内容

我国教育部高等教育司颁布的《高等学校教学管理要点》〔1998〕33号文件中，对于高校教学管理的基本内容做如下描述："高等学校的教学管理一般包括教学计划管理、教学运行管理、教学质量管理与评价，以及学科、专业、课程、教材、实验室、实践教学基地、学风、教学队伍、教学管理制度等教学基本建设的管理。"可以看出，教务管理主要着眼于具体的教学事务，包括对计划、组织（执行）、检查、总结等基本环节的把握。可以说教学管理的基本内容及学校内的教学事务都可纳入该范畴中来。

具体的学校教务管理内容包括目标管理、计划管理、教学过程的管理、师资的管理、教材和教学手段管理、教育对象的管理等。

1. 目标管理 目标是管理工作的出发点和归宿，目标明确与教务管理工作的有效性密切相关，明确而适当的目标是提高管理效能的方向和前提。

2. 计划管理 计划管理是高等学校教务管理的重要内容之一。高校教务管理中计划管理的核心内容是教学计划管理。教学计划管理包括编制教学计划、执行教学计划和修订教学计划等。一份完整的教学计划一般包括：专业培养目标基本要求与专业方向、修业年限、课程设计（含课程性质、类型、学时或学分分配、教学方式、开课时间、实践环节安排等）、教学进程总体安排、必要的说明（含各类课程比例、必修选修安排、学分制或学年制等）。

制订教学计划的一般程序是：广泛调查社会对人才的要求，论证专业培养目标和业务范围，由院（系）主持制订教学计划方案，经院（系）教学工作委员会讨论审议，校教学工作委员会审定，主管校长审核签字后下发执行。教学计划要保持相对稳定，并根据需要，隔若干年进行一次全面修订。

教学计划制订以后，必须认真执行，争取最佳效果。要根据教学计划的要求和课程结构体系，编制各门课程的教学大纲，编选教材；组织教学环节，实现教学计划；尽量采用现代化的教学手段，改革教学内容和教学方法等。

3. 教学过程管理 教学过程管理是将教学计划付诸实施中的组织、指挥、协调等管理活动，以保证稳定、正常的教学秩序和教学效果。教学过程管理包括教学制度管理、教学运行管理、教学常规管理和教学质量管理。其中教学运行管理是按教学计划对教学活动实施的最核心、最重要的管理，它包括以教师为主导、以学生为主体、师生相互配合的教学过程的组织管理和以校、院（系）教学管理部门为主体进行的教学行政管理。其基本点是全校协同，上下协调，严格执行教学规范和各项制度，保持教学工作稳定运行，保证教学质量。

教学运行管理包括编制校历，制订开课计划，分配教学任务，编制教学大纲，编排课表，落实教学环节，实施教学，进行教学质量检查，协调与其他管理部门的关系等。

教学资料和档案管理。教学档案内容一般包括：教学文件、教务档案、教师业务档案、学生学习档案等。学校应建立必要的机构和档案管理制度，明确各级各类人员职责，确定各类教学档案内容、保存范围和时限。教务处及院（系）级教学单位应指定专人负责档案工作，及时收集，编目登记，每年进行档案的分类归档。

4. 教师队伍管理 加强高校师资的建设是办好高等学校的关键之一，加强对师资队伍的科学管理是高等学校人事管理工作中的重要任务。高校的基本任务就是按照教学与科研的需要、师资成长的规律及人才管理科学的基本原则和方法，对师资实施科学的管理，建设一支数量充足、结构合理的高质量、高水平的师资队伍，以适应高等学校教育工作的需要。

5. 教材和教学手段的管理 教材管理的主要任务是加强教材建设，包括组织和推荐教师编写教材及统编教材的选用、国内外参考教材的推荐。另外，教材管理还要做好订购和供应工作，及时将教材发到学生手里，保证不影响各门课程教学的进行。

6. 学生的管理 学生是学校教育的对象。学生管理包括招生、培养和分配的全过程的管理。学生在校期间的管理主要是学籍管理，包括入学和注册；课程的必修、选修和免修；学习成绩考核；休学、复学、转学、退学；奖励和处分；学位评定等。另外，也要做好学生的就业指导工作。

笔记栏

三、教务管理的方法

要保证上述教学任务的完成，还必须有具体的管理手段和方法，这些手段和方法就是我们通常所说的管理职能，即对教与学双方、对与教学有关的资源进行科学的计划，有效地组织、激励、协调和控制。在管理的过程中，我们仍要以唯物辩证法等科学方法论为指导，注意综合运用科学合理的行政管理方法、思想教育方法和必要的经济管理手段等，并结合现代管理方法和理念，努力推进教学管理的现代化。以下是常用的教务管理方法：

（一）行政管理的方法

行政管理的方法是学校教务管理的传统常规方法，具体是指通过行政组织层次，运用指示、规定、指令性计划、规章制度等行政手段，按照行政方式来管理教务工作，对院校的教学进行系统的控制。

行政管理方法的优点包括：①能明显提高管理效率。②实效性强，能针对具体问题及时发出指示，提出要求，较好地处理特殊问题和管理活动中出现的新情况。③在学校管理工作中有利于培养师生良好的纪律性。

但是，行政管理方法也有一些不足之处。例如行政方法强调统一要求，往往忽视教育的特点和学校的实际情况，难以适应教育对象个性充分发展的需要。所以，行政方法是教务工作和学校管理的重要方法，但需要不断加以完善，力求符合教育发展的需要。在现代教务管理实践过程中，最佳的教务管理方法，不应当是封闭的、单一的某种模式，而应是多种方法的有机结合，做到扬长避短，教务管理才能收到良好的效果。

（二）信息化管理的方法

为了顺应高等教育事业发展的需要，目前，许多高校将数据库管理系统引入教务管理，建立了教务管理信息系统，这种数据库管理系统的使用加速了教学教务管理的信息化进程。教务管理过程由常规的管理模式逐渐进入电子化协同办公状态，其日常行政事务，如会议管理、日程、通知、查询、统计等功能都可以在网络环境下实现。工作手段从手工向自动化、无纸化转变，收发文件也从传统的手工方式向工作流程自动化方式进行，形成了一个各部门之间信息沟通和共享的渠道，大大提高了工作效率。

教务管理信息系统由学籍管理、教学管理、成绩管理、学位管理、毕业管理、教学督导、教学评价等多个不同的模块组成，全面覆盖了教务管理各个领域。强大的教务管理功能，使其成为学校教务管理完美运作的强有力保障。

四、教学质量评价

（一）院校教学质量评价

高校应建立立体化的教育评价系统，实行学校、学院（系）、教研室三级教学质量监控。学校层面由教学指导委员会、分管教学副校长负责；职能部门由教务处、教育研究与督导评估中心负责；学院（系）也成立相应的教学指导委员会和督导委员会（组），各层组织需履行相应的职责。教学质量监控的常设机构分设在教务处和教育研究与督导评估中心，形成组织指挥和信息反馈畅通的教学质量监控网。

护理教学质量监控是在校教学指导委员会、分管教学副校长、教务处、教育研究与督导评估中心的指导下，成立护理学院（系）教学指导委员会和教学质量督导委员会（组）实施教学全过程监控。教学指导委员会负责落实学校各项教学管理规章制度；审议学科专业和人才建设方案、教学整体规划和中长期发展计划、学科专业设置和建设规划、培养方案、教学大纲、教材建设规划；研究重大教学改革；审定各类教学奖励等。教学督导委员会（组）负责对护理教学质量、教学秩序进行全程监控，并及时反馈结果，在教学质量管理、教学理论与实践等方面给予监督和指

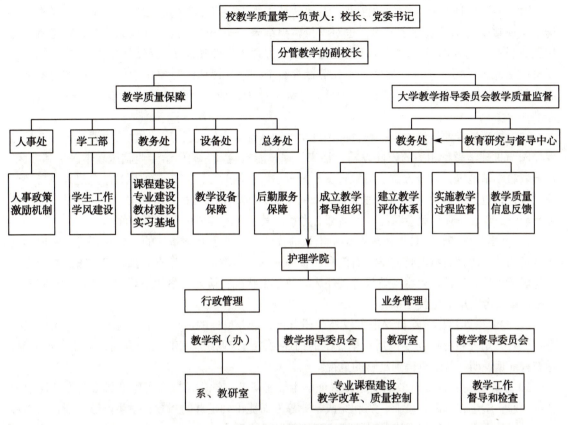

图 11-1 护理教学质量保障与监控体系图

导，有效地监控课程计划的实施并评价学生的学习状况（图 11-1）。

要建立一套较为完整的评价机制，教学质量评价过程需要有领导、老师、学生、管理人员 4 个层面参与，同时还需要聘请校外教育管理部门、校外用人单位的同行、学生家长对教学质量进行评价。

（二）专业评估与专业认证

专业评估（professional assessment）与专业认证（professional accreditation）是从宏观角度对专业教学质量的管理进行评价的方式。护理学专业认证工作的开展，规范了我国护理学专业办学过程和办学条件，保证了护理学专业人才培养质量，反馈并完善了所制订的认证标准及专业规范的科学性、合理性和可行性，最终达到"以评促建"（通过护理学本科专业认证，促进护理学科的建设与发展）的目标。

1. 专业认证和专业评估管理 专业认证和专业评估是从临床医学专业认证开始的，是国家对不同办学院校就相同专业的水平进行的检验。专业认证属于高等教育质量保障体系和高等教育评估与认证体系的一部分。专业评估在国际上已实行多年，应用非常广泛，美国大部分的高等学校都实行了周期性的专业评估。专业评估在教育改革、教学管理的改进、师资队伍的建设以及教育质量的提高等方面都发挥了重要作用。

专业评估分为两种类型：一种是教育主管部门或高校间自行组织的专业评估，采用通用的专业评估方案对不同专业进行评估，其目的在于衡量高校专业教学质量；另一种则是由行业学会或全国高校专业教育指导委员会的某个专业分会组织，对不同专业采用具有本专业特点的评估方案，带有专业认证性质。护理学专业认证是专业性认证机构以护理学专业为对象，依据认证标准，利用可行的评估手段，通过定性或定量分析，对护理学专业教育进行价值判断，以确定目前以及在持续的时间内需要达到最基本质量要求的外部质量评价过程。

笔记栏

289

（1）专业认证与专业评估的区别：专业认证重视学生真正学到的知识，它不单是考查与评价学生所接受的基础教育全过程，也对学校输出结果——毕业生实际掌握的技能进行考查。评估属于教育部门内部展开的，认证则主要是第三方评价，即独立于教育部门的机构或组织，其评价范围涵盖了用人单位、学生及家长等社会需求。教育评估的对象是学校，认证的对象是专业。就结果而言，评估是对学校办学的（等级）评价，而认证则评价其专业是否符合认证的标准。

（2）护理学专业认证内容：教育部护理学专业认证专家组专业认证的内容主要包括：实地考察校园与护理学教学相关的硬件设施、临床护理技能实验室、护理学专业临床教学医院和社区、精神病教学基地等，以全方位了解教育资源配置情况；同时也注重了解护理教学全过程及各环节的教育评价过程与评价结果。护理学专业认证主要突出以学生为本，在办学目标、办学条件、师资及教学过程、毕业生就业状况等方面都有考察。其主要内容体现在以下方面：

1）办学条件考察：具体体现在学生出口的描述上。关于办学条件的考察与评价，主要体现在定量描述资源拥有状况转向学生有效利用资源的状况；教学过程考察方面，除侧重过程的完整性与规范性外，还涉及内容与效果，关注大多数学生状况；认证考察的主要内容还包括自我改进机制，以及考察毕业生就业状况。

2）专业培养目标：除自评报告以外，还需有关培养目标的文件，定期对培养目标实现状况进行检查，培养目标中需要包括对毕业生的描述，并与专业结构相匹配。同时，对于实现情况，还需有证据说明评价结果得到足够的重视。

3）学生支持：课程有效地实施，保证学生按时毕业；学生需要有足够的机会与专业课教师进行沟通；学生在选课、就业、顺利完成学业等方面能得到足够的指导；学生能够判断自己学习的状况；学生成绩能反映在毕业时能够达到培养目标的要求。

4）教师：需要有证据证明教师能胜任课程教学以及课程建设；有足够数量的教师保证教学的连续与稳定；有证据证明教师有足够的时间与机会提高自己的专业水平；考虑教师工作量；教师队伍整体氛围情况等。

5）课程：通过课程表检查教学内容是否满足培养目标要求；一项教学内容只能覆盖一个目标点；对不够清楚的课程，需检查课程材料，并询问教师与学生；同时需要确定课程教学中包含的口头与书面沟通能力培养、社会伦理等相关内容。

6）实验条件以及学校办学条件：通过现场观察以及与师生交谈，判断实验设备是否满足教学需求，使得每个学生都能有足够的时间方便地使用课程所需的实验设备；师生需能方便地得到实验设备的使用文档；学校要有足够的实验设备用于教学；实验室需要有足够的合格技术支持人员；实验室需能为学生提供技术指导服务。

7）学校氛围与后勤保障：学校要有足以吸引与稳定教师的支持条件以及良好的基本工作条件；需要有证据表明学校在后勤保障、管理机制以及环境氛围等方面能支持专业院系有效地工作，以实现其培养目标；需要有足够的实验设施以及网络支持；需要有足够证据表明学校的支持是持续的。

8）教学支撑环境：图书馆需要能支持本学科的发展需求，有足够合格的管理与技术支持人员；能提供最新的专业教科书、参考书、专业学术机构的出版物。对于教学环境，学校应具有电子资料获取条件，同时提供数量充足的教室进行日常教学活动，并能保障教师办公室条件。

9）教育评价机制：各院校必须建立教育评价体系，形成有效的教育质量监控运行机制贯穿于教学的全过程和各环节。

2. 护理学专业认证的文件与发展

（1）参与认证的人员与评估内容：护理学专业认证的评价人员主要为教育部聘请并领导组成的"教育部高等学校护理学专业认证指导委员会"（简称"护理学认证委"），它是一个专家组织，具有非常设学术机构的性质，接受教育部的委托，开展高等学校本科教学工作的研究、咨询、指导、评估和服务等工作。

（2）护理学专业认证的发展：2007 年，教育部提出的《关于实施高等学校本科教学质量与教学改革工程的意见》中，明确指出要重点推进"工程技术、医学等领域的专业认证试点"工作。2009 年，教育部与卫生部发布《关于加强医学教育工作，提高医学教育质量的若干意见》，再次指出把"实施认证、保证医学教育教学质量"作为今后一段时期的工作重点。在这样的背景下，教育部高教司委托教育部高等学校护理学类教学指导委员会（简称"护理学教指委"），并组织专家进行护理学专业认证试点。2018 年，护理学教指委编写完成普通高等学校本科专业类教学质量国家标准——护理学类教学质量国家标准，简称《国标》，成为指导我国护理学本科专业设置和专业认证的规范性文件。

3. 专业认证标准的特点　标准是由教育部护理学专业认证工作委员会经过多轮讨论确立的，它分为基本标准和发展标准。基本标准是本科护理学专业教育的最基本要求和必须达到的标准，基本标准以"必须"词语表示，各高校的本科护理学专业都必须据此制订教育目标和教育计划，建立教育评估体系和教学质量保障机制；而发展标准是本科护理学专业教育提高办学质量的要求和应该力争达到的标准，使用"应该""能够"的字样。各高校的本科护理学专业应据此进行教育教学改革，提高人才培养质量，促进护理学专业的可持续发展。通过"标准"来规范、监管高校办学，规范专业准入、建设和评价，引导高校推进改革、提高教育教学质量。

五、教务管理制度

教务管理制度是协调和稳定教学秩序，使教学系统正常运转的根本保证，其主要目标是建立和完善必要的工作制度。各高校根据本校的教育特点，教务管理制度略有不同，基本包括招生工作制度、学籍管理制度、教学组织与教学过程管理制度、教学档案保管制度、教育研究管理制度、成绩考核管理制度、教学检查及教学考核评价制度、教师和教学管理人员岗位责任制及奖惩制度，还包括学生守则、课堂守则、课外活动规则等学生管理制度。每所学校甚至每个部门都会有自己的教务管理制度，在此不作详述。

狭义上，在制订教学计划、分配各门课学时、计算教师和学生活动量和控制教学进程的方式时，通常归纳为学分制和学年制两种。

（一）学分制

学分制（credit system）是指将教学计划规定的课程以学分的形式进行量化，学生的学习不受时间（学习年限）的限制，以在一定范围内完成规定的学分为手段，达到预期人才培养的目标。

学分制最大的优势在于使"教"与"学"都变得十分灵活，学生可以在一定范围根据自己的情况选择学习内容和进度，获得较好的学习效果，对教师也起到了促进竞争的作用，打破了"大锅饭"式的教学方式，有利于优秀人才脱颖而出。但是这种教学制度计划性较差，不易管理，需要学生有较高的自律能力，在国家公费培养人才的情况下，办学效益较低。

在我国高校实行的学分制中，有学年学分制、完全学分制、绩点学分制、加权学分制、附加学分制等多种模式，其中以学年学分制和绩点学分制居多。①学年学分制在教学计划和课程任务设置的方式上固定性较强。专业人才培养方案确定后，在保留学习年限的基础上，根据人才培养方案将专业教学计划录入教务管理系统，后根据教学计划进度要求将课程设置调整为选修课与必修课，并按学分来计算学生一学年内的学习量。②绩点学分制是将学生的学习成绩划分为优、良、中、及格、不及格等若干等级，用绩点和 / 或权重的多少来表示，与学分相乘成学分绩点。这两种模式都在一定程度上弥补了学分制的缺陷，使得学分制更符合我国教育国情。

笔记栏

（二）学年制

学年制（academic-year system）亦称学年学时制，它要求学生在规定的年限内，按预定顺序集中学完各门课程，并通过相应的课程考试和毕业考试，以此作为完成学业的标准。学年制对教学过程的控制相当严格，包括课程结构、教学时数、考核标准乃至教学方法和教学组织形式都有明确规定。

学年制的主要优点是整齐划一，便于管理，培养学生成本较低。我国高等教育在这种教学管理制度下，培养了大批的专门人才。一个班级一个年级，统一安排一张课程表，老师学生一目了然。同时，该模式便于开展集体活动，进行思想教育，管理比较简便。其不足之处是教学模式导致学生规格单一，不利于学科间的交叉和渗透，无法做到因材施教，不利于充分发挥学生的积极主动性和个人特长。

（刘彦慧）

第二节　教师管理

教师管理（teacher management）的目的是选拔并建设一支政治坚定、思想过硬、知识渊博、品德高尚、精于教书、勤于育人、数量适度、结构合理的教师队伍，创设宽松的环境，使他们自由、充分发展，最终培养出合格的人才。

一、教师管理的意义

党的十八大以来，教师工作的重要意义在重要场合被多次强调，党和国家始终把教师队伍建设作为最重要的基础性工程来抓。教师是为人类授业解惑的专业人员，教师管理历来是教育管理的一个重要领域，其意义主要体现在以下 3 个方面。

（一）教师管理是学校管理的重要组成部分

在学校教育过程中，教师要根据政府和学校的要求及学生身心发展的规律和特点，创造性地贯彻执行教育教学计划，有针对性地对学生进行教育和培养，从而为社会培育合格的公民。为了让教师准确理解国家的教育方针，正确认识学生身心发展的规律，保证教育教学工作的质量，政府和学校必须制订相关的教师管理制度和规范。也正因为如此，教师管理必然是学校组织运行的基本前提和学校管理的一个重要组成部分。

（二）教师管理有利于教师的成长和发展

现代教师管理不再局限于简单的人员管理，而是一个涵盖广泛的概念。它不仅涉及对教师的安排和监督，还包括如何通过多样化的培训和支持措施，为教师的职业发展提供良好的环境和条件。现代教育环境下，教师的成长成才不仅来源于自身日积月累的教学经验，也来自政府和学校为教师的专业成长所提供的各种客观条件。

（三）成功的教学改革有赖于合理的教师管理

教育教学符合一切事物发生发展的规律，也需要在不断地改进中前行，因此，教育改革是世界各国教育事业发展中的长久命题，它为各国的教育事业发展带来了勃勃生机。教学改革的成功需要多种条件来保障，其中教师的素质甚为关键。教师必须首先从认识上接受教学改革的理念和观点，而后才能发挥自身聪明才智，实践教学改革的各项措施。从这个意义上来说，教师是教育改革最终的也是最直接的贯彻者和执行者。

二、教师管理的理念与原则

当代高校教师具有较高文化层次、丰富的知识经验、独立的思想观点和强烈的主体意识，更

笔记栏

强调尊重、理解和信任。因此，教师管理应避免过度行政化，要尊重教师的个性和专业特长，注重以理服人，提升教师的积极性和工作效率。教师管理的特点体现在三方面：在刚性管理和柔性管理上，以柔性管理为主；在权力管理和参与管理上，以参与管理为主；在定量管理和定性管理上，以定性管理为主。当代教师管理可以参照以下理念和原则进行。

（一）树立"以人为本、鼓励参与"的管理理念

在高校教师管理中，必须牢固树立以人为中心的管理思想，做到对教师的管理方法的科学化、民主化、法制化；管理体制的合理化、规范化。因此，在管理过程中应该尊重教师的个人尊严与自我价值，了解教师的需求和意见，切实解决教师生活和工作中的困难与问题，为教师搭建施展才能的科研、教学和生活平台，提倡在保证完成课堂教学任务的前提下，多给教师一些自由支配的时间以及足够的活动空间，以便让教师去创造发挥。同时，不硬性规定教师的教育手段和教学方法，构建每个人都能得到主动发展的人文环境。

坚持以人为本的柔性管理，更符合高校教师的心理特征和劳动特点，能极大地调动教师的积极性。柔性管理的本质是一种以人为中心的管理，它是在尊重人格独立与个人尊严的前提下，在提高组织成员对组织的向心力、凝聚力和归属感的基础上，所实行的分权化管理。柔性管理强调以人为本，以发挥人的潜能、调动人的积极性为目标，在满足教师合理需要的基础上，大力倡导和发扬教师的敬业精神，激励其创造性，满足其事业追求的成就感、卓越感，充分发挥教师的主动意识、创造意识和参与意识。

（二）设立学术委员会

教授治校（faculty governance）是美国很多高校民主管理的一大传统。课程设置、教学、招生和教师的聘任或晋升等学术事务的管理，教师均有参与，就是要发动教师参与学校大事的讨论和决策，发扬民主，集思广益，并增加教师的认同感和责任感。这种民主治校、民主管理的方式不仅提高了教师在学校中的地位，也发挥了教师在学术管理中的优势，激发了教师参与院校管理的积极性。

国内高校的民主管理是由学校教授代表组成学术委员会，按照章程审议学科和专业设置、教学科研计划，评定教学科研成果等。由教师代表和职务委员组成的教学工作指导委员会，审议本校专业设置、教学计划方案，评定教学成果、教学质量，检查、指导教学管理和教学师资队伍建设等重要事项，对教育教学改革和人才培养工作提出咨询建议。教学工作指导委员会定期召开教学工作会议、教职工代表大会、教师座谈会等，向教师和职工通报和审议学校的财务、重大人事变革、重大管理举措以及学校发展计划等，广泛征求教师对课程计划、教学管理、教学改革等方面的意见和建议，受理教职工提出的各种提案，引导广大教师参与教学的过程管理，力争做到教学管理和教学决策的科学化、民主化、透明化。

（三）建立合理的奖惩制度

要想建立一支结构优化、精干高效、富有创造力的教师队伍，除了改变传统的用人观念之外，最重要的是打破"大锅饭""铁饭碗"的教师管理制度，建立严格的聘用和晋升制度、富有人性化的激励制度和平等的竞争制度，建立科学的激励机制，以此来加强对教师的管理和教师的自我管理，为教师提供一个合理竞争和发展的环境，并保证他们的学术自由。

三、教师管理的内容

教师管理是学校对教师教学及科研活动进行组织、协调和控制的过程。教师的管理是多方面的，一般认为，现代教师管理的基本内容应主要包括教师的任用、评价、培训以及激励。

（一）教师的任用

1. 教师的从业资格 一般而言，资格指的是人们从事某项活动应有的条件。职业的专门化程度越高，从业资格就越高，可替代性就越低。教师职业作为专门职业，对从业者的资格有多方

笔记栏

面的要求，包括思想品德、学术水平、学历学位、工作能力等。在我国，根据 1994 年开始施行的《中华人民共和国教师法》的规定，对教师资格的要求是"遵守宪法和法律，热爱教育事业，具有良好的思想品德，具备国家规定的学历或经国家资格考试合格，有教育教学能力，经认定合格的"。

2. 教师的聘任　不同于计划经济时期的统一调度和安排，现代学校的教师管理在一定程度上符合市场经济的基本规律。因此，只有通过对教师的供给和需求状况进行科学预测和分析，制订必要的政策和措施，才能确保学校在需要的时间和需要的岗位上获得需要的人才。

（1）发展规划：首先分析学校现有教师的年龄结构、性别比例、学历规格、专业情况、学科分布等状况；然后预测校内教师的流动情况，并在此基础上测算未来各学科人员的需求，有针对性地物色或培训人才；最后在前两者的基础上作出相应的人事决策，包括招聘计划、岗位调动、培训深造、薪金调整等，以保障教师资源的充分开发和有效管理。

（2）选聘程序：高校教师选聘程序大致如下：确定教师岗位，发布招聘信息，接收应聘材料；院系等基层单位根据预定的岗位任职标准进行初选；将通过初选的候选人代表作送审，校外同行专家匿名评审；请候选人到校面谈、试讲，当面考察；学院（学部）学术委员会对候选人进行集体评审，投票表决推荐；学校学术委员会对候选人进行集体评审决定取舍。从整个选聘程序来看，我国高校教师聘用制度已日益接近国际通行做法。

（3）聘任制度：2000 年 6 月，中共中央组织部、人事部、教育部联合下发《关于深化高等学校人事制度改革的实施意见》，明确要求破除职务终身制和人才单位所有制，在高校工作人员中全面推行聘任制度。2008 年 1 月《中华人民共和国劳动合同法》、2014 年 7 月的国务院《事业单位人事管理条例》分别出台并实施之后，高校有了更为具体的法律依据和规范，开始进入以劳动合同聘用制为基本特征的自主探索阶段。

知识链接

"全评价"框架

"全评价"框架由叶继元于 2010 年正式提出，是一种综合借鉴先进经验，融合内外部评价、量化与质性评价、同行与市场评价等指标在内的高校师资管理综合评价体系。该分析框架以"六大要素""三元评价"为核心内容。"六大要素"为评价主体、评价客体、评价目的、评价方法、评价标准及指标、评价制度共同构成，并可根据需要对六要素继续加以细分组合，互相作用和影响。"三元评价"是指围绕形式评价、内容评价和效用评价 3 个维度对评价客体进行全面综合评价。"全评价"是适用于各类高校和不同教师岗位，综合考量主客观评价、量化计量评价与市场响应评价的定性与定量相结合的有组织的学术评价体系。

来源：

何金旗. 高校教师分类管理"全评价"体系构建的度与策［J］. 江苏高教，2023（7）：72—78.

（二）教师的培训

教师的职前培训和职后培训是构成整个教师教育的两个基本组成部分。职前培训主要包括介绍学校规章制度、教学计划，培训从事教育教学活动的知识技能、技巧以及职前心理辅导等内容。职后培训主要包括专业技能培训、管理能力培训、软技能培训、职业发展规划、教育研究与学术交流。职前培训对于帮助新教师快速融入集体，掌握工作节奏和方法具有非常重要的作用；职后培训有利于提升员工的工作能力、发展潜力和职业素养。

各国对教师培训的形式、内容、途径进行了广泛探索，在实践中创立了知识本位培训和能力本位培训两大类教师培训模式。随着现代信息技术的发展，远程教育手段的介入，教师培训的灵活性、便捷性和可及性增强，有利于适应不同规模的组织需求。2022年，教育部办公厅关于印发《国家智慧教育公共服务平台接入管理规范（试行）》的通知，促进教育高质量发展，加快推进教育数字化转型，为个性化学习、终身学习、扩大优质教育资源覆盖面和教育现代化提供有效支撑。这一举措为教师提供了更广阔的学习平台和更丰富的培训资源，有助于提升他们的专业水平和教学质量，从而为教育事业的不断发展注入新的活力。

（三）教师的激励

高校教师是专业型的学术人员，合理运用激励手段，满足教师需求，可以极大地调动教师工作的积极性和创造力，并以此为指向，形成良性循环。

1. 动力激发的途径 人的积极性源自需要，每个教师都会有不同层次的需求，因而激励因素可以分内、外两种途径对教师产生作用。内部激励因素主要作用于教师对个人事业的热爱，体会到的责任感、尊重感和自我实现的价值上；外部激励因素有很多，通常包括工作待遇、工作条件、晋升的希望等，这些因素的改善也能提升教师的工作热情。因此，在教师工作动力的激发中应当两者兼顾，侧重于内部激励路径的运用。

2. 教师激励的策略 理论研究者和实际工作者都对教师激励的策略进行了大量的研究，在此主要讨论工作激励、薪酬奖励和情感激励3个方面。

（1）工作激励：只有当教师发现了自己工作的内在尊严和快乐时，他的工作动力才会是强大而持久的。因此，我们的工作重点首先要引导教师认识自身工作深层的、巨大的社会价值；其次提供有助于专业成长的各类培训，给年轻教师定目标、压担子，用富有挑战性的工作为他们锻炼成长提供机会；同时，领导应以"多施雨露，少降风霜"为原则，对教师在工作中的点滴进步予以肯定，引导教师关注自我成长。

（2）薪酬奖励：根据双因素理论，薪酬体系中的基本工资、基本福利属于"保健因素"，而岗位津贴、业绩津贴则属于"激励因素"。要让教师认识到，自己的努力能够获得良好的绩效评估成绩，而这种成绩又能带来自己所珍视的奖酬。中共中央、国务院及人社部在《中共中央 国务院关于深化体制机制改革加快实施创新驱动发展战略的若干意见》《关于深化人才发展体制机制改革的意见》及《关于支持和鼓励事业单位专业技术人员创新创业的指导意见》等文件中提出明确要求，积极支持和鼓励高等院校教师创新创业，并按规定获取合理报酬。

（3）情感激励：管理的最高层次要主动听取教师的意见和建议，让教师参与学校管理，融入学校发展的洪流，这是一种情感激励；评选先进、公布表彰、给予荣誉，也是一种情感激励。它的实质就是对人的信任、尊重和关心，体现了人文主义的情怀。

（四）教师的评价

教师评价是指依据一定的标准对教师的工作状态和工作成就做出判断和评定的过程。评价的结果一方面可以了解教师工作能力，促进教师工作的改进与提高，另一方面可以作为人员晋升、岗位调整等的依据。

1. 评价内容 教师评价内容通常包括4个方面：一是师德状况，主要评估教师的政治思想素质和职业道德水平，关注教师在课堂上的思想言论与教师角色和岗位职责是否吻合；二是能力状况，主要评估教师的学术水平和工作能力，包括获取和运用知识的能力，分析和解决问题的能力等；三是工作行为态度，主要评估教师的工作态度和敬业精神，包括责任感、主动性、协作性、积极性，以及对规章制度的执行情况；四是教学任务完成情况，教学方面主要是观察教学内容、教学方法、教学效果等指标，科研方面主要关注教师承担的科研项目、发表的论文论著、获得的奖项或成果推广情况等。

2. 评价原则

（1）客观公正：这是考核教师的首要原则。一般说来，学校应具有经过民主集中程序制订的

笔记栏

考核方法和标准，并事先公开；考核要做到以事实为依据，避免主观臆断和个人偏见；考核的结果要予以公示，允许质疑和申诉；必要时可成立考核监督机制。

（2）全面考核：教师工作中有三对关系值得注意：即显性工作与隐性工作的关系，定量评价与定性评价的关系，结果评价与过程评价的关系。教师工作除了反映在学生的成绩上，还体现在教书育人的过程中，比如对学生思想的引导、课堂教学的设计等，都是难以用数量来计算和衡量的，在考核过程中应尤其注意。

（3）注重实效：教师工作的成效具有滞后性，很多学生参加工作之后才会开始感怀老师的教诲，因此，在教师的评定上也不能因为短时间内的成绩不佳而否定个人，更应该结合其他方式进行评定，并鼓励中青年教师大胆改革，逐年提高、不断改进。

3. 评价方式　对教师的考核应采取平时考核与定期考核相结合，个人总结、群众评议与领导鉴定相结合的办法。

平时考核主要指通过正常教育教学活动中的指导、监督、检查来进行，包括课堂观察（如教学组织、师生互动、教学效果等）、对教师的教案和学生成绩的抽查等。在平时考核的基础上，每学期或学年对教师政治思想、文化业务及本职工作的完成情况进行一次小结。在单位内部，教师各自进行述职报告，开展同事之间的相互评议。在此基础上，由各级绩效考评委员会进行集体讨论，给出考评结论，装入教师业务考核档案。除此之外，还可以组织学生对教师进行评估以作参考。当然，最好的教师评价是将各类评估者的意见综合起来。

四、教师管理的方法

（一）思想上充分尊重，严格要求

在管理过程中要对教师表示充分的理解和信任，鼓励他们发挥自主创新性。同时要注意，政治思想水平不能代替师德水平，师德水平能较集中地反映教师的政治思想、教育思想和职业道德修养。对个别教师出现的言行不符合教师风范、贪图物质享受、工作上得过且过等现象，必须予以耐心地纠正和教育，有了进步要及时肯定和鼓励。当教师有入党入团愿望时，要热情关心，及时向党团组织反映情况。

（二）工作上大胆依靠，积极支持

首先通过翻看档案资料、在教学实践中观察等方式，充分了解教师工作态度、专业基础、业务能力等各个方面的情况。在服从国家规定的教学计划需要和学校实际工作需要的前提下，根据教师评估的结果，恰当分配工作，尽量做到专业对口、人尽其才，充分发挥教师的专长。根据护理教学实践性强的特点，许多大学实行"双师型"人才的培养，提高护理教师的整体水平。

（三）生活上热情关心，合理满足

教师作为普通的个体而言，也有各种各样的需求。从教师群体内部不同年龄阶段进行考察，领导要经常了解教师的需要，分析研究这些需要产生的原因，在合理范围内尽量满足教职工合理的要求，改善教师的生活及工作条件，减少教师的后顾之忧，以便更加轻松地投入教书育人的工作中去。

高校的教学是通过教师来实施的，所以对教师的管理是教学管理中的关键环节，通过教师的管理过程，调动教师的教学积极性，让他们能自觉地、创造性地完成各项教学工作，提高高校的教学质量。

五、"双师型"管理

全面开展的大学扩招政策背景在给予更多学子求学机会的同时，也愈发凸显了护理学专业教师数量的缺乏及教学实践能力的薄弱。"双师型"教师（dual-qualified teacher）的产生为解决护理院校教师资源问题提供了最佳答案。在理论教学方面,"双师型"护理教师较院校护理教师具备更多临床经验,他们能够将临床案例资料融入日常理论学习中,充实课堂内容的同时能够帮助学生灵活运用所学知识,并牢固记忆相关知识点;在技能操作方面,他们娴熟的操作技术更宜作为学生学习的典范。此外,他们能够以日常工作中出现的错误操作为警示,帮助学生规避易错技术。然而,尽管临床经验丰富的教师教学优势显著,但由于他们欠缺教学技巧,因此护理教学质量仍得不到保证。因此,院校教学管理相关部门应加大力度以促进"双师型"教师教学质量的提升。

"双师型"护理教师不仅具有丰富的临床护理经验,还在临床教学中获得了护理带教经验,能够给予实习期间的学生各种指导和帮助,因此,临床护理教师是院校护理教学的最佳人选。但是,临床护理任务繁重,教师没有足够的时间进行教学备课,更没有足够精力同时承担任务同样艰巨的院校教学工作;另一方面,临床护理教师接受教学培训机会较少,缺乏基础教育理论知识与教学技能,在很大程度上削减了他们教学的热情和信心。

1."双师型"教师的教学管理　各护理院校应做好兼职教师两边工作任务的协调,动态掌握兼职授课时间与教师在单位的护理工作情况,做好沟通工作,使教学工作得以顺利开展。相应的课程应指定专门责任人负责兼职教师的责任管理,使用抽查作业、问卷调查、督导听课及开展座谈会等方法来全面掌握课程教学活动的开展情况及教学效果。

兼职教师身兼两职,授课结束后在院校停留的时间有限,故院校方面对教师的教学质量无法进行全面监督和管理,对教学效果缺乏评估与反思,收集教学反馈不及时,因此,对护理学专业师资队伍的管理亟待提高。院校相关教学管理部门应为兼职教师制订适应个人特质的培养方案,建立长期、有效的培养目标,不断完善奖惩措施与绩效分配,建立相关配套政策,以期全面建设护理学专业师资团队。

2."双师型"教师的认定　"双师型"护理教师的权威认证机构应为各护理院校及人事处,采用个人申请、单位推荐及专家评价的方法进行专业认证,年限为3~5年。各护理院校根据自身实际来制订教师遴选要求,确定适应院系发展的"双师型"护理教师资格认证标准。

护理教师首先是一名护理实践者,因此,护士执业资格证是"双师型"护理教师必须具备的首要条件。兼职教师在教学过程中能够将工作中收集到的案例资料与相应知识点相融合,将理论运用于实践的事例展示在学生面前,丰富了课堂教学内容,充实了抽象单调的理论学习;同时,结合临床带教与课堂教学的优势,将病例分析、小组讨论、角色扮演等教学方法充分运用于院校护理教学中,优化了教学方法,激发了学生的学习兴趣,提高了理论学习的效率。

3."双师型"教师的聘任　所有具备"双师型"资格的兼职教师需进入兼职教师资源库。资源库的建设将根据院校自身专职教师团队的需求、护理学专业学生实习基地分布及相应的临床师资能力与护理教学任务的情况全面展开。

4."双师型"教师的教学培训　针对兼职教师经验丰富却缺乏归纳能力的薄弱环节,对他们进行系统的知识培训,帮助教师积累、归纳及充分利用实践经验,在课堂教学中将临床实际案例与理论知识相融合,促进护理教学质量的提升。

系统的知识培训能够为兼职教师提供教育学、教育心理学及其他相关教学方面的知识与实践经验,弥补教师在教学能力方面的不足。培训形式应与内容相适应;理论讲授可通过系列讲座实现,主题涉及护理教育学、护理心理学或护理科研知识等;教学实战可通过教学观摩展开,以教师教学能力培养为主要任务并辅以试讲及理论测验等应试形式来进行后效考核。此外,培训工作应在教学设计、教案书写、课件制作、教学效果及教学评价方面对兼职教师进行全程指导,安排新进教师全程随堂听课,协助教师尽快适应新角色,在护理教育中充分发挥"双师型"临床护理教师的优势。

5."双师型"教师的考核与评价　建立"双师型"护理教师评价体系,对兼职教师进行定期

笔记栏

考核评价。德、勤、能、绩能体现教师综合素质，而教学能力、专业技能和实践指导能力则构成双师素质的基本内涵。目前，对兼职教师的考核主要包括专业态度、临床护理水平、护理教学能力、护理科研、人际关系5个方面。临床护理水平应为"双师型"教师的考核重点，教师需要具备娴熟的操作技术，并且在参加或主持护理会诊及护理查房（包括业务查房和教学查房）时，能及时发现临床护理存在的问题。在个案分析中思考问题解决方案，不断积累临床工作经验，为课堂教学提供丰富的学习素材。良好的专业态度是建立护患关系的基础，教师对护理学专业的正向认识与理解也有益于学生职业认同感的形成，引导学生在学习中建立专业自信，为更好地从事护理工作做好准备。

护理科研是"双师型"教师考核体系中必不可少的关键指标。目前，临床护理教师的护理科研能力存在严重不足，因此，在系统培训过程中应将此作为重点，有针对性地帮助教师提高科研能力。同时，研究能力也应作为教师职业发展中不断学习精进的部分，在教学中向学生传递护理前沿资讯，利用先进的护理理念及经验完善临床护理工作，更新学生护理学专业知识，帮助学生在专业学习的道路上与时俱进、不断创新。

六、新时期教师管理制度改革

教师分类管理（classification management）正成为高等教育的必然趋势。立足于教师的自我需求和个人发展，设计和实施科学合理的分类管理和评价体系，有助于最大限度地调动教师的工作积极性，提高教育科研水平，从而助力教师实现个性化职业发展。2021年2月，教育部印发了《普通高等学校本科教育教学审核评估实施方案（2021—2025年）》。该方案强调将教师分级分类管理作为评估的一个重要指标，以此为契机，推进普通本科高校人力资源管理制度的深度改革。在教育部2022年的工作部署中，强调了破除身份壁垒，鼓励各高等院校在其独有的优势领域和方向上打造一流的教育机构。为了实现这一目标，提出了通过分类建设和特色发展来革新教师岗位和管理评价机制的新策略。在新的"双一流"建设阶段，推行教师分类管理和差异化评价，将成为提升高等教育质量的关键步骤。

目前仍存在教师聘用制度不完善，教师分类管理制度不健全，分类管理制度与学校、学科及岗位之间的关联性不足，我国正积极推进教师分类管理制度的试点工作，以期建立起一套适应新时代教育需求的教师管理体系。这一改革旨在打破传统的人事管理模式，为教师提供更多的职业发展空间和机会。

（陈红涛）

第三节　学生管理

学生管理（students management）是一种艺术，也是一门科学。要想充分激发每一位学生的聪明才智，创设一个既轻松自由又不失纪律的环境是十分重要的。学校的学生管理机制是否完善，学生管理方式是否有效，管理方法是否恰当，都将影响到学生的发展和学校办学水平的提高。因此，本节将从学生管理的意义、特点、内容和方法等方面展开探讨。

一、学生管理的意义

学生管理有广义与狭义之分，广义的学生管理除了包括学生的校内学习和活动的管理，还包括学生的校外学习和活动的管理；狭义的学生管理是学校内部的学生管理，主要指学校对学生在校期间学习、生活、活动所进行的管理，也是本章主要讨论的内容。没有科学的学生管理就没有学生的全面、协调发展，也没有学校管理水平、办学质量的全面提高。具体来说，学生管理的地

位与作用体现在以下几方面:

(一)学生管理是学校管理工作的重要组成部分

"没有学生就没有学校"。学生的素质和发展水平是学校办学水平中最重要的衡量标准,而学生管理是学生素质提高和学生发展的保障。因此,只有学生管理工作的有效开展,才能保障学校各方面的正常运转,保障学校办学水平的提高。

(二)学生管理是学生成长的必要保障

当代学生视野开阔、自主性强、思维活跃,具有较强的自主意识与务实精神,但同时也存在盲目自信、社会经验不足、心理耐挫力不强等问题。在即将踏入社会之际,若对这些问题放任自流,不加修正,必然会对学生未来的发展产生影响。学生管理工作正是针对学生这些问题来展开,其任务也正是提高学生思想道德素质、科学文化素质、身心素质以及创新能力。

(三)学生管理有利于先进理念与实践应用相结合

多种先进的管理理念,如学生的自主管理、新型师生关系建设等,既来源于学生管理的实践,又有待于在进一步运用的过程中改进和完善。可以说,学生管理本身就是一项教学相长的实践活动。

二、学生管理的特点

在长期的教学管理实践中,学校校长和教师一直关注学生管理问题。然而,由于观念的固化,学生管理常被单纯理解为管理学生,导致学校殚精竭虑设定管理目标,教师规范学生行为,但很多学生并不领情,甚至与学校对立。因此,如何充分把握当代教育背景下学生管理的特点值得深入探讨。

(一)采取适宜的管理方式

入学的第一年,学生通常处于"被动学习"模式。因此,这一时期的管理策略应侧重于他人管理,即以学生管理制度为依据,对学生的学习方式和生活给予一定的指引,通过讲座、小组讨论、班会等形式,帮助他们尽快融入校园生活,了解并遵守学校规定。

当学生进入到第二、三学年的学习阶段,自我概念已基本完善,对于自身学习和生活的管理也形成了一定的规律。此时的管理策略应从自我管理与他人管理相结合,调整为依据学生个人特点的自我管理为主、学校管理为辅;管理内容应转向培养他们的自主学习能力,鼓励他们参与学术研究和实践活动,提高他们的综合素质。

到了高年级,学生已经具备较强的自我管理和学习能力,开始进入毕业临床实习,包括临床科室轮转、毕业实习讲座和毕业论文开题、中期检查、答辩以及就业准备等。此时的管理内容应着重巩固和加深理论知识,培养学生临床研究的能力,以职业规划和就业指导为重点,帮助他们明确职业目标,提升相关技能和实践经验。

(二)强调实践导向型管理

护理学专业的课程设置往往包含大量的实验和实践环节。因此,管理者在组织教学活动时,应注重理论与实践的紧密结合,让学生在学习理论知识的同时,能够获得实际操作经验。

1. 临床护理理论课程学习阶段　采取床边教学、案例讨论等临床见习活动,深化学生对疾病的感性认识,初步培养学生的护理学专业实践能力。

2. 临床技能实训阶段　如基础护理技能实训、急救护理技能实训、中医护理技能实训以及护理综合技能实训等实验课程,为强化和规范训练学生护理技能和科研思维及进入临床实习教学奠定基础。

3. 毕业临床实习阶段　护理学专业学生从学校教育过渡到临床工作,是理论联系实际的重要环节。在此阶段,学生将在医院的不同科室轮转,全面了解临床环境,积累实际工作经验,提高临床操作技能和服务意识,逐渐成长为具备丰富临床经验和扎实专业素养的护理人才。

笔记栏

（三）注重以人为本的全面管理

现代医学模式强调人是生理、心理、社会的统一体。因此，对于从事或即将从事护理工作的护理人员，不能从单一角度来看待和管理；对待学生在校期间出现的问题也不能一概而论，而是应该进行总体的评估和处理。这就要求辅导员或导师及时了解学生的综合情况，遇到问题时，采取因人而异、因事而异的解决方式。

除上述共性特点外，护理学专业的学生管理还具有其他特点和要求，如：女生比例较大，因此，加强安全防范教育、落实安全措施必不可少；学历层次分布广，护理人才的培育从中专生到博士研究生，跨度很大，针对不同层次的学生，应该制订不同的管理策略，层次越高，自主管理的比例应该越大。

三、学生管理的内容

学生管理涵盖的内容很广，以下按照学生学业管理、学生生活管理和学生心理健康管理进行阐述。

（一）学生学业管理

学生学业管理是指对学生从入学到毕业全过程的学习成绩、课程选择、学术诚信、学习进度、考试安排和学习辅导等方面的综合管理。它涵盖了教务管理、学工管理、图书馆服务、实验室使用等多个方面，旨在确保学生能够在规定的时间内顺利完成学业，掌握必要的知识和技能，并为未来的职业生涯做好准备。学生学业管理主要包括以下 3 个方面：

1. **学生入学、学籍、档案管理等教务行政工作**　我国对学生实行学籍管理制度，各类学生须经过一定的程序取得学校的学籍。学籍管理是学校对学生在校期间学历的管理，内容涉及学生德、智、体、美、劳各方面，包括学业成绩、留级、升级、肄业、结业、毕业的管理；专业及学籍转移、休学、复学、退学事宜的处理；品德鉴定、奖励惩处的实施办理等。学籍管理涵盖了学生的整个学习过程，从学生的入学考试，在校期间的学习，到毕业离校都是学生学籍管理的内容，它贯穿了学生从入学到离校的整个过程。

2. **对学生学习的方式方法、学习思想和态度等方面的管理工作**　在学习、思想和就业上为学生提供个性化的指导和帮助，有助于全面提升学习能力和综合素质。目前就业指导和规划教育有职业生涯规划课程、模拟面试、实习实训等多种组织形式，帮助学生明确自己的职业目标和发展方向，提升他们的就业竞争力和适应能力。但由于人力资源的限制，教育密度的不足，部分开展职业规划教育的高校效果不显著。虽然护理学专业的毕业生就业相对容易，但是大部分学生对于未来的职业缺乏明确的规划，学校应加强这方面的教育，尽量多提供就业和培训信息。

3. **具体学习事务的管理**　课堂学习是学生学习的主要活动，对学生学业方法和态度的管理必须从课堂抓起，具体包括：加强课堂常规管理，严肃课堂纪律，抓好考勤；对学生学习的各个环节给予指导和帮助，教给学生好的学习方法，帮助学生养成课前预习、课后复习的习惯；营造良好的课堂学习环境，完善课堂学习设备；营造良好的课堂学习氛围，引导学生主动思考、敢于发言等。

（二）学生生活管理

学生生活管理的目的就是要使学生养成良好的生活行为习惯和习得必要的生活技能。许多学生应该是第一次离家在外，缺乏独立生活的基本技能，而这些技能要通过实际锻炼才能获得。学校可以开展生活常识讲座及丰富多彩的课外活动，如烹饪比赛、寝室文明评比大赛，让学生在活动过程中增长必要的生活知识，锻炼独立生活的能力，提高生活技能。

生活管理就是要从日常生活规章制度抓起。通过规章制度的执行，使学生养成自我约束的自觉性。学生宿舍守则、食堂守则、图书馆守则等，都是重要的生活规章制度，有助于学生养成良好的生活习惯。宿舍是对学生进行教育的第二阵地，通过管理在宿舍日常生活中的行为习惯，如按时作息、讲究卫生等，有助于学生形成健康的生活习惯。在宿舍管理过程中可以通过评比文明宿舍，树立学生学习的榜样，使学生形成争当优秀、互相监督的氛围，激发学生自觉遵守行为规范的积极性。另一方面，对不遵守日常生活规章制度的学生，需进行必要的惩罚，以达到警示作用。对有不良生活习惯的学生要让其明确问题的危害性，并帮助他们克服、纠正。

生活管理还应引导学生树立正确的生活观，热爱生活。学生在校生活的过程也是不断社会化的过程，这个时期所确立的价值观、人生观会对学生今后的人生产生重要影响，所以学生生活管理也肩负着让学生学会做人，学会构建和谐人际关系的任务。为了促进学生之间的情感交流，体会到人与人之间的温暖，可以通过开展多种形式的活动，如体育活动、郊游活动等，在学生中形成互相帮助的氛围，体会生活的美好。学校在管理过程中对生活上有困难的学生，要采取一定的措施给予物质上的帮助和精神上的关心，包括发放助学贷款或奖学金、提供勤工俭学的岗位等，帮助他们克服自卑心理，融入集体，从而热爱集体、热爱生活、关心他人、乐于助人。

（三）学生心理健康管理

据《2023年度中国精神心理健康》蓝皮书报告显示，我国大学生群体心理健康问题日益突出，不容忽视。

随着社会的急剧变化，社会竞争压力变大，学生面临的压力也逐渐增大。具体而言，学生的心理问题主要来自以下几方面：①学业压力，学生由于学业上的挫折而产生焦虑、自卑心理，甚至有轻生的念头。②生活压力，对新环境的不适应、人际交往困难、家庭贫困等问题容易导致心理问题的产生。③前程压力，即将毕业的学生在找工作过程中碰壁，或一时找不到合适的工作。④情感上的问题，如情绪低落、压抑、失恋等。其中，大三学生的压力最大，而前程与学业压力则是大学生主要的心理危机源。学生心理问题如果不加重视，可能会酿成不堪设想的后果，因此，学生管理者必须加强对学生心理的管理。

对学生的心理管理可以有多种形式和方法。从服务对象来说，可以分为个体辅导和团体辅导。前者更具有针对性，包括辅导员谈话、心理咨询、心理指引，预防心理问题的发生；同时可开设相关选修课程，帮助学生认识和发掘自身能量，更加乐观和全面地看待发生的人和事。

学生的学业管理、生活管理以及心理健康管理三方面是学生管理工作的主要内容，只有把学生管理这三方面工作做好了，使之互相配合、互相协调，才能利于学生的成长。面向新时代，信息智能技术的应用为学生管理赋能，使教育教学迈上了新的台阶。随着各种容载量大、交互性强的信息化管理平台的完善，逐层推进智慧学习平台、智慧宿舍、智慧学工、智慧校园建设，深入渗透学业辅导、思想教育、生涯指导、心理咨询、事务管理、文化建设等方方面面，形成责任链、数据链、舆情链交织互融的局面，打造可持续智能管理。

四、学生管理的方法

学生管理可有多种方法，如思想道德教育，从学生的思想入手进行管理；制度管理方法，即运用规章制度进行管理；自我管理方法，即通过一定的手段激发学生的主动性，实现学生自主管理；同时还应注意提升学生管理人员的素质，积极倡导新型师生关系，为学生管理注入新的生机。

（一）思想道德教育

1. 意义 行为的转变必然以思想的转变为先导，要想在学生管理工作中取得实效，首先要抓的一环就是学生的思想教育，具体说来是学生的德育工作。

笔记栏

在当代市场经济体制的冲击下，西方文化的渗入必然会对学生的思想产生一定的影响。学生在就业方面遇到了前所未有的挑战，在校的学生也出现了对未来和前途的无助和渺茫。在此背景下，首先要用马克思主义哲学观武装头脑，积极开展以爱国主义为核心的民族精神教育。在奋斗不息的历史岁月中，中华民族形成了团结统一、爱好和平、勤劳勇敢、自强不息的伟大民族精神，具体体现在脱贫攻坚精神、抗疫精神、北京冬奥精神等。要结合社会上涌现出的道德楷模和具体事例，树立榜样的引导激励作用，对学生的人生观、价值观进行再教育。同时，指导学生客观认识和正确评价当前形势，放眼未来，做到厚积薄发。要让学生意识到他们的历史使命与责任，每一个人都承载着父母的期望，都要力争成为中华民族振兴的脊梁。

2. 途径　教育部 2005 年颁布的《高等学校学生行为准则》中就涵盖了对学生道德方面的要求。各学校可结合现有资源和自身特点，制订学生思想道德教育的目标和切实可行的措施，保障德育工作的有效开展。从具体形式来看，可定期举办人文素质大讲堂活动，邀请名师前来讲座；可播放经过筛选的电影或纪录片；可针对社会热点问题举办辩论赛；也可对典型模范的事迹进行学习讨论。方法不拘，只要能够达到德育工作的目的均可采用。

（二）制度管理

1. 学生管理制度的类型　学生管理制度涉及学生学习、生活的方方面面，按层次的不同可分为：①国家制订的管理制度，如《普通高等学校学生管理规定》《高等学校学生行为准则》。②学校制订的管理制度，如校规、宿舍管理制度、学习制度、值日制度等。③学生自己制订的制度，如学生会部门职责、班级公约等。

2. 学生管理制度的作用　规章制度对学生良好的学习、生活、行为习惯的养成都有着重要的作用。具体体现在以下几个方面：

（1）保证正常的学生管理秩序：任何组织都要有一定的制度来统一组织成员的认识与行动，保证组织的正常运转。学生管理制度，可以使学生管理工作做到有章可循、有规可循，为学生营造良好的生活、学习、工作秩序，保证管理工作的高效性。

（2）有利于学生养成良好的学习与生活习惯：学生在一定程度上仍然缺乏自律性，没有制度的学生管理等同于放任自流，因此，真正的管理必须通过一定的规章制度和纪律措施，对被管理者施加影响。学生在纪律的要求下，久而久之，就会内化为自身的行为习惯。

（3）有利于形成良好的校风学风：校园文化虽然是一所学校的软实力，但是它的建立和发展却需要刚性的政策予以辅助。对学生行为的约束，实际上就是使学生在潜移默化中受到教育，在良好的育人环境中进行学习和生活，其最终结果又反映在学校的学风和校风上。

3. 落实学生管理制度需要注意的问题　学生管理制度建设的根本问题正是施行。正确执行学生管理制度，需要从以下几方面入手：

（1）进行必要的宣传：要执行制度，首先必须让制度的对象——学生了解制度的内容。学校可以组织学生集体学习，也可举办知识竞赛等活动，增进学生的认识。

（2）灵活运用：在执行制度时，必须做到有法必依，不以教师的个人主观意识为转移，才能体现出规章制度的严肃性与约束力。同时，对学生所犯的错误，本着"教育从严、处理从宽"的原则来处理，遇到具体问题时要查明缘由，根据实际情况做到宽严适度、惩治恰当。

（3）自觉行动与检查监督相结合：成功的制度执行应使规章制度内化为学生的行为习惯，成为学生的一种自觉行为；当学生的自觉性尚不稳定的情况下，还必须进行必要的检查督促。对于学历层次高的学生，检查督促的次数可以适当减少。

（三）自主管理

1. 概念　教育的目的不仅是造就一代牢固掌握现代科学文化知识的新人，而且还要重视培养学生的情感、意志、信念、兴趣、性格等非智力因素，即塑造学生的主体人格。当代学生对于自己的学校、家庭以至社会，由以往的或服从或逆反，逐渐变得自强自立和积极热情，希望得到别人的尊重，有着强烈的参与意识，渴望成为生存环境的主人，有着更多的自主意识。

自主式管理是学生在老师的指导下，根据院校的有关规章制度，自己设计、组织、协调和开展各种日常的校园活动，以达到自我约束、自我管理、自我提高、自我培养的目的。这种管理方法更易于发挥学生的主观能动性，提高他们的创造性思维能力，缩小师生之间的距离，消除抵触情绪，更富有民主性和开放性的特点。这种管理不同于放任自流，不加约束。高校学生工作者应看到大学生的潜在价值和心理需要，为他们提供广阔的空间，搭建更多的舞台，让学生们尽情发挥。

在自主管理过程中，学生工作者应注意运用科学的原理、方法，通过对相关信息的研究，对学生的生理、心理、学习、发展、择业等问题给予直接或间接的指导和帮助，确保学生自主管理的顺利实施。

2. 自主管理的主要实现途径

（1）班级的学生管理：班级是学生管理的最基本单位，也是学生实现自我教育、自我管理的场所。良好的班集体不仅能为学生提供良好的学习环境，还有利于学生锻炼能力，提高社会适应性。学校的大部分活动都是以班级为单位开展的，对班级的建设是学生管理机构建设的重要内容。

班集体具有组织协调、约束和沟通功能。一个优秀的班集体一旦有了共同的理想与工作目标，就会形成强大的凝聚力，把全体成员维系在一起，使大家充分发挥个体的主观能动性与积极性，为了共同的目标而奋斗。其次，良好的班集体所制订的规章制度、所形成的良好氛围都会对学生起约束作用，使学生朝着积极的方向发展。最后，班集体对外能够加强与学校其他部门的联系，做到上下贯通、左右沟通，更好地为学生服务。

（2）学生会的学生自我管理：学生会是学生自我教育、自我管理、自我服务的群众组织。我国中等学校和高等学校都建立了学生会，凡在校学生皆是学生会管理和服务的成员。校学生会的主要职能包括配合学校的学生教育，组织各种文体和社会活动，关心同学的学习和生活等。在校学生可以通过学生会举办的活动受到教育、得到锻炼；也可以通过参与学生会的组织，行使自身的权利。有些情况下，学生会甚至可以解决许多仅依靠老师解决不了或不好解决的问题，这正是学生自我管理的优越性。

在管理上，学校党委和团委应对学生会的组织建设给予指导与帮助，重视学生会在学生管理工作中的地位，使之成为反映学生意见、维护学生权益、实现学生自我管理并增长才干的学生管理组织。

（四）提高管理人员素质，构建新型师生关系

做好学生管理工作的第一步就要从学生管理工作者自身的建设抓起。作为高校的学生工作者，教师应当从自身的思想认识和知识技能上进一步提高和完善自己。师生关系是一个由多层面关系构成的关系体系，传统的师生关系过于强调尊师重道，学生是被灌输的对象，没有自主权。因此，一种新的师生关系亟须建立，比如有些高校实行的"本科生导师制"，教师真正实施了传道、授业、解惑的职能，使得学生在教师的引导下积极地参与教学活动，能够感受到存在的价值以及心灵成长的愉悦，具体来说可以从以下几个方面加以尝试：

1. 转变教师角色　传统意义上的师生关系是不对等的，有"遵从"的意味，要构建新型的师生关系，必须首先转变教师的思想和角色。教师更多的应该作为"指路者""启发者""指导者"，帮助学生发现问题、解决问题。

2. 理解和尊重学生　首先，教师要站在学生的立场，以学生的眼睛来观察，以学生的心灵来感受，设身处地为学生着想，并时刻提醒自己，每个学生都是独一无二的个体，有着不可剥夺的利益和主体尊严，都是需要尊重的对象。教师在管理过程中务必要尊重学生的人格和感情，同时做到公平公正，一碗水端平，一视同仁，方可赢得所有学生的支持与信赖。

笔记栏

3. 提高自我修养　学生管理者必须不断提高文化素质，具备基本的国家政策、法律知识，熟悉教育学、心理学、社会学等方面的知识，并注重知识的更新。此外，教师要以自己崇高的理想、科学的世界观和人生观、渊博的知识、多方面的爱好与兴趣等来吸引学生；应经常进行自我反思，克服个人的偏见和思维定式，构建和谐的师生关系。

学生管理工作的复杂多样，决定了学生管理方法也必须多样化，各院校应根据实际情况灵活运用，采取不同的管理原则和方法，确保学生管理工作有效进行。部分高校实行"本科生导师制"，注重对学生全方位的管理，是比较好的学生管理模式。

（陈红涛）

第四节　临床教学基地管理

临床教学基地是护理院校实践育人的重要组成部分，承担着理论教学、临床见习、临床实习等重要教学工作，是护理院校培养学生临床实践能力、创新精神和提升综合素质的重要教学场所，在护理学专业人才培养过程中具有不可替代的重要作用。国务院学位委员会 2020 年发布的学位授权审核申请基本条件，护理学一级学科硕士学位授权点和护理硕士专业学位授权点申请基本条件中对实践教学基地提出了明确要求，要至少有一所三级甲等综合医院作为稳定的实践教学基地，其中护理学一级学科硕士学位授权点申请基本条件还要求签约社区卫生服务中心不少于 2 所。可见，加强临床教学基地建设和管理，已成为国家护理教育改革发展的一项重要举措。

一、临床教学基地的设立

由于高等护理教育常常伴随实践教学，因此教学基地也逐渐纳入教学管理的范围中。一方面，高等院校与教学基地首先需要达成一致，签订协议。在这个过程中，需要高等院校或第三方机构对教学基地的教学资质、硬件水平进行评估。另一方面，学生在教学基地的实习过程中，院校也在其中起到监督以及检查的作用。例如进行中期检查，进行实习结果考核验收等。这也在一定程度上督促了教学基地的教学管理。

教学基地的教学管理主要有学生管理及教师管理两个方面。学生管理包括学生的见习和实习大纲与计划、各个科室带教任务、实习考评、实习心得、实习考勤等方面，以保证学生能够按照实习大纲要求进行相应的专科学习。教师管理主要包括教师带教资质、带教水平和态度、带教内容等方面的管理，是学生临床教学质量的重要保证。教学基地的教学管理跨越各个科室，因此具有复杂性和系统性强的特点。而教学基地除了教学外，也是提供医疗与预防保健的场所，因此，在教学管理上投入的人力和物力往往没有院校教务管理的系统化及专业程度好，主要由科教科或相关分管教学人员负责。

（一）护理实践教学基地的建立

为了不断提高护理教学质量，进一步加强实践基地与护理院校的教学协作关系，培养合格的护理人才，经双方友好协商，本着优势互补、互惠互利、教学护理相长的原则，订立合作协议。实践教学基地主要是学校与相关具有教学资质的医院经过协商共同建立的。同时，护理院校也可以根据学科的性质、特色，有目的地选择满足学院教学实践条件的单位，通过向学校提出申请，建设护理特有的实践基地。例如：医学院校的实践基地大多是能够提供临床教学条件的综合或专科医院，但近年来由于社区护理、老年护理的发展，护理院校也可以向学校提出申请，与相关社区卫生服务中心、养老机构，以及其他卫生保健机构联系达成协议，以建立相关的社区护理实践基地、老年护理实践中心等。

1. 实践教学基地的类型 临床教学基地按与学校的关系及所承担的义务，基本上可以分为附属医院（含非直属附属医院）、教学医院与实习医院三种。其中直属关系的附属医院隶属于相应的高等医学院校，承担任务包括学生临床理论教学、见习、实习以及毕业实习；非直属附属医院原隶属关系不变，但与某一特定高等医学院校建立稳定教学协作关系，并承担学生的临床理论教学、见习、实习与毕业实习任务；教学医院则承担高等医学院校部分临床理论教学、见习、实习与毕业实习任务；实习医院仅承担部分临床见习与临床实习任务。

2. 建立实践教学基地的基本条件

（1）教学设施保障：实践教学基地应具备完善的教学设施，能够满足护理学专业学生的实践需求。医院或机构需具有一定规模和层次，并保证教学相关基础设施的投入。具体要求包括：硬件设施方面，配备现代化的医疗设施和设备，如诊断仪器、模拟训练设备等，并定期进行维护和更新；场地条件方面，实践基地的场地规模应能满足护理学专业培养目标和《实习教学大纲》的具体要求。例如三甲医院需达到一定床位数，并具备先进的诊疗设备。

（2）学生服务保障：实践教学基地应充分考虑护理学专业学生在学习、生活及安全方面的需求，具体包括：地理位置方面，选择就近就地、相对稳定且交通便利的实践基地，方便学生往返；学习环境方面，营造良好的学习氛围，提供多元化的教学方式，如临床案例教学、情景模拟、互动式教学等，以提升学生的临床专业技能和创新科研思维。

（3）教学管理保障：实践教学基地应建立健全教学管理制度，确保实习效果与质量。具体要求包括：师资力量方面，配备一定数量具有资质的临床带教老师，能够指导学生进行实践操作和理论学习；病例资源方面，病人的疾病种类应能满足实习需求，确保学生能够接触到多样化的临床案例；教学管理方面，护理部或相关教学部门应重视学生的实习情况，制订完善的教学计划和管理制度，确保实习过程规范有序。

3. 实践教学基地的组织管理 为了构建一个高效有序的临床实践教学基地，首先必须明确医院的组织结构和制度框架，以确保各项管理工作有据可依。其次，要注重教师队伍的选拔和培养，建立起一支专业能力强、教学水平高的教师团队。同时，对学生实施科学合理的轮转制度和严格的出科考核，以评估学生的学习效果和实践能力。只有通过这3个方面的协同努力，才能培养出更多高素质综合性护理学专业人才。

4. 实践教学基地的教学管理 在临床实践教学基地管理中，临床实践教学管理是基础，涉及理论知识的传授、技能的培训以及教学活动的组织和实施，这些方面共同构成了临床实践教学的基础框架。临床科研能力管理则是临床实践教学管理的延伸和深化，着重于培养学生的科研思维和研究能力，这包括引导学生形成科研意识、提供科研机会、培养他们在科研工作中的实际操作能力。

临床实践教学管理和临床科研能力管理相辅相成：临床实践教学管理通过提供扎实的理论知识和技能培训，为临床科研能力管理打下坚实基础；而临床科研能力管理则通过研究和实践活动，促使临床实践教学管理更加富有深度和广度。二者之间的良性互动，将有助于提升整个临床实践教学的质量，培养更多具备全面素质的医学人才。

5. 实践教学基地的质量评价 在临床实践基地的质量评价体系中，院校评价是对整体教育教学质量和学生实习质量的综合考量。这涵盖了教育理念的贯彻实施、教学资源的配置利用、教学活动的组织效率等方面。而师生评价则侧重于从不同角度对教学质量进行反馈。这两个评价维度相互关联，院校评价为师生评价提供了宏观层面的参考，而师生评价则为院校评价提供了具体可行的改进建议。通过二者的结合运用，可以更全面地了解临床实践基地的教学质量和运行状况，为持续改进和提升教学水平提供依据。此外，同行满意度评价反映了同行的认可程度，而师生满意度评价则体现了学生和老师在实习过程中的主观体验和满意度。

（二）护理实践教学基地建立的原则与程序

1. 实践基地建设的原则 教学基地的建设需要满足专业性、实践性、先进性、稳定性、发展性的原则。首先需要与专业对口，从而实现专业人才培养目标的要求。同时应突出学生实践能力的培养，体现出实践性，实践基地应重视学生的实习工作，并有能力安排好实习工作。在先进性方面，所选择的基地应是在本专业的实践领域内具有先进性和代表性的单位。而所建的实践基地也应与院校长期合作，为学生提供长期实践的机会，成为院校联系社会、服务社会的窗口。为实现"学、研、产"相结合，实践教学基地还需要具有良好的发展性，具有较好的发展前景，能够满足高等院校不断发展的实践教学要求。

2. 实践基地建立的程序 建立校外实践基地，首先由各教学单位根据不同学科和专业的临床教学要求，对基本符合实践基地条件的医院或机构进行认真考察，经双方共同协商达成一致意见后，填写相关申请报告，报教务处审核，经学校审批同意后，由学校与实践基地签订《基地建设协议书》。在与学校签订合作协议后，实践基地和共建单位可挂"护理院校实践基地"的标牌。

教务处或学院所属的教育管理部门（如教育研究办公室）负责实践基地的建设、临床教学的管理与协调；各教学单位应有专人负责教学实践基地的建设、管理与实习教学等工作。实践基地协议合作年限根据双方需要协商确定，一般为 3~5 年。当协议到期时，根据双方合作意向可办理续签手续。协议书应包括：合作目的；基地建设目标和受益范围；双方的权利与义务；对实习生食宿、学习、交通的安排；协议年限，以及其他注意事项。协议一式两份，经双方签字、盖章后生效，甲乙双方各执一份。协议在执行中如有不明事宜，任何一方均可提出，由双方协商处理调整。学校应加强与实践基地的联系，共同研究和探索实践基地建设和实习教学方法。根据实际情况向已建成的实践基地提供必要的支持。各基地建设单位也要采取切实有效的措施努力提高基地实习带教老师的指导水平。

二、院校对于临床教学基地的管理

（一）院校的责任与义务

学校应根据实践基地的等级、条件、规模及师资力量安排适量的见习生或毕业实习生。按照国家对各层次护理学专业培养方案、教学大纲的规定，定期下达相关的毕业实习教学计划、教学大纲等。同时，应定期到教学基地协助相关教学管理部门检查、督导相关科室落实完成毕业实习计划及实习大纲情况，定期召开带教老师及学生座谈会，征求带教老师对实习生及带教的意见，及时解决毕业实习教学工作中出现的问题。学校应按照国家规定按时向基地支付实习教学经费。

（二）实践基地的责任与义务

实习基地应指定相关教学管理部门和专职或兼职管理人员负责教学管理、学生思想教育和生活管理。按照各护理院校的实习大纲和要求统筹安排实习计划、学生实习轮转表等，形成书面材料提供给护理院校。为确保临床带教质量，遴选热爱护理学专业、具有良好的专业技术能力及教学能力、品学兼优的带教老师，指导学生实习、进行教学查房、组织教学病案讨论及实习考核等教学任务，并加强师资队伍建设。基地应定期检查指导相关科室的实习教学情况，及时写出阶段及年度实习教学总结、评估材料，向学校提供实习生出科考试成绩，并协助学校完成实习鉴定与考核。

在国家高校毕业生就业政策许可范围内，征求毕业生本人意见后，实践基地共建单位可优先选聘有关毕业生。护理院校每年选派综合素质优秀的护理实习生到实践基地进行毕业实习，每年选派的实习生数量由实习单位提前联系并根据推荐学生情况最终决定。实习学生的隶属关系不变。护理院校提供毕业实习大纲和实习计划，委托实践基地负责毕业实习的安排。实践基地由医院教学管理部门和专人负责学生实习管理，教学计划按照实践基地具体情况，结合护理院校实习要求统筹安排，并将学生实习轮转表告知护理院校。助产方向的妇产科、儿科实习要求另行规划。实践基地共建单位对实习学生有关收费应给予优惠，不收或少收。实践基地安排实习带教老师按照教学大纲和教学计划认真带教（带教老师标准按照实践基地准入要求）。每科结束时，根据学生表现和临床能力进行考核，并由教学管理部门进行审核。实践基地共建单位根据学校下达的实习任务，妥善安排好学生的实习。实践基地共建单位能提供实习师生的食宿、交通等便利条件。使得双方通过积极探索创造条件，使本科教学实习实现学、研、产结合，从而产生经济效益和社会效应。

学校在人才培训、委托培养、课程进修、咨询服务、信息交流等方面优先考虑实践基地共建单位。护理院校每年按照相关规定向实践基地支付实习带教费。护理院校学生必须严格遵守实践基地的相关规章制度，服从安排，认真实习。如有违反，实践基地会同护理院校进行处理，严重者将遣返护理院校处理。实践基地不负责护理院校实习生的住宿。如护理院校实习生在医院外发生违纪或意外情况等，由护理院校负责处理，实践基地协助。实践基地不负责护理院校实习生实习期间的医疗和保险费用。因在实践基地进行医学教育临床实践过程中的职业暴露伤所产生的医疗费用由实践基地承担（不包括学生因违反操作规程而发生的医疗伤害）。实习生在基地参与临床护理活动，必须在基地临床带教老师的监督、指导下进行，不能独自为病人提供临床护理服务。在临床带教老师指导下参与的临床护理实践活动，则不承担医疗事故或医疗纠纷责任。未经临床带教老师同意，擅自开展临床护理活动的，承担相应的责任。

（三）实践基地的检查评估

院校应加强与校外实践基地的联系与管理，每年应根据实习教学要求，制订实践基地的带教计划，定期对校外实践基地的工作情况进行总结，并将计划和总结报教务部门备案；也需要定期对校外实践基地进行检查评估，例如部分护理院校设立了实习的中期考核，通过学生考核情况及师生座谈会了解基地带教质量。如基地不能满足实习教学的要求，将及时整改或调整。学校将组织有关人员抽查校外实践基地满足实习教学的情况。

（四）实践基地的建设经费

各校教务处一般设实践基地建设专项经费，主要用于各实践基地的建设。在与基地所在单位正式签订建设协议书后，相关学院（系）可使用此项经费。基地建设经费可用于以下方面：如实践基地在建设中，购置教学用品、制作基地牌匾；也可以报销与基地联络过程中所发生的差旅费、给基地支付的实习指导费等。各教学单位在取得建设经费资助后，应在申报书中详细填写所需开支范围与情况，报教务部门与财务部门审批。

（陈红涛）

小　结

本章重点讲述了教学管理方面的内容，主要包括：教务管理、教师管理、学生管理和临床教学基地管理。教务管理是高校教学管理的中心工作，对维护正常的教学秩序、保证教学质量起着关键作用。教师在教学中起着主导作用，对教师的管理旨在发挥教师的教学积极性，提高教学质量。学生是学校的主体，学生管理的目的是保证学生在校期间身心健康地完成学业。临床教学基地管理则是护理教育不可或缺的一环，旨在培养学生的临床实践能力、激发创新精神以及提升综合素质。

ER11-3
本章思维导图

笔记栏

ER11-4
思考题解题
思路

1. 简述教师管理和学生管理的意义。

2. 简述学生管理的方法。

3. 结合当今教育环境的挑战和需求，思考如何科学系统培养"双师型"教师，以应对不断变化的教学需求和学生需求。

4. 根据护理学专业学生特点和实际需求，探讨如何设计一套有效的学校教学管理策略，以提高教学管理效率和质量。

笔记栏

第十二章

护理教育研究

ER12-1
本章教学课件

 导入案例

　　国内外护理教育研究呈现高速发展的态势，在提高护理人才培养质量与推动护理教育事业发展方面起到重要作用。为提升护理学生运用自身知识解决临床问题的能力，某学校联合教学医院设立护理评判性思维课程，拟开展护理评判性思维课程设置与教学效果的护理教育研究。一部分学者认为需要参考国内一流护理专业建设点的课程设置教学内容，在课程后进行学生评判性思维态度倾向性量表的测量和临床能力的考核；另一部分学者认为需要首先了解学生对当前评判性思维课程的需求和教育专家的意见，以设置针对性的课程内容，在课程后对学生和老师均进行访谈，了解他们的学习与教学体验。两种研究方法各有特色。

　　请思考：

1. 在该教育研究的初始阶段，研究人员应该采用哪种类型的研究？
2. 如何整体设计该教育研究？
3. 如何保障研究设计的顺利开展？
4. 如何评价该课程的有效性？

ER12-2
导入案例解题
思路

 学习目标

通过本章学习，学生能够：

1. 陈述护理教育研究的概念、组成要素及类型。
2. 理解护理教育研究的基本步骤。
3. 分析护理研究中量性研究不同方法的优缺点。
4. 应用量性研究、质性研究及混合性研究方法进行护理教育研究设计。
5. 评价一项护理教育研究课题。

　　护理教育研究是指在护理教育领域进行的创造性认识实践活动，是人们了解、认识、理解护理教育现象、教育行为和教育过程的一种科学研究活动。护理教育要改革，护理教育要发展，认真、正确地开展护理教育研究势在必行。本章涉及护理教育研究的一般性问题，包括护理教育研究的概念、特点、意义、研究原则和研究范畴等，并着重介绍护理教育研究的一般过程和具体的研究方法，对于把握护理教育研究的学科知识和方法体系、促进护理教育研究工作的开展具有重要的意义。

第一节　护理教育研究概述

一、教育研究的内涵、特点与基本程序

（一）教育研究的概念

"研究"一词源于法语 rechercher（周游或调查），指为发现或确立事实及关系而采取的一种周密的、系统的、耐心而细致的探索过程。教育研究（education research）作为科学研究的组成部分，是以教育科学理论为基础，以教育领域发生的现象或问题为对象，采用科学研究方法，以探索教育活动规律及有效教育途径和方法的一种有计划、系统的科学实践活动。因此，从本质上说，教育研究属于科学研究的范畴，与所有科学研究一样由客观事实、科学理论和方法技术 3 个要素构成，同样以发现规律、探究新知识或解决实际问题等为目标，发挥着解释、预测和控制的功能。

（二）教育研究的特点

教育研究具有一般科学研究的特征，如科学性、客观性、创新性等，但与一般科学研究相比，又具有一些自身的特点。

1. 教育研究的实践性　教育是一种社会实践活动，从实验室走向社会实践，是教育研究的进步，广泛而持久的教育实践活动是教育研究的源泉。教育研究的实践性，是教育研究最原始、最基本的特点。许多教育研究问题都是针对现实的教育问题进行的探索和研究，教育研究从这些真实的教育教学实践中发现问题、解决问题，并将研究结果应用于实践。教育研究与教育教学实践同生共长、相互促进。

2. 教育研究的复杂性　教育是拥有广泛社会关系的行业之一，教育问题的研究常涉及多方面的因素，来自社会的与家庭的、学生的与教师的、政治的与经济的等因素都会影响着教育现象的发生和发展，一项教育研究成果或改革措施的推广也涉及诸多方面。因此，教育研究问题其实是一项社会问题。在考察一个教育问题的过程中，不应只考虑教育内部的问题，还要综合考虑多方面因素。

3. 教育研究的主客体复合性　教育活动具有双边、共时、交互作用的复合性关系。教师和学生这两类教育活动的主体，以教和学的内容、方法、手段等为中介发生双边活动，并形成"人－人""你－我"交往关系，教师和学生不仅自为主体，而且互为客体，加上教育内容为师生的共同客体，表现出教育活动主客体的复合关系。

4. 教育研究的长期性　教育研究的周期要服务于教育的周期，因此，教育研究的周期一般较漫长，常以学期或学年计。一项完整的教育成果或改革措施的形成和推广则需要更长的时间，通常包括"探索—实验—推广"3 个发展阶段。

5. 教育研究方法的综合性　教育研究的方法很多，通常可从量性研究和质性研究两种范式出发并演绎为多种变式，如文献研究法、比较研究法、调查研究法、实验研究法、行动研究法、叙事研究法等，在具体研究过程中，常常多种方法并用，并注重跨学科、跨地区、跨国别的研究。

（三）教育研究的基本程序

教育研究的基本程序包括选题，论证开题，形成研究假设，研究方案实施，研究资料的收集、整理和分析，研究成果的总结、推广和应用。

首先，明确研究目的，确定研究内容，表述研究问题是教育研究的基本阶段。课题要反映现有的理论和实践的广度与深度，也要反映科研前景的广度与深度，需要创造力与想象力。

其次，查阅相关文献，分析研究价值；确定研究对象，科学计算样本量以及明确研究变量关系，最终形成研究假设；根据研究目的和课题特点，选择研究方法；将研究活动构思等理论具体

化，对研究各环节进行规划，对上述研究设计进行准确而完整的表述，形成文字性方案。

最后，严格执行研究方案，搞好研究的过程管理，培养严谨的科学态度，保证研究工作循序渐进，提高研究效率，得出研究结论，进行验证、检验，形成研究成果，保证研究成果的科学性和准确性。

二、护理教育研究的概念与范畴

（一）护理教育研究的概念

护理教育研究（nursing educational research）是一个复合名词，它包括护理教育和教育研究两个核心概念，指在护理教育领域进行的创造性认识实践活动。具体来说，就是护理教师或护理工作者运用护理教育的相关理论，对护理教育科学知识体系、护理教育现象及教育问题等进行研究，以探索和发现护理教育活动规律及有效教育教学途径和方法，深化护理教育改革，提高护理教育质量的创造性活动。理论上讲，护理教育研究属于教育研究的范畴，不仅具有一般教育研究的特点，并且可以遵照一般教育研究的方法和步骤开展研究活动。但护理教育研究也是护理教育工作的一部分，在实际研究活动中要注意结合护理教育本身的特殊性开展研究。

（二）护理教育研究的范畴

护理教育研究涉及护理教育工作中的诸多问题，如培养目标、办学层次、教育理论、教学内容、教学方法、教学手段、教学评价、教学管理以及学生的学习等，其最终目的是提高教学质量、培养高素质护理人才，推动护理教育学科的改革与发展。具体来说，护理教育研究的范畴主要包括以下几方面：

1. 对国内外护理教育发展的研究　对国内外护理教育发展的研究，包括历史、现状、未来3 个研究层次。

（1）研究历史：我国的护理教育发展比较曲折，期间曾经历过长时期的断层，对国内护理教育发展历史的研究，可以认真总结我国护理教育的经验和教训，吸收其精华，避免重蹈覆辙。

（2）研究现状：国内外护理教育有不少成功的研究，也有一些失败的教训。对国内外护理教育现状的研究，目的在于对国内外的护理教育实践进行比较分析，揭示其共性和个性特征，从中找出护理教育发展的共同规律和趋势。

（3）研究未来：研究教育发展的未来，包括未来的教育方针、结构、管理、形式和内容等。教育未来学作为一个新的研究领域开始兴起。护理教育也可借鉴这种研究模式和内容，根据护理教育发展的新趋势、新课题和新要求，预测未来护理教育的新发展，从而使护理教育工作者及时修正教育的内容和方式，培养适应未来要求的全面发展的新一代护理人才。

2. 对护理教育改革中的理论与实践问题的研究　21 世纪我国护理教育的任务十分艰巨，即逐步建立起适应我国社会卫生事业需要的、规模适宜、结构合理的具有中国特色的护理教育体系，培养和造就能适应现代医学发展和医学模式转变的各级护理专门人才。要达到这一目标，应对护理教育进行改革，注重从理论和实践层面进行研究和探索。

3. 对护理教育教学的研究　对护理教育教学的研究是护理教育研究最常见和最基本的研究内容，主要包括对教学内容、方法、手段、评价等方面的研究。

（1）教学内容：是教学过程中向学生传授的知识、技能、思想观点和思维能力的总和。因此，教学内容的研究就是研究教师具体教什么，学生具体学什么的问题。

（2）教学方法：是在教学过程中，教师和学生为实现教学目的、完成教学任务所采用的由一系列教学活动方式组成的操作策略。教学方法是多种多样的，也是不断发展变化的，深入学习研究和探讨教学方法，优选适合护理教学特点的教学方法，对提高护理教学质量有重要作用。对护理教学方法的探讨和研究也是目前护理教学研究中的主旋律，如评价或比较几种护理教学方法、探讨教学方法的优缺点和教学效果等。

笔记栏

（3）教学手段：是指师生为实现预期的教学目标，开展教学活动、相互传递信息的工具、媒体或设备。教学手段是多种多样的，各有其特性和功能。对现代化教学手段在护理教学中的运用和效果的研究也越来越引起广大教师的重视。

（4）教学评估和评价：是根据一定的标准，运用科学手段，收集教学系统各方面的信息，对教育活动过程及其效果做出客观的价值判断。

4. 对护理学专业学生的研究　护理教育的对象主要是护理学专业的学生，对护理学专业学生的研究也是护理教育研究的重点内容。探索护理学专业不同层次学生应具有的知识结构和能力结构；探索护理学专业学生在教学过程中思想活动的规律及如何开展有效的思想政治工作，巩固学生的专业思想；探索学生的非智力因素，如德育、美学素养的发展等，都是非常有价值的研究课题。

5. 对护理师资队伍的建设研究　20世纪80年代恢复高等护理教育后，护理教师队伍得到了充实和提高，但仍然不能满足现代护理教育的需要，护理教师队伍仍然存在质量欠佳、数量不足、学历结构不合理的状况。高年资教师普遍来自多年从事临床护理工作的护理人员，虽然临床经验丰富，但是缺乏完整、系统的专业理论知识，学历层次普遍偏低；而青年教师虽有较高学历，但缺乏临床经验，造成在教学中不能较好地将理论与实践相结合，这在很大程度上影响了护理教育的质量和对学生在专业知识上的引导与教育。因此，如何通过不同途径培养护理教育的师资队伍，建立护理教育师资的选拔、任用、培养、管理、进修、提高的科学体系，建设一支适应新形势社会发展需要的高素质护理教师队伍也是当前值得重视和研究的课题。

三、护理教育研究的类型与原则

（一）护理教育研究的类型

按照教育研究的分类方法，护理教育研究可根据护理教育研究目的、性质以及研究方法划分为不同的类型。本章主要介绍以研究方法划分的量性研究和质性研究。

1. 量性研究　又称量的研究或定量研究（quantitative research），它是一种对事物可以量化的部分进行测量和分析，以检验研究者关于该事物的某些理论假设的正确性的研究方法。基本步骤是：研究者事先建立假设并确立具有因果关系的各种变量，通过概率抽样的方式选择样本，使用经过检验的标准化工具和程序采集数据，对数据进行分析，建立不同变量之间的相互关系，进而检验研究者自己的理论假设。量性研究的优点在于能够对研究资料进行统计分析，研究结果具有客观性，信度和效度较高，适用于大规模研究；其缺点是难以测量人的复杂行为，难以排除干扰变量。

2. 质性研究　又称质的研究或定性研究（qualitative research），它是以研究者本人作为研究工具，在自然情景下采用历史回顾、文献分析、访问、观察、参与经验等多种方法收集资料，使用归纳法分析和形成理论，通过与研究对象互动对其行为和意义建构，以获得解释性理解的一种活动。质性研究的优点在于可以深入了解研究对象的全貌，掌握研究对象较自然和真实的行为表现，是一种非常适合教育领域的研究；其缺点在于资料分析困难且易主观化，研究结果容易缺乏信度，研究程序难以标准化，不适用于大规模的研究。

3. 量性研究和质性研究的比较　从以下几个方面对量性研究和质性研究进行比较，见表12-1。

表12-1　量性研究和质性研究的比较

分类	量性研究	质性研究
认识角度	实证主义	自然主义
研究侧重点	强调用数字和量度来描述教育现象，更接近于科学的方法，比较重视研究的结果	强调研究应在自然的情景中对研究对象进行深入细致的考察，比较重视研究的过程

分类	量性研究	质性研究
研究目的	确定关系、影响、原因	描述性说明和解释
研究设计	要求有更标准的研究程序和预先的研究设计	不要求严格和标准的研究程序，研究方式更灵活，采取的方法也更多样
研究结果表现形式	用数字和量度来分析现象	用文字来描述现象

尽管存在上述区别，但是这些区别就实施研究来说不是完全分开的，而是一个定性定量的连续统一体。在实践中，质性研究和量性研究常常是混杂的，各种具体的研究方法都可以被置于从质性研究到量性研究的连续体中。质性研究与量性研究各有优势和弱点，两者不是相互排斥的，而是互补的。

（二）护理教育研究的原则

任何科学研究都要遵循一定的原则。护理教育研究的原则主要是指在开展护理教育教学研究过程中，在选择研究课题、采用研究方法、制订研究计划、整理分析研究资料以及得出研究结论等过程中所必然遵循的一些基本要求。这些要求对护理教育研究具有重要指导意义，是确保研究科学、有效、客观、准确的指南。开展护理教育教学研究，需要遵循的原则主要有以下几项：

1. 客观性原则　实事求是是进行任何科学研究的最基本准则。坚持实事求是，要做到：①要认同失败，研究的失败或对预先假设的否定并不一定是坏事，人们从失败或否定中也可得到许多有益的启示。②不能言过其实，夸夸其谈，应实事求是报告或评价自己的研究成果。③实事求是地反映所引用的资料，详细地注明出处，承认他人的成果。

2. 科学性原则　遵循科学性原则，是由护理教育研究的科学本质决定的。坚持科学性原则，要做到以下3方面：

（1）选题科学：课题本身是否科学，是牵动全局的问题，如果课题本身缺乏科学性，研究价值不高，那么在研究过程中付出再大的努力，也不会有很大的意义。所以，研究课题的选择一定要经过科学分析和论证。在纵向上，要比较所选择的研究课题前人已有哪些研究成果，尚有哪些未涉及或存在哪些争论的焦点等；在横向上，要与同行进行比较，明晰自己的优势和弱势，最大限度地保证所选择研究课题的新颖性和可行性。

（2）研究过程科学：一是科学地组织整个研究过程，制订周密、完整的研究计划，并且用明确的语言清楚地表明研究工作的程序和方法，以保证同行专家了解整个研究过程；二是收集资料要全面，要掌握足够的事实，切忌为了证实假说而任意剪裁、有意忽略、以偏概全甚至歪曲实证材料；三是选用与研究课题相符合的科学研究方法与研究手段加以研究。

（3）研究结论科学：一是要尊重研究结果，不主观臆造，不弄虚作假，不将个人的情感、主观意志掺杂在研究结论中。二是研究结果必须是科学的结论，要经得起实践检验和重复性检验。尽管护理教育研究不可能像自然科学研究那样具有严格控制的研究条件并受到研究者的完全控制，在异时异地的重复实验中可能得到不完全相同的结论，但总体来讲，研究结论应该具有模式一致性和相似性。三是研究结果和结论的表述要使用科学规范的术语，特别是对一些尚有争议或语义模糊的概念和操作等，在研究报告中必须进行科学定义。

3. 创新性原则　创新性是科学研究的灵魂，是任何科学研究的必然要求。通常来讲，创新性包括3个方面：首先，内容上的创新，如发现新的问题、提出新的观点、构建新的理论；其次，方法上的创新，如采用新的研究方法、提出新的研究设计方案；第三，应用上的创新，如将某种新理论、新方法运用到具体的护理教育教学实践中去。创新性不足是当前护理教育研究的一大问题，表述方式、思维方式和方法论的贫乏是护理教育研究创新性不足的主要表征，因此，倡

笔记栏

导和培育护理教育研究主体的创新性，增强创新意识，拓宽研究视野和方法技术，对于提高护理教育研究质量和层次尤其重要。

4. 伦理性原则　护理教育研究者要遵守科学研究的一般伦理原则，包括自愿原则、无害原则、匿名原则、保密原则和知情同意原则。但由于护理教育研究的对象主要是学生和／或教师，因此，除了遵守上述一般原则之外，护理教育研究者应审慎解释研究结果，本着高度的责任感，杜绝一切不实或错误，避免研究结果推广中干扰或误导护理教育教学实践。研究者还应避免在研究过程中对研究对象产生不良后果，妨碍研究对象的学习、工作和生活，甚至对他们的身心造成不必要的消极影响。

四、护理教育研究的发展趋向

医学模式转变、健康转型、卫生保健体制革新，特别是经济和社会发展，使护士缺乏成为全球性问题，护士教育继而成为关注性问题。近些年我国护理教育研究热点主要集中于护理人才培养目标、课程设置、教学方法、护理教育改革与评估等方面。

国际护理教育体系具有科学性、完整性、承接性、明确性等特征，除护理知识技能的掌握外，应注重从业者素质、能力、价值观的培养。这种理念贯穿于各层次的护理教育中。根据社会需求，国际护理教育大都利用不同的教育资源，建立起"职业技术院校 - 应用型本科院校 - 研究型大学 - 护理继续教育"模式的教育体系，各层次教育之间具备衔接性的培养目标、课程设置等，各层次人才相对应的职业领域也自成体系，形成了市场与教育的对接模式。这一模式为我国护理教育教学研究及改革提供了依据，研究趋势总结如下：

1. 建立分层次护理人才培养目标　为对应护理模式的转变，护理教育要突出各层次的培养目标，避免出现重复课程；重视临床护理专家型人才和社区护理人才的培养；将管理学理论引入护理管理；关注护理辅助技术（如设计家庭健康环境、警报呼叫系统、无针头注射物品等）、护理信息与高科技应用以及饮食护理；重视护理人才综合素质培养，重点培养学生的价值观与职业道德、专业基础知识和专业技能等。

2. 建设护理资源库，开发本土化课程　摆脱"医疗 + 护理"的传统模式，集中全国优势的护理学专业资源，建立护理教育资源库平台，各地护理院校根据地区性护理事业发展，利用资源库开发适应本地区的本土化课程。

3. 发展多样化教育教学方法　护理教育已经形成了各学历层次的护理教育体系，并尝试利用多样性的教学方法。由于我国传统教育中忽视学生个体的发展，因而护理教育应重点关注促进学生个体发展的教育教学方法，除采用小班教学外，还应探索 PBL、CBL、角色扮演等方法的具体实践运用。此外，注重继续教育教学的方法，为护士提供与临床紧密结合的教育教学方法，推进其工作的临床实践性和服务性。

4. 规范各层次护理专业教育的标准体系　我国已经形成了由专科教育、本科教育、硕士研究生教育和博士研究生教育构成的较完整的护理教育体系，但尚未形成由高职专科 - 应用本科 - 专业硕士 - 专业博士的护理职业教育体系。因此，为更好地适应社会需求，可调整各层次招生比例，稳定高职专科的招生规模，大力发展应用本科教育，适度发展研究生教育是今后发展的方向。同时，为保证教育质量，应规范各层次护理专业教育的标准体系。

总之，根据社会需求，进一步探讨建立分层次护理人才培养目标，建设护理资源库，开发本土化课程，发展多样化教育教学方法，以提高教学质量；借鉴国外发达国家已经形成的各教育层次无缝衔接的护理人才培养体系，构筑培养目标多元化、课程改革本土化、教育制度体系化和质量监督健全化的可持续发展护理教育模式，是未来研究的方向。

（王桂云）

笔记栏

第二节 护理教育研究的基本过程

科学研究都需遵循一定的基本步骤和程序，护理教育研究也需遵循科学研究的一般步骤和程序。一般而言，一项完整的、系统的护理教育研究活动主要由以下 3 个阶段、9 个步骤构成。护理教育研究的一般程序见图 12-1。

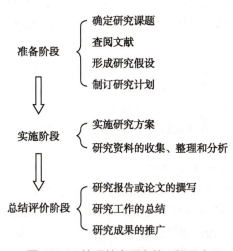

图 12-1 护理教育研究的一般程序

一、准备阶段

准备阶段是任何科学研究不可缺少的组成部分。准备阶段包括确定研究课题、查阅文献资料、形成研究假设和撰写研究设计 4 个环节，这 4 个环节准备充分与否对整个研究的成败具有重要影响。

（一）选定研究课题

选题是研究者选择和确定所要研究问题的过程。选择和确定研究课题是完成一项完整的研究工作的开端，它不仅决定着研究的目标、关键问题和内容，而且在一定程度上确定了研究课题应采取的方法与途径，预示着研究要取得的预期结果。因此，选择一个恰当的研究课题对整个研究至关重要。

（二）查阅文献资料

查阅文献是科学研究工作中一个重要的步骤，不仅能够使研究者全面掌握所研究课题的情况，而且能够为研究者提供适用的新思路和研究方法。因此，在选定课题以后，需要对相关文献进行回顾，为后面的工作打好基础。

（三）形成研究假设

研究假设（research hypothesis）是根据一定的科学知识和科学事实对所研究的问题的规律或原因做出的一种推测性诊断和假质性解释，是在进行研究之前预先设想的、暂定的结论。量性研究的假设较为明确，而质性研究中通常不存在研究假设。在质性研究中，研究者的兴趣更多地集中在描述和探究现象，产生新观点、理解参与者的视角及获得特殊的发现。研究假设的形成，会使得研究的问题更加明确和具体化。

（四）进行研究设计

研究设计（research design），即研究者要确定用什么研究方法回答研究问题，是研究过程中重要的一环，是整个研究的施工草图，其包括 3 个方面的内容：选择研究对象；确定研究方法；制订研究计划。进行研究设计的前提是掌握这些方法，了解每种方法的使用前提、条件及使用范围，清楚每种研究方法的优势和局限性，从而最终选择适当的研究方法。研究设计是否

笔记栏

合理完善，不仅直接影响着研究预定目标能否实现和工作效率，而且影响着研究结果的可靠性和科学性。

二、实施阶段

实施阶段是研究的具体操作阶段，这一阶段的主要任务是按照课题研究设计实施研究方案，收集资料，然后进行资料的分析、综合、比较等过程，最终获得研究结论，形成研究成果的过程。这一阶段是将研究课题变成研究成果的关键环节，也是最艰苦的环节，包括实施研究方案；收集、整理、分析研究资料。

（一）实施研究方案

课题实施活动，主要是按照课题研究计划逐步开展研究活动。在该阶段，需要成立项目管理团队、确定研究地点和研究周期、考虑伦理和安全问题、确保研究工具和材料的可行性、培训研究人员、制订质量监察方案等，在实施过程中发现问题，及时反馈，不断调整研究方案，以确保实施过程顺利。

（二）研究资料的收集、整理与分析

1. 研究资料的收集　这里说的收集资料是指研究课题最终需要的事实材料和数据资料，其目的性和针对性都很强。收集资料的方法很多，如观察法、调查法、实验法等。一般根据研究课题的性质和任务不同，采用一种或多种研究方法收集资料。在收集资料的过程中，研究者一方面要做到全面收集资料，不能仅仅收集对自己课题验证有利的事实，而忽略不利于证实自己假设的事实，其实有时这种不利于假设观点的事实材料反而会促进新的有价值的研究；另一方面，研究者在收集资料过程，要本着尊重事实的态度，公正、客观，以不带有主观意向、不掺杂个人好恶的态度收集资料。

2. 研究资料的整理和分析　此阶段主要是对有效、可靠的资料选用合适的统计学方法进行综合分析，得到分析结果，推导研究结论。在进行数据分析时，需要结合研究目的和数据资料的类型选择恰当的资料分析方法。量性资料根据分析目的的不同选用不同的分析方法。质性资料的分析方法五花八门，并不存在唯一"正确的"数据分析方法。

三、评价阶段

（一）研究报告或论文的撰写

把科研的全过程以及最终得出的研究结论用文字完整地表述出来，以形成科学研究报告或论文。研究论文是研究成果的结晶和贮存，也是鉴定和评审研究成果的重要依据。收集的资料经过整理分析，最终得出的结果可能支持或推翻研究假设。在科学研究报告或论文撰写中，必须以所获得的结果为依据，而不能捏造。同时，研究报告和论文的撰写也应该遵循一定的格式，表达规范。

（二）研究工作的总结与评价

当研究实施结束后，要对整个研究过程进行总结和评价。

总结工作主要集中在以下几个方面：一是对课题研究成果的总结，护理教育研究成果主要有学术论文类和研究报告类两大形式，主要在于评价课题的理论价值、实践价值和推广价值；二是对课题研究过程、方法和技巧的总结；三是对课题研究的组织与管理的总结，主要是研究人员的搭配是否恰当，研究任务分配是否合适等。

评价工作主要目的是对研究工作的设计、进程、结论的科学性、研究过程的收获等进行评价。

（三）研究成果的推广应用

对教育研究成果评价后，要及时做好推广和应用，充分发挥教育研究成果的作用。通常教育研究成果的推广应用途径有两种：一是以课题研究方式推广，就是成立课题组，进行方案设计，

组织实施，在研究中推广，在推广中研究，开展成果推广活动；二是以课程化特征的培训方式推广，就是将科研成果编成讲义和教材，通过开设课程的方式，来达到比较系统、全面介绍研究成果的目的。

（蒋文慧）

第三节　护理教育量性研究方法

量性研究是研究者通过把研究对象的结构特征转变为可测量的变量，运用严格的统计学方法等，描述变量属性，揭示变量之间的关系，并验证理论及假设的研究。在这一节当中，我们首先介绍几种量性研究设计，根据是否对研究对象进行干预、是否分组和是否按照随机原则分组，分为非实验研究、准实验研究、实验研究。

一、非实验研究

非实验研究（non-experimental study）是指研究设计对研究对象不施加任何干预和处理的研究方法。非实验研究根据研究目的分类，包括：描述性研究、相关性研究和分析性研究。

（一）非实验研究概述

1. 非实验研究的概念　主要是通过访谈、座谈、问卷、测验等手段，对教育教学中某一方面的实际情况，有计划、有目的地搜集研究对象的相关资料，弄清事物之间存在的状态及相互联系，从而得出结论或规律性的认识，并提出具体工作建议的实践活动。

2. 非实验研究的类型

（1）描述性研究（descriptive study）：描述性研究是指利用已有的资料或特殊的调查资料，对一个情景或现象的状况、特征进行准确的描述，其目的不是要找出因果关系，而是描述在特定情景下的变量，或者变量之间的关系。根据时间维度，描述性研究包括横断面研究和纵向研究。

1）横断面研究（cross-sectional research）：在横断面研究中，数据是由调查者在特定的时间点或者较短而单独的时间段内收集的，又称为现况研究。根据研究对象的范围分为普查和抽样调查。①普查（census）：是对某一范围内所有研究对象进行的调查，可以是单位性或地区性的，也可以是全国性的，它能够得到有关调查对象的全部情况，为制订重大的方针、政策和规划提供必要的依据。普查的优点是具有普遍性，收集的资料比较全面；缺点是调查范围大，难以深入细致，而且花费大量的人、财、物力和时间。②抽样调查（sampling survey）：是从被调查对象的全体范围（总体）中选取一部分具有代表性的对象（样本）进行调查，根据样本的调查结果推断总体的特征。抽样调查范围较小，时效性高，且节省费用，是教育研究中最常用的调查方法。

2）纵向研究（longitudinal research）：在纵向研究中，数据是在多个时间点或者时间段收集的。由于该研究能够获得变量在多个时间点的数据，因此能够动态显示研究变量随时间的变化，是明确因果关系的一种相对有效的非实验研究。

（2）相关性研究（correlational study）：在流行病学当中被称为生态学研究，是探索各个变量之间的关系或者是否存在关系的研究。相关性研究与描述性研究的相同点是没有任何人为的施加因素，差异是相关性研究要有比较明确的几个变量，以便回答所有变量间是否有关系，比描述性研究有更多"探索"原因的作用，可为进一步的研究提供思路。

（3）分析性研究（analytical study）：指在自然状态下，对两种或者两种以上的不同事物、现象、行为或人群的异同进行比较的研究方法。分析性研究属于观察法，暴露不是人为和随机分配的，而是客观存在的，这是与实验研究的重要区别。分析性研究必须设有对照组，这是与描述性研究的重要区别。

1）队列研究（cohort study）：亦称定群研究、群组研究，属于前瞻性研究，按是否暴露于某因素，分为暴露组和非暴露组，是观察目前存在差异的两组或两组以上的研究对象在自然状态下，持续若干时间后比较两组之间所研究事件（或疾病）与暴露因素之间的关系。队列研究的方向是纵向的、前瞻性的，即由因到果的研究方向。队列研究设计原理见图12-2。

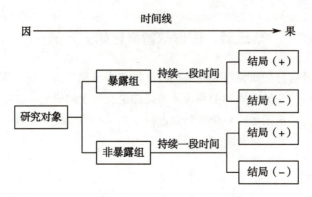

图12-2 队列研究设计原理

2）病例对照研究（case-control study）：病例对照研究是一种回顾性研究，从因果关系的时间顺序来看是从"果"查"因"的研究方法，也就是从已患病的病例出发，去寻找过去可能与疾病有关的因素。病例对照研究设计原理见图12-3。

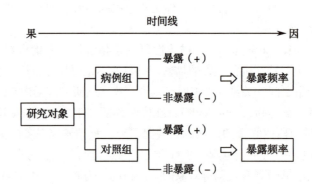

图12-3 病例对照研究设计原理

（二）非实验研究的步骤

非实验研究同其他研究一样，主要包括以下研究步骤：

1. 准备阶段 研究前的准备阶段一般包括确定研究课题，明确研究目的、对象和范围。为保证研究对象的代表性和典型性，常采用简单随机抽样、系统抽样、分层随机抽样和整群抽样等抽样方法。

2. 制订研究计划 研究计划一般包括以下内容：研究课题名称、研究的目的和意义、研究的主要内容、研究对象和范围、研究地点及时间、研究的方法与工具、研究的步骤和日程安排、研究的组织领导与人员分工、完成研究报告的日期等。

3. 收集资料 通过访谈、开座谈会、发放问卷和量表、进行测量等手段和方法收集资料。常用的收集资料的方法包括：问卷调查法、访谈法及观察法。本节内容将重点介绍这三种资料收集方法。

4. 整理阶段 主要是对调查所得到的资料进行整理、统计和分析并撰写研究报告。通常叙述的材料用文字加以整理，数量的材料用统计图、表等形式加以整理，并进行适当的统计分析。

（三）非实验研究常用的资料收集方法

1. 问卷调查法

（1）问卷调查法的概念和特点：问卷调查法是一种通过书面或电子形式向受访者发放问卷，收集其态度、行为、观点、特征等信息的研究方法。一般来说，问卷调查法具有如下特点：

1）调查工具标准化：正规的调查问卷是经过严格的科学设计，包括把研究的概念、变量进行操作化处理，然后形成问卷中的具体问题；各种答案也经过编码，利于研究结果的标准化分析；通过在具体情景中的试用和修改，保证其较高的信度和效度。

2）调查过程标准化：问卷调查有着规范的指导语与程序要求，能够避免调查者主观意愿对调查对象的暗示影响。同时，问卷调查法一般不要求署名，能够消除被调查者的顾虑，以促进答案的客观真实。

3）调查结果标准化：调查所获得的资料便是调查的直接结果，这些结果一般是相当确定的，便于进行数量化的统计和分析。

4）研究效率高：问卷调查法的最大优点是调查范围较大，可对众多调查对象同时进行调查；便于对结果进行量性分析；节省人力、时间和经费。

当然，问卷调查法也有其局限性，包括：问卷的设计要求较高；调查结果的真实性完全取决于被调查者；难以保证回答问卷的环境和填答的质量；由于局限于书面文字，调查过程中难以深入，难以发挥调查者的能动性，被调查者也难以发挥主动性。

（2）问卷调查法的步骤

1）准备问卷：问卷质量直接影响调查研究的效果，可采用成熟权威问卷，也可由研究者自行编制问卷。根据研究目的，若有成熟且权威问卷，则可直接采用；若无，则需要研究者自己掌握问卷编制的方法和技巧。一般来说，要按以下程序进行问卷的编制（图12-4）。①明确调查目的：根据调查的目的，确定调查对象的选择范围和调查的内容。②构建问卷框架：框架的构建可以依据相关理论分解中心概念，也可通过专家咨询、查阅文献等方式收集资料，又或设计开放性问题作试探性的小规模调查，最后围绕主题，列出各部小标题和具体项目。③选择题型：常见的问卷题型有封闭式、半封闭式、开放式三种。封闭式题型是列出可供选择的答案，限制回答方向的数量；如需进一步了解调查对象的动机、愿望或理由时，我们可以使用半封闭式问题，即既列出一部分答案又留有被调查者自己回答的余地；开放式题型是问题没有现成的答案可选，由调查对象自由作答，通常用于调查研究者不清楚研究结果而想得到更多的答案时。④编制问卷初稿：第一，问卷的条目应覆盖课题研究的全部范围；第二，问卷中的文字表达应简明扼要，明确具体，防止产生歧义；第三，问题的数量要适度，一份问卷的时间控制在30分钟内为宜，数量不超过50道；第四，问题的排列应层次分明，合乎逻辑，遵循同类组合、先易后难、先一般后特殊、先概括后细节、先次要后主要、先封闭式问题后开放式问题的原则；第五，注意问题中隐含的心理因素，问卷设计者应保持立场中立，避免使用贬义词，慎重处理敏感问题。编制完成问卷初稿后最好征求有关人员、专家的意见，修订项目。⑤试测：从总体样本中抽取30~50人为试测样本，以检查问卷表述的方式、项目、内容能否被受试者所理解，并求出信度和效度。⑥修改定稿：根据试测结果，对项目内容、排列方式加以改进，形成正式问卷。

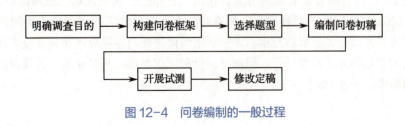

图12-4 问卷编制的一般过程

笔记栏

举例

本科护理学生入学时对专业的认识态度调查问卷

您好！本调查主要是了解本科护理学生对护理专业的认识态度和相关因素。问卷不记姓名，答案没有对与错，更不会对您产生任何不良影响。请您按您的实际情况如实回答即可。请在相应答案上打"√"。真诚地感谢您的合作！

1. 您的录取批次是
   ①第一批　　　②第二批　　　③第三批

2. 您的性别是
   ①男　　　②女

3. 您填报护理专业主要是遵从了
   ①自己的意愿　　　　　　②父亲和母亲的意愿
   ③亲戚朋友的意愿　　　　④老师的意愿

4. 入学前您是否了解护理工作
   ①是　　　②否

5. 入学前您是否喜欢护理专业
   ①是　　　②否　　　③说不清楚

6. 您当时对填报护理专业的态度是
   ①自己非常期望　　　　　　　　②方便就业
   ③成绩限制而护理专业录取分数较低　④只要能上大学什么专业都无所谓
   ⑤很不情愿

7. 当有人问起您所学专业时，您会
   ①坦率地真实告知　　　　②尽可能回避话题
   ③不想告知，乱编一个专业

8. 您毕业后最希望从事
   ①临床护理　　②护理教学　　③护理管理
   ④护理科研　　⑤非护理工作

9. 毕业后如有适合您从事的其他专业工作岗位，您是否愿意留在护理专业岗位
   ①是　　　②否　　　③还不能确定

10. 影响您专业态度的主要原因是（可多选）
    ①与个人兴趣爱好相符合　　②工作环境好，收入稳定
    ③与个人兴趣爱好不符　　　④工作内容难以发挥个人才能
    ⑤社会地位低　　　　　　　⑥专业发展前途不清楚
    ⑦用人单位对本科护士无相应用人体制

2）发放问卷：问卷的发放有多种方式，包括当面作答、送发问卷、邮寄问卷、电话问卷、网络问卷等。当面填答问卷的回收率高，调查对象有不明白的问题可以当面提问，便于情感交流，取得被调查者的合作，但取样范围有限；有组织地送发问卷发放迅速，回收率高，便于汇集和整理；邮寄问卷这种方式简便易行，但回答质量和回收率难有充足保障。这几种问卷调查方法的利弊，可简略概括如表12-2。

表 12-2 几种常见的问卷发放形式及各自特点

项目	邮寄问卷	送发问卷	访问问卷	电话问卷
调查范围	较广	窄	较窄	可广可窄
影响回答的因素	难以了解、控制和判断	有一定了解、控制和判断	便于了解、控制和判断	不太好了解、控制和判断
回复率	较低	高	高	较高
回答质量	较高	较低	不稳定	很不稳定
投入人力	较少	较少	多	较多
调查费用	较高	较低	高	较高
调查时间	较长	短	较短	较短

3）回收问卷：对问卷的回收，在剔除废卷的同时要统计有效问卷的回收率。一般来说，回收率仅 30% 左右，资料只能作参考；50% 以上，可以采纳建议；当回收率达到 75% 以上时，方可作为研究结论的依据。此外，为了保证结论的可靠性，可以做小范围的跟踪调查，了解未回答问题那部分被调查者的看法。

4）分析调查结果：对有效问卷进行统计分析，可以采用直接描述的方式，并对调查结果作进一步分析。

2. 访谈调查法

（1）访谈调查法的定义和特点：访谈，顾名思义，就是研究者"寻访""访问"被研究者并且与其进行"交谈"和"询问"的一种活动。教育科学研究中的访谈与日常生活中的谈话不同，它的特点主要表现在：第一，访谈要有一定的目的和主题；第二，研究者要有不断地追问和倾听的技术；第三，访谈要有研究者的主动反省和反思的过程，从而建构与访谈主题有关的认识意义。

访谈调查法的优点是灵活、深入、准确；不足之处在于访谈的成本较高，缺乏隐秘性、受访谈员的影响大。访谈调查法主要用于个性化、个别化研究，它适用于调查问题深入，调查对象差别较大，调查样本较小，或者调查的场所不易接近等情况。

（2）访谈法的过程

1）访谈前的准备工作：①选择访谈对象：访谈的抽样方式有方便抽样、滚雪球抽样和目的抽样等。②确立访谈的方式：根据研究人员是否有严格的访谈格式，分为结构性访谈、非结构性访谈、半结构性访谈；根据与被调查者的接触情况分为面对面直接访谈、电话访谈、网络访谈；根据一次访谈对象人数，分为个别访谈、小组访谈和集体访谈。③确立访谈提纲：访谈之前一般需要设计一个访谈提纲，列出所要访谈的主题和提问的主要问题。④准备访谈的工具：包括纸笔和便携式录音机、录音笔或采访机等访谈工具，在使用笔录和录音前需得到被访谈者的同意。⑤确定访谈的时间和场所：最好在被访谈者有空闲，身心比较放松的情况下进行，访谈场所最好只有双方两个人，不要有他人干扰。

以下是某位研究者针对某高校教师对本科课程教育多媒体技术应用的简易访谈提纲。

笔记栏

举例

教师对本科课程教育多媒体技术应用现状、问题与改进的调查访谈提纲

1. 您认为，现在学校老师对多媒体教学了解多少呢？
2. 请说说您所了解到的您周围老师对于多媒体技术用于教学的态度是怎样的。
3. 就您的经验，多媒体教学与过去的传统教学相比优势在哪里，劣势在哪里。
4. 您觉得现在我校在多媒体技术在教学中的使用还存在哪些问题？
5. 您对现在学校提供的多媒体设备是否满意，如果不满意，您希望在哪里做一些改进？
6. 您是否经常使用多媒体进行教学。如果是，您为什么选择多媒体教学；如果不是，那又是为什么呢？

2）正式访谈阶段：在选择好访谈对象以及准备好访谈提纲和访谈计划之后，即可进行正式访谈。正式访谈需注意的问题包括：①访谈开始阶段：打招呼、问好；自我介绍；说明访谈的目的和话题；安排就座与做好设备方面（录音机、摄像机）的准备工作。②访谈要围绕访谈目的、遵循访谈提纲进行，由浅入深、由简到繁、自然过渡，避免毫无目的、漫无边际的交谈。③在访谈过程中要掌握好提问、倾听和回应的技巧。访谈者要掌握好发问的技术、提问的方式、用词的选择等，不能有暗示性；要善于倾听被访谈者的谈话，不要随意打断与插话，但当其离题时也要巧妙地把话题引回访谈主题上来；访谈中调查者还需将自己的态度、意向和想法及时传递给对方，即对受访者的言行做出言语或非言语的回应，回应的方式主要有呼应、重复、重组、追问和总结等。④做好访谈记录。访谈记录从不同的角度分类可有几种类型。根据记录的时间可分为当场记录、第三者记录、访谈后追记、音像记录；根据访谈资料的内容也可分为内容型记录、观察型记录、方法型记录、内省型记录。

3）访谈资料的整理与分析：访谈资料的整理与分析见质性研究部分。

3. 观察法

（1）观察法的概念：观察法是人们认识周围世界的一个最基本方法，也是所有科学研究中收集资料最基本的一种方法。教育领域中的观察法是指研究者有目的、有计划地通过自身感官或借助于一定的科学仪器对教育领域中的研究对象进行系统考察，收集记录资料并加以分析研究，从而获得对教育问题全面、深刻、系统认识的研究方法。

在非实验研究中，常用的是量性观察法。量性观察法是研究者按照事先设计的一套明晰而严密的"计量系统"实施的观察，它也被称为系统化的、结构性的、标准化的观察。实施量性观察时，观察者通常事先确定研究对象的观察项目，设计观察的记录表格，并按照记录表格对观察资料进行分类、记录和编码。

（2）观察法的步骤

1）观察前的准备工作：①确定好观察内容并形成合理的内容体系，一方面要准确理解观察目的和相关概念的内涵和外延，另一方面也要明确界定所要观察内容在具体场景中的实际表现。②确定观察方式：一般来说，研究者可供选择的观察方式有三种。第一，自然观察和实验观察：自然观察一般是在自然状态下，即对观察环境不加改变和控制状态下进行的观察；实验观察是在人工控制的环境中进行系统观察的方法。第二，直接观察和间接观察：直接观察是直接通过观察者的感官考察研究对象；间接观察是借助于一定的仪器设备，如照相机、摄像机、单向观察屏等观察研究对象。第三，参与观察和非参与观察：参与观察是指观察者参与到被观察对象的活动中，通过与观察对象共同活动，在活动中观察，能获得更深层的研究材料；非参

笔记栏

与观察，是指观察者完全以旁观者的身份以公开或秘密的方式进行观察。③选择观察记录方式：根据观察法的不同类型，观察记录可有量性记录和质性记录两种方式，具体包括三种。第一，时间取样记录法。该方法是以时间作为选择标准，专门观察和记录在特定时间内所发生的行为，主要记录行为呈现与否、呈现频率及持续时间。第二，行为核对法。该方法是将要观察的行为项目排列成清单式的表格，然后通过观察核对这些行为项目是否呈现。例如，为了研究某校优秀青年教师师生课堂对话情况，某研究者设计了一份"师生课堂对话分类记录表"，如表 12-3 所示。第三，等级评定法。这一记录方法要求观察者在一段特定的时间内对研究对象的行为表现按照一个等级进行评定。例如，为了了解学生课堂学习状态，某研究者设计了这样一份课堂观察评价表，见表 12-4。

表 12-3　师生课堂对话分类记录表

行为分类	具体行为项目	频次	百分比 /%	总频次
体现学生主导取向的教学	主动表达自己的观点或向老师提出问题			
	接受学生主张			
	接纳学生感觉			
	赞许学生行为			
中立	静止或疑惑，暂时停顿或不理解			
	问学生问题			
体现教师自主取向的教学	讲解			
	指示或命令			
	批评或维护权威			
	提问			

表 12-4　学生课堂学习状态观察评价表

观察维度	学生课堂学习状态	
视角	观察内容	评分（1= 较好；2= 一般；3= 较差）
参与状态	观察学生是否认真（听课、练习、讨论），观察学生是否自信（提出与别人不同的问题、大胆尝试并表达自己的想法）	
互动状态	观察学生是否积极（举手发言、提出问题、讨论与交流、阅读补充资料），观察学生是否善于与人合作（倾听别人意见、积极表达自己的意见）	
思维状态	观察学生思维的条理性（能有条理表达自己的意见、解决问题的过程清楚、学习有计划），观察学生思维的创造性（用不同的方法解决问题、独立思考）	

笔记栏

续表

观察维度	学生课堂学习状态	
视角	观察内容	评分（1= 较好；2= 一般；3= 较差）
情绪状态	观察学生在听课、互动、自主时的表情和神态（积极高唤醒、积极低唤醒、消极低唤醒、消极高唤醒）	
生成状态	观察学生在课堂学习过程中的学习效果（知识与技能、方法与过程、情感态度和价值观）	
总评		

2）实施观察阶段：①进入研究现场：此期观察者通过适当的观察途径进入观察地点，尽快与观察对象建立起一种相互信任、和谐的关系。②实施全面系统的观察：实施观察是教育观察研究的核心阶段。实施观察是一项非常复杂、琐碎的活动，要想提高观察效率，保证观察结果的可靠性，就必须遵循以下三项原则：第一，观察的目的性原则。观察者要将注意力集中在要研究的对象上，知道观察的重点和方式，排除其他无关变量，以保证观察效果。第二，观察的客观性原则。在自然状态下考察观察对象在日常生活和学习等活动中的真实的行为表现，观察者对这些表现作真实详细的记录或描述，不掺杂个人的主观倾向，力求观察所得的事实真实准确。第三，观察的全面性原则。要求观察者要对研究对象进行周密的、全面的观察，注意观察的系统性、连续性和完整性，尽可能详尽地记录观察资料。③做好观察资料的收集和记录：作为研究者，进行观察资料的收集与记录时，要注意根据观察目的和内容以及各种记录方式的优缺点选择合适、有效的记录方式。

3）观察资料的整理与分析：在该阶段，第一步是核验资料的真实性和完整性；第二步是对原始资料进行归类处理；第三步是借助于相关理论和分析工具，对资料进行量化处理、质性分析或建构理论。

（四）非实验研究的优点与局限性

1. 非实验研究的优点

（1）适用性广：客观事物纷繁复杂，当有些客观现象不能完全被我们直接观察到，或者不能用实验方法进行研究时，就常常需要用间接的方法收集资料，进行非实验研究。

（2）自然真实、简便易行：非实验研究通常是在自然状态下获取资料，有利于了解研究对象的"本来面目"。且不需要像实验研究法那样控制研究对象，比较简便易行。

（3）效率高、范围广：非实验研究基本上可以不受时间、空间的条件限制，研究涉及范围广，收集资料速度快，效率高。

（4）形式灵活、手段多样：非实验研究可以通过多种方式去收集客观现实、符合课题需要的资料，既可以通过访问、座谈、问卷等方式向熟悉研究对象的第三者或当事人了解情况，又可以通过测验、收集书面材料等途径来了解情况。

2. 非实验研究的局限性

（1）横断面研究只能反映较短时间内的数据情况，由于不能建立正确的时间顺序，因而无法推断因果关系。

（2）纵向研究由于时间跨度较长，可能会面临研究对象退出研究的现象，即可能会发生差异性流失。

（3）相关性研究由于无法控制混杂因素，容易产生偏倚，造成虚假联系，而且由于收集的信息多属于宏观数据，结果的论证强度有限。

二、准实验研究

准实验研究（quasi-randomized controlled trial）是未按随机原则进行分组或未设立对照组，或两者都不具备，而通过对研究对象实施干预并比较干预效果的一种研究类型。

（一）准实验研究的概述

准实验研究的概念：教育领域中的准实验研究是研究者根据研究目的和假设，通过对研究对象实施教育干预措施，观察干预前后或干预组及对照组的评价指标变化，进而分析干预因素对研究对象的影响。

（二）准实验研究特点

准实验研究不能完全控制研究的条件，在某些方面降低了控制水平。虽然如此，它却是在接近现实的条件下，尽可能地运用实验研究设计的原则和要求，最大限度地控制混杂因素，实施处理因素。因此准实验研究的实验结果较容易与现实情况联系起来，现实性较强。

（三）准实验研究的类型

1. 无相等对照组设计　无相等对照组设计（nonequivalent control group design）在分实验组和对照组时没有严格按照随机进行分组，而是由研究对象或研究者根据试验条件和人为设定的标准选择，并分配到试验组或对照组，进行同期的对照试验，其特点是方便快捷，但可比性差一些。

（1）适用范围：多用于比较不同干预措施的效果，在非临床的护理教育领域的某些研究，如评价新型护理教育模式与传统护理教育模式的教学效果研究。

（2）优缺点：优点是设计方法简单，易于掌握，可行性好，依从性较好；短时间内可获得较大的样本。缺点是由于分组不是随机，受选择性偏倚和测量性偏倚的影响使结果的真实性下降，结论的论证强度减弱。

 举例

任务驱动教学法在儿科护理教学中的应用

某医学院校为了分析任务驱动教学法在儿科护理教学中的应用，选取儿科实习护理人员 50 例，其中对照组和实验组并未严格按照随机分组方法进行分组，而是按照学号的单双号进行分组，均分为对照组和观察组。对照组进行常规教学，观察组进行任务驱动教学，对比教学满意度、考试成绩以及工作能力评分。

2. 自身前-后对照设计　自身前-后对照设计（one-group pretest-posttest design）是指采取一种或两种不同的处理措施，在处理前后分别进行测量，对其效果进行观察比较的研究方法。

（1）适用范围：适用于干预措施简单并且时间较短、需要迅速获得前后测试结果的研究。

（2）优缺点：优点是设计方法简单，易获得结果；缺点是在干预期间容易受到其他很多因素的影响，结果的真实性较差，结论的论证强度非常弱。

举例

工作坊的科研能力培训模式在专业型护理硕士中的应用效果

某医学院校为了探讨基于工作坊的培训模式在专业型护理硕士科研能力培训中的应用效果，选取 2023 级 31 名专业型护理硕士为研究对象，进行为期 8 个月的护理科研培训，比较培训前后其科研能力及取得的科研成果。采用前后自身对照进行效果比较，发现培训后其问题发现能力、科研实践能力、资料分析能力 3 个维度得分显著高于培训前。

3. 时间连续性设计　时间连续性设计（time series design）其实是自身实验前后对照设计的一种改进。

适用范围：当自身变量的稳定性无法确定时，可以采用此种设计。

（四）准实验研究的优点与局限性

1. 准实验研究的优点

（1）可行性高：可行性高是准实验研究的最大优点，在一些不适合做严格随机分组和设置对照组的情况下，可有效避免伦理问题的限制。

（2）应用广泛：设计方法简单，易于获得结果，在临床工作特别是护理实践中，用于比较不同干预措施的效果，护理研究中应用广泛。

2. 准实验研究的局限性

（1）非随机：分组为非随机化方法，可比性差。

（2）偏倚：非随机的分配方式容易受到选择性偏倚的影响，可能造成已知或未知的混杂因素在组间分布不均衡，难以盲法评价试验结果，造成偏倚。

（3）论证强度低：由于非随机造成偏倚，基线资料缺乏可比性，准实验研究结论的真实性和可靠性不如随机对照试验，论证强度低。

知识拓展

澳大利亚 JBI 循证卫生保健中心（2016）准实验研究真实性评价工具

评价项目	评价结果			
	是	否	不清楚	不适用
1. 是否清晰阐述了研究中的因果关系？				
2. 各组间基线是否具有可比性？				
3. 除了要验证的干预措施，各组接受的其他措施是否相同？				
4. 是否设立了对照组？				
5. 是否在干预前、后对结局指标实施多维度的测量？				
6. 随访是否完整？如不完整，是否采取措施处理？				
7. 是否采用相同的方式对各组对象的结局指标进行测量？				
8. 结局指标的测量方法是否可信？				
9. 资料分析方法是否恰当？				

来源：

The Joanna Briggs Institute. Joanna Briggs institute reviewers'manual: 2016 edition[M]. Australia: The Jo anna Briggs Institute, 2016.

笔记栏

三、实验研究

实验研究（experimental research）是研究者根据研究目的的人为地对研究对象设置干预措施，按重复、对照、随机化原则控制干预措施以外的影响因素，总结干预措施的效果。

（一）实验研究的概述

1. 实验研究的概念　教育领域中的实验研究设计是研究者按照研究目的，依据一定的教育理论和假设，在合理的控制或创设一定的条件下，有目的地改变一些教育因素（自变量），控制无关因素（干扰变量），观察记录另一些教育因素（因变量）的变化，从而验证研究假设，探讨教育现象之间因果关系的一种研究设计。

2. 教育实验研究的特点　教育实验研究是一种科学实验研究活动。教育实验本质上是科学实验，因此必须具备以下 3 个特点：

（1）干预（intervention）：亦称为实验因素、处理因素，是研究者根据不同的研究目的施加给研究对象引起直接或间接效应的处理因素。

（2）对照（control）：在实验研究中，除了干预对研究结果产生影响外，还有一些非干预因素（即干扰变量）也会对结果产生影响，设立对照的目的就是为了控制实验中非干预因素的影响。设立对照时要求所比较的各组间除干预因素不同外，其他非干预因素应尽可能相同，这样才能正确地评价实验效果。

（3）随机化（randomization）：为了在选取样本和将研究对象分组时，避免来自研究者与研究对象两个方面主观因素的干扰使结果偏离真实值，采用特殊方法使总体或者研究样本中的每个个体发生某事件的概率均等。随机化包括随机抽样和随机分组。在护理教育实验研究中，由于研究对象通常以班级、年级等为单位，随机抽样较为困难，但是可以通过随机分组，提高研究的效度。

（二）实验研究的效度

1. 实验效度的概念　实验效度是一项实验研究质量好坏的主要评价指标。所谓实验效度，是指一项教育实验研究结果的可靠性和有效性。内在效度（internal validity）是指自变量与因变量因果关系的真实程度，即因变量的变化在多大程度上来自于自变量的影响，反映了实验结果的可靠性。而外在效度（external validity）是指实验结果可推广到其他对象或情景的程度，反映了实验结果的有效性和推广性。

2. 实验效度的影响因素与控制方法　提高研究效度，是提高实验研究可靠性和推广性的保证。下面介绍一些常见的无关变量对实验效度的影响情况及控制办法。

（1）实验内部效度的影响因素与控制方法

1）无关事件（accidental case）：在实验过程中，被试经历的一些实验以外的事件对被试所产生的影响，尤其是在周期较长的实验中较为容易出现。控制的方法是使用对照组，让实验组和对照组学生同时经历相同的事件，同时接受相同事件的影响。

2）成熟效应（maturation effect）：随着时间推移，被试生理与心理的发展及知识、经验和技能的增长等变化可能会影响实验结果。控制的方法是使用与实验组有相同成熟和发展的对照组或者采用配对设计的方法，使对照组内一个或多个与因变量相关的变量等同。

3）差异性选择效应（differential-selection effect）：研究所选择的两组或者几组受试者，在未受实验处理之前，各方面的能力就有所偏差或者不等，那么结果差异就不是单纯由实验处理所造成的。为最大限度地降低受试者本身的差异对实验结果的影响，实验设计应该尽量随机抽样，选择有代表性样本，进行随机分组。

4）测验效应（testing effect）：测验本身是一个影响教育实验研究内在效度的因素。如在某些前、后测实验研究设计中，如果前测和后测的内容相同或相似，间隔时间又较短，学生在前测中得到的经验可能会影响到后测的结果。解决的办法有：①不做专门的前测，用学生的平时成绩、入学成绩等作为评判标准。②把测验安排在正常教学中进行，不引起学生的注意。③增加一个无前测的对照组，就可以分析前测对实验结果的影响。

5）被试流失（experimental mortality，attrition）：在实验过程中，如果因种种原因使实验组和对照组有被试中途退出实验，则可能造成两组被试不等，对研究结果就会产生影响。比如对实验没兴趣或依从性较差的学生离开实验组，就会使实验组后测的结果偏好，从而影响实验的内在效度。为了避免这一问题，在实验设计阶段，应根据样本量，适当增加 15%~20% 的受试对象。

6）工具效应（instrumentation effect）：测验工具的测验方式不同、评判标准不同、测验人员的明显差异等也会影响到实验的结果。采用标准化测验影响较小；采用自编测试工具，影响就可能会大一些。同时，应该尽量避免测验人员的差异，如统一培训测验人员等。

7）统计回归（statistical regression）：指的是在某次测验中，成绩特别高或者特别低的学生，不管是否接受实验处理，均可能在第二次测量中出现成绩向团体平均数靠近（回归）的现象，这就是"两个极端往中间靠"现象，也称为趋中效应。在选择研究对象时，随机抽取研究对象并将研究对象随机分配，可有效避免趋中效应。

（2）实验外部效度的影响因素与控制方法

1）测验的反作用或者交互作用：测验的反作用指前测对后测的影响；测验的交互作用指前测与后测的交互作用。许多实验研究都需要前测，由于前测与后测内容的相似性，往往会影响后测的成绩。研究设计时，将前测与后测间隔一定时间，减少前测对后测的影响，可有效避免这一问题。

2）选择偏差与实验变量的交互作用效果：指的是选择偏差与实验变量发生了相互影响作用。避免这一问题的有效方式，可选取有代表性的样本，使得研究样本与目标总体之间的相似性尽可能地多。

3）实验安排的反作用效果：指的是被试知道自己正在被观察，其动机和行为可能加强实验效果，这就是著名的"霍桑效应"。在实验设计时，采用盲法设计，可避免这一效应。

4）生态效度（ecological effect）：指的是实验结果能从实验情景推广到实践情景的程度或者范围。它取决于实验的情景条件与想要应用实验结果的情景条件的相似程度。因此，在实验设计的时候，应该尽量使实验情景与实践情景相似。

要强调的是，尽管良好实验设计的目的是希望实验的两种效度都高，但在实际情况中，提高一种效度，就必会削弱另一种效度。在实际研究过程中，研究者必须通过实验设计和实验方式设法使两种效度保持平衡，通过足够的控制使实验结果具有可靠性，通过获得足够的事实使结果能够推广到想要推广的情景中去。

（三）实验设计类型

根据接受实验群体的组织形式，实验设计模式分为单组实验设计、控制组实验设计和析因实验设计。不同的实验设计类型有相应的实验设计模式。

1. 单组实验设计　单组实验设计是用单一实验组作为研究对象，施加某一种或数种实验处理的实验设计。这种设计只有实验组，没有控制组，但实验处理可以有一个或多个。常用的设计模型包括：单组后测实验设计，单组前后测实验设计，单组纵贯重复前后设计。

（1）单组后测实验设计（one-group posttest experimental design）

1）设计特征：只有一组被试且不是随机选择，无控制对照组；实验中只给予一次实验处理；有一个后测；将后测的结果认为是实验处理所致。这种实验设计的模式可表示为图 12-5。

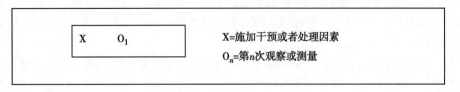

X=施加干预或者处理因素

O_n=第 n 次观察或测量

图 12-5　单组后测实验设计模式

2）优缺点：单组后测实验设计是一种简单的、容易操作的实验方法。不过，这是一种比较粗糙的研究方法，有许多无关因素对实验效果的影响没有排除，因此内外在效度都不高。

 举例

PBL 教学法在"内科护理学"课程中的应用与效果分析

选择某校 14 级护理本科生 48 名，在《内科护理学》教学中，先后围绕"冠心病""肾衰竭"安排两轮 PBL 教学。PBL 结束后，向所有学生发放"PBL 学习效果评定量表"，对学习效果进行评分。结果发现，PBL 有利于学习从"知识中心型"向"能力中心型"转变，有助于顺利实现临床护理课程教学目标。

（2）单组前后测实验设计（one-group pretest-posttest experimental design）

1）设计特征：只有一组被试且不是随机选择，无控制对照组；实验中只进行一次实验处理；在实验处理前进行一次测验，在实验处理后再进行一次测验，然后比较前后两次测验的结果来确定实验的效果。这种实验设计的模式可表示为图 12-6。

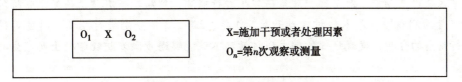

图 12-6　单组前后测实验设计模式

2）优缺点：这种研究设计简单易行，可以节省被试，能较好地控制变量，相同的受试经过前测和后测，差异的选择和受试者的流失这两个因素可被控制。它的主要缺点是：由于仅有一组被试而无对照，其内在实验效果却有可能受到"历史""成熟""工具""选择与成熟的交互作用"等影响，整体来说，内在效度较差。

 举例

临床见习对护理本科生职业态度影响的研究

选取某医学院校 92 名护理本科生作为研究对象，采用课堂教学与临床见习相结合的方式开展专业课教学，分别于见习前和见习后 16 周发放"护士职业态度量表"调查他们的职业态度变化。结果表明，见习后职业态度总体得分均高于见习前，临床见习对护理本科生职业态度总体分值的影响趋向积极。

（3）单组纵贯重复前后测设计：又称为时间连续性设计，从事连贯式的长期试验研究时，不仅需要了解实验处理的最终效果，还要了解实验处理在某一段时间内的效果，在此情况下，就可采用单组纵贯重复前后测实验，然后对各次测验的结果进行比较。

1）设计特征：只有一组被试，无对照组，但是对实验处理后的结果进行纵向重复测量，不仅能够发现实验处理的最终效果，而且能够了解实验处理的效果随着时间的变化。这种实验设计模式可表述为图 12-7。

笔记栏

$$O_1O_2O_3O_4 \quad X \quad O_5O_6O_7O_8$$

X=施加干预或者处理因素

O_n=第n次观察或测量

图 12-7　单组纵贯前后测实验设计模式

2）优缺点：这种研究设计无需设置对照组，可有效控制个体差异，更精准地捕捉干预的净效应，同时追踪动态变化趋势，评估干预效果的持续性及变化模式，重复测量还能减少偶然因素（如单次测量的误差）对结果的误导，增强数据的可靠性。主要缺点是：实验延续的时间较长，"历史"的因素可能会影响实验的内在效度；在外在效度方面，"测验的反作用或者交互作用效果"可能影响实验效果。

 举例

学术研讨活动对护理学硕士研究生科研兴趣的影响

某医学院护理系为了研究学术研讨机制对护理学硕士研究生科研兴趣的动态影响，在开展学术研讨活动前，对全部护理系研究生进行前测，然后对所有被试研究生分阶段进行科研兴趣的测量。在学术研讨活动开展后1年、2年、3年分别进行测量。通过对科研兴趣进行动态的分析，发现规律的学术研讨活动不仅能够逐步激发护理学硕士研究生的科研兴趣。

2. 双组实验设计　双组实验设计是选择两个组，一个为实验组，一个为对照组，对两个组分别给予不同的实验处理（或者相同实验处理的不同水平），然后测量和比较不同实验处理对结果变量所产生的影响。

（1）不等控制组实验设计（non-equivalent control group experimental design）

1）设计特征：实验组和对照组都有前测，由于条件限制，研究对象不是随机抽样分组，但是实验处理可以随机指派。这种实验一般是以固定的班级、年级进行。由于不能以随机等组的方法去分配被试，只能试图去寻找与实验组相匹配的对照组，如年龄、性别、标准化测验分数等方面，尽可能使组间平衡；实验处理结束后，都有后测。这种实验设计模式可表述为图 12-8。

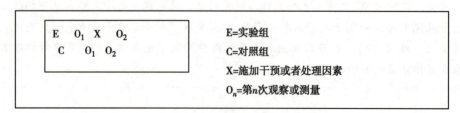

$$
\begin{array}{llll}
E & O_1 & X & O_2 \\
C & O_1 & & O_2
\end{array}
$$

E=实验组

C=对照组

X=施加干预或者处理因素

O_n=第n次观察或测量

图 12-8　不等控制组实验设计模式

2）优缺点：该种设计由于有对照组，有前后测比较，提高了研究的效度。其局限在于，由于不是随机抽样和分组，难以保证被试的代表性，前后测结果之间也存在一定的交互作用，因此实验结果不能直接推论到无前测的情景中去，对实验结果的解释要慎重。

举例

PBL 教学法对护理本科生信息意识的影响

选取某校护理系 2015 级本科学生 4 个班共 170 人作为研究对象，随机抽取 2 个班共 86 人作为实验组（E），其余 2 个班共 84 人作为对照组（C）。对照组进行传统课堂讲授式教学，实验组进行两个学期的 PBL 教学（X）。采用"护理专业大学生信息意识量表"分别对两组在干预前（O_1、O_2）和干预后（O_3、O_4）进行信息意识调查，比较两组信息意识总得分的差异，探讨 PBL 教学法对护理本科生信息意识的影响。

（2）等组前后测实验设计（the equivalent control group pretest-posttest experimental design）

1）设计特征：这是一种最基本、最典型的实验设计。设计特点是：随机选择被试；被试随机分成实验组和控制组；实验组给予不同的实验处理（或对照组不接受任何处理）；两个组都进行前后测。这种实验设计模式可表示为图 12-9。

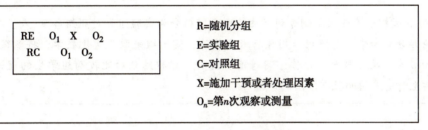

图 12-9 等组前后测实验设计模式

2）优缺点：在等组前后测实验设计中，由于采用随机取样和分配使得已知或未知的干扰因素在组间保持均衡，可有效控制两组差异，使两组有较好的可比性；两组都有前测、后测，便于作对照比较，且在前测到后测期间影响实验效果的各种因素两组完全一样，故这是一种严谨控制的设计，在教育实验研究中常被采用。它的局限在于，可能产生前测和实验处理的交互作用而影响外在效度。

举例

契约学习法与传统讲授法的效果研究

某军校在校学生 202 名，根据军考生和普招生将研究对象先分层再随机分为两组（按学号取随机数字），实验组和对照组各 101 名。在急重症护理学教学中实验组采用契约学习法，对照组采用传统讲授法，干预前和干预后应用自导学习倾向量表、技能量表和学习成就分别比较两组差异。

（3）等组仅后测实验设计（equivalent control group posttest experimental design）

1）设计特征：这种实验设计的要求与前述等组前后测设计类似，不同之处是实验组和对照组都没有前测。这种实验设计的模式可表示为图 12-10。

笔记栏

图 12-10　等组仅后测实验设计模式

2）优缺点：这种实验设计的优点在于，能消除前测和后测、前测与自变量的交互影响，可以对内在效度进行有效控制。但是由于缺乏前测，无法据此形成不同组别，这种设计就无法确定实验处理是否对不同层次的受试者有不同效果。

> ### 举例
>
> **多元教学法在外科护理学总论教学中的应用**
>
> 　　将 2015 级护理专业三年制专科学生 190 人随机分为实验组和对照组各 95 人。在外科护理学总论部分教学中，对照组沿用原有教学方法，实验组采取多元化教学，将多媒体教学、情景模拟教学、项目教学、合作学习等有机结合。课程结束后比较两组学生的理论、操作成绩和学生对所采用的教学方法的评价。

3. 析因实验设计（factorial experiment design）

（1）设计特征：析因实验设计又叫循环组设计，也称为平衡组设计，它把各种实验自变量（或者一种实验自变量的若干种水平）轮换施加于各实验组（条件不必相等），然后根据每一实验自变量（或一种实验自变量的每一种水平）所产生的总和来确定实验结果。析因实验设计模式见图 12-11。

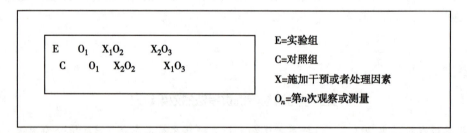

图 12-11　析因实验设计模式

（2）优缺点：该实验设计在平衡配置的过程中许多无关因素被相互抵消了，所以除了"选择与成熟的交互作用效果"影响之外，内在效度较好。"多重实验处理的干扰"可能会对外在效度产生影响。另外，该实验设计对分组和无关变量的控制没有要求，适合于自然情景下的实验，便于操作。由于实验对象被反复测量，可能产生多重处理的干扰。

笔记栏

举例

不同培训频率对护理学本科生护理实践能力效果的影响

某医学院护理系为了提高2022级护理学本科生的护理实践能力，拟进行一系列的实践能力培训。培训频率分为2种，一种为每周1次（处理1），另一种为每周3次（处理2）。将全系100名护理学本科生分为2组，A组和B组，在第一个阶段，A组的学生接受处理1，B组的学生接受处理2；培训1个月后，两组接受的培训频率互换，即A组的学生接受处理2，B组的学生接受处理1，最后把两种不同的培训频率对学生实践能力效果的影响总和进行比较，即可知两种不同培训频率对护理学本科生护理实践能力效果的影响。

以上是护理教育研究中几种常用的教育实验模式及各模式的适用条件与优缺点，在进行教育实验研究时，要有针对性地选择应用并加以改进，注意扬长避短，更要根据自己的实验目的和实际情况选择合适的实验设计模式。

（四）实验研究的优点与局限性

1. 实验研究的优点

（1）实验研究法是检验和建立因果关系最有说服力的一种研究方法。

（2）它可以使我们得到在自然条件下遇不到或不易遇到的情况，使研究者可以在各种不同的情况下研究教育现象，扩大了研究的范围。

（3）它可以重复验证。只要满足相同的实验条件，通过人为地控制干扰因素，可多次获得几乎类似的实验结果，有利于同行之间的检验和验证。

2. 实验研究的局限性

（1）实验研究法需要控制干扰变量，但由于教育的对象是人，较难有效地控制，难免会产生"工具效应""时序效应""测验效应"等。

（2）教育研究对象是人，不仅研究者与被研究者之间容易产生交互影响，而且研究者本人价值观、态度、动机会自觉不自觉地影响观察和资料收集的方向。

（3）需要花费较多的人力和物力，对参加实验研究的人员有一定的要求，有的实验还需要有关单位、学校的配合和协助方能进行。

（4）在实验过程中，现有的测量工具还不能精确恰当地测量教育情景下的复杂行为，对实验结果的分析也必然受条件限制。

（蒋文慧）

第四节 护理教育质性研究方法

质性研究以研究者作为研究工具，在自然情景下采用多种资料收集方法，对社会现象进行整体性研究，主要使用归纳法分析资料和形成理论，通过与研究对象互动对其行为和意义建构获得解释性理解的一种活动。按照"取向"（approach）将其分为现象学、民族志学、扎根理论、行动研究、个案研究、历史研究和传记研究七大类。本节主要讲现象学研究、扎根理论研究、叙事研究和行动研究。

一、现象学研究

现象学研究（phenomenological research）是一种系统研究和剖析日常生活的方法，作为一种典型的质性研究方法，应用范围相当广泛，涉及教育学、心理学、医学等各个领域。该研究是目前国内外护理研究中最常见的质性研究类型，主要用于探究与健康和疾病有关的主观认识或生活体验的研究。

（一）现象学研究概述

1. 现象学研究的概念　现象学研究是一种观察特定的现象，分析该现象中的内在成分和外在成分，把其中的要素提炼出来，并探讨各要素之间及各要素与周围情景之间关系的质性研究方法。它以促进人的理解为目标，说明行动的本质。

2. 现象学研究的特点

（1）重视生活世界：生活世界是指人们日常生活的世界，即未经人们反思的世界。与之相对的是经过思考、定义、分类、概括、理论化的世界。现象学中的生活世界是先于任何理论而存在的，不是抽象的。它充满了世界观、关系和体验。

（2）关注生活体验：现象学研究的"现象"是人们头脑中的意识。这种意识更具体来说，主要指人们生活经验过程中留下的体验。生活体验是人们在一定时间、地点下的实际生活中获得的感受，它来源于生活世界。生活体验被视为现象学研究的基本结构，是现象学的核心。现象学研究者总是试图从复杂的周围事物、情景中去了解人类的体验。

（3）探寻的是现象的本质：本质是与某件事的理想或某件事的真实意义相关的元素，代表任何现象中一般性了解的基本单元。本质是由不同人在同样的行动中或同一个人在不同的行动中所体现的意图含义的综合。尽管每个人的体验都是主观的和相对的，但是通过共享研究参与者们的体验，研究者可以寻找出体验的本质。

（4）悬置或放在括号中是还原的第一步：现象学还原指的是把人们带回到体验世界的意义和存在的起源之处，即"回到事物本身"，其任务就是描述和发现意义。悬置就是要求研究人员尽可能把有关某一现象的所有前认识（如知识、理论、信仰）都"放在括号中"，放弃一切对外部世界已有的判断。这样研究者就能以纯净的头脑面对资料，从研究参与者的视角出发，通过一种特殊的反思去直观现象的本质，对它进行分析和描述，以便能充分理解他们的体验。

（5）采用描述的方法：体验需借助于描述体现出来。描述的内容包括准确而详细地记录体验发生的背景、时空、过程、表现等，不得脱离事实。研究者需要严格地分析所给予的文本描述资料，使资料能够被充分理解。

（6）强调在一定的情景中进行研究：现象学采用整体的观点，认为研究参与者的背景是意义和理解的来源。研究者对人们主观体验及其主观诠释的理解不能离开他们所处的环境，包括他们个人的生活史，或"生平情景"，以及他们与其他环境因素的互动。

3. 现象学研究的类型　根据研究的目的，现象学研究设计可以分为两种类型：

（1）描述性现象学（descriptive phenomenology）：是胡塞尔创立的方法，也称为"先验现象学"，试图描述和呈现人们的经历而不加任何解释。如果研究目标是描述和澄清个体的体验，就应选择描述性现象学，其本质是提倡对事物进行直接把握，追求不带任何固有知识和偏见对事物进行认识。

（2）解释性现象学（hermeneutic phenomenology）：是胡塞尔的学生海德格尔发展起来的，用于寻找知识与环境彼此间的关系和依存意义。它强调对现象进行解释，来了解和认识现象。如果研究目标是解释和理解体验背后的深层意义，就应选择解释性现象学。解释性现象学强调人类现实的"情景性"，即个体的经历都会受到其生活中的世界的影响。

（二）现象学研究的步骤

一般我们在分析资料的时候多采用 Colaizzi 现象学研究资料分析的 7 个步骤来进行，这 7 个步骤有着严格的流程，即熟悉、识别有意义的陈述、构建意义、聚类主题、进行详细描述、生成基本结构和验证基本结构。在分析资料时应按照这 7 个步骤的流程和描述进行，如表 12-5。

笔记栏

表 12-5　Colaizzi 现象学研究资料分析的 7 个步骤

步骤	描述
1. 熟悉（familiarization）	研究者通过反复、仔细阅读所收集的资料而充分熟悉和了解研究参与者所提供的所有内容
2. 识别有意义的陈述（identifying significant statements）	对资料进行逐字逐句的分析，识别和摘录出与研究问题相关的重要的和有意义的陈述
3. 构建意义（formulating meanings）	研究者对反复出现的观点进行构建 / 编码含义，但尽可能"悬置"(bracket) 自己已有的与现象相关的预假设
4. 聚类主题（clustering themes）	将编码后的观点汇集，寻找有意义的共同概念，形成主题雏形；此时，仍然需要"悬置"自己已有的想法或经验，特别是来自于文献中的理论知识。
5. 进行详细描述（developing an exhaustive description）	研究者需要对在第 4 步产生的每个主题进行详细的描述并可摘取和加入来自参与者的典型的原始陈述。
6. 生成基本结构（producing the fundamental structure）	将类似的主题及其描述放在一起进行反复比较，辨别和抽取出相似的观点；然后构建一个简短而具密集意义的短语，即主题
7. 验证基本结构（seeking verification of the fundamental structure）	将所产生的主题结构返回给研究参与者，进行求证，询问是否捕获了他们的真实经验，以确保结果的准确性。如果有偏悖，研究者必须从第一步开始重新逐步分析

　　下面以一个实际范例——"护理学生临床实习体验的描述性现象学研究"详细阐明 Colaizzi 现象学研究资料分析的 7 个步骤。研究者应严格按照这 7 个步骤对所收集的资料进行分析，以保证研究结果的完整、真实与可信性。

 举例

护理学生临床实习体验的描述性现象学研究

　　第 1 步：充分熟悉资料

　　仔细、反复阅读每一个文本，并结合现场笔记充分熟悉和了解研究参与者所提供的所有资料。这个阶段就应该将自己的预设"悬置"，只要求研究者对所研究现象有一个整体印象或感觉，尽量避免做出任何抽取主题的行动或标记有意义的单元。

　　第 2 步：识别有意义的陈述

　　逐字逐句阅读文本，将反复出现的、与研究问题相关的重要的词和句画线。例如表 12-6 所示。

表 12-6　示范如何辨识重复出现和有意义的词、句单元

编号 1，第 1 页，1~8 行

A：我们这个实习小组都很愿意主动跟老师要求去看一些科室常见的病例，给我们讲解专科操作，主要是以看为主，学到了很多。B：被他人叫"姑娘"不好意思（自己是男同学）。不过有时也有自豪感，因为可以帮到那些有需要的人。所以，有时候也认为护理是伟大的职业。C：责任心很重要，需要记忆的东西太多，如各种药名、疾病的知识点、病人的健康宣教和操作要点等。

笔记栏

续表

编号3，第1页，3~8行

D：学了护理才知道护理并不只是发药，打针，要学习很多，与病人或别人沟通技巧很重要，病人宣教是有理论知识的基础去支撑，那我觉得就是做健康教育这方面还是比较弱的，感觉理论和实践结合不够，需要进一步学习加强。E：我觉得实习对我就业帮助蛮大的，让我提前熟悉了工作环境，也了解了医院内的运作、工作模式。F：有些学校学习的技能与临床不同，感到很混乱。有一次科室里面抢救病人，看到老师他们都在那里忙，我站在旁边看的时候就觉得手足无措，虽然在学校上过情景模拟课，但是那个时候就什么都想不起来了，最担心发生意外，影响老师们的操作，也怕影响病人的安危。

第3步：构建意义单元

研究者对反复出现的观点进行构建/编码含义，但尽可能"悬置"自己已有的与现象相关的预假设（尽管如此，Colaizzi认为很难完全"悬置"）。构建意义单元是研究者用专业敏感性和开放的态度从重要陈述中综合而来。本次研究，确定了120个"重要陈述"，并剪贴到另一个表格中，之后反复推敲、归纳构建了32个意义单元；再由2位研究者核对并达成共识。表12-7举例说明如何确定意义单元及归类。

表12-7　确定意义单元及归类范例

重要陈述	构建意义单元
需要记忆的东西太多	学习内容多
主动要求跟老师学习	兴趣和积极性
学校与临床操作不一样	实习初期会产生不知所措感
最担心发生意外	担心发生差错
不知道该怎样回答	角色混淆
有自豪感	有自豪感
护理并不只是派药，打针	护理很重要
进一步学习加强	需要学习多种知识和技能
责任心很重要	要有责任心
实习对我就业帮助蛮大	角色适应和转化
沟通技巧很重要	沟通技巧

第4步：聚类主题

对所有意义单元进行推敲、反思与想象，并聚类为主题（theme）雏形。需要注意的是，这个过程中并非只关注所罗列的意义单元，在推敲、反思与想象中还应该参考每一个重要的原始陈述，因此，研究者的直觉（intuition）在这一步发挥重要作用。2位或以上研究者同时进行这一步对保证研究结果的形成很重要。表12-8举例说明如何聚类为主题。

笔记栏

表12-8 聚类主题范例

意义单元	聚类主题雏形
护理很重要	临床实习的收获，对护理角色有更深刻的认识
有自豪感	
兴趣和积极性	
角色适应和转化	
需要多种知识、技能	
要有责任心	
沟通技巧	
实习初期会产生不知所措感	护理学生在临床实习期间的消极体验
学习内容多	
角色混淆	
担心发生差错	

第5步：详细描述

在这一步主要是对第四步骤中所产生的每个雏形主题进行定义和描述，并可摘取和插入一些典型的原始陈述在每个主题描述中。一般情况下，每一个主题中最多可以有3~4个原始陈述。表12-9举例说明如何对雏形主题进行定义和描述。

表12-9 主题定义及描述范例

主题雏形	定义及描述
1）临床实习的收获，对护理角色有更深刻的认识	临床实习不仅是对在课堂上学到的护理知识和技能的综合巩固，更能提前帮助他们适应和深刻认识护士角色和护理价值，有利于其就业后的角色转换。例如B："……有时也有自豪感，因为可以帮到那些有需要的人。所以，有时候也认为护理是伟大的职业……" D："……要学习很多，与病人或别人沟通技巧很重要……" E："……让我提前熟悉了工作环境，也了解了医院内的运作、工作模式"
2）护理学生在临床实习期间的消极体验	护理学生进入临床实习后，学校教学和医院实际操作之间存在一定差异，使得学生在实习初期产生不知所措感，而且当学生发现实际与期待存在差异的时候就会产生心理落差。例如B："被他人叫'姑娘'不好意思"；F："我站在旁边看的时候就觉得手足无措，虽然在学校都上过情景模拟课的，但是那个时候就什么都想不起来了，最担心发生意外，影响老师们的操作，也怕影响病人的安危"

第6步：生成基本结构

这一步主要将类似的主题雏形及其描述放在一起进行反复比较，辨别和抽取出相似的观点；然后构建一个简短而具密集意义的短语，即主题。Colaizzi也强调这一步是优化和尽可能对现象约减（phenomenological reduction）的关键步骤。表12-10举例说明如何通过对比、浓缩、化约而形成主题结果。

笔记栏

表 12-10　主题雏形化约为主题

主题雏形	主题
临床实习的收获，对护理角色有更深刻的认识	主题一：临床实习的获益体验
护理学生在临床实习期间的消极体验	主题二：临床实习的消极体验

第 7 步：验证基本结构

将所产生的主题结构返回给研究参与者，进行求证，询问是否捕获了他们的真实经验，以确保结果的准确性。如果有偏悖，研究者必须从第一步开始重新逐步分析。虽然这是最后一步，但一般都是在第一次访谈时就会向参与者说明，大约在什么时候将初步结果反馈给他们以求证。

（三）现象学研究的优点与局限性

1. 现象学研究的优点

（1）主观性：重视研究参与者的个人视角和解释。

（2）深度：深入探讨少数个体的体验，而不是寻求普遍性或大规模的代表性。

（3）解释性：强调理解和解释体验，而不仅仅是描述。

2. 现象学研究的局限性

（1）矛盾性：现象学文本有时从总体上看会前后矛盾，这是因为现象学研究的是体验，它是一种对体验进行的感性、直觉的记录。由于这种体验不会完全按照理性的逻辑发生变化，而是随情绪的变化而调整的，所以对它的描述也往往会产生前后矛盾的现象，但这不是说现象学文本都必须前后矛盾。

（2）无法确切表达思想：研究者要通过语言确切地反映丰富的思想活动并不容易。语言只能无限制地接近事物本身，但不能等同于事物或现象本身。正因为语言自身的一些局限性，诗歌、比喻和联想在表达文字难以表达的意义上受到了很多现象学研究者的推崇。

二、扎根理论研究

扎根理论（grounded theory）并不是一种理论，而是美国人 Glaser 和 Strauss 在一项研究中，总结出的一套质性研究方法，是在一系列系统而又灵活的准则基础上，收集和分析事实资料，并扎根在事实资料中建构理论框架。这些准则包括编码、持续比较、备忘录以及开放性的视角等。

（一）扎根理论研究概述

1. 扎根理论研究的概念　其主要宗旨是研究者在研究开始之前一般没有理论假设，直接从实际观察入手，针对某个领域，通过系统收集资料的基础上寻找反映社会现象的核心概念，然后通过这些概念之间的联系从而构建出一个关于现象或问题的理论框架。这是一种从下往上建立实质理论的方法。

教育扎根理论研究源于 20 世纪 90 年代中期。扎根理论作为一种新的研究方法被应用于教育研究领域，如教育管理、教学质量、学科教学、课程研究等方面。

2. 扎根理论研究的特点

（1）强调理论建构，理论源于实践：扎根理论最大的特点也即它的宗旨就是建构理论。扎根理论特别强调从资料中提升出理论，认为只有通过对资料的深入分析，才能逐步形成理论框架。研究者在进入田野调查之前并不做理论假设，不用既有的理论去指导实践或验证它，而是从生活实际出发，从一个待研究的问题或领域出发，然后在此问题或领域中提炼出反映社会现象的概念，进而发展范畴之间的关联，最终提升为理论。其所形成的理论以经验事实为依据，注重挖掘事实与现象背后的意义与价值。

（2）资料收集与分析同步进行：通常情况下，研究方法的资料收集和分析是有先后顺序的，一般收集在先，分析在后。而扎根理论的资料分析是与数据收集的进程相融合的。研究者可以通过访谈、观察等方式进行数据的收集，在资料的收集过程中，研究者对其进行编码，将所收集到的资料归到尽可能多的概念类属下面，再将编码过的资料在同样的和不同的概念类属中进行对比，为每一个概念类属找到属性。在整个搜集数据过程中，要不断地使用比较的方法，通过数据的收集和分析相融合来建立理论。

（3）归纳与演绎交替使用：扎根理论的一个基本理论前提是：任何理论都是有经验事实作为依据的，一定的理论总是可以追溯到其产生的原始资料。研究者通过参与式观察，深度访谈等方式收集大量的资料，然后对资料进行不断地分析、比较、归类、概念化、范畴化，由此逐步形成理论框架。这是一个归纳的过程，从下往上将资料不断地进行浓缩。在归纳吸收资料内容之后，研究者和资料互动，根据现有的资料和范畴推断范畴之间的可能联系，进而演绎出初步的概念，这就是一个演绎的过程。

（4）采用全面、连续比较的方法，兼具科学性与创意性：扎根理论方法的主要特色之一就是强调全面、连续的比较。比较是扎根理论的主要分析思路，贯穿于整个研究过程，包括研究的所有阶段和层面。研究者通过资料与资料之间的比较，理论与理论之间的对比，区分类属，提炼概念，建构理论。同时扎根是一种兼具科学性与创意性的研究方法。该方法遵循科学原则，如通过归纳法找出范围近似的范畴，将各个范畴之间加以比较之后，演绎出关系范畴、设立假定并进而加以验证等。

（二）扎根理论的基本步骤

扎根理论研究从方法上采用一般的研究方法论，结合资料的收集和分析，使用系统性应用方法形成一个关于某领域的归纳性推论。扎根理论研究程序包括：①开放性和选择性编码。②持续比较。③理论采样。④理论饱和。⑤理论性编码。⑥备忘录和手工整理备忘录。

（三）扎根理论研究在教育研究中的优点与局限性

1. 扎根理论在教育研究中的优点　自20世纪90年代，扎根理论被引入到教育研究领域中以来，经过几年的发展便得到了广泛的应用，其优点主要体现在以下几个方面：

（1）变革教育研究思维：扎根理论不做理论假设，而是强调回归教育实践，回到教育生活，回到教育事实本身，直面现实教学问题，以现实问题为出发点来建立理论。该方法不以建立宏大的理论体系为目的，而是着眼于生活领域中真实事件和真实体验，从一些现象和问题入手，把握教育的本质。这也是其自身独特魅力所在。该方法在教育研究中的使用，可以变革教育研究的思维——由构建宏大的理论体系到关注教学生活中真实存在的细小故事，同时可以使教育研究者真正地认识教学生活世界，从而建构更有实际效用的理论。

（2）丰富教育研究的方法：扎根理论强调每个研究环节都应以研究规范作为评判原则。如该方法提出了核心变量、编码理论、理论饱和等一系列规范；该方法通过引入量化研究手段，克服了其原有的"资料琐碎而不易系统化""观察的偏差不易察觉"等问题，同时摆脱了量化研究注重对宏观事物的一些表面的、可量化的部分进行测量，而不深入具体细节的缺点。扎根理论注重从中观或微观层面上对社会现象进行比较深入细致的描述与分析。

（3）融合教育理论与实践关系：扎根理论研究是一种在经验资料的基础上建立理论范式的研究方法，强调研究者进入实践场域进行考察，围绕现实问题进行资料收集，通过对其不断地分析、比较，寻找反映社会现象的核心概念，并通过在这些概念之间建立起联系而形成理论。

不难看出，扎根理论研究过程不同于一般的宏大叙事，它更强调在实践中建构理论。将该种方法应用于教育研究中，可以增强研究者与实践者的沟通与交流，改善研究者与实践者长期分离

笔记栏

的现状。可以说，扎根理论为人们提供了一种理论与实践相结合的可能路径，它使理论与实践不再是两条平行线，使"理论源于实践，又服务实践"成为现实。

2. 扎根理论在教育研究中的局限性

（1）对研究者的素质要求比较高：扎根理论非常强调理论触觉，要求研究者不论是在设计阶段，还是在收集和分析资料阶段，都应对现有的理论、前人的理论以及资料中呈现的理论保持敏感，注意捕捉新的建构理论的线索。理论触觉能力的形成并非简单，研究者需要对资料不断地提问，如：是谁、何时、哪里、发生了什么、怎么发生的、到什么程度等。除此之外，扎根理论的编码过程是非常严密的，包含开放性编码、主轴编码和选择性编码，整个流程也非常烦琐，需要研究者具备充足的耐心。

（2）建构的理论缺乏普适性：由于扎根理论建构出的理论自身是由实际经验逐步概括提升出来的，所以能够合理地阐释具体的教学生活事件；但这类理论往往是非宏大的、非普适性的，而是特定的、适合于具体情景的，最多属于"中层理论"。扎根理论研究的特点之一是采用小样本抽样，这也成为其局限性的一个方面。从理论上讲，小样本抽样要求是非常严格的，必须对研究问题具有一定的典型性和代表性。但在实际操作中，不是所有小样本抽样都具有典型性和代表性。因此，由不具有典型性的小样本所建构的理论，其普适性是不够的。

（3）实际操作难度大：虽然扎根理论建构了一整套严密的操作程序，但在现实环境中，研究者会遇到各种各样突发的问题。另外，该理论的操作程序比较复杂，在操作上还存在一定的模糊性，研究者掌握、运用起来比较困难。扎根理论自提出至今，时间并不是很长，这也意味着该研究方法的使用经验还不是很多，能够真正熟练掌握并运用的人也不多，从某种程度上说，研究者在使用该方法时也是缺少专家指导的。

三、叙事研究

叙事研究（narrative research）是一种质性研究方法，20世纪中期广泛应用于社会科学研究领域，20世纪80年代引进教育领域。20世纪90年代，美国护理教育家Diekelmann首次运用叙事研究法研究不同层次的护理专业学生、教师和临床护士对美国护理教育的理解和体验，为护理教育研究开辟一个新的视角，也增加了一条新的研究途径。

（一）叙事研究概述

1. 叙事研究的概念 叙事是人类基本的生存方式和表达方式。人类的口头语言、书面语言、新闻报道、历史传记等基本的话语活动都具有叙事性特征。叙事研究又称故事研究，是通过研究对象的叙事来描述其个人生活中的重要事件，并将其以故事的形式展现出来的活动，其中蕴含着叙事者个人的实践经验及其实施情形。研究者则透过这些故事，运用解释学与现象学的理论，梳理、统整、建构各项经验的性质或意义，并努力探究其缘起与来由。

教育叙事研究是将叙事研究运用于教育领域来研究教育问题。叙事研究作为研究方法的理论假设是：人类作为有能力讲述自己和倾听他人经验的有机体，可以通过叙事的方式对自我进行反思，同时也能给他人以启发。教育叙事研究就是通过叙述或聆听教育故事，帮助和促进教师再次认识自我，进行反思，探寻教育经验背后的意义。

2. 教育叙事研究的特点

（1）以质性研究方法为工具：教育叙事研究秉承质性研究的传统，综合运用多种具体的质性研究方法，如质性观察法、深入访谈法等收集叙事资料，使用归纳法分析资料和形成结论，从而揭示教育事件的内在意义。

（2）关注教育场景中的真正主体：教育叙事研究特别关注叙述者的亲身经历，无论是在合作研究中，还是由教师独立进行的研究中，教师和学生都是叙事的主体，他们通过讲述自己的故事，同时也反思自己的发展。

（3）以教育中的故事为对象：教育叙事研究的内容主体是具有一定情节性的故事，这些故事是教育场景中具有教育意义的故事，是教育者和学生共同在日常生活、课堂教学、研究实践等活动中曾经发生和正在发生的故事，而且着重在于"重述和重写那些能导致觉醒和变迁的教师和学生的故事，以引起教师实践的变革"。教师从事实践性教学研究的最好方法，即是说出和不断地说出一个个"真实的故事"。

（4）采取"深描"归纳的方式获取研究结果：教育叙事研究同叙事研究一样，强调对故事细节进行整体性的、情景化的、动态的深入描述，完整再现事情发生的地点、时间、情节，又要在众多具体的偶然多变的现场中透析种种关系，解析现象背后所隐蔽的真实。在叙事研究中，凡在研究过程中出现的点滴都可以成为分析和研究的素材，通过思索、理解汇成流畅圆融的解释，最后归纳出研究者自己的结论。

3. 教育叙事研究的内容 教育叙事研究是通过讲教育故事或教育事件来研究教育实践的。教育事件可以发生在不同的叙述者身上，即故事可以由不同的叙述者来讲某种与教育相关的经验、行为、过程、心理、情感、观点等，从而形成不同的叙事资料，构成叙事研究的内容。根据教育叙事的主体不同可分为：教师叙事、学生叙事、学生家长叙事、其他教育工作者叙事和社会媒体叙事。其中，教师叙事是教育叙事研究的主要内容。

（二）叙事研究法的基本步骤

叙事研究法的基本步骤：确定研究问题—选择研究对象—进入研究现场—收集故事、建构现场文本—编码并重新讲述故事—确定个体故事包含的主题或类属—撰写研究报告。

1. 确定研究问题 确定研究问题是进行任何科学研究的前提。通常来说，教师的教育思想、教育观念，教师的教育教学活动，学生的心理素质、学习活动等都可能成为研究的问题。需要考虑以下几个方面：第一，叙事研究法要探究的研究问题应是研究者与参与者共同关心的、生活中那些有意义、有情节的相对完整的故事，问题涉及的时间、地点、人物和事件在现实生活中应确实存在；第二，相对于构建抽象理论的研究来说，叙事研究更关注微观层面的、普通的教育事件，注重以这些"小叙事"来繁荣"大生活"；第三，研究问题要适合用故事的方式表达并能通过经验故事反映意义。

2. 选择研究对象 选择研究对象是研究得以进行的保证。教育叙事研究的特点决定了其需要采用综合抽样策略，即以目的抽样方式为主，兼顾就近和方便的方式选择研究个体，将能够为科研问题提供丰富信息的个体作为研究对象。研究对象的选择不仅要与研究的典型问题相关，也要与研究者与被研究者的关系相关，最关键的是，研究者要充分赢得研究对象的信任和合作。如果是由学校组织、以教师自身开展的叙事研究的话，研究对象就是教师自己，这就要求教师以开放的视野关注相关的研究，而不至于停留在封闭狭隘的个人经验世界。

3. 进入研究现场 研究现场是叙事研究获得真实资料的直接来源。进入研究现场是研究者进入研究对象的真实环境，观察和了解研究对象在校园中、课堂里、学生中的种种表现和行为。如果没有这样的现场研究，就难以获得"原汁原味"的现场资料。对于外来研究者来说，进入研究现场的方式是多种多样的，可以在自然状态下轻松融入，也可以通过他人的介绍走进，无论以何种方式都必须征得研究对象的同意，这不仅是研究伦理的要求，也是叙事研究需要研究对象多方面合作的要求。

4. 收集故事、建构现场文本 收集故事有以下方式：

（1）观察：由研究者以观察教师或以同事身份在教师课堂所收集到的实地记录。

（2）访谈：主要采用无结构性访谈的方式，围绕教师在教育教学实践中的感想、问题等。不过通常为了避免跑题太远，研究者会准备 5~7 个较宽泛的一般性问题。

（3）日志：参与者与研究者均可作日志，记录下对实践的反思和思考。

（4）其他：教育叙事研究现场文本的类型较多，包括来自研究对象的教育故事、生活故事、札记、录音（像）材料、研究者与研究对象之间的讨论或对话、访谈的文本、研究日记、研究者或参与者所做的现场笔记、有关文件、照片、记事簿等。

5. 编码并重新讲述故事 这是对所收集的叙事资料进行加工的第一步。编码并重新讲述故事包括 3 个阶段。

（1）写出原始故事：即完成从现场到现场文本的建构工作。

（2）编码和转录故事：这一阶段研究者根据研究目的和研究问题首先建立一套编码体系，形成可以用来分析现场文本故事的基本结构，然后把搜集到的现场文本的故事由研究者按照故事所包含的基本元素进行编码和转录，以此来改成一个反映原始故事精神实质的、压缩的、精短的"骨架型"故事。由拉波夫和维尔兹基提出的叙事结构见表 12-11。

（3）利用故事的基本结构重新深化故事，使之成为清晰的、包含故事基本要素的一个序列性的文稿。

表 12-11 拉波夫和维尔兹基评价模式下的叙事结构

结构	问题
摘要	叙事的主题是什么
情况介绍	涉及谁、何时、何事件、何地
深化	然后发生了什么
结果	这又说明了什么
尾声	最后发生了什么

在编码并重新讲述故事的过程中要做到：第一，避免研究者原有偏见的影响。研究者要尊重事实，尊重研究对象的声音，要让资料自己说话。第二，要从收集到的大量资料中寻找出"本土概念"，即被研究者经常使用的、能够表达他们自己观点和情感感受的语言，在此基础上，建构起叙事的基石。

6. 确定个体故事包含的主题或类属 在处理多个重新讲述的故事之间的关系时，常常需要确定个体故事包含的主题或类属，一般有三种可供选择的途径：一是演绎思路，即基于某种理论框架将故事分为不同的主题或类属，将已有的故事对号入座；二是归纳思路，用扎根理论的研究方法，根据故事基本要素的特点，将故事归类，同一类故事反映、支持共同的主题或类属——代表着从故事里发展出来的主要思想；三是归纳和演绎相结合的思路。一般而言，叙事研究倾向于后两组思路。这样，多个重新讲述的故事基于上述思路按照主题或类属得以组织，用来支持、理解和解释个体教育生活的经验和意义。

7. 撰写研究报告 叙事研究报告由故事及故事意义共同构成。叙事研究报告的撰写是在前面大量工作的基础上进行的总结性归纳分析，它既包括研究者对所观察到的"事"的故事性描述，也包含研究者对"事"的论述性分析，两者并行不悖，相映相成。

> **举例**
>
> **优秀护理专业教师的叙事研究**
>
> 研究对象选择：采取目的抽样的方法，选取一位某大学赵老师作为研究对象。
>
> 资料的收集：收集资料的方式主要采取了开放式访谈、参与性观察和文献收集等途径。

笔记栏

①个别访谈法：对于访谈内容，笔者均提前拟定了粗略的访谈提纲，与赵老师约定好时间、地点后，进入现场与她进行访谈。本研究共进行了2次较长时间的访谈，每次访谈时间大概为1小时。访谈时，并没有完全按照访谈提纲的顺序和内容提出问题，而是根据具体情况对访谈的程序和内容进行了调整。访谈主要遵循赵老师回忆的思路展开，尽量鼓励她有自己的思考。笔者在赵老师讲述不细致的地方提出疑问。在征求赵老师同意的情况下进行了全程录音。另外，由于笔者是赵老师教研室教师，工作上与她经常接触，因此除这2次较长时间访谈外，在整理分析访谈资料过程中，针对个别问题又进行过25次的短时间沟通，以确认研究者理解的准确性和补充，达到收集资料的真实性和完整性。②参与观察法：在取得研究对象许可后，到课堂听课2次，从真实的课堂中感受赵老师的教学智慧，关注她的教学风格。另外，笔者作为赵老师所在教研室教师，在研究期间参与赵老师教研室的教学法活动26次、集体备课活动32次，以观察其教学工作，体验其教学理念。③产品分析法：通过分析赵老师的活动产品，如有代表性的教案、听课笔记、著作、论文、工作总结、各种荣誉、学生座谈会记录等，了解她的能力、倾向、技能、熟练程度、情感状态和知识范围，感受她的精神生活。同时，这些资料与访谈内容起到了相互验证的作用。

资料的分析与整理：笔者在每次访谈后，都及时将录音"原汁原味"地转化为文本，对每次所收集的资料进行整理、编号，反复阅读，并对这些原始资料及时进行整理、分析，为下一步资料收集提供方向和依据，以保证资料的完整和客观真实。分析和整理资料时，我围绕着"教师优秀在哪里，何以优秀？"这个问题展开，从多个方面了解她的个人受教育经历和教学生活。通过对她教学等各方面的了解，从专业成长轨迹特点、影响因素、成长途径3个方面对她的专业成长加以分析，希望她的专业成长能给其他老师以启发和借鉴。

（三）叙事研究的优点与局限性

1. 叙事研究的优点 叙事研究法之所以受到人们的关注，其优势体现在以下几方面：

（1）研究内容的真实性：教育叙事研究所叙述的是实际发生的生活和事件，而不是研究者的主观想象。在具体操作实践中，教育叙事研究法用细致翔实的故事性描述把真实的教育生活淋漓尽致地展现出来，且研究中所作的分析与阐释都是以这些真实的教育生活故事为基础的，能使读者产生"身临其境"的感觉。

（2）资料信息的丰富性：教育叙事研究所叙之事虽然都是日常生活中的教育事件，但这些看似平淡的教育故事却蕴含了丰富的内涵，包括研究对象的知识结构、能力水平、语言和行为风格、情感特征等，通过对这些内涵的研究，挖掘出来的信息也是丰富的。

（3）充分体现研究的实践性：叙事研究法使研究者不再只注重教育结果，而更关注教育过程本身，关注教育者和被教育者的日常生活、事件和行为背后的意义、思想或理念。这种"从生活出发、从事实出发、从教育实践出发"的叙事研究方法，可以使研究者真正回到丰富的教育现实和实践。

2. 叙事研究的局限性 就目前的观点来看，教育叙事研究法的局限性主要表现在4个方面：一是样本小，往往只有一个到几个研究对象，因此研究成果的典型性和代表性经常被人质疑；二是主观性太强，教育叙事研究的"所叙之事"，包括对细节的取舍，现场气氛的描述、心理状态的分析等都带有很强的主观性，主要受研究意图的影响而出现"讨好效应"或"完美效应"；三是对研究者具有很高的要求，一方面要求研究者深入了解某一个教育实践现象，另一方面又要有足够的理论视角，才能在叙事的过程中组织事件，表达准确的理论主题；四是时间长，对个案进行深入研究，取得丰富资料需要花费相对多的时间。

笔记栏

四、行动研究

行动研究（action research）是目前世界上较流行的一种注重教育实际问题解决的研究方法，它既是一种方法技术，也是一种新的科研理念、研究类型。尽管在许多介绍教育研究方法的著作中都把行动研究与"调查法""实验法"等研究方法并列在一起，但它们之间还是有着非常重要的不同之处。

（一）行动研究概述

1. 行动研究的缘起与发展　"行动研究"的兴起，始见于 20 世纪 30 年代的美国。这个词语基本上有两种来源：一是 1933—1945 年间，美国的柯利尔（Collier J）在研究如何改善印第安人与非印第安人之间的关系问题时，让专业人士和非专业人士结合起来开展研究，将这种实践者在行动中为解决自身问题而参与进行的研究，称为"行动研究"；二是 20 世纪 40 年代美国社会心理学家勒温（Lewin K）在对不同人种之间的人际关系进行研究时，提出"没有无行动的研究，也没有无研究的行动"的论断，并且认为"将科学研究者与实际工作者的智慧、能力结合起来，解决某一实际问题的方法就是行动研究"，同时把"行动研究"用"计划""观察""实施""评价"等字眼描述成一个螺旋式逐步行进的过程，从而使行动研究得到系统的阐述。20 世纪 50 年代，美国哥伦比亚大学师范学院的史蒂芬·柯雷（Stephen Corey）首次将行动研究法引入教育研究领域，在 1953 年出版的《改进学校实践的行动研究》一书中，详细介绍了行动研究的理论基础、特点、实施原则和程序。自此，行动研究因提倡研究者深入实际，在实践情景中采取行动，有利于解决实际问题而逐渐得到很大发展。在教育领域，许多国家开展了各种各样的行动研究，学者们提出的"教育即研究者""反思的实践者"等思想都为行动研究的发展增添了新的见解，也为广大学校教师参与行动研究提供了理论基础和方法条件。

2. 行动研究的概念　对行动研究概念的界定，学术界的说法一直没有完全统一。从操作层面上，我们对行动研究定义为：在教育实践领域，行动研究是指教育实践工作者（主要指教师群体）在实践情景中发现并确定问题，系统地制订并根据研究实际不断调整方案、开展探究活动，从而改进教育实践的研究方式。为进一步理解行动研究法，我们可以从下面几个方面来理解：

（1）从参与研究的人员方面突出"由行动者研究"：行动研究要求教育研究者与教育实践者结合起来，不管是合作研究还是独立研究，行动研究的主导人员是教师和教育行政人员。教师研究的主体作用表现在教师自己要确定研究课题、制订行动研究计划、实施行动、收集研究反馈信息并调整行动、评价结果以及应用研究成果。

（2）在研究的目的和意义上突出"为行动而研究"：行动研究的根本宗旨不是为了理论上的产出，而是为了解决教育实际问题，促进教育实践本身的改进。因为"改进"是一个难有终结的目标，所以，"为行动而研究"的特点要求行动研究是一个不间断的螺旋上升、循环往复的过程。

（3）在研究对象方面突出"基于行动研究"："行动研究"中的研究从教师自己的教育实践出发，研究对象不是与之不相关的其他问题，而是教师自身的实践工作。课题产生的途径往往是自下而上的而不是自上而下的；它是教师自己的问题而非他人的问题；它是教室里发生的真实的问题而非假设的问题。

（4）在研究的空间方面突出"在行动中研究"：指的是研究者与行动者相结合，研究过程是边行动边研究。教师的研究不是抛开其教育、教学工作另起炉灶地进行，而是与专业研究人员合作，在具体教育教学情景中发现问题，分析问题，找出并实施对策，并不断地反思其行动的效果。这种研究方法是行动和研究的统一，理论和实践的统一，教育活动和探索活动的统一。

3. 行动研究的特点　教育行动研究作为一种研究方法，具备一些共同的特征，主要表现在：“为行动而研究，对行动的研究，在行动中研究”。教育行动研究的具体特征包括以下 5 个方面：

（1）以情景为基础，研究推论有限制性：行动研究的目的是把解决教育实践中存在的问题放在首位，而不是为了去推广研究结果。因此，教育研究者必须以情景为基础，并鼓励参与者共同确定实际存在的问题，进而寻找解决问题的办法。行动研究以实践者的实践情景为依据，情景范围局限，因而其研究结果不宜作情景推论。

（2）合作性行动研究：要求从事两种不同性质活动的主体——实践者与研究者合作，实现行动过程与研究过程的结合。它要求实践者积极反思，参与研究；要求研究者深入实际，参与实际工作；要求两者相互协作，共同研究。研究者的参与使他们从“局外人”变为“参与者”。研究者与实践者共同参与研究，参与从计划到行动，从反思到评价的全过程。因此，行动研究是理论与实践的结合，是行动与研究的结合，是研究者与实践者的合作。

（3）行动或变革是研究过程的关注点：行动研究过程中重要的一环就是行动或者变革。行动研究的最终目的是通过行动或变革解决存在的问题并提高行动质量。通过不断地将研究成果运用于实践，通过实践不断对研究过程和结果进行反思，及时修正存在的问题，并将修正后的执行状况持续进行评估，不断进行变革。

（4）注意研究过程对研究对象生活的影响：行动研究产生的变革或行动会对实践者的生活产生影响，使他们的现状发生变化。研究者必须认识到这种影响在行动研究中是必然的。研究者要协助实践者认识存在的问题，不要以先入为主的态度和方式去改变参与者，而是要引导他们自发改变观念和自我反省，主动实施变革。

（5）行动或变革的决定权取决于所有参与者：行动和变革的决定权取决于所有参与者，包括研究者和实践者。行动研究强调决策是由研究相关人员的集体思想构成，决策过程是由所有参与研究人员共同决定，而不是研究者或实践者决定。

4. 行动研究与其他研究类型的不同点　教育行动研究与其他研究设计的不同点见表 12-12。这些不同点突出了行动研究作为教育者用以改善实践的工具的特性。

表 12-12　教育行动研究与其他研究设计比较

项目	行动研究	其他研究
研究目的	解决本地实践问题	产生可推广的知识
研究重点	自己的实践问题或工作目标	教育研究者感兴趣的问题
问题确定	有限的文献阅读，强调二次文献	广泛的文献回顾，强调一次文献
研究者构成	教育工作者与其他合作者	研究人员
研究者资历	与问题相关的实践经验；研究的基本知识或经验	扎实的文献研究基础和研究方法训练
样本选择	以自己的当事人或学生作为便利样本	在特定总体中抽取随机的或有代表性的样本
研究方法	易实施的程序，渐现式设计，研究周期短	严格的研究设计和控制，研究周期长
测量工具	简单的或现成的	基于效度和信度的选择
数据分析	描述性统计（如频次、百分比），侧重结果的实践意义	高级统计检验（如回归分析）或深度质性编码（如主题分析）
结果应用	根据积极的研究结果改变自己的实践	增加教育的知识基础

笔记栏

5. 行动研究在护理教育中的意义

（1）促进学生核心能力培养：学生是护理教育的参与者，行动研究中宽泛的研究范畴可以提供学生成为研究者的机会。学生可以通过参与式、合作式和反思式的研究参与到学习中，提高其核心能力。

（2）推动护理课程改革：以往的护理教育课程设置存在理论与实践脱节、人文素质教育薄弱、缺乏护理特色等情况。行动研究则可以弥补理论与实践的差异，实践者参与变革的思路在一定程度上保证了护理课程设置的专科特色。

（3）改进教学方法：反思性教学是近20年来国际护理教育兴起的教学实践活动，行动研究正是实现反思性教学的重要方法。在行动研究中，研究者和实践者不断对实践进行反思、批判，不断提出问题并进行实践的改革，进而提高行动质量。

（4）创新护理教育评价：行动研究逐渐成为护理教育评估体系的新策略。传统的教育评估体系常采用形成性评价和总结性评价相结合的方式，"评""教"分离。行动研究使学生、专家、教师成为评估者，在民主平等的协作氛围中从多方面即时收集资料，使评估的每一具体步骤与整个评估方案得到即时、连续、彻底、全面的考察与评价，并能有机结合诊断性评价、形成性评价及总结性评价。行动研究为建立多维、公正、开放、民主并具有实际指导意义的护理教育评估体系提供了新思路。

（5）提升护理师资教育能力：面对护理师资数量与质量存在严重不足的现状，护理师资培养仍然是当前护理教育需要解决的一大难题。行动研究使护理教师在"行动研究化、反思化，研究行动化"的教学实践中结合教育学理论对教学各环节进行审慎思考，可在潜移默化中提高教育学理论水平与教师专业素养、提高教育科研能力。

（二）行动研究的步骤

行动研究法和所有科学研究一样，有其一定的程序和步骤。不同理论背景使行动研究具有许多模式，每一种模式由于理论上的假设不同，关注的问题也不一样，在实施行动研究的具体步骤上也就产生了一些差异。不过最基本和最常用的模式就是勒温的四环节循环模式（图12-12）。行动研究基本包括以下几个要素：确立研究问题、计划、资料收集与分析、行动、观察与反思、评价。

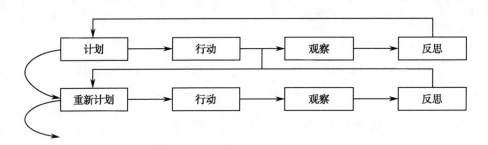

图12-12　勒温的行动研究模式

1. **确定研究问题**　发现与确定研究问题是行动研究的起点。行动研究作为一种以问题为中心的研究方式，它与改进实践者本身的工作效果有直接联系，因此是从实际工作情景中存在的问题入手确立研究问题。在教师的教育教学实践中，总会遇到一些需要解决的问题或难题，如：班上学生对某门课的学习积极性可能不高，班上的纪律可能不好，某种教学方法可能对某个班的学生不能产生预想的效果等。要解决这些问题，首先要对问题本身进行确认，要尽可能地明确这个问题的种类、性质、范围、形成过程和可能原因等。

2. **计划**　在行动研究中，"计划"是指以大量事实和调查研究为前提，形成研究者对问题的认识，然后综合有关理论和方法，制订出研究计划，包括总计划和具体的行动计划。总体计划一般包含以下内容：

（1）计划实施后预期要达到的目标：目标的陈述要尽量可见而行。比如要提高学生对某门学科的学习兴趣，应对"学习兴趣"这样一个比较模糊的概念进行详细的分析，分解为一些可操作、可监测的目标，比如注意持续时间、课堂参与程度、提出疑难的数量、课后自学的时间等。

（2）拟改变的因素：比如为了提高学生对某门学科的兴趣，在充分分析问题成因与过程的基础上，可能考虑到要改变教学内容的呈现形式，可能考虑到要改变教师的语言风格，也可能考虑到改变学生座次的安排等。一般而言，为了便于分析研究结果，一次改变的因素不宜太多。

（3）行动的步骤与时间安排：即研究中具体行动措施实施步骤的先后顺序及每一步所需的时间。

（4）研究人员及任务分配：研究人员的纳入应能够代表研究情景中的所有人员。

（5）收集资料与分析资料的方法。

总之，计划必须有充分的灵活性、开发性。研究者随着对问题认识的逐渐明确，以及行动过程中各种信息的及时反馈，要对行动计划做出修改和调整。

3. 收集资料与分析

（1）收集资料：由于行动研究是建立在传统量性、质性研究方法基础上且承继两者优势的一种研究方法，因此，在行动研究中多数采用观察法、个人访谈法、焦点小组访谈法、量性调查如问卷、测验等相结合的方式收集资料。其次，其他的资料收集方法可能包括详细的行动记录和实务工作者互动而产生的主观印象，以及会议的田野笔记。资料的记录方式有录音、录像、书面记录或照片等。为保证资料的真实性与可靠性，提倡多种资料收集方法并用，通过相互对照与比较来纠正、补充偏差或欠缺的内容，以避免单一资料收集方法导致的两极化的看法和见解。

（2）资料分析：资料收集结束后，应根据资料性质进行分析。资料的分析工作应该由整个研究团队共同进行，特别是最后对资料的阐述及解释工作。实践者的参与可以使研究所得的解释更准确地表达真实情况。在资料分析过程中，所有的参与者应不断地讨论，找出存在的问题并寻求解释。

4. 行动　行动阶段是整个研究工作成败的关键。这一阶段的特点是边行动、边评价、边修改。行动过程通常具有很大的情景性和实践性，它是在不脱离正常教学秩序的前提下进行的。行动计划的执行和实施是灵活的、不断调整的。根据行动中得到的信息不断对计划内容加以改进，在修改的基础上再进行第二步的具体计划和行动。

5. 考察与反思

（1）考察：即收集研究资料，监察行动的全过程。考察的内容如下：一是行动的背景及影响行动的因素；二是行动过程，包括参与者、活动过程，有无意外的收获，如何排除干扰；三是行动结果，包括预期的和非预期的，积极的和消极的。

（2）反思：反思既是行动研究第一个循环周期的结束，又是另一个循环周期的起点，这一环节包括整理描述、评价解释以及写出研究报告等。这是对整个研究工作的总结和评价。这一阶段除了对研究结束时获得的数据资料进行系统的科学处理，还要对研究资料进行整理、分析、解释、做出推论，并对研究进行反思评价，为评价行动研究效果和推广应用以及新一轮的深入研究做准备。以勒温的螺旋循环模式为基础，德金将这4个环节的内容结合教育实际，并用实例说明，使模式内容更形象化具体化，见图12-13。

6. 评价　评价是对行动的监控和对结果的评鉴，它贯穿于行动研究的始终。评价的方法、时间、标准等均应在计划阶段拟好。在评价过程中，研究者有责任和义务负责指导评价过程，而其他所有的参与者均应当清楚、认同，即参与评价，因为他们的参与能够保证评价的正确性和准确性，为修订、调整研究计划提供依据。

笔记栏

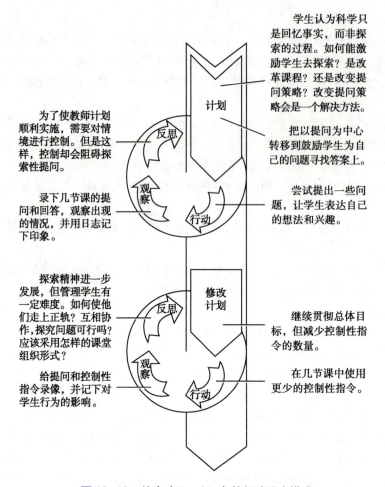

图 12-13　德金（Deakin）的行动研究模式

（三）行动研究的优点与局限性

1. 行动研究法的优点

（1）适应性和灵活性：行动研究简便易行，较适合于没有接受过严格教育测量和教育实验训练的一线教育工作者采用；同时实验条件的控制比较松缓，注重实际的教育环境，较有利于在教育这样复杂的研究现象和领域内进行，适用于小范围内教育改革者的探索性研究。行动研究容许在研究过程中，根据实际情况优化研究方案，因而形式十分灵活。

（2）评价的持续性和反馈及时性：行动研究强调行动的持续性，诊断性评价、形成性评价和总结性评价贯穿整个研究过程。行动研究还有一套完整的反馈机制，一是及时反馈总结，使教育实践与研究过程处于动态结合与反馈中；二是一旦发现较为肯定的结果，便立即反馈到教育实践中去。

（3）较强的实践性和参与性：行动研究的基础是教育教学中的实践经验，是教育教学过程中亟待解决的现实问题，通过对问题的诊断，对症下药，最终以问题的解决为研究的终点。行动研究的每一步都和教育教学实践工作紧密相连，因此具有极强的实践性。行动研究的参与性体现在行动研究多是由专业研究人员与教育一线工作者共同合作来完成的。一个行动研究课题小组，往往是由研究人员、教师、行政人员、学生共同参与，在研究过程中，他们通过积极的互动、有效的交流，可以达到取长补短、相互促进、共同发展的效果。

（4）多种研究方法的综合使用：在一项成功的行动研究中，多汇集多种研究方法的使用。理想的行动研究法应是多种科学研究方法灵活与合理的并用。

2. 行动研究法的局限性

（1）行动研究法所研究的问题常常是本校、本班级发生的问题，由于研究的问题或对象具有特殊性，所以研究所得的结论一般只适用于本校或本班，不能无限制地推广应用。

（2）由于行动研究的非正规性而缺少科学的严密性，在实际研究中，不可能严密控制条件，其结果的准确性、可靠性不够。

（3）对参与行动研究的人员素质、能力难以把握。

（4）对研究过程和成果的评价缺乏客观标准，影响成果的可信度，也难以进行推广应用。

 举例

神经内科护理学生带教的行动研究

1. 引言　临床实习是护理学生理论联系实际、培养实践能力的重要阶段。传统临床实践教学法以"单纯传带"方式为主体，缺乏系统性、针对性和启发性。行动研究是将研究与解决工作中的实际问题密切结合的一种研究方法，通过计划、行动、观察、反思的不断循环，使研究成果为实际工作者理解、掌握和应用，从而达到解决问题、改变社会行为目的的研究方法。本文报告了神经内科护理学生带教中应用行动研究法进行教学改革。

2. 行动研究

2.1 确定研究问题

回顾性分析实习护理学生在神经内科的实习状况。20名实习学生全部顺利通过基础理论及技能考核，成绩均达到医院最低合格标准（>90分），但平时专科理论及操作抽考情况不理想，抽考10名学生中只有4名成绩合格。访谈5名科室带教老师，从带教老师的角度了解实习学生实习情况感受：基础护理工作及基础知识内容掌握比较熟练，但专科知识及技能掌握非常欠缺，专科常见疾病护理常规不熟悉；同时访谈了5名实习学生，从实习学生的角度了解学生对实习的感受：对神经内科专科护理的知识掌握不理想。6周的实习缺乏技能实践机会。访谈结果为下步行动计划提供了解决思路和方向。

2.2 计划

（1）在反思的基础上，修订带教模式，制订带教老师准入制度，加强带教老师培训，做好实习学生带教计划。

（2）通过行动研究改善实习生的专科带教效果，包括理论与操作成绩、教学满意度。

2.3 收集资料与分析

（1）比较行动研究前、后实习学生理论（理论试卷和专科理论成绩各占50分）及技术操作考核（平时技术考核和出科专科考核成绩各占50分），考核成绩采用百分制。

（2）比较行动研究前、后实习学生对教学满意度。自行设计对教学满意度调查表。内容包括带教老师的教学风范、教学内涵、教学方法、教学态度4个方面，共计10项内容进行评分，每项分值10分（总分100分），考核成绩采用百分制，90~100分为非常满意，80~89分比较满意，60~79分为基本满意，<59分为不满意，每阶段共发放调查问卷18份，回收18份，回收有效率100.00%。满意度=（非常满意人数+比较满意人数+基本满意人数）/总人数×100%。

2.4 行动

（1）制订带教老师准入制度。根据修订后的模式，由原来的护士长指定带教老师调整为带教老师报名制度，鼓励临床符合要求的护士自愿主动报名，积极加入带教队伍中，根据报名人员，组织理论操作考核，最终研究小组成员根据考核成绩及临床表现讨论确定最终带教老师名单，并根据带教情况及实习学生的反馈随时调整。

（2）带教老师培训。制订神经内科专科临床带教内容路径表，包括生活护理、饮食护理、皮肤护理、神经内科常见疾病护理、注射法、专科评估、专科仪器、专科操作等条目。给每位带教老师发放该路径表，统一培训，熟悉和掌握路径表中的相关流程、实施方法和注意事项，制订考评标准，定期对带教老师进行路径相关内容考核，不合格者将终止其带教资格，继续培训。每半个月组织带教老师对全科人员（包括实习学生）进行专科知识及技能演示（如脑卒中静脉溶栓情景查房、肠内营养集束化管理流程演示）等。对表现较好、能灵活应用专科知识、根据实习学生不同个性特点因人施教及实习学生反馈好的老师，纳入科室奖金绩效考核中。

（3）带教方法改进。目前，临床带教方式主要有跟人、跟班、跟人跟班相结合3种方式。一对一跟人带教有利于老师全面掌握学生实习情况，也利于实习计划全面系统落实。将原来的跟班带教调整为跟人跟班，由带教老师根据路径表上的计划内容有针对性地重点进行专科教学，教学形式包括专科典型案例分享、多媒体教学、工作坊、病情汇报等。同时建立教师学生线上交流群，开课之前负责老师将PPT或课程内容提前发至线上交流群中，建立学生与老师之间良性互动。学生遇到临床或实习生活中需要帮助的问题及时在线上交流群里反馈给带教老师。

3. 结果　行动研究后，实习学生的理论成绩平均在96.14分，操作成绩平均为96.61分，满意度达100%。

4. 反思

（1）调整后的带教方式一方面增强了师生之间的互动，工作配合更加默契；另一方面也激发了带教老师的积极性，为带教工作的持续改进提供了建议和意见。

（2）经过行动研究，对带教中出现的各种问题进行总结和持续改进，在改进过程中深刻认识到带教工作是一项长期、艰巨的工作，不可能在一次或两次过程中解决所有的问题，只有在临床实践中不断地观察、审视带教效果，进行不断反思，及时发现问题、寻找解决问题的最佳方法，并根据实际情况及时调整带教计划、改进带教方法，使临床带教工作更加完善、规范。

5. 结语　在基于行动研究中研究者也是参与者，与研究对象一起参与研究计划，并详细地观察和分析其中发生的相关事情。在临床神经内科专科带教工作中，带教老师以往只是负责科室带教，缺乏发现问题、解决问题的能力，处于被动状态。基于行动研究的带教模式，带教老师经过选拔培训，带教过程依据学生实习过程存在问题并按神经内科专科临床教学内容路径表主动拓宽思路，改变以往被动带教状态，如设计专科典型病例分享、通过工作坊等让学生加深专科护理知识及技能，获得较好的效果，值得临床推广借鉴。

来源：

李丽，王清. 基于行动研究法在神经内科学生带教中的应用效果观察［J］. 现代临床护理，2018，17（12）：56-61.

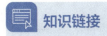

知识链接

质性研究最常用的软件 NVivo

NVivo 作为质性研究最常用的分析软件，是被引用最多且功能最强大的定性数据分析软件。它可以按照研究者自己的想法被用于收集、整理和分析不同类型的数据，比如 Word、PDF、图片、录音、录像等资料内容。

它的基本功能包括：

1. 允许导入多种资料 包括采访记录，期刊文章，音频/视频录制和社交媒体内容。

2. Citavi-NVivo 集成 管理参考文献、跟踪关键引文以及您的想法，从而探索模式、可视化您的文献并深化分析。

3. AI 编码 自动将数据中对特定主题、情感、关系或人的所有引用分类，形成广泛的主题领域，比如最常见的基于扎根理论的三级编码。

4. 数据呈现 通过矩阵、网络图、长条图和雷达图呈现资料结构。

5. 建立理论 通过模式图或者矩阵图值绘制，构建研究模型，并进行解释或假设。

来源：

夏敏. 基于 NVivo 视频分析工具的教学技能培养研究［D］. 武汉：华中师范大学，2022.

（蒋文慧）

第五节　护理教育混合研究方法

混合研究（mixed research）又称为合众法（triangulations）、整合研究（integrative research），是指采用了一种以上的研究方法或整合了不同研究策略的研究，是调查者在一项单独的研究或调查项目中对量性研究和质性研究的数据进行收集、分析、混合和推断的研究。混合研究主要分为解释性顺序混合方法、探究性顺序混合方法、会聚平行混合方法三类。

一、解释性顺序混合方法

（一）研究设计

研究者首先进行量性研究，通过收集和分析数据来了解研究对象的量性特征和趋势。然后，在此基础上进行质性研究，深入探讨研究对象的主观体验、意义和理解（图 12-14）。

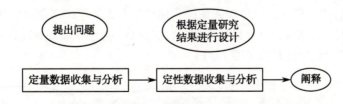

图 12-14　解释性顺序混合方法研究设计示意图

（二）资料收集

1. 首先收集并分析定量数据，再根据量性结果来设计定性数据的收集。定量数据与定性数据彼此相关、互为基础，而非相互独立。

笔记栏

2. 资料收集的重要问题

（1）量性与质性研究的样本是否来自同一总体：解释性顺序设计旨在解释量性结果，那么第二阶段的质性研究的参与者，理应是量性研究的参与者（来自同一总体）。这一设计中，质性研究的作用是为量性结果提供更多细节。量性研究的结果与质性研究相联系，随后对参与量性研究的病人进行质性访谈。

（2）量性与质性研究样本量是否相同：解释性顺序设计是收集足够的定性信息，发展有意义的理论，它不等于一致性设计，因此建议定性数据收集的样本量少于量性设计的样本量。

（3）质性研究解释哪些量性结果：先分析量性结果，观察那些结果不清楚、不符合预期假设，需要质性数据提供补充信息，如解释统计结果的深层原因，澄清矛盾或异常结果，丰富统计结果的语境化理解。值得注意、可进一步分析的结果包括：

1）统计分析结果中有统计学意义或无统计学意义的结果。

2）具有显著意义的自变量。

3）在不同组别中有显著差异的变量、异常值、极端值。

4）有意义的人口学特征。

（4）如何挑选第二阶段（质性研究）的参与者

选择1：质性研究的参与者为志愿参与访谈的个体（自愿参与者）：①可能使量性研究与质性研究的联系较弱。②对于在量性研究中难以收集识别信息的研究而言，是可行的。

选择2：使用量性结果指导质性研究的抽样：比如大四实习护士对工作压力的感知的现状，基于量性结果采用目的性抽样策略，从研究人群中抽取工作压力感知评分最高或最低的20%实习护士开展质性访谈。

（三）数据分析步骤

1. 收集量性资料。

2. 对定量数据进行统计学分析。

3. 基于量性结果设计质性研究。

4. 收集质性研究数据。

5. 选择适合的质性与混合方法研究问题的分析方法对定性数据进行分析。

6. 阐释经过整合的结果是如何回答质性、量性与混合方法的问题。

（四）解释性顺序混合方法优点

解释性顺序混合方法的优点在于它能够利用量性研究的实证数据和统计分析结果，为质性研究提供实证支持。同时，质性研究的结果又可以加深对定量数据的理解，使研究结果更加全面和深入。

二、探究性顺序混合方法

（一）研究设计

研究者首先进行质性研究，通过深入访谈、观察等方式来了解研究对象的特点和规律。然后，在此基础上进行量性研究，利用统计分析和数据挖掘等方法来验证质性研究的结果，并进一步探讨研究对象之间的联系和规律（图12-15）。

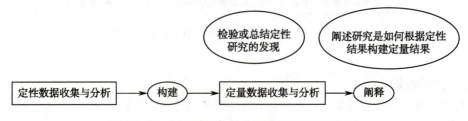

图12-15　探究性顺序混合方法研究设计示意图

（二）资料收集

1. 首先收集并分析定性数据，根据质性研究结果进行第二阶段量性研究的数据收集。如一些探索性设计的三阶段（制作量表）。

（1）资料收集的重要问题

1）量性研究的样本源与样本量如何确定：探究性顺序混合方法设计中量性研究的目的是概括归纳总体的特征，要求大样本以进行统计分析，论述所研究的总体（不来自同一总体）。

2）质性研究结果如何引导量性研究的数据收集：在以制作或检验测量工具为目的的探索性设计中，决策之一是确定质性研究结果中，哪些结果可指导量性研究阶段评测工具的设计。

（2）分析质性研究结果的主要步骤：①识别有用的词语/句子。②编码。③将编码分组。④形成主题。

2. 在量表的制作环节，如何制作一个良好的量表。

（1）确定研究目的，充分了解量表的理论基础与结论（包括质性研究结果）。

（2）形成条目池：题干短小、阅读难度适当，每一个条目只询问一个问题（尽可能使用被调查者的语言）。

（3）确定量表的维度与条目并咨询专家。

（4）考虑使用其他量表或测评工具进行验证。

（5）小样本内预调查。

（6）评估信效度并优化量表。

3. 如何呈现量表设计的精确与严格：将设计问卷的各个步骤使用图表进行整合。

（三）数据分析步骤

1. 收集定性数据资料。

2. 对定性数据进行分析。

3. 基于质性研究结果设计量性研究。

4. 开发新工具或新的干预方案。

5. 收集定量数据。

6. 整合整体数据，解释结果。

（四）探究性顺序混合方法优点

探究性顺序混合方法的优点在于它能够利用质性研究的深入理解和洞察力，为量性研究提供实证支持和研究方向。同时，量性研究的结果又可以加深对质性研究的理解，使研究结果更加精确和全面。

三、会聚平行混合方法

（一）研究设计

研究者同时进行量性研究和质性研究，两种方法相互补充、相互支持。量性研究通过数据分析和统计建模来探讨研究对象之间的联系和规律，而质性研究则通过深入访谈、观察等方式来了解研究对象的主观体验和意义理解（图 12-16）。

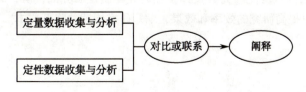

图 12-16　会聚平行混合方法研究设计示意图

（二）资料收集

1. 两种研究的研究对象是否包含相同的个体

（1）研究者试图了解不同层次参与者的信息时，可以分别在质性研究和量性研究中使用不同的个体。

（2）研究的目的是证实、直接比较或关联某种话题下的质性研究和量性研究的结果，建议研究对象来自相同的个体。

2. 两种研究的研究对象样本量是否相同

（1）质性研究的样本量＜量性研究样本量：即样本量相差悬殊时，如何比较？两种研究的目的不同，定量数据旨在对总体作出归纳概括；定性数据旨在对个案进行深入理解。

（2）质性研究的样本量＝量性研究样本量：①若样本量相等却很小，则需要牺牲严格的统计分析。②若是样本量相等的大样本，定性数据收集时终将量化。③若样本量对于质性研究而言过大，对于量性研究而言过小，则偏小的样本量导致量性研究统计解释力低，偏大的质性研究不利于找到个体经验的差异。

3. 是否用两种研究方法评估相同的概念

推荐使用质性研究与量性研究数据收集中询问相同的问题，结果合并效果最好。

4. 两次资料收集是分别采用独立的数据源还是单一数据源

（1）单一数据源：设置开放式问题和封闭式问题的单一问卷同时收集。

（2）采用独立的数据源：量性研究使用调查问卷；质性研究使用焦点访谈。研究者可以根据实际情况调整两种研究的顺序。

（三）数据分析步骤

1. 合并数据分析以比较结果

（1）同时收集定量和定性数据。

（2）对量性研究结果进行统计学分析，对质性研究结果进行质性分析。

（3）明确从哪些方面、维度比较质性与量性研究结果。

（4）明确这些维度上比较哪些信息。

（5）进一步改善量性和质性研究分析，生成需要对比的数据。

（6）呈现比较。

（7）阐释整合的结果如何回答量性、质性和混合方法的问题。

2. 数据转化合并数据分析

（1）同时收集定量和定性数据。

（2）对量性研究结果进行统计学分析，对质性研究结果进行质性分析。

（3）量化质性研究结果，形成一套质性研究结果复制的评估量规。

（4）为质性研究结果赋值，从而确定量化变量。

（5）运用最合适混合方法研究问题的量性分析方法，来分析包括量化变量在内的定性数据。

（6）阐释合并结果是如何解释量性、质性、混合方法问题的。

（四）汇聚平行混合方法优点

汇聚平行混合方法优点为能够充分发挥量性研究与质性研究的优势，相互补充、相互支持。同时，这种设计还可以提高研究的效率和效果，缩短研究周期并降低成本。

举例

"拔尖计划"学生的学习有何不同——基于生命科学学生调查和科学家访谈的混合研究

1. 问题的提出　自从 2009 年教育部实施"基础学科拔尖学生培养试验计划"（下文简称"拔尖计划"）以来，本科阶段的人才培养实际情况始终备受关注。作为教育改革的"试验计划"，尤其需要掌握试验过程的一手数据，及时记录、总结和反思阶段性的经验和启示。针对正处于实践进程中的教育实验，本研究试图探索一种量性调查与质性研究相结合的混合研究模式，兼取"教"与"学"双方在教改试验中的反馈，使教育者思考应该如何与学生实际构成映照，获得有价值的讨论。唯有如此，教改试验才能产生广泛有益的教育知识，而非仅仅集中使用了现有的资源。

本研究的具体问题设定为：目前在读的生命科学专业"拔尖计划"学生与非"拔尖计划"学生的学习情况有什么不同？两组学生的学习情况与资深专家的培养理念、经验能否相互印证？从理念论述到实证数据，目前的"拔尖计划"中哪些成效和问题可以得到确认？

2. 研究方法　本研究的混合方法采用并行三角互补策略，设计使相对独立的量性研究和质性研究同步收集数据，在结论分析中整合两种研究途径各自的结果，相互补充和印证。量性研究的问题设置为通过检验生命科学专业"拔尖计划"学生与非"拔尖计划"学生的学习情况的不同，反映"拔尖计划"的实际作为。质性研究的问题设置为：资深生命科学领域专家及"拔尖计划"教学管理的直接负责人认为在本科阶段生命科学领域拔尖人才培养的关键点有哪些、应该如何做。逻辑上，质性研究针对应然问题、量性研究针对实然问题，最后使两者对话，从而深化或修正既往认识。结合既有文献和前期调查经验，表 12-13 列出了本文设计的量性研究与质性研究一一对应又共同关注的议题。

表 12-13　量性研究与质性研究的议题

议题名称	量性研究（针对学生）	质性研究（针对学科专家、教育者）
学习投入时间的分配	客观数值	学习投入时间的意义、经验等
学习动力与学术兴趣	自我报告的学习动力大小和主要来源、对学术研究的兴趣等	对当今学生学习动力与学术兴趣的看法及相关因素讨论
志向与价值观	自我报告的学术志趣与发展规划	志向与价值观对拔尖人才培养的重要性
师生互动质量	学生反馈的师生互动质量	理想的导师职责定位与具体操作性的建议
非专业性的培养：通识教育与跨学科	自我评估各项可迁移技能比刚入学时的提升水平	关于通识教育与跨学科能力等的讨论

量性研究为学生的问卷调查，例如，于 ×× 年 7—10 月间实施。样本分两组，其一是分布在 16 所大学的全国生命科学"拔尖计划"学生（下文简称"拔尖学生"），作为教改试验组；其二是来自教育部生物学一级学科排名前三的大学该专业非"拔尖计划"的二至四年级本科生（下文简称"对照组学生"），作为对照组。两组样本在学业能力、大学适应程

笔记栏

度和年级分布上都具有较高可比性。为了比较两组学生各题项的均值是否存在统计意义上的显著差异，我们主要使用了非参数 Mann-WhitneyU 检验和平均数差异检验（t 检验）。

　　质性研究具体实施策略是一对一的半结构化访谈，实施始于 ×× 年 4 月，为期 1 年。访谈对象为两组（按访谈先后排列并编号，标注均为访谈时身份）。一组为生命科学领域的中国科学院院士或具有相当国际声誉的资深教授 5 名；另一组为直接参与或负责生命科学拔尖人才培养教学管理的资深教授 10 名。以上 15 人，人均访谈 1 小时以上，全文录入并做初级编码。

（蒋文慧）

第六节　护理教育其他研究方法

一、文献研究

（一）文献研究概述

　　文献（literature）是记录已有知识和信息的一切载体，是把人类知识用文字、图形、符号、声频和视频等手段记录下来的所有资料，既包括图书、报刊、档案、学位论文、会议文献、科研报告等书面印刷品，也包括像磁带、光盘、软盘、缩微胶卷、幻灯片、联机数据库等实物形态和非实物形态的各种材料。

　　文献研究（literature research）是指根据一定的研究目的或课题需要，通过对文献进行查阅、整理与分析，全面、正确地了解所要研究的问题，并力图找寻事物本质属性的一种研究方法。文献研究是科学研究最基本的方法之一，因其不直接参与和接触具体活动，故称为非接触性研究，它既可作为一种单独的研究方法运用，同时也可作为其他研究方法的基础。它通过对文献资料进行理论阐释和比较分析，帮助研究者发现事物的内在联系，找寻各种教育现象的规律性。

（二）文献研究的步骤

　　从本质上来看，任何研究都没有唯一的、确定不变的步骤和方法，文献研究也是如此。有些人对文献的探索往往等到所有资料被穷尽后才开始组织和解释，而另一些研究者则从一个或多个方面不断接近研究问题。但是，为了增加对文献研究过程的理解和把握，我们还是从方法论的角度把其分成 5 个相互衔接的环节和实施步骤，即确定研究问题、拟定研究计划、收集文献资料、分析文献资料和形成结论。

　　1. **确定研究问题**　研究问题的确立是任何研究的第一步。只有确立了研究问题，才能明确自己检索的课题的要求与范围，确定课题检索的标志，进而选定检索工具，确定检索途径等。

　　2. **拟定研究计划**　在研究问题确定以后，就要针对研究问题拟定研究计划。文献研究计划主要包括研究的目的和意义、研究的主要内容、收集文献的途径和方法、研究工作的进度安排和时间分配、研究人员的具体分工、研究经费的预算以及研究成果的形式等。

　　3. **收集文献资料**　全面、准确地收集真实可靠的文献资料，是决定文献研究质量的关键。当前，随着信息化、网络化时代的到来，查阅资料的渠道大为增加，这些现代化的文献查阅途径和方法为开展大规模、全面细致的文献研究提供了条件。收集文献资料时应尽量使用第一手资料。

　　4. **分析文献资料**　文献资料的分析具体可分为非结构式质性分析和结构式量性分析两种。

　　（1）质性分析：文献资料的质性分析一般是对文献中所包含的信息进行分类，选取典型的例证加以重新组织，并在质性描述的基础上得到结论。与量性分析相比，质性分析通常选择一些易做深入研究的小样本或个案进行研究，在研究过程中虽然不完全排除进行一些简单必要的数量分析，但更注重对文献的性质作出分析，只要该文献包含着所研究课题的重要思想和内容，便满足了研究的要求。不过，质性分析难免具有主观性。

（2）量性分析：量性分析又叫内容分析，是把文献内容转换成用数量表示的资料，从而对文献内容进行客观而有系统的量化并加以描述的一种研究方法。与质性分析相比，量性分析具有明显性、客观性、系统化和量化等方面的特点，可对大量文献进行系统结构分析，主要用于趋势分析、比较分析和意向分析等诸多方面。

1）趋势分析：主要是利用同一对象在不同时期内资料量化结果的比较，分析某种现象或思想观点的发展过程、演变规律及今后趋势。

2）比较分析：主要是通过对同一中心问题但对象或来源不同的样本量化结果的对比，对不同地区、学校和个人的教育思想及教学效果等进行比较。例如，比较不同国家护理教育发展状况；比较不同学校护理专业的课程设置；比较不同学校学生学习成绩、学习态度等。

3）意向分析：通过某一对象在不同问题或不同场合所显示出来的文献资料进行内容分析，研究该对象的意向。例如，分析某优秀护理教师的经验特点；分析不同类型教师、学生的心理状态和价值观念等。

5. 形成结论 文献研究的最后一个步骤是做出与研究问题相关的结论，结论的形式与解释也是非常重要的。

（三）文献研究的优点与局限性

1. 文献研究的优点

（1）文献研究可以突破时间和空间的限制，使研究者可以在短时间内获得大量的信息，而且可以对那些他们无法或难以亲自接近的研究对象进行研究。

（2）与实地调查法、访谈法等直接接触性方法相比，文献研究由于不直接参与和接触具体活动，只要查找到文献，随时随地都能进行，具有简便易行、自由、费用低等优点。

（3）真实性较强。通常，人们总是习惯于日记、自传、信件等个人文献中自然流露出真实的心理和行为动机，因此，与访谈和问卷调查法相比，文献的坦白程度较高，真实性较强。同时，由于文献研究是从现存的文献资料着手，不需要研究者的介入，不会因研究对象的各种反应影响研究结果的真实性。

（4）文献法可用较大的样本，从而在一定程度上可以保证研究结果的可靠性。同时，文献法适合于做长时间的研究，通过该方法的使用，作纵向趋势分析。

2. 文献研究的局限性

（1）文献本身存在一定的不完善性。在某些教育文献中，作者可能会出于某些特殊目的和意图夸大或掩盖部分事实，从而使文献研究的结果出现偏差。

（2）收集完整文献的难度较大。一方面文献的保存常常带有选择性，凡是符合社会需要的文献被长期保存下来，反之不然；另一方面，即使在现存的文献中，也很难把所需文献找全，从而容易造成因文献资料不足而影响研究结果的遗憾。

（3）文献研究的结果缺乏代表性。因文献资料大多是以文字记载的形式保存的，留下的文献并不能代表所有人所处时代的全部生活状况、思想观念等，故只能了解某一群体某一阶段的情况，使文献研究的结果缺乏代表性。因此，若单独使用文献法，下结论应谨慎，常常可通过文献法与其他方法联合运用来获得较好的研究效果。

总之，文献研究可以覆盖教育问题研究的许多领域，诸如一般的教育史、教育专题史、学制史等。通常来说，许多教育问题的研究首先要依据文献资料来开展，比如课程改革常常以过去的哲学观念、教育理念和课程设置情况作为依据，帮助确立过去的形势并理解现在问题的意义。因此，文献研究法能为研究者研究教育问题提供观察的角度，帮助确定现行教育问题的行动路线。

笔记栏

掌握好文献研究的方法，从而充分利用各种文献资料，对于提高我国的教育科研水平是非常有必要的。

 举例

护理本科生对高仿真模拟教学体验的 Meta 整合

1. 研究目的　系统评价和整合护理本科生对高仿真模拟（high-fidelity simulation，HFS）教学的体验，为护理教学方法改革提供参考。

2. 资料与方法

2.1 检索策略　计算机检索 Pub Med、Cochrane Library、Web of Science、Embase、CINAHL、Psyc INFO、中国知网、万方数据库、维普数据库、中国生物医学文献服务系统中有关护理本科生对 HFS 教学体验的质性研究，检索时限为建库至 2023 年 6 月，并追溯所有纳入研究的参考文献。采用主题词和自由词结合的检索方式，英文检索词为"high fidelity simulation training/high fidelity simulation teaching/high fidelity simulation/human patient simulator/HFS""nurs*/education of nursing/nursing students""experience/feelings/perceptions/attitude""qualitative research/qualitative study/phenomenological research"；中文检索词为"高仿真模拟教学 / 高仿真情景模拟 / 高仿真模拟训练""护理教育 / 护理 / 学生""体验 / 感受 / 经历 / 态度""质性研究 / 现象学研究 / 定性研究"。

2.2 文献的纳入与排除标准　纳入标准：①研究对象 P（population）为参与 HFS 教学的在读护理本科生，且未进入临床实习。②感兴趣的现象 I（interest of phenomena）为护理本科生对 HFS 教学的态度、体验等。③具体情况 Co（context）为护理本科生参与各学科的 HFS 教学。④研究类型 S（study design）为质性研究或混合方法研究中的质性部分。排除标准：①非中英文发表的文献。②会议或图书类文献。③重复发表或数据不全的文献。

2.3 文献质量评价　由 2 名研究者根据乔安娜布里格斯研究所（Joanna Briggs Institute，JBI）质性研究质量评价工具独立对纳入文献进行质量评价。评价内容共 10 项，评价者需对每个条目做出"是""否""不清楚"或"不适用"的判断。研究质量分为 3 个等级，完全满足评价标准，质量等级评为 A 级，偏倚可能性最小；部分满足评为 B 级，偏倚可能性中等；完全不满足评为 C 级，偏倚可能性最大。若出现意见不一致，由第 3 名研究者进行判断。

2.4 资料提取　由 2 名经过循证课程培训的研究人员根据纳入和排除标准独立进行文献筛选和资料提取，并进行核对。若有分歧，请第 3 名研究者协同解决。在阅读文题和摘要后，对可能符合条件的文献进行全文内容的评估，最终确定文献。资料提取内容包括：纳入文献、发表年份、国家、研究方法、样本量、感兴趣的现象、主要结果。

2.5 统计学分析　采用汇集性 Meta 整合法。2 名研究者反复阅读、分析和解释每个研究结果的含义，并将相似结果进行组合、归纳，形成新的概括性类别，再进一步归纳新类别，形成整合性结果。

3. 结果

3.1 检索结果　初步检索得到 728 篇文献，其他途径未补充新文献，最终纳入 9 篇文献进入分析。

3.2 纳入文献特征　纳入的 9 篇文献方法学质量评价结果均为 B 级，来自西班牙、南非、加拿大、土耳其、瑞典、韩国和中国，发表时间为 2011—2021 年，见表 12-14。

笔记栏

表 12-14 纳入文献特征

纳入研究	研究方法	样本量	感兴趣的现象	主要结果
Watson 等 2021 （西班牙）	现象学研究	16	护理学生对 HFS 教学中不同角色的体验与看法	模拟教学中学习；像护士而不是学生；学习的促进与阻碍因素；从模拟过渡到现实
Cabanero-Martinez 等 2021 （西班牙）	描述性质性研究	11	护理本科生参加慢性病护理过程 HFS 教学的效果和态度	沉浸在新的教学方法中；模拟教学的实用性
Amod 等 2019 （南非）	描述性质性研究	20	学生对产后紧急出血采用 HFS 教学形式的体验和态度	处理现实生活中的突发事件；促进反思；关于学习的思考；将知识转化为实践
Small 等 2018 （加拿大）	现象学研究	12	护理学生参与小儿心搏骤停抢救 HFS 教学的真实体验	一次逼真的护理经历；一次宝贵的学习经历
Sundler 等 2018 （加拿大）	现象学研究	23	利用 HFS 进行知识技能水平测试过程中学生的体验与看法	沉浸在场景和环境中；面对和挑战自己的知识与技能；思考和反思事件的进程；参与愉快的学习；提高自信心
Badir 等 2015 （土耳其）	描述性质性研究	32	模拟临床重症监护室的医疗场景，学生在教学结束后的学习效果和体验	通过精心准备获得熟悉感；通过汇报使学习经验最大化；通过学习提高知识和技能，建立自信心；提高专业意识；增强教学强度
Lee 等 2015 （韩国）	描述性质性研究	33	呼吸困难病人护理 HFS 教学过程中，学生的学习效果和体验	人机互动；感知学习能力；观察式学习；理论联系实际；后续影响
吴佳等 2016 （中国）	现象学研究	28	护理本科生在 HFS 教学中的真实感受及体验	分工合作明确；理论与实践紧密联系；病情观察能力提高；提升护理决策能力；自信心增强
刘静馨等 2011 （中国）	现象学研究	24	护理本科生参加循环、呼吸及血液系统 HFS 教学后的体会	理论与实践结合的重要性；护士应具备的职业态度；团队合作的重要性；"以病人为中心"的护理理念

3.3 纳入文献质量 纳入的 9 篇文献方法学质量评价结果均为 B 级。条目 1"哲学基础与方法学是否一致"的评价结果所有文献均为"不清楚"。Watson 等在"是否阐述了研究者对研究的影响，或研究对研究者的影响"评价结果为"是"，其余文献均为"否"。3 篇文献在"研究是否通过伦理委员会的批准"评价结果为"否"，其余文献均为"是"。所有研究在条目 2、3、4、5、8、10 的评价结果均为"是"，条目 6 的评价结果均为"否"。

（具体研究条目为：1.哲学基础与方法学是否一致；2.方法学与研究问题或研究目标是否一致；3.方法学与资料收集方法是否一致；4.方法学与资料的代表性及资料分析是否一

笔记栏

致；5.方法学与结果阐释是否一致；6.是否从文化、价值观或理论角度说明研究者的状况；7.是否阐述了研究者与研究的相互影响；8.研究对象是否有典型性，是否充分代表了研究对象及其观点；9.研究是否符合当前的伦理规范；10.结论的得出是否源于对资料的分析和阐释。）

3.4　Meta 整合结果

3.4.1　学习获益和成长体验　①类别1：逼真的临床情景沉浸式体验。学生认为高仿真模拟人及其发生的病情变化十分逼真，具有信服力，提供了丰富的学习机会。此外，学生还从模型上感知到了真实病人才具有的独特表现，如语言功能等，进一步沉浸其中。②类别2：反馈形式的创新性体验。每名成员都要积极参与教学结束后的引导性反馈并进行点评。学生也会收到其他人对自己的评价，认为是个有益的学习方式。学生会通过引导性反馈进行自我反思，回顾整个学习过程，了解到哪些仍需改进，促进个人的发展与成长。学生的反馈也促进了学习经验的分享。③类别3：知识、能力、素养的巩固与提升。HFS 教学会设计培养学生病情观察、护理决策等能力的案例，学生在解决问题的同时也加深了对专业知识的理解，增强了团队协作能力。此外，学生在护理过程中还学会了对病人进行心理护理，意识到严谨细致的工作态度在护理过程中的重要性，为后续的临床实习做好准备。

3.4.2　角色转换的体验　④类别4：观察者角色体验。在 HFS 教学过程中，观察者是在汇报室观看别人进行操作的学生，处于观察视角时，学生能够在压力较小的情况下分析和思考临床事件。学生还会去分析哪些护理操作该做及不该做，从而增强评判性思维。此外，还看到了自己未接触过的临床案例并从中学习。⑤类别5：被观察者角色体验。正在对病人进行护理的学生就是被观察者。被观察时，学生以护士身份承担起照护病人的责任，认为自己不能好好表现，会紧张、慌乱，但教学开始后顾虑消失，整个模拟过程充满了紧张与刺激，学生会调整情绪，逐渐享受模拟过程并从中学习。教学结束后，学生还可以通过观看录像发现自己表现好的方面，同时也意识到难以觉察的错误。

3.4.3　教学过程中的消极体验　⑥类别6：因模拟案例运行不完善而产生遗憾。在角色分工上，未提前让学生进行沟通，导致出现重叠，打乱了正常教学秩序。在角色形象上，教师扮演的家属角色不够活跃，影响学生应对家属的抗压能力。时间安排上则过于紧凑，学生容易出现失误。此外，临床场景的主题单一，限制了学习内容。⑦类别7：因欠缺预准备与学习工具而引起负性情绪。教学正式开始前，学生在了解与案例相关的知识与技能方面做好准备是有益的，但 HFS 教学缺少提前告知环节，让学生在未充分准备的情况下进行护理操作，同时学习工具又存在使用限制，最终导致学生出现畏难心理，产生负面情绪。

4.　讨论　略。

来源：

周雯露，石玟，王俊杰，等. 护理本科生对高仿真模拟教学体验的 Meta 整合［J］. 中华护理教育，2024，21（3）：289-294.

二、教育评价研究

教育评价是一门新兴的学科，它的理论体系、指导思想、评价模式和方法技术等，都处于不断完善、不断发展的过程中。但教育评价的导向、监督和激励的职能已在教育管理实践中日益显现，越来越多教育工作者开始重视教育评价的探索和评价模式的更新，无论是教师评价、学生评价都对学科的发展有着重要意义。

笔记栏

（一）教育评价研究概述

1. 教育评价的概念　教育评价目前缺乏统一的定义，初步界定为"教育评价是根据一定的教育价值观或教育目标，运用可行的科学手段，通过系统地搜集信息、分析解释，对教育现象进行价值判断，从而为不断优化教育和教育决策提供依据的过程"。

2. 教育评价研究的分类　根据评价的时间和作用，教育评价可以分为三类，即诊断性评价、形成性评价和总结性评价。

（二）教育评价指标体系设计

指标体系是教育评价的依据，构建评价指标体系是教育评价研究中的中心环节。

1. 教育评价指标体系的结构　可以分为4部分。

（1）框架教育评价指标体系由反映评价对象内涵的指标及其评价标准和量化符号构成，其主体框架是指标，如图12-17示。

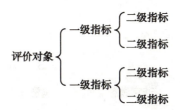

图12-17　教育评价体系主体框架

（2）指标在评价体系中通常用来反映、说明或测量上一级项目或者下一级项目，如图12-17所示。在指标体系中，指标的级数越往上，指标越抽象、概括；指标级数越往下，指标越具体、独特。

（3）评价标准是评价教育实际达到指标程度（或情形）的具体要求。达标程度可分为不同等级，不同等级有不同的评价标准。在教育评价指标体系中，末级指标必须明确规定评价标准。

（4）量化符号是教育评价指标体系结构中不可忽略的一部分，一般有权数和分数两类。这两类数值是用来反映某一个体在整体中的相对地位的，在教育评价指标体系中，既可以单纯使用这两类数值中的一类，也可以将这两类数值结合起来使用。

2. 教育评价指标体系的设计方法

（1）明确构建评价指标体系的依据：由于教育评价指标受社会因素及教育规律所制约，所以，构建教育评价指标体系的主要依据包括：①教育方针、政策、法规。②教育理论和知识。③教育规律。④教育工作实际。

（2）将评价对象逐级分解：科学地逐级分解评价对象是提高评价指标体系效度的关键。只有透彻理解评价对象的内涵，才不至于在分解时毫无头绪。对评价对象内涵理解愈正确、深透，愈容易分解。

（3）确定评价等级和标准：一般评价标准具有3个特征。①完整性：指评价标准互相补充，共同构成一个完整的整体。②协调性：指各种标准之间在相关性质的规定方面互相衔接、互相一致、协调发展。③比例性：指各种标准之间存在一定的数量比例关系。

标准的描述有3种形式，即描述式标准、期望评语量表式标准及客观可数等级式标准。在实际进行评价研究时，往往是同时使用几种标准形式，而很少单独使用一种形式。

1）描述式标准：运用文字描述每个不同要素的等级，并赋予每个等级的分值，见表12-15。描述式标准是一种使用广泛的标准形式，但这种标准形式要求所描述的各要素概念明确、清楚、合理、方便判别。

表 12-15　描述式标准

指标	标准	分值
科学研究高级技能	掌握科研方法，承担科研项目，撰写并发表研究论文	4
	基本掌握科研方法，承担科研项目子课题，撰写并发表研究论文	3
	初步掌握科研方法，协助进行科研项目子课题的研究，撰写论文	2
	了解科研方法，但未承担科研项目	1

2）期望评语量表式标准：这种标准是根据目标要求，写出期望达到的评语或要求，同时把该项指标分为若干等级，给每个等级赋以分值，评判者根据达到期望评语或要求的程度逐项打分，如表 12-16。

表 12-16　期望评语量表式标准

指标	4	3	2	1
	非常满意	满意	基本满意	不满意
1. 讲授概念准确，条理清楚				
2. 抓住了重点难点				
……				

3）客观可数等级式标准：对于某些条件指标，可以采用客观、可数的定量数值作为标准，标准分成不同的等级，凡达到一定的数额者则可归属到某一等级之中。如表 12-17 给出的是关于护理学科评估的可数等级标准形式。

表 12-17　护理学科评估的等级式标准形式

发表 SCI 文章 / 篇	优（≥ 20）	良（15 ~ 20）	中（10 ~ 15）	差（≤ 10）
近五年获得国家级科研项目资助 / 项	优（≥ 15）	良（10 ~ 15）	中（5 ~ 10）	差（≤ 5）
……				

（4）分配指标和等级数值：如何科学地确定指标与等级的数值，是构建教育评价指标体系难题之一，现在常用的是专家咨询法和德尔菲法。

教育评价指标体系确定之后，即可编写出完整的教育评价指标体系。一个完整的教育评价指标体系见表 12-18。

表 12-18　网络课程绩效评价指标体系

一级指标及权重	二级指标及权重	评价标准	评价等级（1~5 分）				
教育性 30%	教学目的 8%	符合教育方针，紧扣教学大纲，教学目标适当，教学对象明确	1	2	3	4	5

一级指标及权重	二级指标及权重	评价标准	评价等级（1~5分）				
教育性 30%	教学内容 12%	重点突出，难点分散；深入浅出，易于接受；对知识点的分析、判断、推理符合逻辑性；实验演示、操作示范规范	1	2	3	4	5
	教学方法 10%	注意启发，促进思维，培养能力，善于引导；组织结构和表现风格符合学生的心理特点和认知规律；适合自学、个别化教学、因材施教；共同经验范围适当，注重多感官刺激	1	2	3	4	5
科学性 15%	科学教育 7%	科学原理的阐述与推理准确；例证典型、真实、可靠；利于培养学生辩证唯物主义世界观	1	2	3	4	5
	课件创作 8%	层次清楚，内容正确；动画模拟设计科学合理，视、音频素材选取规范科学，有代表性	1	2	3	4	5
技术性 15%	制作软件 7%	运用网络运行环境；算法优化，传输效率高；软件普及程度高，趋向大众化	1	2	3	4	5
	多媒体技术 8%	图像、声音、文本设计合理；画面清晰、文字醒目、声音清楚、音量适当、声像同步；动画设计巧妙	1	2	3	4	5
交互性 10%	交互功能 6%	随时进入和退出学习内容；任意选择章节和学习方法；自由控制学习内容在屏幕上的停留时间；网上交流、应答方便；网上作业提交	1	2	3	4	5
	导航策略 4%	页面跳转、人机应答设计思路清晰；有帮助系统或电子书签的设计；任何人在学习时均不会出现"迷航"	1	2	3	4	5
开放性 10%	资源共享 5%	方便网络学习者共享课程资源，为我所用；网上探讨、交换观点方便	1	2	3	4	5
	更新内容 5%	随时加入最新教学内容，只需局部修改，操作方便	1	2	3	4	5
艺术性 8%	创意 4%	创意新颖，构思巧妙，节奏合理	1	2	3	4	5
	审美能力培养 4%	画面悦目，声音悦耳；整体设计美观，具有表现力和感染力	1	2	3	4	5

笔记栏

续表

一级指标及权重	二级指标及权重	评价标准	评价等级（1~5分）				
使用性 6%	方便 3%	操作简单；功能键统一；操作提示简单明了，使用汉字	1	2	3	4	5
	可靠 3%	不受误操作影响；容错能力强，界面友好	1	2	3	4	5
经济性 6%	制作成本 3%	制作成本低，利用率高	1	2	3	4	5
	使用周期 3%	维护费用低，使用周期长	1	2	3	4	5

（三）评价在教育研究中的应用

评价在教育研究与开发（research and development，R&D）中起着重要作用。R&D是对教育项目和教育资料进行开发、改进和评估的过程。R&D的系统方法模式由Dick、Carey等提出，该模式共有10个步骤，见下图12-18。

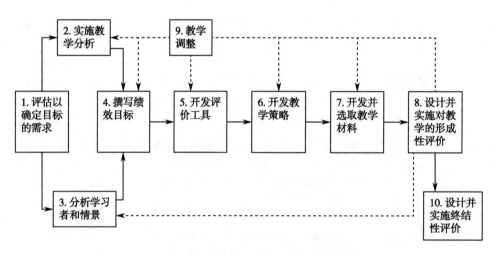

图 12-18 教育研究与开发模式的 10 个步骤

1. 评估以确定目标的需求 需求评估是R&D的第一步，研究者根据现况，确定需要开发的内容。例如：某教师先对临床护士核心能力进行调查，发现护理学本科生科研能力薄弱，不能满足临床工作对科研能力的工作需求。

2. 教学分析 在需求评估的基础上，确定教学目标所需的特定技能、程序和学习任务。以上一步案例为例，该教师认为有必要在本科生期间开设"护理研究"课程。

3. 分析学习者和情景 确定研究对象的基线水平及影响该项目实施的其他因素。例如：在开设"护理研究"课程之前，该教师对该院校的护理学本科生进行科研能力的初步评估。同时，该教师根据学校对于课程学分的要求，认为在大三第二学期开设该课程比较合适。

4. 撰写绩效目标 研究者就项目实施以后应该达到的目标进行具体的书面表达。目标表述应该清晰、具体、具有可操作性。如该教师将该项目的目标确定为：课程学习结束后，熟悉护理科研的流程，并在教师的指导下，完成一份开题报告。

5. 开发评价工具 如果缺乏现有的评价工具，就需要开发评价工具。评价指标体系的设计在上文已经讲过，不再赘述。如：该教师制订了一份针对开题报告的评价指标体系。

6. 开发合理的教学策略　研究者根据前期的分析，制订合理的教学策略，如：课时、教学方法、教学内容等。

7. 开发并选取教学材料　开发新的教学材料或者从现有的材料中选择教学材料。如该教师选择由胡雁主编，人民卫生出版社出版的《护理研究》（第2版）作为该课程的教材。

8. 设计并实施对教学的形成性评价　上文讲到，形成性评价的作用是为了了解动态过程的效果，及时反馈信息，及时调节，使计划、方案不断完善，以便顺利达到预期的目的。因此，形成性评价贯穿于整个项目的前期阶段。

9. 教学调整　当项目的初步方案确定以后，可对方案进行形成性评价，并根据形成性评价的内容，对原有的方案进行调整。

10. 设计并实施终结性评价　项目实施结束以后，可对整个项目进行终结性评价，以确定项目是否达到了其最终的目的。终结性评价通常由研究者以外的人进行评估。

上面我们介绍了护理教育研究中常用的七种研究设计，这些研究设计的广泛和正确应用，使护理教育研究的可信性大增，更具有实践意义和推广应用价值。

（蒋文慧）

小　结

　　护理教育研究是运用护理教育的相关理论对护理教育科学知识体系、护理教育现象、教育问题等进行研究，以探索和发现护理教育活动规律及有效教育教学途径和方法，深化护理教育改革，提高护理教育质量的创造性实践活动。本章在介绍护理教育研究的基本概念、基本理论与基本过程的基础上，重点介绍了护理教育研究方法，包括：量性研究方法中的非实验研究、准实验研究与实验研究；质性研究方法中的现象学研究、扎根理论研究、叙事研究和行动研究；混合方法研究方法中的解释性顺序混合方法、探究性顺序混合方法和会聚平行混合方法；其他研究方法中的文献研究与教育评价研究，以期为护理教育工作者和研究者开展具体的护理教育研究工作提供系统指导。

ER12-3
本章思维导图

思考题

ER12-4
思考题解题
思路

1. 简述量性研究的分类。
2. 举例设计一项护理教育相关的准实验研究。
3. 简述现象学研究与扎根理论在访谈提纲设计上的区别。
4. 试述如何提高护理研究生的护理教育研究能力。

笔记栏

ER13-1
本章教学课件

第十三章

智慧护理教育

ER13-2
导入案例解题
思路

导入案例

　　随着教育部《教育信息化 2.0 行动计划》的不断推进，智慧教学在高校的应用也在不断地拓展、深入。某医科大学拟开展"基础护理学"课程的智慧教学改革，教师们在制订教学实施方案时重点从智慧教学条件、智慧教学评价两个方面进行了探讨。在讨论过程中，部分教师认为将传统教学法与多媒体技术相结合进行教学，并通过在线教育平台直接进行教学效果评价即可。另有部分教师则认为，本课程一方面可以在多媒体教室进行讲授；另一方面应基于中国大学 MOOC 平台打造"基础护理学"在线开放课程，以开展线上线下相结合的混合式教学；同时，应构建多维度的教学评价指标体系；对于实践课程还可结合虚拟实验室平台进行交互式教学。

　　请思考：

　　1. 与传统教学法相比，本教学实施的教学改革计划有哪些优势？

　　2. 智慧教育的特征包含哪些内容？

　　3. 智慧教学的典型系统主要包括哪些？请列举。

　　4. 在智慧教育环境下，如何构建该课程的评价指标体系？评价指标体系在构建时应遵循哪些原则？

学习目标

　　通过本章学习，学生能够：

　　1. 描述智慧教育的相关概念及特征。

　　2. 描述智慧教学环境的组成、功能及特征。

　　3. 描述智慧教学资源的概念、特征及分类。

　　4. 描述智慧教学管理的内涵、特征及作用。

　　5. 描述智慧教学的典型系统。

　　6. 解释智慧教育对护理教育的影响。

　　7. 运用所学知识设计、构建智慧教育环境下相关课程的教学评价指标体系。

　　智慧教育得益于现代科学技术的迅猛发展以及教育信息化的全面进程，是教育信息化推动教育变革的新阶段。1993 年 9 月，美国政府正式提出建设"国家信息基础设施"计划，掀起信息化建设的浪潮。教育领域作为人类社会的一个重要领域，也进入了信息化建设的大潮之中。近年来，以人工智能为代表的现代信息技术与教育的深度融合，产生了智慧教育新样态；以人工智能为代表的现代信息技术在课堂教学中的广泛深入应用，产生了智慧教学和智慧学习的教学新形态，推动数字化教育的新发展。开展智慧教育、普及智慧教学成为教育信息化事业发展的新引擎。

笔记栏

第一节 概 述

智慧教育是建立在现代化信息技术之上的教育信息生态系统，是信息化教育的崭新形式。智慧教育既是教育信息化发展的高级阶段，也是教育信息化发展的必然趋势。智慧教学和智慧学习是智慧教育在教学层面的具体体现形式。

一、智慧教育的相关概念

（一）智慧教育

智慧是教育永恒的追求。哲学视角下智慧教育的出发点和归宿点是唤醒和发展人类的"智慧"。英国著名哲学家怀特海提出儿童智慧教育理论，认为教育的主题是生活，教育的目的是开启学生的智慧。随后，智慧教育受到国内外教育学家、心理学家和科学家的关注。加拿大"现象学教育学"的开创者马克斯·范梅南（Max van Manen），提出以儿童发展为取向的智慧教育学理念，指出教育者应该为儿童创造一种充满关爱的学校环境，要关注儿童真实的生活世界，要关心儿童的存在和成长。我国学者靖国平提出广义智慧教育的概念，传统意义上的智慧教育是以传授给学生系统的科学知识、形成学生的技能、发展学生的智力以及培养学生能力的教育。广义智慧教育是一种更为全面、丰富、多元、综合的智慧教育，主要包含着 3 个既相互区分又彼此联系的方面：即理性（求知求真）智慧的教育、价值（求善求美）智慧的教育和实践（求实求行）智慧的教育。

近年来，随着物联网、云计算、大数据、泛在网络等新一代信息技术在教育领域的应用推广，智慧教育被赋予了新的内涵和特征。"智慧教育"于 2018 年 4 月首次出现在国家层面的规划文件中，教育部印发《教育信息化 2.0 行动计划》，提出要开展智慧教育探索与实践，推动人工智能在教学、管理等方面的全流程应用，推动教育理念与模式、教学内容与方法的改革与创新。智慧教育对于更新教育思想和观念，深化教育改革，提高教育教学质量和效益，培养创新人才具有深远意义，是实现教育跨越式发展的必然选择。教育技术领域研究者也纷纷从信息化视角对智慧教育概念进行阐述。例如国内学者祝智庭提出信息时代智慧教育的基本内涵：智慧教育是信息技术支持下为发展学生智慧能力的教育。通过构建智慧学习环境，运用智慧教学法，促进学习者进行智慧学习，从而培养具有良好的价值取向、较高的思维品质和较强的思维能力的智慧型人才。利用适当的技术智慧，实现学习者对学习环境、生活环境和工作环境灵巧机敏的适应、塑造和选择。

根据智慧教育概念与内涵的发展，本章节所讲述的智慧教育（smart education），是信息化时代语境下的智慧教育，是指运用物联网、云计算、无线通信等为代表的新一代信息技术，统筹规划、协调发展教育系统各项信息化工作，转变教育理念、内容与方法，帮助学习者在对学习环境、生活环境和工作环境灵巧机敏地适应、塑造和选择的过程中，不断发现智慧、发展智慧、应用智慧、创造智慧。最终构建网络化、数字化、个性化、智能化、国际化的现代教育体系。

（二）智慧教学

"教学"是教育的重要组成部分，"智慧教学"更聚焦于教学场景、师资力量和教学资源等的改善，构建技术创新和技术融合的学习环境，创造高效的学习方法，让学习者获得适宜的个性化学习服务和成长体验。

智慧教学（smart teaching）是指教师运用以人工智能为代表的现代信息技术，创设智慧化教学环境和学习环境，促进学习者进行智慧学习。智慧教学始终指向学生学习方式的变革、学习效率的提升及学习质量的提高。与传统的课堂教学相比，智慧教学来源于以人工智能为代表的现代信息技术与课堂教学的创新融合，开发多样化的数字教学资源和学习资源；需要教师转变教学观念，由以教师讲授为主，向学生主动学习为主转变，促进学生的智慧发展和智慧型人才的培养。

笔记栏

新时代的智慧教学已成为发展教育信息化的核心和关键，是落实国家教育数字化战略行动的重要组成部分。开展智慧教学有助于推进人工智能技术支持下的教学创新，实现教育教学的数字化，减轻学生学习负担，提升教学效果，推动教师更新观念，提升智能素养，培养更多创新型人才。

（三）智慧学习

在经历了"数字学习""移动学习""泛在学习"之后，智慧学习是信息技术给教育带来的第四次重要变革。智慧学习（smart learning）是一种借助并运用人工智能手段，在人机互联的环境中，通过大数据驱动解决复杂情景中疑难问题的、面向未来社会的学习方式。智慧学习从根本上重视学习者的主体性，注重人性化和个性化的学习，其根本要义和价值主旨是通过智慧学习转识成智，促进学习者自身的发展。

从学习者的视角，智慧学习能力是以顺应智慧教育发展为前提，同时旨在促进学生个性化自主学习的过程中表现出来的一种认识自我、发现自我、提升自我的综合能力，反映智慧教育时代社会发展对学习者的素质要求。

二、智慧教育的特征

1. 智慧化的教育环境　智慧教育离不开智慧化的教育环境。开展智慧教育，有以人工智能为代表的现代信息技术创设的智慧校园、智慧教室完整记录教学过程；有各种智能技术构建的智能教学平台供教师开展教学；有丰富的数字化教学资源和学习资源供师生使用；有各种网络空间拓展了教师教学和学生学习的时空；有 VR/AR 创设的各种虚拟教学场景供学生学习。智慧化的教育环境提供了信息化环境基础，更强调以学习者为中心的、技术支持下教与学的智能性、参与性、适应性和无缝连接。此外，智慧教育的发展，使得互联网可以被作为基本平台，建立诸如精品视频公开课、共享课、慕课等大规模在线课程，从而构建起现代远程教育平台，有效地形成终身学习体系。

2. 现代化的教育理念　现代化的教育理念是实现教育数字化和智慧教育的思想基础，教师只有拥有了现代化的教育理念，才能有助于在智慧化的教育环境下开展因材施教，促进学生的全面发展和智慧型人才培养。开展智慧教育，学生成为教育教学的中心，课前的教学设计、课中的教学过程、课后的教学评价都以学生为中心，以学生的发展为中心、学生的成长需求为中心。以学生为中心的智慧教育，不仅仅使学生习得知识，更注重培养学生的能力，激发学生的学习兴趣，培养学生的创新意识和创新思维。

3. 个性化的教学方式　智慧教育利用以人工智能技术为代表的现代信息技术创设教育情景，通过现代化的教学理念和智慧化的教学环境，实现信息技术与课堂教学的深度融合，实现因材施教和个性化学习，发展促进学生智慧发展和创新型人才培养的教学形态。应用大数据技术和学习分析技术，帮助教师对学生的学习状况和知识掌握情况进行精准分析，帮助教师全面分析每一个学生的学习特征，关注每一个学生的学习差异；借助智能教学平台和丰富的数字化学习资源，为每一个学生提供适宜的学习资源，提供精准化的学习指导，注重学生潜能和个性的发挥，从而实现有针对性的教学，实现每一个学生的个性发展和全面发展。

4. 智慧化的人才培养　智慧教育以学生为中心，注重培养学生学习的积极性和主动性，学生的学习兴趣得以激发，自主学习能力得以培养。智慧教学过程中，教师的很多重复性工作由智能系统代替，教师有更多时间关心学生，更加注重培养学生学会学习、学会生活、学会做人，更加注重学生的个性培养和潜能激发，更加注重学生的品德培养和人格养成。在智慧教学过程中，教师引导学生开展自主学习、合作学习和探究学习，有助于培养学生的创新意识、创新思维和创新能力，实现智慧型人才的培养。

5. 现代化的教育管理　智慧教育通过信息化技术和信息化思维，改革传统的教学模式，实现信息化教学和远程教学。智慧教育不仅仅是简单的技术应用，是通过数据驱动的技术、空间和教学法融合创造一个生态系统，让学习者、教师和教学管理人员均能积极主动参与学生学习的全过程。因此，智慧教育对学校行政、后勤和教学等管理，包括运用现代信息技术，实现学校的行政、设备、后勤、教学等信息化及远程管理也提出了新的要求。智慧教育将以数字化技术融入教育管理，以数据治理为核心、数智技术为驱动，整体推进教育管理与业务流程再造，提升教育治理体系和治理能力现代化水平。

三、智慧教育对护理教育的影响

智慧教育对更新教育理念和发展教育理论、推进教育改革和促进教育发展、变革护理教学与学习方式、赋能护理教育评价的转变、促进护理学创新人才的培养等具有重要意义，主要表现在：

1. 更新教育理念和发展教育理论 智慧教育促进教育观念和教育思想的更新。一方面，智慧教育凸显学生的中心地位，关注学生的个体差异，为学生提供适宜的学习资源和个性化学习指导，从而激发学生潜能，促进学生个体发展。开展智慧教学，基于人工智能技术，学生可以自定步调进行学习，可以根据自己的学习进度和学习需要自主选择学习内容和学习资源，也可以按照自己的学习方式、确定适合自己的学习环境、寻找自己喜欢的学习伙伴进行学习。另一方面，智慧教育的实施、以现代信息技术建构的开放式远程教育和网络教育的实现，使受教育者的学习不受时间、空间和资源的限制，改变了以学校教育为中心的教育体系，达到跨越时空的全方位、全时程的教育。这种开放式的教育网络也为人们实现终身学习提供了保障。

智慧教育是教育的一场重要变革，在这个过程中必将出现护理教育方式、教育管理、教学手段等许多新思维、新方式和新问题，这些方式和问题需要去认识、去解决，在认识和解决这些方式和问题的过程中，将有效地激发新的护理教育理论与方法的出现，从而有力推动护理教育理论体系的发展。此外，智慧教育的过程也是信息科学在教育中不断应用的过程。在实际应用的过程中，必将实现信息科学的理论、方法与护理学理论和方法的相互融合，这种融合将会孕育新兴的护理信息科学的兴盛，促进交叉护理学科的发展。

2. 推进教育改革和促进教育发展 智慧教育使护理教育设施的构成发生巨大变化，体现在：①教学资源的数字化：只有数字化的资源才能够实现信息化和网络化，才能够被数字化和网络化的教学设施所利用，才能够实现教学资源交互性和检索性，使教学资源的使用超越地域限制，实现资源共享。②教学设施的网络化：为了满足教学者和学习者的多种需求，教学设施间应以通信网络进行连接，实现网络化，并由此对教学、学习进行有效支撑。教学设施网络化是实现教学、学习资源共享的平台，使多种学习资源、教学设施充分地发挥作用，取得更可观的使用效益。③教学－学习环境的多样化：信息化环境必须形成开放、共享、交互、协作的教学和学习环境。这种环境将是基于数字化、多媒体及超媒体化、虚拟现实技术，以互联网为基础的多样性教学与学习环境。

数据驱动和基于数据的创新是智慧教育的关键所在，人工智能技术的普及应用支撑智慧教学的深入实施，教师的教学和学生的学习过程可全部实现数据化，形成教育大数据。利用教育大数据全程采集、记录、分析教师教学过程和学生学习过程，可以优化教学服务供给与精准化学习需求的匹配度。一方面，可以科学准确分析学生的学习行为和知识掌握情况，实现护理教育教学研究的科学性，更精准推进护理教育改革。另一方面，设计适切的教学内容呈现方式，优化教学活动设计策略，为不同的学生制订不同的学习路径，针对学生学习中的个性化问题，教师提供个性化指导，实现教学的精准化，促进护理教育的发展。

3. 变革护理教学与学习方式 随着智慧教育的发展，信息化的工具和手段将对学校教育产生深刻的变革。学校教育中，教师、学生、教学设施是最基本的构成要素，随着智慧教学的深入展开，教师的教学和学生的学习方式都会产生巨大变革。

笔记栏

（1）教师的教学方式：在传统的教育中，教师的基本作用是向学生传递知识。随着智慧教育的发展、网络信息技术的广泛应用，学生可以通过各种途径，以各种方式进行自主学习。在此情况下，教师将从知识的传递者转变为学习的组织者和协调者。对于给定的学习内容，学生不仅可以通过教师，还可以通过互联网、网络课程、光盘等途径进行学习，也可以通过小组讨论、调查访问等多种途径学习。因此，教师不再只是黑板讲授，而是采用多种媒体、多种途径，以互联网络为基础的多种技术对学生的学习活动进行教学、规划、指导，对各种学习活动进行组织和协调。在教学模式、措施、平台等方面，多种智慧教学模式及多媒体、线上资源、网络平台等，已一定程度运用至护理学专业课教学中。但在专业课教学中虚拟仿真、人工智能等技术的运用还相对较少。护理学教师未来应不断思考如何探索、创新专业课智慧教学模式，不断加强护理学本科教学与新兴信息技术的深入融合。

智慧教学有诸多优势，能够弥补传统教学的缺陷和不足，有助于提高教学效率，实现个性化学习和精准化教学，但由于技术本身特性等原因，也带来了一些问题，例如学生的社会性培养、身心健康发展受到影响等，但这些问题可以由传统教学来解决，通过传统教学来弥补。所以，智慧教学的健康发展，需要智慧教学与传统教学和谐共存、互相配合，实现教书与育人的结合，提升教学效率与学生情感培养的结合，学生个性化培养与学生身心健康发展的统一。未来智慧教学环境建设以及智慧教学的准备与实施中，应当注重学生个性化发展，根据本校情况，选择合适的教学方法、制订契合学生实际情况的教学内容，使智慧教学往个性化、人性化、精准化、定制化的方向发展。

 拓展阅读

国家智慧教育公共服务平台

国家智慧教育公共服务平台是由中华人民共和国教育部指导，教育部教育技术与资源发展中心（中央电化教育馆）主办的智慧教育平台。国家智慧教育公共服务平台聚合了国家中小学智慧教育平台、国家职业教育智慧教育平台、国家高等教育智慧教育平台、国家24365大学生就业服务平台等，可提供丰富的课程资源和教育服务。2022年3月28日，国家智慧教育公共服务平台正式上线启动。截至2023年底，平台累计注册用户突破了1亿，浏览量超过367亿次、访客量达到25亿人次，已成为世界第一大教育数字化资源中心和服务平台。

来源：

教育部举行2024世界数字教育大会筹备情况和一年来推进教育数字化进展新闻发布会［EB/OL］. 北京：中华人民共和国国务院新闻办公室，2024-01-26［2024-06-09］. http://www.scio.gov.cn/xwfb/bwxwfb/gbwfbh/jyb/202401/t20240130_830865.html.

（2）学生的学习方式：在以知识的传递、知识的理解为中心的接受式学习中，学生是被动地接受知识，对学生的要求是理解知识，掌握知识。智慧教育的发展，要求学生不仅是被动接受知识，更重要的是主动获取知识。人工智能技术在助力教师智慧教学的过程中，也助力学生的智慧学习。在这种情况下，要求学生更注重学习方法、思维方法和讨论方法的掌握，要求学生具备一定的创新精神和自我学习能力。在这个过程中，学生的学习方式转化为对信息的获取、处理、创造的过程，是对传统学习方式的颠覆。目前，学生对资源共建共享机制、习题考题库、虚拟实验室等的需求较高。当前移动平台运用广泛，但资源共建共享功能仍有所欠缺，高校对共享平台的使用相对不足，应根据学生情况引入优秀资源、案例，并将其与本校课程教学有机融合，更好地帮助学生进行智慧学习。

智慧教育拓展了学生的学习空间，提供了丰富的数字化学习资源，有助于学生进行自主学习。各种智能化教学终端和丰富的数字化学习资源，有助于学生开展移动学习和泛在学习，实现数字化学习。传统教学能够实现学生的集中交流、协作和探究，也可以在教师的帮助下解决学生的各种疑难问题，教师可以充分发挥自身人格魅力和教学智慧，通过耳濡目染和言传身教，注重学生的能力培养、德行养成、智慧启迪和个体潜能激发。传统课堂教学活动中，教师可以帮助学生明辨是非、真假、善恶与美丑，满足学生的情感需求和人文关怀，实现学生的"成人"需求。所以，智慧教学与传统教学二者和谐共存，既有助于变革教与学方式，提高教学效率，也能够实现学生的情感关怀和社会性培养。

4. 赋能护理教育评价的转变　当前大数据、人工智能等构筑的教育新生态，以信息技术赋能教育评价，倒逼教育评价产生新的发展路向，即评价方式多元化、手段智能化、内容多维化、主体多元化等。智慧教育评价基于智能化大数据挖掘、精准测评、个性化深度反馈的平台性数据技术，由单一小样本评价模式转向全面大数据评价模式，为学生提供个性化诊断报告等形式的评价结果。有学者认为智慧教育驱动教育评价的现代化和专业化，包括不得不适应新技术的"主动更进"型、与新技术深度融合中实现评价功能一体化的"深度融合"型、对新技术提出更高要求的"需求引领"型3种类型。

在护理教育中，智慧教育帮助护理院校和护理学教师实现评价的过程性、整体性与个性化。第一，通过数据采集技术收集评价学生学习的纵向全过程与横向全要素表现的数据，记录包含学生认知和非认知的学习轨迹数据。第二，通过数据挖掘、统计分析等技术，将多维度、多模态学习数据连接起来，为评价学习者认知理解、情感表达、理想信念与行为习惯等提供可能，实现对学习者的整体把握、促进其全面发展。第三，运用信息技术深入分析潜隐于数据背后的隐含关系与价值，有效推进个性化特色教学，给予学生个性化指导，引导其优化学习策略、激发学习动机，对学生的深度学习过程与结果进行评价，提供及时反馈，实现对护理学生成长的精准服务。

5. 促进护理学创新人才的培养　智慧教育的兴起为拔尖创新人才培养带来了新的机遇和挑战，为创新教育提供了环境、条件和保障。智慧教育通过知识的重组、延伸、贯通、衍新，赋能人才培养从学习环境、教学内容、学习方式到学习评价的所有环节，为培养学生的科学思维、科学方法和创新能力奠定坚实的理论和实践基础。

一方面，智慧学习环境既可推送个性化学习资源与学习路径，又可提供智能化学习设备与互动工具，护理专业学生利用教育信息化的资源、环境和方法，探索知识和解决问题。在智慧学习系统的支持下，护理专业学生能够动态掌握自己的学业水平和学习能力，实现最高效的学习活动，进而建构完整的学科知识和能力体系，形成深度学习和创新性思维，实现创新能力的提升。另一方面，在海量数据支持的智慧学习环境下，智慧教育提升了教师信息化教学胜任力，培养教师数据智慧。针对学生的学习需求，设计有效的教学模式和教学策略，推荐智慧化的教学资源，实现学生与知识内容的交互，以促进学生反思、启迪学生智慧，提高学习者的创新能力，对护理创新人才的培养具有重要意义。

（嵇　艳）

第二节　智慧教学的基本要素

智慧教学是智慧课堂的优势，通过应用新媒体设备，为教师实施高质量的教学提供基础，针对学习者的个人特征和基础条件，进行个性化教学和学习。智慧教学的基本要素包括教学目标、教学环境、教学资源、教学方法和教学管理5个部分。

一、智慧教学目标

智慧教学目标是在智慧课堂教学环境下，应用人工智能技术，充分了解学生个性化需求，遵循教学大纲并结合具体教学内容制订，实现以学定教、个性化学习和因材施教。智慧教学目标是智慧课堂教学设计的首要环节，通过智慧教学目标的不断引导，培养学生的创新能力，促进学生智慧成长。智慧教学的总目标是促进学生的智慧生成，具体包括知识目标、能力目标和素质目标3个方面，需依据教学大纲、教学内容和学生个性化需求等进行设置，从而体现学生的主体性以及教学的针对性和实效性。

二、智慧教学环境

（一）智慧教学环境的概念

智慧教学环境是以适当的信息技术、学习工具、学习资源和学习活动为支撑，集智能化感知、智能化控制、智能化管理、智能化互动反馈、智能化数据分析、智能化视窗等功能于一体，有效促进学习者智慧能力发展和智慧行动出现的一种教学环境。智慧教学环境可以是实体的教学环境，也可以是虚拟的教学环境或虚实相结合的混合教学环境。

（二）智慧教学环境的组成

智慧教学环境主要包括硬环境和软环境两部分。硬环境包括智慧校园以内的智慧教室、智慧备课室、智慧语音室、智慧图书馆（学校）、智慧探究实验室等智慧型功能室；智慧校园以外的智慧博物馆、智慧美术馆、智慧图书馆、智慧公园、智慧社区、智慧教育探究基地等；以及各种智能学习终端，如电子书包等。软环境包括各类学习资源和智能学习工具。学习资源是实现教育系统变革的基础，是教育智慧沉淀、分享的重要载体。学习资源建设包括学习资源库建设、开放课程库建设和管理信息库建设。

（三）智慧教学环境的功能

根据智慧教学环境提供的功能，将智慧教学环境分为以下三级：

1. 一级（基础型）教学环境　适用于各级各类院校的常规教学活动，必须具备智能感知、智能控制和智能管理的功能。

2. 二级（扩展型）教学环境　适用于各级各类院校的常规教学活动、案例教学及远程教学活动。二级教学环境必须具备智能感知、智能控制、智能管理、互动反映和跨域拓展的功能。

3. 三级（高级型）教学环境　适用于各级各类院校的常规教学互动、案例教学、远程教学活动、实践实训教学活动以及课堂教学管理决策分析等。三级教学环境在二级教学环境基础上还可具备环境条件监测、虚拟现实与增强现实、分析决策等功能。

 案例学习

以智能实训为主题的智慧教学环境建设案例

某本科院校，在智慧教学软件平台、智慧教室的建设基础上，提出可视化智慧校园平台的建设思路，并以真实校园整体为基础，基于校园物理环境，利用网络技术完成校园的可视化地理信息系统空间位置的搭建，实现校园室内外一体化地图 +2.5D 虚拟仿真 +VR 全景漫游多维度的虚拟展示和呈现，在此基础上完成校园更加具象立体的物理网络线路、校园 AP（AccessPoint，无线接入点）设备、无线接入点设备、汇聚交换机、多媒体教室、标准化考场等数据可视化；结合可视化位置服务平台，实现基于空间位置的可视化消防巡更、可视化安防巡查、可视化视频调阅、三维可视化地下管网等应用的打造。

从该案例中可以看出，该学校除了可以进行常规教学、远程教学外，还可以进行课堂教学管理决策分析和实践实训教学等。因此，该学校的智慧教学环境建设属于第三级，也就是高级型智慧教学环境。

（四）智慧教学环境的特征

构建智慧教学环境的目的是提供最合适的学习支持以促进学习者轻松、投入和有效地学习，增加其学习自由度和协作学习水平，促进个性发展和集体智慧发展。智慧教学环境具有以下6个基本特征：

1. 全面感知　具有感知学习情景、学习者所处方位及其社会关系的性能。

2. 无缝连接　基于移动、物联、泛在、无缝接入等技术，提供随时随地、按需获取学习的机会。

3. 个性化服务　基于学习者的个体差异（如能力、风格、偏好、需求）提供个性化的学习诊断、学习建议和学习服务。

4. 智能分析　记录学习过程，便于数据挖掘和深入分析，提供具有说服力的过程性评价和总结性评价。

5. 提供丰富资源与工具　提供丰富的、优质的数字化学习资源供学习者选择；提供多种支持协作会话、远程会议、知识建构等的学习工具，促进学习的社会协作、深度参与和知识建构。

6. 自然交互　提供自然简单的交互界面、接口，减轻认知负荷，提高知识生成、智力发展与智慧应用的含量。

三、智慧教学资源

（一）智慧教学资源的概念

智慧教学资源从广义上来讲是指能够用来为教育现代化和智慧学习服务的各种资源的综合，包括智慧学习的环境资源、人力资源和各种学习信息资源。智慧学习资源是智慧教育和智慧学习的基础设施，是构成教学系统、支持学生学习的各种硬件设备（如计算机网络设备、通信设备等）以及维持教学系统正常运行的各类系统软件、应用软件、工具软件、教学软件等。从狭义上讲，智慧学习资源是经过数字化处理的、可以在计算机或网络中使用的多媒体信息材料，以及在高科技信息技术环境下，为达到特定教学目的的学习支撑管理系统、计算机虚拟资源、教育教学数据库等，它能够激励学生通过自主、合作的方式寻找与处理各种信息，从而达到智慧学习的目的。

（二）智慧教学资源的特征

1. 语义聚合和连通性　智慧教学资源所采用的语义网络技术和本体技术能实现对资源的智能化组织、汇聚、连通和管理。

2. 深层开放与共享性　智慧教学资源的深层次开放和共享性主要体现在：①资源（库）的建设和开发需遵循统一的建设标准以实现最大规模的开放和共享。②资源的建设和共享可实现资源跨地区、跨省市、跨国家的深层次整合与共享。③资源的使用者由单纯的"消费者"转变为"产消者"。④在保留资源原作者版权的基础上，任何具有权限的人都可以获取、使用、修改和共享资源以促进资源的持续更新。

3. 持续更新与再生性　智慧教学资源能够智能地添加语义描述和标准，基于用户需求，以外部资源、用户消费资源过程中的生成信息和语义相关度自动汇聚而成的主题资源圈为原料进行资源的持续改进与更新。

4. 多终端自适应性　智慧教学资源能够自动识别智能终端性能并相应地调整内容，能够根据终端的运算能力与操作便捷性，适应性地开展学习活动，能够根据网络状况，自动连接服务器或在本地数据库中获取满足需求的资源信息并获得反馈，能够对地理位置进行自适应，满足实地交流互动的需求。

5. 数据海量与泛在性　随着云计算、物联网、大数据等新一代信息技术的发展，智慧教学资源呈现出海量化、泛在化的特性。这些海量信息可被各种传感器和物联网便捷地获取，并利用网络上传至云端进行分析处理。

笔记栏

6. 智能推送个性化　智慧教学系统能够智慧地感知到学生的个性化学习偏好、学习风格、认知特征及所处的物理环境，智能地分析学生潜在需要的信息和资源并提供个性化的推送信息，从而满足学生多样化、差异化的学习需求。

7. 多维交互和人机合一性　智慧教学资源可通过语音、动作、神态，与媒体、系统和资源进行多维交互，形成语义关联和网络联通的动态交互关系，实现人机合一的自然状态。

（三）智慧教学资源的分类

1. 按照教学资源的内容形式分类　智慧教学资源包括教学素材、教学课件、网络课程、虚拟仿真系统、教育游戏、教学案例、数字图书、数字教材、教学工具和学习网站。

2. 按照教学资源的来源分类　智慧教学资源包括校本资源、引进资源、开放资源和国家公共教育资源。其中开放资源是指基于非商业途径，执行开放资源版权要求，借助网络信息技术自由使用和修改的数字资源；引进资源是指学校以购买、接受捐赠等形式从校外引入的教学资源；校本资源是指学校自主开发的具有自主版权的资源，包括学校自主建设或与企业等单位合作研发的教学资源。

3. 按照教学资源的生产方式分类　智慧教学资源包括预设型学习资源和生成型学习资源。预设性学习资源往往依据教师的课前设计和准备，有计划、有组织地呈现和讲解。生成性学习资源强调一种即时的、有创造性的、在交互中生成的知识内容，资源生成的主体是学生，教师的作用是提示、引导资源生成。

4. 按照教育资源建设规范分类　智慧教学资源包括媒体素材、试题库、试卷、课件与网络课件、案例、文献资料、常见问题解答、资源目录索引和网络课程。

四、智慧教学方法

教学方法是与一定教学目标和任务相关的具体操作程序，它规定了教学参与者在教学任务中的角色、不同角色之间的相互关系以及每一角色的具体任务。智慧教学方法强调了信息技术在促进教学方式、教学过程、学习方式、学习过程变革中的重要作用。常见的智慧教学方法如下：

1. 个别授导　个别授导是经典的智慧教学方法之一，此方法是通过计算机来实现教师的指导性教学行为，对学生实施个别化教学。其基本教学过程为：首先计算机呈现与提问，其次受教育者应答，最后是计算机判别应答并提供反馈。在多媒体方式下，个别授导型的教学内容呈现往往是图文并茂、视音频俱全，使交互形式更为生动活泼，增加受教育者学习的兴趣。

2. 操练与练习　操练与练习是发展历史最长而且应用最广的智慧教学方法。这一方法并不向受教育者教授新的内容，而是由计算机向受教育者逐个呈现问题，受教育者在机上作答，计算机给予适当的即时反馈。运用多媒体，可将许多可视化动态情景作为提问的背景。值得注意的是，操练与练习之间是有一定概念区别的：操练基本上涉及记忆和联想问题，主要采用选择题和配伍题之类的形式；练习的目的重在帮助学生形成和巩固问题求解技能，大多采用问答题之类的形式。

3. 教学测试　此方法本质上属于计算机管理的范畴，用于检验与调控学生的个别化学习进程，包括提供事前测试、分配学习任务；提供事后测试；进行测试分析和提供分析报告。

4. 教学模拟　教学模拟是利用计算机建模和仿真技术来呈现现实情景中的事件状态和动态过程，为学习者提供一种可供体验和观测的环境。建立教学模拟的关键工作是建立被模拟对象的模型，然后利用计算机程序描述此模型，通过运算产生输出，这些输出能够在一定程度上反映真实世界的事件状态和动态过程。教学模拟基本的用法有：

（1）演示法：在课堂讲授时，教师先向学习者讲述某一系统的基本原理，接着用模拟程序进行演示，帮助学生加深对原理的理解。

（2）实验法：让学习者通过操纵模拟的系统掌握实验步骤，然后再进入真实实验室，可以有效地减少实验中的操作失误，这时计算机模拟实验起到了预实验的作用。另一种做法是利用计算

笔记栏

机模拟实验来替代真实实验。

（3）探究法：让学习者在计算机模拟的情景中进行探究，在探究的过程中去发现隐藏在其中的规律，从而培养学习者的科学思维、科学方法和创新能力。

（4）体验法：利用计算机模拟方法构造一种高度仿真的情景，学习者通过操纵其中的对象来形成操作技能和解决问题的能力。例如，虚拟静脉注射系统，就是通过虚拟的人体静脉，让学习者通过使用注射器完成静脉注射技能的训练过程。

（5）游戏法：利用计算机模拟技术还可以构造寓教于乐的环境，学习者可以扮演某些角色，完成知识的学习和技能训练，同时，可以进行情感的培养。如模拟医院，学习者可以扮演院长、医生或护士，从中体验所扮演角色的工作过程，在这个过程中学习相关的知识和技能，并培养相关职业的情感。

（6）智能导师：严格地讲，智能导师也是个别授导的一种，因为它需要借助人工智能技术来实现，因此又称为智能导师系统。智能导师系统是利用人工智能技术来模拟"家教"的行为，允许学生与计算机进行双向问答式对话。一个理想的智能导师系统不仅要具有学科领域知识，而且要知道学习者的学习风格，还能理解学习者所用自然语言表达的提问。然而，目前还没有令人满意的智能导师系统。

（7）问题解决：问题解决是一个十分广泛的概念，但作为一种智慧教学方法，专指利用计算机作为解题计算工具，让学生利用计算机的信息处理功能解决学科领域相关的问题。通常有两种不同的做法：一是让学习者利用某种计算机语言来编制解决问题的程序；二是向学习者提供问题求解软件包，如统计产品与服务解决方案软件（statistical product and service solutions，SPSS）等。就信息化教学范畴而言，后一做法现已成为主流，因为它可使学习者将精力集中于问题求解的方法而非编程过程。

（8）微型世界：微型世界是利用计算机构造一种可供学习者自由探索的学习环境，大多数微型世界是借助计算机建模技术构造的，它和教学模拟与教学游戏有密切的关系。微型世界的基本特点是学习者可操纵模拟环境中的对象，可建构自己的实验系统，可测试实验系统的行为。例如，医学技能交互实验系统。

（9）虚拟实验室：所谓虚拟实验室，实际上是利用虚拟现实技术仿真或虚构某些情景，供学习者观察与操纵其中的对象，完成学习体验或知识验证实验等。如现在医学院校均在使用的基础医学虚拟实验室。

（10）情景化学习：情景化学习是当前盛行的建构主义学习的研究内容之一。它是利用多媒体计算机技术创设接近实际的情景进行学习，利用生动、直观的形象有效地激发联想，唤醒长期记忆中的有关知识、经验和表象，从而使学习者能利用自己原有认知结构中的有关知识与经验去同化当前学习到的新知识，赋予新知识以某种意义。

（11）案例研习：案例研习是由计算机信息系统为学习者提供了一种丰富的信息环境，信息环境中包含从实际案例中抽取的资料，让学习者以调查员的角色去调查案情（医疗事故、医患纠纷、道德伦理问题等），通过资料收集、分析和决策，得出问题的结论。

（12）探究性学习：探究性学习本质上是数据库系统和情报检索技术在教学中的应用。学习者根据预设问题或偶发问题从学科数据库中检索出有关信息，通过信息收集和推理等智力活动，得出对预设或偶发问题的解答，从而完成知识的学习或应用。

（13）虚拟学伴：虚拟学伴系统是利用人工智能技术，让计算机来模拟教师和同级学伴的行为。利用模拟的教师和同级学伴与学习者互教互学，达到学伴助学的目的。

（14）协同实验室：网上协同实验室是对真实实验环境和虚拟实验平台的集成，它实现了基于网络的问题求解过程。在协同实验室中，学习者可以和学习伙伴一起设计实验，并通过模拟软件看到实验结果，直到认为方案成熟，再转移到真实的实验环境中完成实验，以验证真实的情

笔记栏

形。在这个系统中，学习者的所有行为都会被记录，以供进一步研究找出最佳学习路径或分析实验中的相关过程。

（15）虚拟教室：虚拟教室是指基于计算机网络，利用多媒体通信技术构造的学习环境，允许身处异地的教师和学习者互相听得着看得见，不但可以利用实时通信功能实现传统物理教室中所能进行的大多数教学活动，还能利用异步通信功能实现前所未有的教学活动，如异步辅导、异步讨论等。

五、智慧教学管理

（一）智慧教学管理的内涵

依托物联网、大数据等信息技术，智慧教学的管理模式使教学管理变得智能化和公开化，由"人管"转变为"智慧管理"，不同系统的数据可以实现实时共享，节约管理人员的时间和精力。因此，智慧教学管理是基于现有的教学管理信息系统，通过统一规范、平台共建、数据共享，利用大数据分析和可视化技术，逐步将现有教学管理信息系统升级为具有业务管理、动态监测、教育监管与决策分析等功能的智慧化教学管理系统。智慧教学管理理念的实质是融合、共享、开放、包容、深层。智慧教学管理系统主要包括教学可视化管控、教学智能决策支持、教学安全预警和教学远程督导4个子系统。智慧教学管理的基本内涵主要体现在两个维度：一是通过管理提升新技术在配置学校教学资源上的效率，二是通过管理提升新技术在促进学校教书育人上的效率。智慧化教学管理的智慧性主要体现在以下几个方面：

1. 深度挖掘数据，为教学决策提供支持　智慧教学管理通过大数据和云计算等技术，整合各种数据资源，进行科学统计与分析，并借助相应的数据挖掘工具从海量数据中获取核心关键信息，发现隐藏的关联规律，并把这些规律运用到教学管理中，为管理人员和决策者提供及时、全面、准确的数据支持，提高教学管理与决策的科学性，避免经验主义错误。

2. 自动化管理全面普及，降低管理负担　智慧教学管理系统会自动处理各种教学数据并得出相关结论和信息反馈，从而提高自动化管理程度。自动化管理的普及，一方面避免了人为因素带来的管理漏洞与疏失，另一方面将管理者从繁重的重复性劳动中解放出来，更多地发挥人在管理中的创造力，提升教育管理水平。

3. 实时监控教学运行状况，提升教育安全管理水平　通过构建覆盖各级各类教育行政部门和学校的教学动态监测分析系统，能够将各种教学装备与互联网连接起来，进行智能化识别、定位以及实时监控管理与对比分析，对教学基础设施、教学信息系统、教学活动管理、资源配置进行动态监测与分析，有效提高教学管理质量和效率。

（二）智慧教学管理的特征

1. 可视化显示与操作　智慧化教学管理平台以图表、视频、三维立体场景等形式直观地呈现数据及其结构关系，管理者可通过可视化界面进行智能化交互，从不同维度对数据进行更深入的观察和分析，从而更快速准确地预测风险、作出决策。

2. 智能诊断与自动调节　智能诊断是智慧教学管理的重要组成环节，通过数据挖掘与分析系统，帮助管理者准确诊断问题，及时有效地解决教学过程中存在的问题。自动调节是指通过感知教室、会议室、图书馆等物理环境，动态调节声音、光线、温度、湿度等环境指标，及时对各种故障或异常状态作出预防和诊断，提高设备运行的可靠性、安全性和有效性。

3. 大数据采集与科学决策　在智慧教学管理过程中，管理者收集与教学相关的信息，并利用大数据技术对各种信息进行整理、挖掘和分析，从中获取具有规律性、倾向性的有用信息，并依据分析结果作出科学决策，智慧调度教学资源。

（三）智慧教学管理的作用

1. 拓展教学管理模式　智慧教学管理能够更好地协调线上和线下教学模式，促使两种教学方式互为补充，更有利于课程教学活动的组织以及素质教育的推行。智慧教学管理在教学活动过程中可起到辅助教学的作用，学生在学习过程中并不是被动地接受知识，而是自主探索和反思问题，学习成果也因人而异，能够满足不同学生的个性化需求和发展需求。

2. 推动沟通模式的更新　一些办公软件丰富了教学管理和沟通的方式，将线下会议和培训转向线上，师生互动、问题讨论等也可采用这种方式，有效降低了时间成本和人数限制，促使教学效率明显提升。相对应的，智慧教学管理的应用也反过来推动了沟通模式的更新，使得沟通模式更加适合现代化教学管理的要求和特点。

3. 促进素质教育的落实　智慧教学管理能够促使主体地位发生改变，更有利于各主体各司其职，发挥主体优势，有利于将立德树人渗透于课程目标、教学管理的各个方面，重点回答"培养什么样的人""为谁培养人""怎样培养人"的系列问题。如对班级学生进行智慧管理、过程记录、问题诊断和成绩分析，促使学生养成良好的自主学习习惯，也使得学生家长能够了解学生在校表现情况，从而更为适宜地帮助学生。

（董超群）

第三节　智慧教学的典型系统

智慧教学的典型系统主要有多媒体信息化平台、远程交互式教育平台、虚拟实验室、可视化平台及 MOOC 平台等。

一、多媒体信息化平台

多媒体信息化平台通常是指由硬件、软件、教学内容、教学管理机构组成的一体化教学系统。多媒体信息化平台集声音、图像、视频和文字等媒体为一体，能产生生动活泼的效果，是实现智慧教学的基础条件。运用多媒体教学系统进行教学有助于提高学生学习的兴趣和记忆能力；同时，它充分利用多媒体的表现力、参与性、重现力和受控性强的特点，达到传授知识、开发智力、培养能力、实现因材施教和个别化教学的目的。

（一）信息化教学媒体的分类

信息化教学媒体有多种分类方法，按照组成单元可分为硬件媒体和软件媒体；按媒体承载体可分为光盘媒体、磁盘媒体和数字文件型媒体；按技术特点可分为数字媒体和非数字媒体；按作用于人的感官可分为听觉型媒体、视觉型媒体、视听型媒体和相互作用型媒体；按媒体的物理性能可分为光学投影类媒体、电声类媒体、电视类媒体、计算机类媒体。这里简要介绍按媒体物理性能的分类。

1. 光学投影类媒体　包括幻灯、投影、电影等媒体，主要通过光学投影，把数字化图片和视频或标本、实物投射到银幕上，呈现所需的教学信息，包括静止图像和活动图像。

2. 电声类媒体　包括广播、录音、多媒体语音教室等，它将教学信息转换为数字化的音频进行储存和播放传送。

3. 电视类媒体　包括电视、录像、影碟、微课、微格教学系统等，它将教学信息经过数字化处理成为动态视频进行储存与传播。

4. 计算机类媒体　包括计算机教学模拟系统、教学游戏机、多媒体教室、计算机、计算机课件、计算机辅助教学系统、计算机网络教室、计算机校园网等，这些媒体能够在教学活动中实现文字、图表、图像、影像等教学信息的加工、储存与传播。

（二）多媒体教室中央控制系统

1. 多媒体教室中央控制系统概述　多媒体是指文本、图形图像、动画、声音和视频等基本

笔记栏

媒体的统称。多媒体技术是指将文本、图形、图像、动画和声音等形式的信息结合在一起，并通过计算机进行综合处理和控制，能支持完成一系列交互式操作的信息技术。多媒体教室一般指将多种媒体有机地组成一个整体置于一个教室内，使之具有多种功能，实现多媒体信息的还原展现。它要求所有设备有机地组合在一起，使教师能够灵活控制，控制操作越直观、越简单越好。

近些年，随着现代教育技术的不断发展，各级院校对基础教育设备投入的加大，多媒体教室已普遍得到应用。然而，随着网络技术的进步，校园信息化建设的推进，多媒体教室建设快速发展，传统的中控设备已经不能满足智慧管理的需求，各个教室还是独立运行，不能联网远程控制。实现多媒体教室装备的网络化、智能化的集中安全管理对有效保证多媒体教学的顺利进行显得尤为重要，为此，基于现行的传输控制协议/网际协议（transmission control protocol/internet protocol，TCP/IP）的网络智能型多媒体教室中央控制系统应运而生。

多媒体教室智能化中央控制系统是指通过运用网络通信技术对多媒体教室中的多媒体讲台、投影机、幕布、计算机、屏幕、视音频设备、话筒及功放等设备进行集中管理和远程控制，包括实现对本地/远程的 Vedio 和 VGA 信号的自动切换等，使教师上课时不再需要对各种设备进行繁琐的操作。多媒体教室智能化中央控制系统采用嵌入式技术，结合总控室端管理平台，运用网络通讯协议（TCP/IP），实现了系统控制和网络的紧密连接。该系统可对多媒体教室的设备进行远程监控、诊断，不仅提高了多媒体教室系统的应用能力，而且可以保障教学系统便捷、高效、安全、可靠地运行。

2. 多媒体教室中央控制系统的设计

（1）系统设计原则：主要包括先进性原则、稳定性原则、安全性原则和实用性原则。

1）先进性原则：指系统设计、施工和设备选型方面具有一定的先进性。一方面，系统设计的技术标准应与今后技术的发展相适应，对可能会升级换代的外接设备能够予以兼容，做到对技术先进性与同步性的保持；另一方面，各硬件部分采用模块化结构，各模块间应没有或只有少部分联系，以保证系统某一硬件模块出现故障时，不对其他硬件功能产生影响。

2）稳定性、安全性原则：系统设计应遵循设备稳定、人机安全运行的原则。在稳定性方面，要求系统抗干扰性强，能够提供针对系统各障碍的专业化恢复措施，以满足系统在运行期间可对每个工作日提供不间断工作的需求。在安全性方面，系统能够与视频监控及报警设备相连接，具有防盗报警功能。

3）实用性原则：能够做到确保满足日常教学的需求，为学生学习提供更多便利。例如，能够实现远程监控、讲座报告会的直播与转播、精品课录制等。

（2）网络控制的结构：多媒体教室中央控制系统以多媒体计算机作为远程中央控制主机，应用基于 TCP 协议的 Winsock 组件设计远程控制软件。网络控制指令由网管平台（主控 PC 机）发出，被封装成标准 TCP/IP 协议包后，通过校园网传送到各多媒体教室的中央控制器，中央控制器通过执行相关的指令控制相应的设备完成操作，进而实现对各多媒体教室的远程控制和集中控制。系统基于校园网，与位置无关，安装管理平台软件的任意 PC 机只要连上校园网即可实现。整个控制系统的结构，见表 13-1。

表13-1　控制系统结构表

地点	设备	功能说明
主控室	服务器	系统主服务器，安装、管理和维护系统管理平台和数据库平台
	主控管理软件	系统管理软件，包括多个模块
	管理工作站	安装管理软件，进行系统管理、维护

续表

地点	设备	功能说明
	本地中控	教室的核心中控设备，集中连接外部设备，支持本地控制和网络控制
	钢制电子讲台	集中放置设备，保护设备安全
	IC 卡门禁模块	用于身份识别及远程控制讲台的开关
	IP 电话对讲模块	实现多媒体教室与主控室间的语音通信
多媒体教室	视频监控模块	实现教室监控，可同步查看监控画面
	视频采集模块	可以录制讲课内容并实现讲课内容的网络共享
	教师机	安装 PC 机
	其他外部设备	投影仪、电子幕布、功放等外部设备

（3）系统的组成及功能：多媒体教室智能中央控制系统将多种多媒体设备连接成公用的图像和声音系统，并清晰地显示由计算机等设备所传送的文字、图形、图像、动画等多媒体信息。中央控制器是多媒体教室管理系统的核心部分，是多媒体教学设备与总控服务器相互连接的桥梁。多媒体教室中央控制系统集中实现了对 3 个部分的总体控制，分别是音频切换台、视频切换台以及环境控制器；此外，还包括对 VGA 信号切换、红外遥控码、门禁系统等模块的控制。

1）音频切换台：主要完成对各种设备的音频（如多媒体计算机、投影机与电子白板、有线话筒、无线话筒）、音响设备（如功放、音箱）等的电源和信号切换控制，并且保证输出信号的质量。中央控制器最基本的功能之一就是实现音频的切换选择，而音频电路设计是整个中央控制器的难点之一，这是由于有数字信号对这部分进行控制，而数字信号易对音频产生干扰。

2）视频切换台：主要包括对实物视频展示台、影碟机、录像机、多媒体计算机、笔记本等设备的电源和信号的切换控制，通过中央控制系统对各种视频设备的选择与信号的输出进行集中控制。

3）环境设备控制系统：主要指对可调灯光、电动窗帘、电动屏幕、空调、排风系统的控制，用以保证良好的教学环境。

4）VGA 信号切换模块：VGA 技术主要应用在有 VGA 显示卡的计算机或笔记本上，针对的是需要显示彩色高分辨率图像的设备。目前，高校中使用多媒体教室进行图形、图像显示的课程较多，而图形和图像在色彩和分辨率的要求上都比较高，因此，对 VGA 信号进行接收和处理的模块在本系统中也是必不可少的。

5）串口通信模块：应用 RS232 串行口标准对各种串口设备发送控制信号。主要用于投影仪控制和网络模块的数据收发。

6）红外遥控码控制模块：在多媒体教室中，很多设备是通过红外遥控器控制的，但因为每种设备生产的厂家不同、功能不同，使得每种多媒体设备都使用独立的遥控器，给教室的使用者带来不便。红外遥控码控制，就是将多个红外遥控器集合在一起，用一个红外遥控器集中控制多台不同功能的设备，将控制和操作化繁为简，减轻使用者负担。

7）门禁系统模块：采用非接触式 IC 卡门控或接触式指纹锁技术可以减轻多媒体教室管理员的工作负担、实现智能化管理。在解决人工开启多媒体教室多媒体控制台的现状的同时，也加强了多媒体教室对使用者的监控力度。

（三）交互式电子白板系统

1. 交互式电子白板系统概述　交互式电子白板（interactive whiteboard），也称电子交互白板、

笔记栏

交互白板，是一个与数字投影仪及计算机连接在一起的具有触摸感应的白板，投影仪将计算机屏幕的图像投射在白板上，用户通过直接触控电子白板或使用一支特殊的笔就可以对计算机进行操控。

交互式电子白板系统的基本配置包括多媒体计算机、投影仪（超短焦）、交互式电子白板和中央控制系统，有的也包括数字视频展示台、功放、音箱、影碟机、录音卡座等扩展配置。计算机的显示内容通过投影仪投射到白板上，当感应笔或手指在白板上书写或操作时，通过电磁感应以及白板与计算机之间的反馈数据线将数字信息输送到计算机中，并迅速通过投影机投射到白板上呈现出来，从而实现交互式电子白板的各类基本操作。

2. 交互式电子白板的主要功能 包括交互功能、记录存储功能、标注功能、资源库功能和网络连接功能。

（1）交互功能：①电子白板在交互模式下可以控制 Windows 应用。②可以对探照灯进行拉伸、缩放和移动，用电子笔按住探照灯光斑的蓝色边缘进行拖拽即可自由改变光斑的形状和大小。③可以实现上下、左右拉屏幕幕布，对屏幕上的内容进行遮挡与呈现，有针对性地展示特定的教学内容，使静态资源具有互动特征。

（2）录屏存储功能：可以利用照相功能捕捉任何软件、任意文件的全部或局部画面，将教师的板书过程全部记录下来并存储到计算机上，也可将书写内容转换成 HTML、PPT、DOC 等不同文件格式保存下来，供课后教学研讨或学生复习之用。

（3）标注功能：可以对已有课件进行控制和批注，自由选择书写笔的类型、颜色，可利用画图功能在白板上画出各种规范的图形。

（4）资源库功能：包括内置资源、自创资源和网络资源三部分。同时，具有开放式的图库管理中心、模板管理中心、页面管理中心，可自由插入图片、课件和模板。

（5）网络连接功能：支持文本和图片的超链接，可以实现资源共享、网络同步教学和视频会议等。

（四）智能录播系统

1. 智能录播系统的定义 智能录播系统是指集同步录制、编辑、生成和实时直播等功能为一体的全自动教学辅助系统。该系统可以在教师授课的同时，自动生成课堂教学实况录像，完整地记录教师授课的全过程，包括教师讲授的过程、板书书写的过程和使用的多媒体教学课件等，并可按照授课的时间顺序自动编辑生成授课实况录像。智能录播系统可以以流媒体的方式在互联网上进行直播，并可以在网上点播重放。

2. 智能录播系统的组成 智能录播系统一般由视音频信号采集系统、自动跟踪及场景切换系统、智能自动编辑系统、流媒体格式文件生成系统 4 个部分组成，其智能性体现在自动跟踪及场景切换系统和智能自动编辑系统上。

（1）自动跟踪及场景切换系统：主要包括教师自动跟踪系统、学生自动跟踪系统、板书及场景交互自动跟踪系统、场景自动切换系统。

1）教师自动跟踪系统：该系统能够自动识别教师位置，并实时自动控制摄像机跟踪拍摄。跟踪拍摄教师的摄像机一般采用具有旋转云台的高性能球形摄像机，挂在教室中后部位置的天花板下面，拍摄教师讲课时的全部场景。自动跟踪系统能够确保教师在任意走动的情景下，仍能准确、实时地跟拍教师，并能根据教师与摄像机距离的远近控制摄像机的变焦，使教师画面大小始终保持在预先设置的范围值内。

2）学生自动跟踪系统：该系统一般采用单机位带预置位云台的球形摄像机，安装在教室黑板上方。学生发言时，跟踪系统自动对学生进行跟踪拍摄；发言完毕后，自动恢复到预先设定的场景。

3）板书及场景交互自动跟踪系统：该系统自动跟踪板书的书写及讲解的行为，并实时控制摄像头拍摄板书内容，板书字迹清晰可见。板书摄像机有多机位固定安装摄像系统和带旋转云台的单机位快球摄像机系统两种。当教师与学生交互时，场景交互实时控制摄像头跟踪拍摄交互内容，能够从侧面拍摄双方面对面的交互画面。

4）场景自动切换系统：是实现全自动录制的必需设备，可根据录制内容的差异，预先定义情景逻辑，设置相应参数，在教师视频、学生视频、板书视频、交互视频和计算机画面之间进行无缝切换，实现全自动录制。

（2）智能自动编辑系统：按照讲课的时间顺序，自动剪辑几种类型摄像机的画面和插入的多媒体电子课件等内容，同时自动生成音视频资料，也可以和直播系统进行对接，实时录制剪辑，实时流媒体推送直播。

二、远程交互式教育平台

（一）远程交互式教育平台的概述

随着计算机技术的不断发展和对现代远程网络教育的广泛关注，传统的校园式教育体系不再满足教育多样化发展的需求。将交互式教学方式应用于远程网络教育平台而诞生的远程交互式教育体系将是未来发展的趋势。

远程教育包括远程教学（distance teaching）和远程学习（distance learning）两个方面。远程教学是指教师与学生在非连续面对面的状态下，借助媒体技术手段进行的教学活动。远程学习是指学习者利用各种媒体获取教育信息资源，主动完成特定学习任务的活动。

网络教学平台一般表现为安装在学校网络服务器上的一套软件包，可以实现诸如注册、选课、开课、网上学习、网络讨论、提交作业等功能。目前，国际上流行的网络教学平台有很多，其中，以 Moodle 和 Blackboard 两个平台使用最为广泛。

远程交互式教育平台是指集成即时通信办公系统，可以运行在卫星网、Internet、城域网、校园网中，通过多路实时交互的音频、屏幕广播、课件同步、网页同步、电子白板、文件传输、录制课件、文字交流等功能，为学校提供一个完整的、统一的远程交互式教学系统。

（二）远程交互式教育平台的功能

1. 视频直播功能 远程教育交互平台通常配备了视频直播功能，可以实现教师实时在线授课。支持流媒体文件及动画文件在课堂上的实时播放。

2. 互动交流功能 远程教育交互平台提供了实时互动交流功能，学生可以通过平台与教师进行沟通和互动。他们可以提问问题、讨论课堂内容，甚至进行小组合作学习，增强了学习的参与感和互动性。

3. 学习资源共享功能 远程教育交互平台拥有丰富的学习资源库，学生可以随时下载和查阅所需的学习资料。同时，教师也可以将课件、电子书等教学资源上传至平台或即时发起交互式课件操作，以方便学生学习和复习。

4. 在线评测功能 远程教育交互平台具备在线评测功能，可以帮助教师对学生的学习情况进行实时监测和评估。有助于教师及时发现学生的问题，调整教学策略，为学生提供个性化的辅导和指导。

（三）远程交互式教育平台的系统构成

网络平台是远程交互式教育体系的硬件支撑，所有的教学活动和非教学活动都将通过该平台完成。远程交互式教育平台的系统主要包括以下几个部分：

1. 视频信号采集系统 远程交互式教育平台的一项重大任务就是将远端的视频信号尽可能真实、完整、及时地传送至目的端。为提升本系统的性价比，采用前后置摄像机的方式。在教室后部使用的摄像机为教师场景摄像机，主要负责教师画面的跟踪与拍摄；在教室前部使用的摄像机为学生场景摄像机，负责学生画面的拍摄与定位。

笔记栏

2. 音频信号采集系统　对于远程教室而言，音频信号的正常传输与视频信号同样重要，甚至从某种方面来说其意义超过了视频信号。目前大部分课程内容以教师讲授为主，辅以师生互动，而板书或演示只占课程总课时的 20% 以下。所以即使视频信号中断，只要音频信号没问题，仍可继续授课。对于授课而言，采用近距离拾音方式可以保证所采集音频信号的质量。近距离拾音是指声源与拾音器的距离从几厘米到 1 米的范围，声源离拾音器越近，拾音器所拾取的低频部分就越多，低频信号就越丰满，越可以展现教师的音域。

3. 智能跟踪定位系统　教师在讲课过程中可能并不固定于某个点，而是在一个区域内移动。因此，需要配备教师场景视频的跟踪定位系统。智能信息识别技术可以对教师在教室各个位置的教学活动进行跟踪聚焦。所谓智能信息识别技术，是指通过分析和比较被检测对象的体形特征、面部特征以及衣着颜色特征，依据选定的特征区域，进行动态捕捉判断和自动跟踪锁定的计算机技术。利用此技术可以准确定位教师的位置，实时进行自动跟踪拍摄；被拍摄者无须佩戴跟踪定位设备，保证了画面的常态化，并彻底解决了传统佩戴红外传感器等追踪设备死角盲区多、受光线影响大等弊病。

4. 远程互联系统　远程互联系统是远程教室的核心组件，主要负责将本地收集的信号转换为能在网络中传输的数据格式并通过网络发送，同时接收、处理远端发送的数据流，从而实现异地交互。

5. 显示系统　显示系统是将各个端的信号展现给师生，从而实现远程教室的展示过程。显示系统主要包括本地演示信号的处理与展示，屏幕广播以及远端收看。远程教室主讲端的显示系统包括教师用计算机和电子白板，远端的显示设备通常有一台普通的投影机配合联网的电脑即可。

（四）远程交互式教育平台功能模块的设计方案

远程交互式教育平台的主要任务是由管理员通过管理后台对各种资源进行管理，教师和学生分别通过各自的空间达到教与学的目的。整个平台的功能模块可以从学生、教师、系统管理员 3 个方面设计。

1. 学生功能模块　管理员、具有学生或教师身份的用户可以登录该模块，但管理员与教师无权修改学生资料。在学生空间中，学生可以进行课程学习、课程讨论、完成作业等学习活动，也可以发布消息、管理个人资料与信息。具体功能如下：

（1）课程浏览：学生在浏览课程内容后，可以选择不同内容或资源进行学习；可以浏览网页在线资源，也可以链接到课程里的多媒体学习资源。

（2）交互式课程活动：包括作业系统和自我测验。

（3）协作式课程活动：包括留言讨论区和同步聊天室。

2. 教师功能模块　只有具有教师身份的用户登录才可进入教师空间，在教师空间中，教师除了可以管理个人资料与信息、发布消息外，还可以进行电子教案编写、组织答疑讨论、布置作业等教学活动。具体内容如下：

（1）课程管理：利用该平台上传教学资源，如电子文档、幻灯片、视频、音频、外部网站链接等。

（2）交互式课程活动创建与管理：包括对作业和自我测验两部分的管理。

（3）协作式课程活动的创建与管理：①留言讨论区：教师亲自参与讨论，与学生交流。②同步聊天室：在线的学生共同参与讨论，系统自动记录所有的发言时间与内容，以供教师监控学生的学习状况。教师也可与学生进行实时讨论，一同解决问题。

（4）学生学习过程跟踪：通过平台记录用户的登录时间、登录次数、参与活动的时间和次数，发表观点的篇数和时间等，并以列表的形式呈现，以供教师了解学生的学习积极性。

3. 管理员模块　只有具有管理员身份的用户可以登录该模块。管理员在管理员工作室可以对系统公告、用户、论坛、教学与资源进行管理。

（1）公告管理：包括系统公告和课程公告两部分的管理。

（2）用户管理：包括身份验证和角色管理。

（3）课程管理：包括专业课程设置、学生选课管理和教师申请开课管理。

（4）作业试题管理：对试题库和作业库进行调用管理。

（五）远程交互式教育平台的特点

1. 集成性　指将各种不同的媒体信息组合成完整的多媒体信息。在远程教育系统中可以传送多种媒体的信息，包括视频图像、文本数据、音频和动画等，同时具备处理、存取和传送这些信息的能力。

2. 宽带性　指能够满足人们感官所能感受到的各种媒体在网络上传输所需要的带宽。在远程教育系统中既有传输速率相对较低的静止图像，又有传输速率较高的活动图像和音频信息，因此，平台业务的传输速率要求高且变化范围大。

3. 交互性　一方面，通信系统要求必须能以交互的方式进行工作，即能实现点与点之间、点与多点之间多媒体信息的传输和交换；另一方面，要求多媒体终端用户对通信的全过程也需要具有完整的交互控制能力。

4. 实时性　可以实现实时交互教学，师生可以同时交流和学习。

（六）远程交互式平台的教学形式

远程教育平台基于 Windows 平台构建，平台技术采用 Windows Media 等核心技术，在不同种类的网络接入条件下都能保证传输的文字、图像和声音得以良好实现，确保交互式教学得以快捷实现。当前交互式网络教育形式主要包括两种：一是讲授型学习，以在线授课形式为主，利用网络以音视频直播的方式向学生实时讲授教学内容；二是探索型学习，即通过网络平台上传教学资源进行课程分享，由学生自主选择学习时间和课程内容进行学习。

（七）远程交互式教育平台的教学应用

远程交互式教学平台主要适用于教育、政府、金融、医疗、军队等，特别适合教育部门、高等院校、中等职业学校以及中小学进行远程实时教学。其应用类型主要包括以下几种：

1. 交互式教学　群体教学、实时教学、非实时教学、网校、家教辅导。

2. 各类视频会议　分校会议、行政会议、研讨会、培训会、咨询会。

3. 教研活动　异地点评、评估、交流、观摩。

4. 远程协助　远程会议、远程客户、远程操作。

三、虚拟实验室

（一）虚拟实验室概述

迅速崛起的现代教育技术把虚拟实验引入到了实验教学中。为了适应高校教学科研的时效性特点和电子设备技术飞速更新，高校实验室建设需要不断更新、升级或维护，需要巨大的人力和资金的投入。虚拟实验室的出现，可以弥补教学条件的不足，在保证教学效果的前提下，极大地节约成本。虚拟实验室（virtual laboratory，VL）是基于 Web 技术和虚拟现实（virtual reality，VR）技术构建的开放式网络化的虚拟实验教学系统，是对现有各种教学实验室的数字化和虚拟化的全新诠释。在虚拟实验室中，学生能够在计算机建立的三维模拟实验场景以不同的视角观察一个实验对象，通过鼠标的选择或者拖曳操作便可完成与虚拟实验对象之间的交互，使学生利用互联网通过接近真实的人机交互界面完成虚拟实验。目前，在国内已有许多高校建立了虚拟实验室，如清华大学、华中理工大学、复旦大学、上海交通大学等。

虚拟实验室最早是由美国弗吉尼亚大学的威廉·沃尔夫（William Wulf）教授在 1989 年提出，用来描述一种计算机网络化的虚拟实验室环境，其实质是构建一个综合不同工具和技术的网

笔记栏

络化的科学研究集成实验环境。目前，有关虚拟实验室的定义主要包括以下两种：一是指在计算机系统中采用虚拟现实技术实现的各种虚拟实验环境，实验者可以像在真实的环境中一样完成各种预定的实验项目，所取得的学习或锻炼效果等值于甚至优于在真实环境中所取得的效果；二是指一个创造和引导模拟实验的交互环境，即实验场所，由实验所依赖的模拟程序、实验单元、工具和参考资料组成，用户可以通过增加新的物体、建立新的实验并把它们转化成超文本文件来扩充实验室。这两种定义侧重点不同，但都指出了虚拟实验室是通过计算机网络系统远程控制，研究人员或学生不受时空限制，可以随时进行虚拟实验操作，共享仪器设备，共享数据资源和计算机资源，进行协作或得到远程指导。

虚拟实验室采用云计算技术和模式，充分利用学校现有的服务器资源，将现有的物理服务器虚拟分割成数十个或数百个虚拟环境，发挥虚拟化技术的高密度、易管理特性，能够利用模板功能为学生和其他科研人员提供专用的服务器环境和足够的虚拟环境，最大程度地满足科研和教学项目对服务器环境的需求。在虚拟实验室中，学生既可以在虚拟实验台上动手操作，又可自主设计实验，有利于培养学生的操作能力、分析诊断能力、设计能力和创新意识。学生也更易获得相关的知识、科学的指导和敏捷的反馈。

虚拟实验室从系统构成上来看可以分为两类：一类是需要借助真实仪器才能实现的远程控制实验；一类是由纯软件实现的软件仿真实验。两者的主要区别在于是否使用虚拟实验仪器。远程控制实验，是指利用计算机接口与物理设备相连接进行数据采集、转化和传输，使用计算机仿真技术实现仪器测量功能的仿真。纯软件虚拟仿真不支持外部硬件设备，通过建立实验对象实体性能模拟的数学模型进行仿真，如建立噪声、频带等电路系统的模型，该方法只提供一个虚拟的仿真实验环境，不能用于对真实信号的测量，其硬件结构仅包括客户端和服务器。

（二）虚拟实验室的体系架构

虚拟实验室的体系架构包括主机/终端模式、客户机/服务器模式（client/server，C/S）、浏览器/服务器模式（browser/server，B/S）以及 C/S 与 B/S 混合架构模式等。目前，较为常见的为 C/S 模式和 B/S 模式。

1. C/S 模式　属于分布式系统。C/S 模式是一种两层结构（2-tier），它将系统分为客户端和服务器端两个部分。在这种模式的传输过程中必须安装客户端程序，对机器的配置和操作者的技巧要求较高，具有维护升级困难、系统资源耗费大等缺点。

2. B/S 模式　以 Web 技术为基础，以 Web 浏览器代替了普通客户端的应用程序。该模式对 C/S 结构进行了改进，由传统的两层结构发展成了三层结构。这三层结构将表示层、功能层和数据层进行了明确的划分，使其在逻辑上独立。B/S 架构是常用的网络架构模式，简化了客户端软件，只需安装 Web 浏览器作为客户端的运行平台。该结构实现的共享虚拟环境比较稳定，可扩展性好。

（三）虚拟实验室的物理架构

虚拟实验室由虚拟实验台、虚拟器材库和开放式实验室管理系统组成。虚拟实验台与真实实验台类似，可供学生自己动手配置、连接、调节和使用实验仪器设备。虚拟器材库存放着各种实验器材，教师可利用虚拟器材库中的器材自由搭建合理的典型实验。使用虚拟实验室时，学生们不需要在其机器上安装任何特定的服务、解决方案堆栈或数据库。虚拟实验室为他们提供了映像，他们只需要选择这些映像并在云中提供的机器上使用即可。

（四）虚拟实验室系统的主要功能

虚拟实验室的结构框架包括资源预约服务器、管理节点、镜像库、刀片服务器等，其主要功能介绍如下：

1. 资源预约服务器　主要负责资源使用日程安排和资源管理，基于用户的请求，根据管理节点反馈的资源信息选择最优的调度方案。它实现了用户/用户权限分配、用户/用户组权限检

笔记栏

测、资源的预约、资源及其镜像管理（资源及镜像的增删改、资源分组、版本管理等）以及管理节点间的通信（主要是镜像资源的可用状态、使用情况等信息），还实现了资源预约的汇总统计等功能。相应地，预约数据库除了包含物理资源的镜像描述信息及用户对镜像信息的预约情况外，还包含用户信息、用户分组、用户权限和资源访问权限信息等，同时还保存了相关的系统使用日志信息。

2. 管理节点 负责检查刀片服务器，重新装载镜像；负责资源的预留；负责用户连接情况和镜像加载状态的监控以及用户使用结束时间等信息的提示；负责镜像运行环境的准备；负责镜像与物理资源的映射；负责基于镜像配置文件的流程加载等。

3. 镜像库 镜像库主要保存了管理节点所管辖范围内的物理资源及其上创建的应用镜像信息等，支持镜像版本控制。

4. 镜像 资源的镜像在实现上是一个软件栈结构，其所包含的内容有：底层操作系统或使用 VM 虚拟机的 Hypervisor 层；运行于操作系统之上的中间件层；应用软件等。典型的镜像栈中所包含的内容可以根据用户的需求来增加或减少栈层次，系统采用服务注册、服务存储、服务检索和访问等方式管理镜像资源所提供的服务。

（五）资源预约和使用流程

1. 资源预约 进入虚拟实验室首先要提出实验预约申请，用户需要通过互联网浏览器实现资源的预约。在预约成功后，通过远程桌面程序（remote desktop protocol，RDP）调用和访问相关资源。在对资源的连接和访问过程中，系统使用安全外壳（secure shell，SSH）协议，可保障远程登录会话和其他网络服务的安全性，能够有效防止远程管理过程中信息泄露等安全问题。

2. 使用流程 远程实验用户通过计算机进入因特网，利用 Web 浏览器访问虚拟实验室站点，通过虚拟实验室管理系统进入虚拟实验室，选择相应的实验项目后进入虚拟仪器控制台。通过虚拟仪器控制面板发出实验操作指令，输入实验参数，虚拟仪器向物理仪器传输操作指令及实验参数，物理仪器在接收指令和参数后执行操作，完成相应的实验内容后将实验所获得的数据通过虚拟仪器、计算机网络返回给远程的实验用户。用户既可以自行分析处理这些数据，也可将数据直接交给虚拟实验室的数据处理系统进行分析处理。

（六）虚拟实验室的优势与特点

虚拟试验可以激发学生实验操作的兴趣，弥补实际实验教学的不足，将抽象的概念形象化，让学生认清概念的本质。与现实的实验室相比，虚拟实验室具有以下的优势与特点：

1. 经济性 成本要求相对较低。一方面，虚拟实验室可以在少量物理仪器甚至没有物理仪器的环境下完成实验，可大幅降低经费成本；另一方面，虚拟实验室环境可以重复利用，可降低开发成本。

2. 开放性 虚拟实验室是一个开放性平台，不受时间和条件限制，用户在权限许可的情况下，可根据自己的实际需求进行实验，具有更强的自主性。

3. 交互性 用户可与远程计算机进行交互，对虚拟实验室中的设备和器材进行控制，完成预期目标。

4. 共享性 在权限许可的情况下，能够使用虚拟实验室提供的软件共享、数据共享、仪器共享，合理利用不同地理空间的现有资源。

5. 可重用性 虚拟实验室采用组件的设计思想可以做到易扩充、易维护，因此，用户可以根据实验需要构造新的实验模块或在已有功能模块基础上进行改进，具有可重复使用的特点。

6. 安全性 可以避免一些危险系数高的实验对仪器和实验人员的伤害，提高了安全性。

（七）虚拟实验室的教学应用

虚拟实验室在教学中的应用可分为三类：一是为进行真正的实验（或操作）做准备练习；二是替代传统的实物实验室；三是对传统的实物实验的结果和现象进行分析。因此，在实验内容的

笔记栏

规划中，应大力开发综合性实验、应用性实验和探索性实验；在教学设计上，突出以学生自主学习为主，重视交互操作的过程，强调情景创设的效果。虚拟实验室的建设，还必须按照实验教学规律，结合学校当前实际情况，逐步建立起功能完善的虚拟实验室系统。

护理学是一门应用性较强的学科，注重实践能力与评判性思维能力的培养。虚拟实验室的应用既可以提升学生的动手能力，加强护理技能训练（如无菌操作技术、静脉输液、置入胃管等）；同时，还可以通过其所展示的不同场景及病人反应将操作者带入情景，对不同类型、不同病种病人的症状进行处理，进而培养学生的评判性思维能力。因此，虚拟实验室在护理教学中具有重要的应用价值。2008年，遵义医学院护理学院自主开发并建立了护理学虚拟实验室，自此，虚拟技术在国内护理教育及临床护理中得到广泛的探索与应用。

四、可视化平台

（一）可视化平台概述

随着科学技术的不断发展，信息技术引领高等教育发生了巨大变革。智慧校园是在数字校园基础上提出的，是以物联网技术、云计算、大数据等为基础，以面向师生个性化服务为理念，以各种应用服务系统为载体而构建的教学、科研、管理和校园生活为一体的新型智慧化的工作、学习和生活环境。可视化教学是智慧校园建设中的重要组成部分，是校园智慧化功能服务的有效体现，其核心是利用可视化技术对智慧校园的智慧教学服务做进一步提升。可视化教学平台具备教学过程远程监控、督导巡课、课程录播、支持高并发（即系统能够同时处理大量用户或设备的实时请求并确保操作流畅性）的在线教学等功能，具有教育教学的全受众（如管理人员、教务人员、督导员、教师、学生、辅导员等）、全终端（如移动APP、网络门户、互动大屏、教学电脑、物联终端等）、全空域（融合线上网络学习空间与线下智能教室空间）、全过程（包括教师教学、学生学习、教学评价、学校管理）、全物联（包括有线/无线网络环境、云计算/存储环境、信息安全环境、监控安防环境、多元学习空间环境、物联控制环境）等特点。此外，可视化教学支持平台可完整记录、分析师生在教学过程中的数据，形成数据中心并进行可视化教学，助力学校提高管理效率、开展科学决策，为师生提供更为安全可靠、管理科学、公平公正的人性化智慧服务。

可视化是信息时代数据处理与显示的必然趋势，是智慧教育观摩、巡视、监控的必备功能，也是智慧教育系统的重要特征，具有以下几个特点：①可视化监控：通过视窗监控智慧教育应用系统的运行状态。②可视化呈现：通过图形界面，清晰、直观、全面地呈现各类教育统计数据。③可视化操作：提供具有良好使用感的操作界面，以可视化的方式操作教育设备和应用系统。

（二）可视化工具的类型

可视化工具可分为知识可视化、数据可视化和思维可视化三种。

1. 知识可视化　知识可视化是指通过设计将知识视觉转化成图形、图像，形成能够直接作用于人的感官的外在表现形式。在教学过程中可以采用知识可视化工具来呈现科学知识，运用结构化图形表征的方法为学生呈现清晰的知识及其关系；也可以运用视频、动画的富媒体形式，使静态抽象的知识动态化、可视化。

2. 数据可视化　数据可视化关注数据的视觉表现形式，其基本思想将数据转换为图形图像在屏幕上进行显示，并进行交互处理，使人们可以从不同的维度对数据进行观察和分析。教育数据可视化主要面向学生、教师、管理人员使用，学生的知识生成、思维生成都可作为数据保存在探究平台中。对这些数据可视化并进行分析，有利于提高学生的学习成绩、改进教学活动、提升管理效率和挖掘教育规律。

3. 思维可视化　思维可视化是指运用图示或图示组合的方式将教学过程中原本不可见的思维规律、思维路径及方法呈现出来，其本质是将隐性思维进行显性化的过程。实现思维可视化的图示方法主要有概念图、认知地图、语义网络、思维导图、流程图等。将学生的思维过程进行图形化或概念化，一方面可以帮助学生厘清科学概念之间的逻辑关系，另一方面有助于教师对学生科学思维的走向和过程进行关注，促进学生思维的深度发展。

（三）可视化平台架构设计

1. 平台构建的相关理论　可视化教学平台的设计和开发需要遵循一定的学习理论和教学理论，在理论的指导下，才能更好地为教学和学习服务。

（1）现代学习理论：学习理论是心理学的一门最早发展的分支学科，是对学习规律和学习条件的系统阐述。对网络教学平台构建具有指导作用的学习理论主要包括认知主义学习理论、建构主义学习理论和人本主义学习理论。这些学习理论对于指导网络平台的教学工作、网络建设、编制各种教学资源、促进学生的学习活动、提高学习效果、进行教学信息的相互交流等方面，具有重要的现实意义。

（2）远程教育理论：指使用多媒体资源，集声音、图像、颜色、动画为一体，在同一时间里，能够全面地呈现事物的空间、时间、运动、颜色与声音，对多种教学要素进行最佳优化组合，充分发挥教学过程中每一要素的作用，以达到深化教学内容、优化教学过程的教学目的。该理论对网络教学平台在网络课程的设计、功能的智能化集成、资源库的维护管理等方面有重要的指导意义。

2. 平台构建的相关技术　主要包括扩展标记语言技术、流媒体技术和同步多媒体集成语言技术。

（1）扩展标记语言技术：扩展标记语言（extensible markup language，XML）技术是网络计算的核心技术，能够按照一定的语法和词汇表定义各种专业知识，而且能够以文本的方式在网络上传递，使各种联网的计算机能够解释这些知识，并协同工作完成不同的计算任务。

（2）流媒体技术：智慧教育环境中生成的数据通常是庞大、复杂和异构的，这些数据不仅包含学习管理系统中的课程参与、作业完成、阅读材料、讨论文本等异构数据，还包含学生在线学习产生的大量点击流数据以及智慧环境下的视频、音频、生物电信号等多模态数据信息。因此，要传输大数据量的视音频数据，必须采用流式传输技术。而流式传输技术就是把连续的影像和声音信息经过压缩处理后放在网站服务器中，让用户边下载边观看、收听，而不需要等整个压缩文件下载到自己机器后才可以观看的网络传输技术。该技术已广泛应用于视频点播和直播或课件点播系统中。

（3）同步多媒体集成语言技术：同步多媒体集成语言（synchronized multimedia integration language，SMIL）技术是一种多媒体操纵技术，用于操纵多媒体片段，对各种格式的多媒体片段进行有机的、智能的组合。

3. 可视化教学平台的总体架构设计　可视化教学平台总体架构主要包括三大模块，分别为登录模块、主功能模块和使用指南模块。

（四）可视化教学平台功能模块详细设计

1. 登录模块　包含用户注册和身份验证两个子模块。登录系统时，需输入用户名和密码，并根据不同用户所处的不同角色展现不同的可视化功能应用，做到按需按权查看。未注册用户必须先注册然后再登录，用户自身可以修改自己的密码，最高权限管理员允许对所有的用户进行密码修改或删除。

2. 主功能模块　包括教师网络教学、学生自主学习和管理员系统管理 3 个子模块。

（1）网络教学模块：包括查看用户信息、查看资源信息、动态合成资源和上传教学资源 4 个子模块。

1）查看用户信息功能：包括查看、管理、更新个人信息，也包括查看学生的个人信息和学习档案。教师可通过查看学习档案，了解学生的学习概况，以便于督促学生。

2）查看资源信息：教师查看资源信息功能中包括查看公共资源和私人资源两个部分。公共资源是共享资源，私人资源是教师用户个人上传的所有资源。查看资源信息时可根据媒体类型分类浏览，如视频、音频、图片、动画、文本、合成资源等；也可根据关键字分类检索某些特定资源。资源目录以列表的形式展现，选择某个资源后，可以查看具体的信息，可以预览或播放资源内容。

3）动态合成资源：动态合成资源功能中，具有两种合成途径，一种途径是在合成之前把需要合成的教学片段上传到平台中，然后进行合成；另一种是直接从资源库中检索选择需要的教学片段进行合成，确定好需要合成的多媒体教学片段后，根据幻灯片和视频或音频的播放时间，设定片段之间的播放顺序和持续时间，选择合适的播放模板，即可预览合成效果，并可以对合成的内容进行编辑。

4）上传教学资源：教师可以直接通过平台把多媒体教学资源上传到资源库，平台对上传的文件大小不予以限制。

（2）自主学习模块：围绕学生学习特点和学习方式进行设计。包括设置学生学习档案、学生查看资源信息、查看用户信息 3 个子模块。

1）设置学生档案：学生用户根据自身兴趣和学习的需要自行设置，设计学习档案的目的在于提高学生的自主学习效果。在学习档案子模块中，学生用户可以查看自己已添加的多媒体学习资源列表，随时可以播放合成好的网络课程或查看每个教学资源的详细信息。

2）查看资源信息：学生用户在查看资源信息功能中，可以查看资源库中共享的多媒体教学资源和合成资源，分类浏览和分类检索时提供多种查询条件，并可以随时预览或播放某个资源，查看每个资源的详细信息，对于自己感兴趣的学习资源可以添加到学习档案中，但是不具备对教学资源的编辑权限。

3）查看用户信息：可以查看并修改自己的注册信息，可以浏览和检索其他学生用户或教师用户的基本信息，并显示在线状态，可以随时在线和其他用户传递信息。

（3）系统管理模块：本模块主要负责系统设置、系统维护、系统的安全性以及保障数据的完整性和一致性。

3. 使用指南模块　介绍教师、学生及管理员的各自功能权限；说明本平台主要功能的操作步骤，方便用户快速了解和掌握平台各部分功能。

五、MOOC 平台

（一）MOOC 平台概述

随着互联网技术的日益发展及教育理念与信息技术的日趋融合，基于新兴技术的远程教育创新模式不断冲击着传统教育。大规模开放在线课程（massive open online course，MOOC，中文简称：慕课）是近年来出现的一种网络学习新现象，自 2008 年出现以来，已经吸引了大量媒体的关注，并引起了许多高等教育机构和商业资本的极大兴趣。MOOCs 这一术语由戴夫·科米尔（Dave Cormier）在 2008 年首次使用，用来描述西蒙斯（Siemens）和唐斯（Downes）的"联通主义和联通的知识"课程。该网络课程最初是为在册的 25 名欲获得学分而缴费的学生设计的，同时向全球注册该课程的学习者开放。结果，超过 2 300 人在不需要缴费或获取学分的情况下参加了该课程的学习。2011 年，斯坦福大学的塞巴斯蒂安·杜伦（Sebastian Thrun）和他的同事将他们教授的"人工智能导论"课程向世界开放，吸引了来自 190 多个国家的 16 万名学习者。之后，慕课便成为一些机构、个人以及商业组织启动网络课程的标签。

MOOC 平台是学习者学习的重要窗口，是实现高等教育大众化的重要方式。该平台具有两个特征：一是开放式获取，任何人都可以免费参与网络课程学习；二是规模的可伸缩性，即课程是为无限数量的学习参与者设计的，具有显著的大规模性。大规模除了指参与课程的学生的规模大，还可表示课程活动的覆盖面较广。

MOOC打破了以课堂和教材为主的传统教学模式，推动了优质教学资源的普及和共享。我国在慕课建设上做了很多的探索与创新，在课程开设方面，我国慕课覆盖了全部13个一级学科；在平台建设方面，呈现出高校自主建设、校企联合建设、企业独立建设等多元特征，逐渐形成了课程内容丰富、平台定位多元的特点。截至2020年12月，我国慕课数量和应用规模位居世界第一，上线慕课数量增至3.2万门，学习人数达4.9亿人次，除在校生外，教师群体是MOOC平台学习者中的主要学习群体。MOOC深化了技术与教育的融合，从单一的开放教育资源转变成为开放教育课程，将网络课程转变为能够适应大规模学习者需要的、具有较好交互功能和学习体验的课程。MOOC实现了教学模式的创新，并且可以提升学生的主动学习能力，提高教学效率，能够更好地达到教学目标。

（二）MOOC的分类和特点

不同教学理念会产生不同的慕课形式，MOOC按照学习理论分类的方法主要出现了两种教学模式：一种是基于联通主义学习理论的MOOC；另一种是基于行为主义学习理论的MOOC。

1. 联通主义的慕课（cMOOCs）建立在联通主义学习理论基础上，强调非正式情景下学习网络的形成。cMOOCs注重通过社交软件（博客、Facebook和Twitter等）将学习者联系起来，发动学习者自主建设课程内容，在建设课程内容的同时，通过交流和分享知识完成学习任务。教师的角色是课程发起人，学生是创作课程内容的贡献者。课程建设主要针对的是不受机构限制的相对自由的群体。该模式提供了一个探索新教学法的平台，超越了传统的课堂情景，更接近于非正式学习或问题的解决。

2. 行为主义的慕课（xMOOCs）更多地体现了行为主义学习理论的特征，是高校内部教学模式的迁移或延伸，其特点是被"练习和测验"这种教学方法所统治，包括提供视频讲座、章节测验和课程考试等。xMOOCs具有强大的课程运营团队，课程在相对固定的平台上实施，通过课程平台发布结构化学习内容，学习者注册后即可查看。xMOOCs与高校课程学习更为接近，侧重于知识的传播与复制，以美国名校的Coursera、Udacity和edX三大MOOC平台为代表。

（三）MOOC平台的主要功能

与以往的精品资源课程和视频公开课等网络课程相比，MOOC的优势体现在其与网络技术的高度融合和应用上。MOOC平台主要的功能表现如下：

1. **海量信息处理功能** 因为MOOC具有高度的开放性，且大部分平台无须缴纳任何费用，学习者规模庞大，因此，平台具备较高的并发性能和容纳量，以确保平台的稳定运行，避免出现系统崩溃的情况。对于海量的数字资源，现在的MOOC平台都具备了对此部分资源进行标准化处理的功能，以保障不同类型的学习内容在平台中有效运行。

2. **简化流程与全程记录功能** 基于MOOC平台的高度开放性，学习者可以随时随地、自主学习，操作流程简化，简单注册后即可进入平台。MOOC平台能够有效记录和保留学习者的所有学习行为，并可根据需要为其建立档案，为其展示某段时期内的学习报告。

3. **多元交互与评价功能** 进行MOOC学习时，学习者的大部分学习活动均是在平台中以在线的形式实现的。因此，平台需要提供多种交互模式和评价机制供学习者选择，以此满足学习者沟通、分享以及互助的需求。

4. **满足课程教学与管理需求的功能** 在MOOC平台中，教学活动主要是以视频的形式展现，视频可根据使用的需求，对语速快慢、视频清晰度等进行设置、调整。对于教师来讲，借助于MOOC平台可以使教学内容相关设计、活动组织等更加便捷。

（四）MOOC的核心教学模块

MOOC的核心教学模块主要包括课程视频、练习和讨论区3个模块。

1. **课程视频** 录制视频前应做好学前分析，同时编写课程教案和课程拍摄脚本。由授课老师和编导老师根据课程教案共同完成录制工作。

（1）拍摄模式：可以在选择教室进行课堂实录，也可以在演播室录制视频，此外，国外MOOC平台也可见户外实地拍摄视频。

（2）录频模式：主要包括PPT结合画外音、PPT结合教师形象、制作动画、多种模式组合等，为更好地吸引学习者，镜头切换模式可选择45°角与正面画面的切换。

（3）视频时间长短：MOOC单个视频的时长一般是3~15分钟，控制在15分钟内，可以方便学生更好地碎片化学习。

（4）视频内容：视频应选择重点、难点内容进行讲解；每个视频应包括相对完整的知识模块。视频内容之间要有衔接，视频序列正确，多个知识点可以有机地组合起来，体现知识的系统性，做到"形散而神不散"。

（5）PPT设计：文字颜色和字体最好不要超过3种。建议采用浅色背景黑色字。

（6）视频技术要求：视频制作可选择摄像机、数码相机、手机、平板及电脑的录屏软件等设备。视频分辨率可以为720×576、1080×720、1920×1080像素等，视频格式包括MPG、MP4、FLV和MOV等。录制音频时尽量使用麦克风，外部环境安静无噪声。

2. **练习**　练习是促进学习的有效手段，MOOC平台的练习设置是必要的。目前主要包括作业、随堂测试和测验三类练习。

（1）作业：是看完视频后必须完成的练习，以巩固知识为目的，题型包括主观题和客观题。答题不限时长，可通过讨论或合作完成。主观题需要人工批阅，目前多采用学习者间互评完成。需要注意的是，学习者在进行他评前，首先应完成自己的作业。客观题可以通过软件自动批改。

（2）随堂测试：是在视频播放过程中插入的测试题、练习题，以互动的形式呈现，不能略过，只有完成才能继续学习。随堂测试设置的题目通常比较简单，与视频内容相关，插入时间要准确。采用客观题的形式由计算机自动评分。随堂测试属于过程评价模式，可提高学习者的注意力。

（3）测验：是课程结业的必要条件，也是学生评价的主要模式，题型以客观题为主，多采用机器自动评阅方式。

3. **讨论区**　对于MOOC学习而言，讨论是不可缺少的互动环节。MOOC平台讨论区支持的功能主要有论坛结构划分、投票、发帖、回帖、帖子订阅等。也可引入外部工具促进学生的互动，如在中国大学MOOC中，采用建立线上交流群的方式，学生借助讨论可开展深入的思考与学习。

（五）课程运行

课程运行过程与MOOC平台有关。以中国大学MOOC为例，课程运行包括课程上线申请、开课准备、课程内容上传、开课维护与结课工作5个环节。

（六）MOOC的主要学习平台

国外知名的MOOC平台主要有edX、Coursera、Udacity和Udemy等。我国热度较高的有中国大学MOOC、学堂在线、好大学在线等。其中，中国大学MOOC在国内影响力较大。该平台的特点为：①所开设的课程多由双一流大学的名师进行讲授，与名师零距离接触。②学习者完成课程学习后，可获得讲师签名证书。③提供全新完整的在线教学模式，定期开课，提交作业，随时可与同学、老师交流。

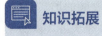 **知识拓展**

智能技术

智能技术被认为是模拟和扩展人类智能的新一代信息技术，包括但不限于用关键词"IMABCDE"所指代的技术。IMABCDE具体内涵如下：

I（internet of things，物联网）：将各种信息传感设备与网络结合起来而形成的一个巨大网络，目的是实现"万物互联"。

M（mobile communications，移动通信）：移动体之间的通信，或移动体与固定体之间的通信，目前已迈入 5G 时代。

A（artificial intelligence，人工智能）：研究和开发用于模拟、延伸和扩展人的智能的理论、方法、技术及应用系统。

B（blockchain，区块链）：本质上是一个共享数据库，存储于其中的数据或信息"不可伪造""全程留痕""可以追溯""公开透明""集体维护"。

C（cloud computing，云计算）：通过网络云将巨大的数据计算处理程序分解成无数个小程序，然后通过分布式服务器进行处理和分析并将结果反馈给用户。

D（data technology，数据技术）：数据感知、采集、互联、计算、分析和处置技术，比较典型的是大数据技术。

E（edge computing，边缘计算）：在靠近物或数据源头的一侧，利用集网络、计算、存储、应用核心能力为一体的开放平台，就近提供最近端服务。

来源：
刘德建，曾海军. 智慧教育——政策·技术·实践［M］. 北京：科学出版社，2023.

（刘雨佳）

第四节　智慧教学的评价体系

智慧教学评价作为教育现代化的建设重点，是教育评价改革的重要方向。当前，智慧教学在我国尚处于探索阶段，对智慧教学评价的理论研究落后于实践发展，还未形成完善的、被广泛认可的智慧教学评价体系。教学评价是教育决策和发展的重要前提，可以反映智慧教育发展的实际水平。因此，智慧教育评价体系的研究工作还须进一步推进，评价指标体系也需加大力度建设和落实，进而促进智慧教育的健康发展。

一、智慧教学评价体系概况

（一）智慧教学评价体系的内涵

智慧教学是教育信息发展的最新阶段，智慧教学评价应充分利用现代信息技术的优势对智慧环境下的教与学进行科学全面的评价。目前，有关智慧教学评价的研究尚停留在对教育信息化评价的研究阶段。信息化教学评价是指在现代教育理念的指导下，借助信息化的教学评价工具，对信息化教学过程进行测量并给予价值判断的过程。信息化教学评价的内涵体现在以建构主义理念和第四代评价理论为基础，运用一系列评价技术和工具（包括数字化工具和非数字化工具），对教学过程中的教学信息进行测量和价值判断，为教学问题的解决提供依据，并保证教与学的效果。

评价体系一般指评价指标体系，是指由表征评价对象各方面特性及相互联系的多个指标所构成的具有内在结构的有机整体。智慧教学评价体系实际上就是融合现代教育理念，在教学中对智慧教学实施的效果进行检测。与传统教学评价相比，智慧教学评价具有以下特征：①评价目的侧重于学生技能。②评价标准的制定更为民主。③注重对学习资源的评价。④培养学生自我评价的能力。⑤评价整合在整个教学过程中。教学评价根据不同的划分标准可以分为不同的类型，按评

笔记栏

价功能不同可分为诊断性评价、形成性评价和总结性评价；按评价基准不同可分为相对性评价、绝对性评价和个体内差异评价；按评价方法不同可分为定性评价和定量评价。

（二）智慧教学评价体系的研究现状

2012 年 3 月，教育部提出了《教育信息化十年发展规划（2011—2020 年）》，并明确指出教育信息化在基础设施、资源、应用、管理信息化和保障体系等 5 个方面的发展目标与任务。2016 年 6 月，《教育信息化"十三五"规划》提出要围绕应用目标开展培训与绩效评价。2018 年 4 月，教育部印发了《教育信息化 2.0 行动计划》，要求各地将教育信息化作为重要指标，纳入教育现代化指标体系。2019 年 2 月，中共中央、国务院印发的《中国教育现代化 2035》明确提出，加快信息化时代教育变革，建设智能化校园，统筹建设一体化智能教学、管理与服务平台。这些标志性政策的颁布与实施，反映了国家对教育信息化的重视，在很大程度上促进了智慧教学研究的推进。在这一趋势下，教育信息化的整体架构随着教育信息化发展理念和内涵的更新进行了优化与重组，因此，评价理念和标准体系也随之发生转变和调整。

1. 国外智慧教学评价体系研究 国外智慧教育研究前沿以人工智能和机器学习为主线，并在翻转课堂、微课、慕课等智慧型课程建设方面具备了较多的实践经验。2000 年后，国外学者开始研究系统化评价，在完善评价标准的基础上，开发了各类测评工具，并逐步向多元化评价和面向过程与学习者对象的评价领域发展。关于评价体系研究，国外已发布的慕课评价体系标准主要包括：欧洲远程教育大学提出的开放教育质量标签（the openuped quality label）、西班牙 MOOC 评价指标体系、德国 MOOC 设计质量保障标准以及美国高教所《在线教育质量：基于互联网的远程教育成功的标准》（*Quality On the Line: Benchmarks for Success in Internet-Based Distance Education*）等。这些标准均为通用性的慕课质量评价标准，采用量规评价法，从不同的质量评价导向出发，设计了慕课质量评价指标项，按照不同的权重和计分方法，对所评对象进行量化评价以衡量慕课的质量。

2. 国内智慧教学评价体系研究 国内关于智慧教学的研究相对较晚，从 2003 年开始，随着国家政策导向和信息技术发展，与评价相关的框架与方法开始逐渐进入教育信息化领域。在当前的研究中，关于智慧教育模式、教学过程及智慧教育环境的探讨和研究相对充分，但对智慧教学评价的研究关注不够，且尚未形成一个独立热议的话题。近些年针对智慧教学评价也进行了相关研究。袁凌云等基于大数据技术构建了智慧教学评价模型，该模型包括三部分，分别为智慧教学大数据的获取、智慧教学大数据的挖掘和分析、智慧教学大数据分析结果的可视化。该评价模型可为智慧教学评价的理论和实践研究提供一定的参考和借鉴。但该指标体系是基于理论基础构建，虽具有较好的操作性，未来也需根据实践反馈结果进一步修订与完善。崔伟慧等将 PDCA（plan-do-check-action）循环理论应用到智慧教学评价体系中的可能性进行了梳理、分析，但具体指标体系不完善，未对指标进行细化。此外，朱燕华等依据整合技术的学科教学知识（technological pedagogical content knowledge，TPACK）框架提出高校英语专业智能课堂教学评价指标体系；赖玲玲等从大学生感知视角出发，构建了在线教学服务质量属性理论模型，并制定了高校在线教学服务质量评价指标体系；孙翔等基于 BOPPPS 教学模型，构建了智慧教学模式下课程考核评价体系。

二、智慧教学评价体系的设计

在进行评价时，通常需要有一定的依据和参考，这就需要用到评价指标。评价指标是指能够体现评价对象某一方面情况的特定依据，每个评价指标都从不同角度体现评价对象某一方面的特征。评价指标体系是由不同级别的评价指标，按照评价对象本身的逻辑结构构成的有机整体，它是衡量评价对象发展水平或状态的量标体系，在教育评价中处于核心地位。评价指标不能过多，过多可能会造成干扰；也不能过少，过少可能会缺乏代表性。因此，要科学建立评价指标体系，

笔记栏

以获得正确的结论。智慧教学评价属于教学评价的范畴，与传统教学相比，智慧教学有其特殊性，即具有教育资源和技术产品的属性，在构建评价体系时要考虑到智慧教学的内容及其生产技术的范围。

（一）智慧教学评价体系的总体框架设计

1. 智慧教学评价体系的设计原则 教学评价若要在实践层面得以具体展开，还需完成一个极为重要的过渡性环节，即评价指标体系的构建。构建评价指标体系需要遵循一定的原则，包括客观性原则、科学性原则、全面性原则、可比性原则、导向性原则、可操作性原则及动态性原则。

（1）客观性原则：客观性原则是指在进行教学评价时，从测量的标准和方法到评价者所持的态度及最终的评价结果，都应符合客观实际。教学评价的主体是人，难免受主观臆断或渗入个人感情，但科学有效的教学评价所得出的结论必然是不以人的主观臆想为转移的。教学评价包括"教"与"学"两个方面的评价，对任何一个方面的评价都应做到实事求是，不掺杂主观情感色彩和经验判断，评价必须做到客观，否则就失去了评价的必要性与意义。在评价指标设计即实施的过程中要以实际数据为基础，避免随意性、偶然性、主观性。只有科学地确立评价指标，才能真实地评价智慧教学。

（2）科学性原则：科学性是教学评价的基本原则之一。教学评价体系无论是在内容上，还是各个部分的比例分配上，都应当科学合理。不科学的教学评价不仅没有评价的必要和意义，还会造成评价过程中人力、物力、财力等各种资源的浪费。以科学理论为指导进行教学评价，避免经验和直觉干扰，做到评价方法、程序的科学化。评价工具的选择应符合教学评价要求，具有可操作性。若为自行编制的评价工具，应先进行预试验、修订和筛选，评价达标后再用于实践。采用能充分统计和概括评价结果的统计方法与测量手段，获得真实有效的数据信息。在保持各指标独立性的同时，应尽量保证所选取的评价指标具有较高的相关性。

（3）全面性原则：教学评价应全面，能够真实反映教学系统的整个过程与效果。坚持多角度、全方位评价；综合运用多种评价方法；评价应把握主次，区分轻重。在制定评价标准时，应考虑各种因素的相互关系，使评价指标尽可能的全面，不宜过分突出某一项或某几项。

（4）可比性原则：评价学习效果的优劣是学习资源评价的重要功能。评价学习效果的优劣可分纵向比较和横向比较两种。纵向比较是同一评价对象在不同时期学习效果的比较；横向比较是不同评价对象在同一时期学习效果的比较。不管横比还是纵比，比较的都是评价结果，因此评价结果必须具有可比性。因此，在科学制定评价标准时，要注意对比的可行性与可比性，例如，考虑"量化""等值化"等关键因素。

（5）导向性原则：教学评价具有一定的导向作用，能够指导教学工作发展的方向并能促进教学活动开展，提高教学质量，因此，智慧教学评价指标体系也须具有一定的导向功能。在智慧教学指标体系的构建过程中，应合理分析、整合有价值的评价指标，结合相关理论制定科学合理的智慧教学评价指标体系。此外，评价目标是智慧教学总目标中某一特定方面的具体体现，因此，在制定智慧教学评价指标体系时不能偏离智慧教学的总目标和评价目标。

（6）可操作性原则：评价体系的确立是基于每个评价指标的确定，因此，在制定评价指标时，一方面，要求每项指标应明确化、可量化、具体化；另一方面，要确保评价标准的可操作性和实用性。智慧教学评价指标体系的制定应该充分考虑获取所需数据的难易程度。若用于考察一项评价指标的数据信息在教学过程中难以获取或者获取成本很高，则该项评价指标可认为不具有可操作性。

（7）动态性原则：智慧教育是一个动态发展和实时变化的过程，在评价过程中涉及很多变量要素。智慧教学评价应相应地动态跟进，实时地评价分析，同时具有一定的前瞻性。

2. 智慧教学评价的检测方法 包括专家层面和实践层面。

笔记栏

（1）专家层面：采用专家咨询法对评价指标体系中表述不清、重叠、无效的指标项进行修正或者删除，依据实际需要适当增加指标项，使指标项的制定更加符合智慧教学的基本要求。

（2）实践层面：将智慧教学评价指标体系运用到某地区试验高校智慧教学中，检验评价指标体系能否对智慧教学水平进行合理有效的评价。评价结果如符合学校历年教学水平的一般规律，同时有助于帮助教师、学生找到教学过程中存在的问题，提高教学效果，则可以证明智慧教学评价指标体系在实践过程中具有良好的实践价值。

3. 智慧教学评价体系构建的总体思路 智慧教学评价体系构建的总体思路如下：①采用文献研究法确认智慧教学评价的国内外研究现状，并对重要文献进行梳理和深入研究。②采用访谈法访谈参与智慧教学的教师和学生。③基于整合技术的学科教学知识（TPACK）框架指导构建智慧教学评价的一级指标。④基于前述研究结果对智慧教学评价指标体系进行初建，并采用德尔菲法咨询专家初拟指标的合理性与可行性，结合专家的意见进行修改，最终确定智慧教学评价指标体系。⑤采用层次分析法（analytic hierarchy process，AHP）计算各项指标的权重。⑥评价指标体系的实践应用。

（二）智慧教学具体评价指标体系的设计

1. 确定指标分级及具体指标内容 智慧教学评价指标体系的初步构建基于 TPACK 知识框架，围绕课前、课中、课后展开，在文献研究、质性研究和专家咨询的基础上，提炼分析出评价指标。指标被分为一级指标、二级指标和三级指标。一级指标包括智慧课堂的教学环境、智慧课堂的教学准备、智慧课堂的教学实施、智慧课堂的教学效果。深入分析研究一级指标的内涵和结构后，确定二级指标和三级指标内容。通过两轮专家咨询，对评价指标体系进行修改和完善，最终总结、归纳出智慧教学评价体系，包括一级指标 4 个，二级指标 11 个，三级指标 29 个。具体见表 13-2。

2. 确立权重 在智慧教学评价指标体系构建完成后，采用 AHP 层次分析法，确立评价指标体系的权重。

表 13-2 智慧教学评价指标体系

一级指标	二级指标	三级指标
智慧课堂的教学环境	智慧课堂的教学环境	校园网络覆盖
		学生电子设备配备
		学校智慧教学平台功能
	智慧课堂内部环境	教师信息化操作水平
		教师信息化与医学课程教学的整合能力
		学生智慧学习能力
智慧课堂的教学准备	智慧课堂教学目标	三维教学目标
		专业能力目标
	智慧课堂学情分析	大数据学情分析
	智慧课堂教学资源	多模态教学资源
		辅助智慧教学资源

笔记栏

一级指标	二级指标	三级指标
智慧课堂的教学实施	智慧课堂教学策略	智慧教学设计
		智慧教学互动
		智慧教学分析
		智慧教学方法
		智慧视觉教学
		智慧自主探究
	智慧课堂教学组织与引导	智慧课堂的教学组织
		智慧课堂的教学引导
	智慧课堂教学反思	智慧内容与形式的反思
		智慧教学的效果反思
智慧课堂的教学效果	智慧专业能力	专业相关综合能力
		个性化教学设计
	智慧学习能力	学习医学的综合能力
		专业课程学习兴趣
		专业课程自主学习能力
		人文关怀能力
	智慧思维品质	思维逻辑能力
		批判能力
		创新能力

（三）智慧教学评价的常用方式

随着教育科学和信息化教学的发展，出现了许多新的教学评价方式，现代信息化教学常用的评价方式有：电子学档、评价量规、学习契约、评估表、概念地图和表现性评价等。下面就这几种评价方式作简要介绍。

1. 电子学档 电子学档（E-learning portfolio，ELP）是电子学习档案袋的简称，是指信息技术环境下，学习者运用信息手段表现和展示学习者在学习过程中关于学习目的、学习活动、学习成果、学习业绩、学习付出、学业进步，以及对学习过程和学习结果进行反思的有关学习的一种集合体。ELP 主要内容包括学习作品、学习参与、学习选择、学习策略、学习反思等材料，主要用于现代学习活动中对学习和知识的管理、评价、讨论、设计等，主要由学习者本人在他人（如教师、学伴、助学者等）的协助下完成，档案的内容和标准选择等必须体现学习者的参与（图 13-1）。

电子学档应该包括下列元素：学习目标；材料选择的原则和评价量规；教师和学生共同选择的作品范例；教师反馈与指导；学生自我反省；清晰合适的作品评价量规（标准和范例）。在完成电子学档时，还必须收集以下重要材料：

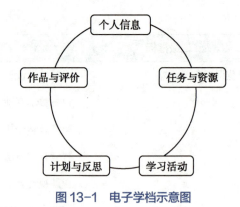

图 13-1　电子学档示意图

（1）学生对所选择内容的参与情况。

（2）选择材料的标准。

（3）判断材料优劣的标准。

（4）清晰、合适的作品评价标准和评价量规。

（5）学生自我反思的依据。

2. 评价量规　评价量规是一种结构化的定量评价标准，它往往是从与评价目标相关的多个方面详细规定评级指标，具有操作性好、准确性高的特点。

（1）评价量规的设计：一般量规都具有评价要素、指标、权重、分级描述这几个基本构成要素，但这并非是一个机械的规定，有时量规可能会缺少权重或等级描述，而且形式也可能是多种多样。有的量规没有采用表格形式，而是用项目符号引领以标明各项标准；也有的量规中给出了最高（优）标准，而并不写明其他（中、差）标准。设计并使用的量规完全视实际情况的需要，不必拘泥于形式。在教学实践中可以根据实际需要选择或者创造符合需要的量规形式。

（2）量规评价主要指标的确定：评价主要指标应该符合以下要求：

1）主要指标应该与学习目标紧密结合：如要评价学生的电子作品时，可以从作品的选题、内容、组织、技术、资源利用等方面确定其主要指标。

2）主要指标要尽可能用简短的词语进行描述。

3）主要指标一般是一维的：一个有效量规中的每个主要指标通常是一维的，它可以分解成几个二级指标，但却与其他一级指标并列构成了评价的主要方面。

4）所确定的主要指标整体要能够涵盖影响评价要素的各个主要方面。

（3）设计评价指标的权重：对所选定评价要素的主要评价指标进行综合权衡，为每个主要评价指标分配权重，并对量规中各结构分量的权重（分数）进行合理设置。结构分量的权重设计与教学目标的侧重点有直接的关系，并与评价的目的有关。反映主要考察目的的结构分量，权重应该高一些。如对学生电子作品的评价，如果教师的主要目的是教会学生学习制作电子作品的有关技术，那么赋予技术、资源利用结构分量的权重应该高些；如果教师的主要目的是为了让学生通过电子作品展示自己的调查报告，那么赋予选题、内容、组织等结构分量的权重则应高些。其中，某个一级主要指标的所有二级主要指标权重之和应等于该一级指标的权重。

（4）描述评价的具体要求：在设计描述评价的具体要求时，应该使用具体的、可操作性的描述语言，避免使用概括的语言。如在评价学生的信息收集能力时，"学生具有很好的信息收集能力"就会显得含糊，而"从多种电子和非电子的渠道收集信息，并正确地标明出处"这样的描述就显得明确得多。语言描述上具有可操作性是量规最宝贵的特质之一。

（5）量规的评价工具——元量规：用于评价量规质量的量规称为元量规。表 13-3 就是一个元量规实例，主要用来评价量规是否设计得当。

表 13-3　元量规示例

一级指标	二级指标	可以运用到教学中	需要改进	重新设计
评价指标	全面性	所有重要的评价指标都已列出	仅仅列出部分重要的评价指标	重要的评价指标未列出
	一维性	所有评价指标都是一维的	少数评价指标应继续分解	多个评价指标还应当继续分解
	清晰性	评价指标的内涵易于理解	部分评价指标的内涵难于理解	多数评价指标的内涵难于理解
水平分级	独立性	每个评价指标的分级是相对独立的	少数评价指标分级有重叠	多个评价指标的分级有重叠
	全面性	所有重要的分级都已列出	少数重要分级有缺失	多数重要分级有缺失
	描述性	所有分级界定清晰	少数分级笼统/区分不明显	多数分级笼统/区分不明显
	水平分级的清晰性	所有使用者都能理解水平分级中使用的术语	部分使用者能理解水平分级中使用的术语	只有少数使用者能理解水平分级中使用的术语
分级描述	丰富性	为学习绩效的改善提供了丰富的信息	能为改进学习绩效提供一定的信息	不能清晰地提供有关学习绩效质量的信息
	分级描述界定的笼统倾向	各元素的分级描述存在明显的差异	部分元素分级描述差异不明显	笼统的分级描述消解了量规的价值
	清晰性	所有使用者都能理解分级描述的含义	部分使用者能理解分级描述的含义	只有少数使用者能理解分级描述的含义

3. 学习契约　也称为学习合同，是学习者与帮促者（专家、教师或学友）之间共同协商并拟订的书面协议或者保证书。学习契约确定了学生学习的目标、达到目标的方法和策略、学习活动进行的时间、完成活动的证据及确认这些证据的标准等，是组织、实施、监测和评价学习活动的依据。

（1）学习契约的设计流程：设计学习契约是学生与帮促者共同按照学习目的，确定学习达到的目标，规划合适的学习资源、学习方法和策略，确定学习目标实现的依据及评判的标准，安排学习进程。设计学习契约的基本流程如图 13-2 所示。

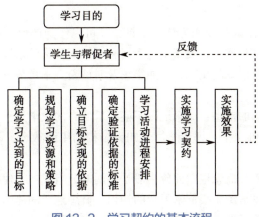

图 13-2　学习契约的基本流程

笔记栏

（2）学习契约的样式举例：学习契约的内容因人而异，形式各不相同，可以是表格式或提纲式，如表 13-4。

表 13-4　院外心脏复苏术学习契约

学生	×××	年级	大学三年级	教师	×××
课程	急危重症护理学	学习模块	院外心肺复苏理论及操作技术		
期限	6 学时	预计完成时间	2024.3.11—2024.3.16		
学习计划	熟悉院外心肺复苏的要点及操作				
学习此主题的原因	该同学看到网络上经常报道，中国人多数不会院外心肺复苏术，决定自己先掌握院外心肺复苏术后，传授给社会的志愿者				

（3）学生情况分析：主要对学生的基本情况和学习动机、学习目的及要达到的目标进行分析。

（4）学生学习的目标：要求学生的学习要有明确的目标，这些目标包括知识性目标、技能性目标、情感性目标等。

（5）学生可利用的资源和可采取的策略：可利用的资源包括教学模型、专业书籍、视频、杂志、网络教程、相关论坛等物力资源，以及学校课程、临床观摩、综合实训、技能比赛及课外活动等时间资源。可采取的策略有小组讨论、合作学习、资源管理等。

（6）学习成果的形式：学生学习的成果形式可以多种多样，如博客日志、论文、总结报告、视频等各种类型的作品。

（7）与他人分享计划：在与他人分享计划中应包括分享人员、分享时间、分享方式、分享内容等。

（8）评价学习的形式：一般多采用制作个人作品集，形式自选，可以是幻灯片、网页或其他形式，课堂中展示自己的作品集，介绍学习经验，交流心得体会，由教师和学生共同评价。

（9）验证成果的标准：常用验证学习成果的标准有：①作品选用制作工具和制作技巧恰当，技术运用准确无误。②作品内容完整，符合专业规范。③合理运用专业术语。④设计富有创意和应用价值。

4. 评估表　评估表是以问题或评价条目组织的表单，恰当的设计可以帮助学习者通过回答预先设计好的问题来产生某种感悟，有效地启发学生的反思，从而增强他们的自主学习能力，达到提高绩效的目的。评估表非常适合借助计算机和互联网进行自评，并能实现自动化和远程化评价。

5. 概念地图　概念地图既可以作为学习工具，又可以作为评价工具。作为学习工具，概念地图能够构造一个清晰的知识网络，便于学习者对整个知识架构的掌握；作为评价工具，可了解学生的学习进展和内心思维活动的情况，从而给出及时诊断。本章节仅叙述概念地图作为评价工具的内容。

（1）概念地图评价适用的范围：概念地图不能评价所有的教学过程和成果，主要的评价范围包括评价学习者创造性思维水平、评价学习者知识结构的组织状态、评价学习者态度情感和价值观。

（2）概念地图评价过程：概念地图评价一般是由两部分组成：①建构概念地图。②评价概念地图，即根据任务建构概念地图来表征学习者的知识。概念地图的建构可以采用多种方式，可以由评价者建构，也可以直接由学习者来建构，而后者比前者更适用于课堂教学实践。

（3）概念地图评价方法：概念地图评价按以下 3 个步骤展开。

1）知识引出：知识引出是指评价者采用某种方式使被评价者表现出他们对某些概念或概念间关系的理解。就概念地图评价来说，评价者可以提供某些概念，然后要求被评价者依据这些概念联想其他概念，并对那些联想到的概念进行筛选、归类、排序以及链接；评价者也可以要求被评价者只是针对所提供的概念进行归类、排序及链接，而不要求联想其他概念，以展现被评价者对所提供的概念之间关系的理解。

2）知识表征：知识表征是指以某种方式将被引出的知识表征成结构性的知识组织形式。就概念地图而言，就是运用恰当的链接词语将一些概念链接起来形成一幅网状结构图。

3）知识表征评价：知识表征评价是通过某种评定规则（计分系统）或与标准图加以比较，来评价制作的概念地图，从而评价学习者的知识表征。

6. 表现性评价 表现性评价通常也称绩效评价，它是通过观察学生在完成综合性或真实性任务时的学习表现来判断其发展过程和结果的评价方法。

（1）表现性评价的含义：学生必须自己创造出问题解决方法或用自己的行为表现来证明自己的学习过程和结果，而不是填空或选择答案。评价者必须观察学生的实际操作或记录学业成果，评价必须能使学生在实际操作中学习知识和发展能力，如护理学中常用的在高仿真护理模型上的模拟疾病的护理操作评价等。表现性评价与常规考试有较大的差别，主要差别见表 13-5。

表 13-5 常规考试和表现性评价的比较

常规考试		表现性评价	
客观试题	主观试题	限制性表现	扩展型表现
弱 ← 任务真实感 → 强			
低 ← 任务复杂性 → 高			
短 ← 需要的时间 → 长			
弱 ← 评分的主观性 → 强			

（2）表现性评价的常用方式：演示实验（操作）、调查报告、项目完成、口头描述与情景模拟等。

（3）表现性评价的应用步骤

1）明确评价目标和标准：可以按照评价重点选择侧重过程或侧重结果的评价。

2）设置表现性任务：选择学生比较熟悉的护理临床情景或现实问题作为任务，让受评价者完成，任务设计必须切实可行，要保证学生能有足够的时间、空间、材料和资源完成任务。

3）收集信息资料：收集学习者的表现信息资料，可以采用多种收集方法，常用的方法是使用行为评价量规表来观察并记录学习过程的系统化信息，并与日常教学中的非结构化观察有机结合。

4）形成评价结论：应参考多方面评价资料，从多维度、多层次对学生表现进行综合评价，定量评价和定性评价相结合，要关注学习过程，更要关注学习结果，结合学生自身的因素和环境因素，以发展的观点指出学生的优势和不足，并提出有针对性的改进建议。

以上信息化教学的评价方法各有优缺点，在应用中，可以按照评价的目的和对象，选择一种或多种进行评价；在同一次评价中，方法选择要尽量少，以方便操作，杜绝为评价而评价。

三、智慧教学评价体系的应用

当前，我国智慧教学建设过程中缺乏相应的智慧教学评价体系和评价指标。现有的智慧教学评价没有统一适用的指标体系，相关方面的具体应用实践较少。以下是某市教育局针对智慧课堂评价的应用案例，对智慧教学评价体系的建设有一定的参考价值。

首先是成立课题组，按照边实践、边应用的思路进行课题研究，不断修订和完善研究方案。其次，针对多媒体（或电子白板）、网络、Pad三种环境下的课堂教学制定"智慧课堂"评价标准。最后，将评价标准应用于智慧教学中。通过评价标准的制定与应用，使教育与信息化充分融合，推动了智慧课堂及智慧教学评价体系的实现进程。具体评价标准见表13-6。

表13-6 "智慧课堂"评价标准

评价维度	评价要素	权重
学习目标	学习目标明确，重难点恰当，关键问题把握准确	5%
情景导思	情景的创设、任务的提出符合学科特点，简洁明了	5%
问题探究	自主学习：能独立思考，探究问题有主见，能总结提炼学习所得 合作（探究）学习：组织有序，讨论热烈，同伴协作，帮扶到位，按时完成小组分配的学习任务 思维状态：善于思考质疑，能提出个人观点，见解独到、有价值，并引发同学思考 参与状态：精神饱满，兴趣浓厚，学习投入，状态良好	25%
交流点拨	展示状态：大胆自信，表达简洁，答疑解惑正确，征求意见谦虚 交流状态：尊重同学和老师，清晰表达自己观点，耐心听取别人意见，质疑研讨诚恳，评价客观公正 教师点拨：及时整理提炼学生生成的问题；适时、适度指导学生的学习活动；矫正纠错、提炼总结，体现智慧型指导（在新旧知识连接处、学习新知关键处、学生疑惑之处、学生争议之处、思维受阻之处、受思维定式干扰之处点拨）	40%
巩固拓展	练习的设计要注意层次性、针对性和科学性 练习的过程要适当增加相关的深化内容进行拓展	15%
评价反馈	采用发展性多元评价，评价适时适当，激励性、指导性强	5%
学习效果	知识掌握：快速掌握当堂知识，知识目标达成度好 方法运用：学会解决问题的方法，形成有效的学习策略，养成良好的学习习惯 能力形成：学生发现问题、表述问题、解决问题、综合运用等各方面的能力得到提高 情感发展：学生学习过程愉悦，思想情感积极向上	5%
总体建议	特别强调：教师能根据学习内容合理使用教学资源（学科教学平台）。课堂环节紧凑，时间调控合理，教师点拨累计时间在15~20分钟。	

（刘雨佳）

小 结

　　本章阐述了智慧教育的相关概念、特征及其对护理教育的影响；阐述了智慧教学的目标、环境、资源、方法及管理；阐述了多媒体信息化平台、远程交互式教育平台、虚拟实验室、可视化平台及MOOC平台；阐述了智慧教学评价体系的概况、设计及应用。智慧教育带来了教育形式和学习方式的改变，促进了教育教学改革，对于更新教育思想和观念具有深远意义，是实现教育跨越式发展的必然选择。

ER13-3
本章思维导图

思考题

1. 简述智慧教育对护理教育的影响。
2. 简述常见的智慧教学方法。
3. 简述虚拟实验室的优势与特点。
4. 简述MOOC平台的两个主要特征。
5. 简述智慧教学评价的常用方式。
6. 结合护理学课程，尝试对可视化教学平台的功能模块进行设计。
7. 结合护理学课程，尝试制作MOOC教学视频。
8. 思考构建好的教学评价指标体系该如何进行应用。

ER13-4
思考题解题
思路

笔记栏

中英文名词对照索引

参考文献

［1］刘华平，李峥. 护理专业发展：现状与趋势［M］. 2版. 北京：人民卫生出版社，2022.

［2］段志光，孙宏玉，刘霖. 护理教育学［M］. 5版. 北京：人民卫生出版社，2022.

［3］王晶晶，史岩，陈勤. "双一流"建设背景下英国、美国高校经验对我国护理研究生培养的启示［J］. 护理研究，2020，34（12）：2183-2188.

［4］孙宏玉，陈华. 护理学专业认证在实践中的完善与思考［J］. 中华护理教育，2016，13（7）：485-487.

［5］孙宏玉，陈华，董超群，等. 以《护理学类教学质量国家标准》建设一流护理学专业［J］. 中华护理教育，2021，18（5）：389-394.

［6］白雅娟. 教育心理学［M］. 北京：北京师范大学出版社. 2022.

［7］陈琦，刘儒德. 当代教育心理学［M］. 3版. 北京：北京师范大学出版社，2019.

［8］范秀珍. 教育心理学与护理教育［M］. 北京：人民卫生出版社，2011.

［9］汤丰林. 指向教师核心素养提升的转化学习［J］. 教师发展研究，2024，8（1）：26-31.

［10］黄娟，陈军剑，郑碧英，等. 基于建构主义学习理论的以"学生"为中心、"以赛促学"教学模式研究与实践［J］. 中国高等医学教育，2024，2：75-76，90.

［11］李芳，王婷婷，王丽，等. 基于BOPPPS教学模式的混合式教学在本科护理教学中的应用［J］. 护理研究，2023，37（22）：4126-4128.

［12］万丽红，黄海，赵洁，等. 网络探究式学习在基础护理学教学中的应用效果［J］. 中华护理杂志，2011，46（5）：488-491.

［13］李冬. 我国教育目的历史演变：特点与启示［J］. 高教学刊，2021，7（14）：92-95.

［14］谭文娟，谭细龙. 我国学校教育目的历史演进与特色［J］. 教学与管理，2022（10）：10-13.

［15］胡雪晨，王琳，吴佳，等. 护理学专业整合课程改革发展现状与挑战［J］. 中华护理教育，2022，19（8）：756-760.

［16］张学，于凯江，张奉春. 临床教学论［M］. 北京：人民卫生出版社，2022.

［17］孙宏玉，范秀珍. 护理教育理论与实践［M］. 2版. 北京：人民卫生出版社，2018.

［18］徐瑞鸿. 大学生中国特色社会主义理论体系教育链研究［M］. 长沙：湖南大学出版社，2021.

［19］陶威，沈红. 批判性思维可教的涵义及实现［J］. 教育理论与实践，2022，42（10）：51-57.

［20］高欢梅. 新编教育学原理［M］. 北京：北京理工大学出版社，2021.

［21］张一春. 教育技术研究方法［M］. 南京：南京师范大学出版社，2015.

［22］李婧，刘少华，米鑫. 护理教育理论与实践探索［M］. 汕头：汕头大学出版社，2021.

［23］米卓琳，张大庆，苏静静. 基于问题学习的起源和发展现状探究［J］. 中华医学教育杂志，2019（6）：430-436.

［24］李青. 从技术创新到人文关怀——英国开放大学《创新教学报告》2023版解读［J］. 远程教育杂志，

2023, 41（6）：10-19

[25] 王道俊，郭文安. 教育学［M］. 7版. 北京：人民教育出版社，2016.

[26] 方淑荣，姚红. 环境科学概论［M］. 3版. 北京：清华大学出版社，2022.

[27] 程舒婷. 健康视角下城市社区卫生服务中心物理环境优化设计策略——以苏州地区为例［D］. 苏州科技大学，2022.

[28] 吴欣娟，张俊华. 护士长必读［M］. 北京：人民卫生出版社，2013.

[29] 胡雁，周英凤，邢唯杰，等. 护理学专业学生循证思维的培养［J］. 中华护理教育，2021，18（10）：869-874.

[30] 吴光柳，杨雪梅，杨明莹，等. 护理学本科生毕业论文质量提升的教学改革实践［J］. 中华护理教育，2023，20（3）：314-317.

[31] 司林波，马佩玺，乔花云. 近三十年国内教育评价研究的发展历程、热点领域及变迁特征［J］. 现代教育管理，2023（11）：63-73.

[32] 高俊. 走向新时代的教学管理［M］. 上海：华东师范大学出版社，2022.

[33] 周芸. 高校教育教学管理模式创新研究［M］. 北京：中国财政经济出版社，2021.

[34] 傅湘龙，席梅红. 教育强国背景下高质量教师队伍建设指标体系建构［J］. 教育研究，2023，44（10）：115-124.

[35] 刘美伶，帅永平，赵久烟. 人民满意的教育视域下高校学生管理创新微探［J］. 辽宁经济职业技术学院. 辽宁经济管理干部学院学报，2023（6）：29-31.

[36] 胡雁，王志稳. 护理研究［M］. 6版. 北京：人民卫生出版社，2022.

[37] 李进生，林艳华，宋玲琪，等. 智慧校园基础［M］. 北京：首都经济贸易大学出版社，2021.

[38] 朱锦龙. 智慧教学平台建设与智慧课堂教学模式研究［M］. 长春：吉林文史出版社，2021.

[39] 哈斯高娃，张菊芳，凌佩，等. 智慧教育［M］. 2版. 北京：清华大学出版社，2017.

[40] 曹熙斌，杨方琦. 现代教育技术［M］. 北京：科学出版社，2020.

[41] 雷体南，李新平. 现代教育技术教程［M］. 4版. 武汉：华中科技大学出版社，2023.

[42] 王辉，吴越，章建强，等. 智慧城市［M］. 2版. 北京：清华大学出版社，2012.

[43] 胡英君，滕悦然. 智慧教育实践［M］. 北京：人民邮电出版社，2019.

[44] 谢幼如，邱艺. 走进智慧课堂［M］. 北京：北京师范大学出版社，2019.

[45] 罗生全，张雪. 智慧教学概念的多元理解及新解释［J］. 中国远程教育（综合版），2022（11）：6-14.

[46] 邢西深，管佳. 新时代的智慧教学：课堂实践、问题审思与发展对策［J］. 电化教育研究，2022，43（5）：109-114.

[47] 张爱华，冯先琼. 四川省护理学本科专业课智慧教学现状及未来需求研究［J］. 护理学报，2023，30（22）：25-29.

[48] 张秀梅，田甜，田萌萌，等. 近十年我国智慧教学研究的演变与趋势［J］. 中国远程教育（综合版），2020（9）：62-69.

[49] 周明，蒋丽华，王东. 多媒体教室中央控制系统设计［J］. 西南师范大学学报（自然科学版），2008，33（6）：68-74.

[50] 朱燕华，陈莉萍. 大学英语智慧课堂教学评价指标体系构建［J］. 外语电化教学，2020，11：94-100，111.

[51] 胡彦玲. 高校多媒体教室中央控制系统的研究与设计［D］. 上海：华东师范大学，2010.

[52] 王政. 智慧教育示范区评价指标体系构建研究［D］. 济南：山东师范大学，2023.

[53] 宁玉文. 医学MOOC建设质量评价指标体系构建与实证研究［D］. 西安：空军军医大学，2020.

[54] 栗昕. 医学慕课评价指标体系构建研究［D］. 重庆：陆军军医大学，2023.

[55] 葛瑞. 基于发展性评价的哈尔滨高校教师教学评价体系研究［D］. 哈尔滨：哈尔滨商业大学，2023.

[56] MCKENNA L, SOMMERS C L, RACHMAWATY R, et al. Postgraduate nurse education in Indonesia and

Australia: A comparative analysis[J]. Nurse Educ Today. 2023, 131: 105954.

［57］MLAMBO M, SILÉN C, MCGRATH C. Lifelong learning and nurses' continuing professional development, a metasynthesis of the literature[J]. BMC Nurs. 2021, 20(1): 62.

［58］DIANE M B, JUDITH A H. 护理教师必读——实用教学指导［M］. 孙宏玉，译. 北京. 北京大学医学出版社，2019.

［59］Mike G. 如何在课堂中使用布卢姆教育目标分类法［M］. 汪然，译. 北京：中国青年出版社，2019.

［60］ROBERT J M, JOHN S K. 教育目标的新分类学［M］. 2版. 高凌飚，吴有昌，苏峻，译. 北京：教育科学出版社，2020.

［61］NORMAN E G, SUSAN M B. 设计与编写教学目标［M］. 8版. 盛群力，郑淑贞，冯丽婷，译. 北京：中国轻工业出版社，2017.

［62］WEBER A, LAWSON C, WILLIAMS B. Frameworks that guide curriculum development in Australian higher education[J]. Journal of Paramedic Practice, 2021, 13(3): 105–112.

［63］HAUER K, ULLRICH P, HELDMANN P, et al.Validation of the interview-based life-space assessment in institutionalized settings (LSA-IS) for older persons with and without cognitive impairment[J]. BMC Geriatr, 2020, 20(1): 534.

［64］AROMATARIS E, MUNN Z (EDITORS). JBI Manual for Evidence Synthesis. JBI, 2020. Available from https://synthesismanual.jbi.global.

［65］MARTí-BONMATí L. Embracing critical thinking to enhance our practice[J]. Insights imaging, 2023, 14(1): 97.

［66］SHELTON C L, GOODWIN D S. How to plan and report a qualitative study[J]. Anaesthesia, 2022, 77(12): 1439–1444.

［67］WARNER W S, MAHAN M A. What is a high-quality randomized controlled trial?[J]. Pain medicine, 2022, 23(4): 607–609.